Michael Ulrich Brysch
August Hauptmann (1607-1674)

Neuere Medizin- und Wissenschaftsgeschichte.
Quellen und Studien

herausgegeben von Prof. Dr. Wolfgang U. Eckart

Band 30

Michael Ulrich Brysch

August Hauptmann (1607-1674)

Zu Leben, Werk und Wirkung eines Dresdner Arztalchemikers

Centaurus Verlang & Media UG

Über den Autor:
Michael Ulrich Brysch, geb. 1979, studierte Pharmazie an der Ruprecht-Karls-Universität Heidelberg. Nach dem dritten Staatsexamen promovierte er hier bei Prof. Dr. Wolf-Dieter Müller-Jahncke mit der vorliegenden Arbeit zu Leben, Werk und Wirkung des Dresdner Arztalchemikers August Hauptmann. Parallel nahm er ein Studium der Betriebswirtschaftslehre an der Universität Mannheim auf und bereitet sich derzeit auf seine Diplomarbeit vor. Nebenbei arbeitet er als Apotheker.

Bibliografische Informationen der Deutschen Nationalbibliothek
Die Deutsche Nationalbibliothek verzeichnet diese Publikation in der Deutschen Nationalbibliografie; detaillierte bibliografische Daten sind im Internet über http://dnb.d-nb.de abrufbar.

Gedruckt auf säurefreiem und chlorfrei gebleichtem Papier.

ISBN 978-3-86226-108-6   ISBN 978-3-86226-968-6 (eBook)

DOI 10.1007/978-3-86226-968-6

ISSN 0949-2739

© Centaurus Verlag & Media KG, Freiburg 2012
www.centaurus-verlag.de

Umschlaggestaltung: Jasmin Morgenthaler
Umschlagabbildung: Frontispiz zu Hauptmanns „Chymischem Kunstprojekt"
(Leipzig 1658).Vorlage/Reproduktion: SLUB Dresden/
Dresdner Digitalisierungszentrum (DDZ).
Satz: Vorlage des Autors

KURZFASSUNG

Dem Dresdner Arztalchemiker August Hauptmann (1607-1674) als einer im 17. und 18. Jahrhundert in naturkundlichen Fachkreisen bekannten Persönlichkeit wurde bislang in der Historiographie kaum Aufmerksamkeit gewidmet. Die vorliegende Studie holt dieses Versäumnis nach, indem sie vor allem auf der Basis quellenkundlicher Untersuchungen ein umfassendes Gesamtbild von Leben, Werk und Wirkung des Dresdner Arztalchemikers zeichnet.

So vermag sie nicht nur Einblicke in Hauptmanns persönliches Umfeld zu geben, sondern auch neue Erkenntnisse über seine Studien der Rechte und der Medizin sowie über seine Tätigkeiten als praktischer Arzt, Unternehmer und Alchemiker am Hofe des sächsischen Kurfürsten Johann Georgs II. zu vermitteln.

Hauptmanns Œuvre wird im Rahmen dieser Studie vollständig erfasst und der Dresdner Arztalchemiker auch als Verfasser eines 1690 anonym erschienenen Traktates, der „Neunundsiebzig Wunder", sowie eines Beitrags in Johannes Agricolas „Kommentaren zu Popps Chymischer Medizin" identifiziert.

Die Untersuchung der Werke des Fachschriftstellers Hauptmann, die mannigfaltigen Fragestellungen gewidmet sind, gibt Aufschluss über dessen naturkundlich-philosophische Vorstellungen. Sie legt Hauptmanns Position im Widerstreit verschiedener Medizinkonzepte offen und vermittelt wichtige Erkenntnisse über das Arzt/Apotheker-Verhältnis wie auch den wissenschaftlichen Erkenntnisgewinn im 17. Jahrhundert. Überdies erhellt die Studie den Beitrag des Dresdner Arztalchemikers zur Entwicklung der modernen Mineralquellenanalyse und veranschaulicht seine Ansichten zu der um 1650 durch die Experimente Otto von Guerickes aktuellen Frage nach der Existenz des Vakuums. Weiterhin stellt sie Hauptmanns in der Sekundärliteratur zwar häufig angeführte, jedoch nicht weiter durchdrungene Vorstellungen von der Pathogenese klar und weist den Dresdner Arztalchemiker als einen Wegbereiter der modernen Mikrobiologie aus.

Die Urteile über Hauptmann und die Nennungen seines Namens im Spiegel der Literatur der vergangenen vier Jahrhunderte vermitteln schließlich einen Eindruck vom Renommée des Dresdner Arztalchemikers vor allem unter den Zeitgenossen. Sie zeigen überdies, dass Hauptmann zwar auch heute noch gelegentlich erwähnt wird, seine Person jedoch ebenso wie konkret Inhaltliches aus seinen Werken weitgehend dem Vergessen anheim gefallen ist.

ABSTRACT

Up to now, there has hardly been any attention dedicated in historiography to the physician and alchemist August Hauptmann (1607-1674) from Dresden, a personality known in natural scientific professional circles in the 17th and 18th century. The present study makes up for this omission by depicting an all-embracing view of life, work and aftermath of Hauptmann, essentially resting upon the analysis of primary literary sources.

Thus, this study is not only able to give insights into Hauptmann's personal environment but also to provide new knowledge about his study of the rights and the medicine, about his activities as a practical doctor, enterpreneur and alchemist at the court of the Saxon elector Johann Georg II..

In the scope of this study, Hauptmann's literary opus is illustrated comprehensively, and moreover, the Dresden physician and alchemist can be identified as the author of a treatise, published in 1690 anonymously, titled „79 Miracles", as well as a contributor to Johannes Agricola's „Further Comments to Popps Chemical Medicine".

The investigation of Hauptmann's works as professional author which engage in a great variation of topics, gives a notion of his natural scientific-philosophical ideas. It discloses Hauptmann's position in the conflict of different medical concepts and provides important information about the relation between physician and chemist as well as the acquisition of scientific knowledge in the 17th century. Moreover, this study illuminates the contribution of Hauptmann to the development of the modern mineral spring analysis and illustrates his views regarding a question prevailing around 1650 due to Otto von Guericke's experiments: The question, if the existence of the vacuum is possible. Furthermore, this study clarifies Hauptmann's view of pathogenesis, which has – though often mentioned – not been explored further. As a result, the Dresden physician can be recognised as a pioneer of modern microbiology.

The judgements of Hauptmann and the mentions of his name in literature of the past four centuries convey, finally, an impression of the prominence of the Dresden physician and alchemist mainly among his contemporaries. Moreover, they show that even though Hautpmann is still occasionally mentioned today, his person, as well as specific content from his works, is nevertheless mostly forgotten.

Meiner viel zu früh verstorbenen Mutter Renate,
meinem Vater Günter und
meinem Bruder Stefan gewidmet

Stets Gewohntes nur magst du verstehn:
doch was noch nie sich traf,
danach trachtet mein Sinn.

Richard Wagner: „Die Walküre".

VORWORT

Die vorliegende Studie zu Leben, Werk und Wirkung des Dresdner Arztalchemikers August Hauptmann wurde im Juli 2011 von der „Naturwissenschaftlich-Mathematischen Gesamtfakultät" der Ruprecht-Karls-Universität Heidelberg als Dissertation angenommen und für die Drucklegung im Einvernehmen mit den beiden Gutachtern, Herrn Prof. Dr. Wolf-Dieter Müller-Jahncke und Herrn Prof. Dr. Wolfgang U. Eckart, in einigen Punkten überarbeitet und ergänzt.

Bedanken möchte ich mich zunächst gleichermaßen bei Herrn Prof. Dr. Joachim Telle (Germanistisches Seminar, Universität Heidelberg) und bei meinem Doktorvater, Herrn Prof. Dr. Wolf-Dieter Müller-Jahncke: Prof. Dr. Telle regte diese Studie an und stand mir fortwährend mit seinen wertvollen Ratschlägen und Hinweisen wohlwollend zur Seite. Prof. Dr. Müller-Jahncke betreute mich während der vergangenen Jahre stets fürsorglich und unterstützte mich mit zahlreichen Anregungen wie auch mit konstruktiver Kritik.

Mein besonderer Dank gilt überdies den Teilnehmern der von Prof. Dr. Telle geleiteten Übung am Germanistischen Seminar für ihre vielen nützlichen Anmerkungen.

Zu Dank verpflichtet bin ich weiterhin Herrn Prof. Dr. Rainer Polley (Archivschule Marburg) für seine Hilfe bei Schwierigkeiten mit der Transkription frühneuzeitlicher Autographen. Ebenso danke ich Herrn OStD a. D. Heinrich Eckert (Trier) und Herrn StD a. D. Helmut Mickisch (Wesseling-Urfeld) für die Übersetzung altgriechischer Passagen. Auch gilt mein Dank Herrn OStR a. D. Klaus Fleischmann (Kaarst), der mich einst die Grundlagen lehrte.

Unterstützung erfuhr ich ebenfalls durch die Mitarbeiter vieler Bibliotheken und Archive. Stellvertretend für sie seien genannt: Frau Ingrid Surger und Herr Clemens Rohfleisch (Universitätsbibliothek Heidelberg), Frau Anne Mierisch (SLUB Dresden), Frau Petra Weickert (Hauptstaatsarchiv Dresden), Frau Sigrid Kohlmann (Universitätsbibliothek Erlangen-Nürnberg) sowie Herr Dr. Lutz Mahnke (Ratsschulbibliothek Zwickau). Ihnen allen gebührt mein Dank.

Stets zuvorkommend bei drucktechnischen Problemen begleitete Frau Diana Rose (Mannheim) diese Arbeit. Auch ihr sei für ihre Bemühungen herzlich gedankt.

Besonderer Dank gilt weiterhin dem „Hermann-Schelenz-Institut für Pharmazie- und Kulturgeschichte" (Heidelberg), das die Drucklegung dieser Studie finanziell unterstützte.

Überdies möchte ich es nicht versäumen, dem Nationaltheater Mannheim und „meinem" Symphonieorchester „AufTakt" (Heidelberg) unter Leitung von Tobias Freidhof für die wunderbaren Stunden der Ablenkung zu danken.

Schlussendlich bedanke ich mich von Herzen bei meinem Vater Günter, meinem Bruder Stefan, Leonore Braunisch sowie Carolin Bralic, Nicole Brenner, Katharina Dück, Linda Hecht, Kathrin Mertel, Elisabeth Schuler, Janina Schulte, Lenka Taylor, Eva Wördehoff, Martin Kindler, Kim-Dirk Linsenmeier, Erich Nowaczinski, Michael Ober, Benedikt Probst, Thomas Reipen, Thorsten Schulze und Geoffrey Schweizer. Ohne Eure Unterstützung hätte ich diese Studie wohl nie vollendet! Danke!

Heidelberg, im Februar 2012   Michael Brysch

Inhalt

II

FORSCHUNGSSTAND

In seinem 1658 erschienenen „Scrutinium Physico-Medicum Pestis" erwähnt der Jesuitenpater Athanasius Kircher, ein in Rom lebender Polyhistor von internationalem Renommée, einen gewissen „Augustus Hauptman". Dieser „nobilis Saxoniae Medicus" habe gezeigt, dass der gesamte menschliche Körper von Würmern überflutet sei.[1]

Will sich ein Leser dieser Mitteilung weiter über August Hauptmann informieren, so findet er die ausführlichsten Informationen noch immer in Jöchers „Gelehrten-Lexikon". Hier erfährt er, dass der „in der Chymie und den Bergwercks-Sachen [erfahrne] Medicus" 1607 in Dresden geboren wurde, nach seiner Promotion an der Universität Leipzig im Jahre 1653 in seine Heimatstadt zurückkehrte und dort bis zu seinem Tode 1674 als Arzt praktizierte. Auch wird erwähnt, dass Hauptmann der Begründer der „pathologia animata" gewesen sei und den „Tod für ein selbstständiges Wesen [gehalten habe], so bey sterbenden Personen in Gestalt eines kleinen Wurmes auf der Zunge anzutreffen wäre". Zu diesem Thema habe Hauptmann einen Brief an Athanasius Kircher sowie einen weiteren an den französischen Arztalchemiker Pierre-Jean Fabre verfasst.[2] Bei der sich anschließenden Aufzählung der Werke Hauptmanns handelt es sich um die – abgesehen vom VD17 – bis auf den heutigen Tag umfassendste bibliographische Erfassung der Schriften des Dresdner Arztalchemikers.

In den Nachschlagewerken des 19., 20. und beginnenden 21. Jahrhunderts findet sich entweder kein Eintrag unter Hauptmanns Namen[3] oder allenfalls ein Artikel, der weniger Informationen als Jöchers „Gelehrten-Lexikon" bietet.[4]

In neuerer Zeit konnten der Biographie Hauptmanns jedoch einige Details hinzugefügt werden, wenngleich sich die entsprechenden Arbeiten auch nicht vorrangig dem Dresdner Arztalchemiker widmeten.

---

1   Kircher (1658), S. 57.
2   Jöcher, Bd. 2 (1750), Sp. 1407.
3   So etwa in Sprengel (1827); ADB, Bd. 11 (1888); NDB, Bd. 8 (1969); DSB, Bd. 6 (1981); Dünnhaupt, Bd. 3 (1991); Engelhardt (2002); Gerabek et al. (2005); Eckart/Gradmann (2006); Killy, Bd. 5 (2009).
4   So etwa in Ersch/Gruber, Sektion 2, Teil 3 (1828), S. 161; Poggendorff (1863), Sp. 1034; Hirsch, Bd. 3 (1931), S. 90; Ferchl (1937), S. 217-218. Eine sehr kurze biographische Notiz zu Hauptmanns Leben findet sich auch bei Enigk (1986), S. 299.

So beschäftigte sich eine Festschrift zur 750-Jahresfeier der Stadt Wolkenstein 1952 ebenso wie eine Studie von Günther und Krüger aus dem Jahre 2000 – unter Berücksichtigung von Archivalien des Hauptstaatsarchivs Dresden und von Hauptmanns balneologischen Schriften – mit der Geschichte des Wolkensteinischen Bades, eben jenen Thermen, die Hauptmann 1656 zusammen mit seinem Kompagnon Heinrich Schrey erworben hatte und die er als Unternehmer gemeinsam mit Schrey bis an sein Lebensende betrieb.[5]

Watanabe O'Kelly wertete weitere Archivalien aus dem Hauptstaatsarchiv Dresden aus. Sie konnte zeigen, dass Hauptmann, den sie allerdings nicht zu identifizieren vermochte, als Alchemiker im „Geheimen Laboratorium" des sächsischen Kurfürsten Johann Georgs II. in Dresden tätig war.[6]

Ebenso fragmentarisch wie mit Hauptmanns Vita beschäftigte man sich auch mit seinem Œuvre. Fletcher, der den in der Pontificia Università Gregoriana (PUG) in Rom verwahrten Briefwechsel des Athanasius Kircher untersuchte, machte mit drei Briefen Hauptmanns an den Jesuitenpater bekannt.[7] Darüber hinaus wurden die von Hauptmann in diesen Briefen an Kircher geäußerten, teils aus eigenen mikroskopischen Beobachtungen abgeleiteten pathogenetischen Ansichten zwar vereinzelt erwähnt,[8] doch bis auf wenige Bemerkungen bei Singer[9] nicht näher erklärt. Weiterhin hob man in diesem Zusammenhang gelegentlich hervor, dass dem Dresdner Arztalchemiker das Verdienst zukomme, als erster die Krätzmilbe skizziert zu haben.[10] Diese Behauptung wurde bislang lediglich – wenngleich vermutlich zu Recht – von Colloff angezweifelt.[11]

---

5   N. N. (1952) sowie Günther/Krüger (2000).
6   Watanabe O'Kelly (2002), S. 118. – Watanabe O'Kellys Angaben sind oftmals fehlerhaft. Vgl. hierzu das Kapitel „Zwischen Dresden, Leipzig, Montpellier, Wittenberg und Wolkenstein – Stationen eines Lebens".
7   Fletcher (1969), S. 264-265.
8   So etwa Heusinger von Waldegg (1847), S. 586; Proksch (1895), S. 345; Neuburger (1901), S. 24-26; Sticker (1926), S. 72; Schönfeld (1948), S. 143; Diepgen (1949), S. 308; Sallmann (1976), S. 223; Fletcher (1981), S. 110; Volcy (2004), S. 88; Winkle (2005), S. 1311; Bonastra Tolós (2006), S. 44.
9   Singer (1913), S. 9.
10   So etwa Raspail (1845), S. 371-372; Wilson (1850), S. 612; Fürstenberg (1861), S. 11; Oudemans (1926), S. 294; Friedman (1947), S. 202-205, 207 u. 212; Peiper (1951), S. 223; Rosen (1958), S. 295; Hoeppli (1959), S. 45 u. 47; Green (1989), S. 126; Janier (1994), S. 367; Sebastian (1999), S. 8.
11   Vgl. Colloff (2009), S. 137

Fischer edierte 1765 Exzerpte aus Hauptmanns „Weinbau-Irrtümer",[12] doch wie auch später blieben die hier dokumentierten naturphilosophischen Vorstellungen Hauptmanns weitgehend unbeachtet.

Müller bezog sich ebenso wie Kühne in seinem Bericht über die Entdeckung von mehreren, 1646 in Hornhausen entsprungenen Quellen zwar unter anderem auf Hauptmanns Traktat über die „Hornhausischen Gnadenbrunnen";[13] indes gingen beide Studien auf die von dem Dresdner Arztalchemiker durchgeführte und in seiner Abhandlung ausführlich beschriebene Mineralquellenanalyse ebenso wenig ein wie auf das von Hauptmann zur Erklärung der Heilkraft des Wassers beigezogene Lehrgut.

Bornemann veröffentlichte über Hauptmanns Bergbauschrift, das „Chymische Kunstprojekt", einen kurzen Artikel in der Zeitschrift „Glückauf". Mit dieser knappen Mitteilung war er wohl in neuerer Zeit der einzige Historiograph, der sich intensiver mit einem größeren Werk des Dresdner Arztalchemikers beschäftigte.[14] Überdies fand das „Chymische Kunstprojekt" auch gelegentlich beiläufige Erwähnung wegen Hauptmanns Kritik an Otto von Guerickes Ansicht, dass ein Vakuum existiere.[15] Die Intention des Dresdner Arztalchemikers jedoch, den Bergleuten hilfreiche Ratschläge für Wasserhaltung und Bewetterung zu erteilen, wurde – bis auf eine marginale Bemerkung Schneiders[16] – nicht weiter berücksichtigt.

Telle wusste Hauptmann als Tradenten einer deutschen Lehrdichtung des 16. Jahrhunderts, des „Sermo Philosophicus", namhaft zu machen, verwies auf eine in der Historiographie zwar erwähnte, aber nicht näher untersuchte Kontroverse Hauptmanns mit dem Stettiner Apotheker Georg Detharding über „Medicamenta chymica" des Johannes Agricola[17] und resümierte, dass „eindringendere Studien zu diesem einst namhaften Arztchemiker" ausstünden.[18]

Diese historiographische Lücke wird mit der vorliegenden Studie geschlossen. Ziel ist es, die Kenntnisse über Hauptmanns Lebensgang zu mehren, sein Œuvre

---

12 Fischer (1765), S. 35-60.
13 Vgl. Müller (1996), S. 95, sowie Kühne (2008), S. 75.
14 Bornemann (1901).
15 So etwa von Schiebold (1963), S. 62; Gerlach (1967), S. 104; Schimank in Guericke, ed. Schimank (1968), Kommentarteil, S. 45, 207, 263 u. 270.
16 Vgl. Schneider (2002a).
17 Kurz erwähnt wurde diese Kontroverse auch von Ferguson, Bd. 1 (1906), S. 206-208; Ferchl (1937), S. 123; Lüdtke (1986), S. 77-78; Agricola, ed. Humberg (2000), S. 1370-1371 u. 1379.
18 Telle (2003), S. 296.

bibliographisch zu erfassen wie auch seine naturkundlich-medizinische Stellung näher zu untersuchen und zu würdigen. So wird ein umfassendes Gesamtbild von diesem Dresdner Arztalchemiker gezeichnet, der in einem vom Widerstreit verschiedener Medizinkonzepte und neuen Methoden des Erkenntnisgewinns geprägten Jahrhundert wirkte.

Teil A - Leben

1 ZWISCHEN DRESDEN, LEIPZIG, MONTPELLIER, WITTENBERG UND WOLKENSTEIN – STATIONEN EINES LEBENS

1.1 VON HERKUNFT UND JUGEND

August Hauptmann wurde am 22. März 1607 als Sohn des Schiffs-Handelsmannes Balthasar Hauptmann in Neu-Dresden geboren.[1] Seine Mutter Katharina war die Tochter des Neu-Dresdner Bürgermeisters und kurfürstlichen Kammerdieners Sebastian Kröß.[2] Zwei Geschwister Katharinas sind bekannt: Maria Kröß, die Mutter des Wittenberger Poesie- und Rhetorik-Professors August Buchner,[3] und Anton Kröß, der, zum Professor für Medizin in Leipzig ernannt, noch vor seinem

---

1   Christian Lucius, Stadtprediger in Dresden, gibt in seiner Leichenpredigt auf Hauptmann als genauen Zeitpunkt der Geburt „früh drey viertel auf 9. Uhr" an. Vgl. Lucius (1675), S. 51. – Zu Lucius vgl. Supplemente zu Jöcher, Bd. 4 (1813), S. 35; Dünnhaupt, Bd. 6 (1993), S. 4507. – Lucius' Leichenpredigt wurde erfasst von Lenz et al. (1995), S. 166. Nicht aufgeführt ist sie hingegen bei Roth (1959-1980). – Weitere Recherchen zu Hauptmann in den Archivalien des „Landeskirchenarchiv der Evangelisch-Lutherischen Landeskirche Sachsens" erübrigen sich, da hier keine Unterlagen aus der Zeit von Hauptmanns Vita existieren. (Mein Dank für diese telefonische Mitteilung vom 10. November 2010 gilt Frau Martin von der Filmlesestelle des Regionalkirchenamtes Dresden).

2   In der Literatur finden sich auch die Schreibweisen „Kreiß", „Kröse" und „Kroes". – Kröß wurde 1524 in Azmannsdorf bei Erfurt geboren. Seit 1564 Bürger in Dresden, wirkte er zunächst als kurfürstlich-sächsischer Kammerdiener. Von 1589 bis 1601 war er Mitglied des regierenden Rates in Dresden, seit 1591 Bürgermeister, so im Jahre 1599 neben dem regierenden Bürgermeister Jonas Blansdorf. Kröß verwaltete überdies vom 7. Mai 1591 an das Spitalmeisteramt von Sankt Maternus. Verheiratet war er zweimal. Um das Jahr 1570 ehelichte er Ursula N. N., um 1572 Sabina Thurler. Kröß wohnte in der Kreuzstraße 10 in Dresden. Er starb am 21.11.1602 und wurde in der Frauenkirche beigesetzt. Nach seinem Tod ging das Haus um das Jahr 1620 von seiner Frau auf den kurfürstlichen Kammermeister Georg Reichbrod über. Vgl. Weinart (1777), S. 113; Schroeder (1976), S. 117; Kramm (1981), Teilband 2, S. 716; Stanislaw-Kemenah (2008), S. 123. – Hauptmann erwähnt das Haus in der Kreuzgasse im Traktat „An den Badeverlästerer". Demnach sollen sich „unserer gnädigen Herrschafft, Hoch-Rühm-Löbl[iche] und Seel[ige] Vorfahren, nachdem Sie die Residenz von Wolcken-Stein nacher Dreßden verlegt, solches Bade-Wasser, von dar nacher Dreßden anhero auf die 8. Meil Weges, zum öfftern anführen lassen, und desselbigen nicht ohne guten Effect, sich zu ihrer Gesundheit, auf der Creutz-Gassen, in der Frau Mutter Christ-seel[igen] Gedächtnüß, Behausung, in einem verzienten Bade bedienet haben". Vgl. WV, Nr. 33, Fol. B2ʳ. – Die Kreuzgasse erhielt 1862 den Namen „Kreuzstraße". Vgl. Hantzsch (1905), S. 79. – Kröß' zweite Ehefrau, Sabina, wurde auf dem Friedhof der Frauenkirche begraben. Ihr Todesdatum ist unbekannt; man vermerkte es nicht auf ihrem Grabstein. Vgl. Michaelis (1714), S. 199.

3   Zu Buchner vgl. Buchner (1863), S. 3-4; ADB, Bd. 3 (1876), S. 485-487; NDB, Bd. 2 (1955), S. 703-704.

Amtsantritt im Jahre 1637 verstarb.[4] Somit entstammte August Hauptmann einer Familie aus der Dresdner oberen Mittelschicht.

Hauptmann wurde einen Tag nach seiner Geburt, am 23. März 1607, getauft. Über seine Kindheit und Jugend ist lediglich bekannt, dass er die Stadt-Schule in der Dresdner Neustadt besuchte.[5]

1.2 VOM LANGZEITSTUDENTEN

Im Alter von zwölf Jahren wurde Hauptmann am 25. Mai 1619 als „Augustus Heuptman Dresdensis" für das Sommersemester mit dem Status „non iuravit" unter dem Rektorat des Rechtswissenschaftlers Lucas Beckmann[6] an der Universität Wittenberg eingeschrieben.[7] Dieser Eintrag sicherte ihm zum einen, solange er sich in der Stadt aufhielt, eine Teilhabe an den universitären Privilegien, zum anderen auch das Recht, zu einem späteren Zeitpunkt an der Universität studieren zu dürfen.[8]

Ein weiterer Eintrag in den Matrikeln der Universität Wittenberg bezeugt, dass sich „Augustus Hauptmann Dresdensis" am 28. November 1625 für das Wintersemester unter dem Rektorat des Philosophen und Mediziners Wolfgang Schaller immatrikulierte,[9] um Jura zu studieren.[10] Gleichzeitig scheint Hauptmann von

---

4   Hantzsch (1906), S. 83.
5   Lucius (1675), S. 52.
6   Zu Beckmann vgl. Jöcher, Bd. 1 (1750), Sp. 902.
7   Weissenborn (1934), S. 228.
8   Mein Dank für diese Mitteilung vom 20. Juli 2010 gilt Frau Dr. Marita von Cieminski von der ULB Sachsen-Anhalt.
9   Weissenborn (1934), S. 300.
10   Der Studiengang ergibt sich aus den Matrikeln nicht. Christian Lucius (1675), S. 52-53, behauptet jedoch, dass Hauptmann von seinen Lehrern „mit Nutzen auf die Universität Wittenberg im Jahr CHristi 1630. als in dem 22 ½ Jahre seines Alters, nach erlangten völligen Judicio, zuverschicken, ist tüchtig erkant worden, allda er das studium Juris mit Fleiß excoliret". Diese Zeitangabe stimmt nicht mit derjenigen in den Matrikeln überein. Sie ist also zweifelhaft. Dennoch deutet einiges darauf hin, dass Hauptmann in der Tat zunächst Jura zu studieren begann. So richtete er im Jahre 1630 nicht nur 20 Fragen zum „Jus Justinianei" an den Wittenberger Juraprofessor Johannes Avenarius, sondern bezeichnete sich darüber hinaus 1642 auf dem Titelblatt seiner „Weinbau-Irrtümer" als „V[triusque] I[uris] Cultore". Vgl. WV, Nr. 1; WV, Nr. 3a. Überdies verweist Hauptmann in seiner „Schutzschrift gegen Dethardings Chymischen Irrtum" sowohl auf das „Ius civile et Justinianae" als auch auf die „Lex Aquilia". Vgl. WV, Nr. 4, S. 21. Weiterhin geben spitze Bemerkungen seiner Gegner Georg Detharding und Georg Kirsten – etwa in Kirstens Vorwort zu Johann Buntebarts „Vindiciae pro Naturae Constantia" – Hauptmann als (zu den entsprechenden Zeitpunkten vermutlich schon ehemaligen) Jurastuden-

seinem Onkel Anton Kröß Grundkenntnisse in der Medizin und Alchemie vermittelt bekommen, ja gar „unter diesem weitberühmten Professore [...] ein Collegium Chymico-Medicum zur Luft gehalten" zu haben.[11]

Im Jahre 1635 hielt sich Hauptmann, der nicht nur die lateinische und griechische, sondern auch die französische Sprache beherrschte,[12] in Montpellier auf. Hier begegnete er vermutlich dem Medizinprofessor Simon Courtaud.[13] Überdies könnte die in Hauptmanns Werk zu Tage tretende Verehrung des französischen Arztalchemikers Pierre-Jean Fabre[14] mit diesem Aufenthalt in Zusammenhang stehen, denn Fabre wirkte zwar in Castelnaudary, hatte jedoch in Montpellier studiert.

Die Aussage, Hauptmann sei 1635 nach Helmstedt gezogen[15], um hier bis 1637 sein Jurastudium fortzusetzen, kann aus den Matrikeln der dortigen Universität nicht belegt werden.[16]

---

ten zu erkennen. Vgl. etwa Detharding (1647), S. 50; Buntebart (1650), Fol. A4^r-A4^v. – Zu Avenarius vgl. Stepf (1820), S. 86. – Zu Detharding vgl. Anm. 36 dieses Kapitels. – Zum Stettiner Medizinprofessor und königlich-schwedischen Leibarzt Georg Kirsten vgl. Jöcher, Bd. 2 (1750), Sp. 2105; Hirsch, Bd. 3 (1931), S. 533. – Zu dem in Brandenburg geborenen Johann Buntebart, einem „Probst zu Cöln an der Spree, und Adsessor des Churfürstlichen Consistorii", vgl. Zedler, Bd. 4 (1733), Sp. 986. Buntebart scheint nicht nur Theologe, sondern auch Doktor der Medizin gewesen zu sein. Als solcher wird er bezeichnet auf dem Titelblatt von „Gymnasiasti Coloniensis" (1674). Davon, dass Buntebart ein Student Kirstens war, zeugt überdies Buntebart/Kirsten (1649). – Vgl. zu dieser Anmerkung auch die Kapitel „Von Gottes Wort auf Winzers Berg – Hauptmanns Bemerkungen zum Weinbau", „Von zwei 'Streithammeln' – Zu Hauptmanns Fehde mit Georg Detharding über Johannes Agricolas 'Aurum potabile'" und „Vom weisen Mann und Scharlatan – Zur Hauptmann-Rezeption".

11   Lucius (1675), S. 53.

12   So gibt Hauptmann später im „Scriptum Serium" für seine Leser „etliche contenta" aus Henry Rochas' „Tractatus de Aquis Mineralibus" auf Deutsch wieder. Da dieses Werk jedoch nach Hauptmanns Aussage im Jahre 1649 „aus Frantzösischer Sprache annoch nicht übersetzet" worden war, musste der Dresdner Arztalchemiker Rochas' Traktat auf Französisch gelesen haben. Vgl. WV, Nr. 12, S. 121. – Zu Rochas vgl. Jöcher, Bd. 3 (1751), Sp. 2153.

13   So erklärt Hauptmann 1644 in seiner „Schutzschrift gegen Dethardings Chymischen Irrtum", dass er sich erinnere, ein in dieser „Schutzschrift" beschriebenes „Menstruum", ein Lösungsmittel also, „Anno 1635. in Franckreich zu Mompelier bey einem alldar vornehmen Professore Publico Med[icinae] Reg[is] D[omino] Simone Curtaudo" gesehen zu haben. Vgl. WV, Nr. 4, S. 32. Zu Courtaud vgl. Dulieu (1986), S. 754. – In den Archiven der Medizinischen Universitätsbibliothek zu Montpellier scheinen sich keine Unterlagen über Hauptmann zu befinden. (Mein Dank für diese Mitteilung vom 22. Oktober 2010 gilt Frau Mireille Vial von der Universitätsbibliothek Montpellier.)

14   Zu Fabre vgl. Dulieu (1986), S. 894; Joly (1992), S. 35-42; Priesner/Figala (1998), S. 129-131; den Kommentar zu Fabre, ed. Greiner (2001), S. vii-xxii; Ricalens (2003).

15   Lucius (1675), S. 53.

16   Zimmermann (1926); Hillebrand (1981). Auch bei der Recherche in den Beständen des „Niedersächsischen Landesarchivs - Hauptstaatsarchiv Hannover" ließ sich ein Aufenthalt Haupt-

Von 1637 bis 1639 scheint Hauptmann wiederum nach Wittenberg gegangen zu sein.[17] Er lernte vermutlich während dieser Zeit den späteren Senior der medizinischen Fakultät und Rektor der Universität Leipzig[18], Christian Lange d. J.,[19] kennen.[20] Die beiden Studenten teilten sich in der Lutherstadt als „Stubengesellen"[21] ein Zimmer.[22] Lange sollte Hauptmanns Mentor und „vertrauter werther Freund" werden.[23] Beide tauschten sich in „familiari[bus] colloqui[is]" aus,[24] und während Lange später für Hauptmann die Rolle eines Mentors übernahm, stand dieser seinem jüngeren Freund etwa beim Verfassen des „Tractatus de Thermis Carolinis" beratend zur Seite.[25] Hauptmann und Lange waren überdies durch ihre

---

manns in Helmstedt nicht nachweisen, ebenso wenig wie auch bei derjenigen in der Autographen-Sammlung (Bestand 25 Slg) des „Niedersächsischen Landesarchivs - Staatsarchiv Wolfenbüttel" sowie in den hier verwahrten Stammbüchern der Helmstedter Studenten (Bestand VI Hs 13). (Mein Dank für diese Mitteilungen vom 06. Juli 2010 bzw. vom 12. Juli 2010 gilt Herrn Dr. Christian Hoffmann/Hannover und Herrn Stefan Luttfner/Wolfenbüttel.) – Auch im Helmstedter Stadtarchiv finden sich keine Autographen Hauptmanns. (Mein Dank für diese Mitteilung vom 07. Juli 2010 gilt Frau Melsene Bittó/Helmstedt.) – Hantzsch (1906) erwähnt Hauptmann ebenfalls nicht als einen der „Dresdner auf Universitäten". Er berücksichtigte hier allerdings nur die ihm „bekannt gewordenen und erreichbaren gedruckten Matrikeln". Vgl. l. c., S. 1. Die Matrikel aber, in denen Hauptmann aufgeführt ist, waren im Jahre 1906 noch nicht gedruckt.

17 Lucius (1675), S. 53. – Die Matrikel der Universität Wittenberg belegen Hauptmanns erneuten Aufenthalt allerdings nicht. Vgl. Weissenborn (1934).

18 Vgl. Erler (1909), S. LI.

19 Zu Christian Lange d. J., dem Sohn des Leipziger Theologen Christian Lange d. Ä., vgl. Geier (1662), Fol. E1ʳ-F2ᵛ; Jöcher, Bd. 2 (1750), Sp. 2246; ADB, Bd. 17 (1883), S. 622-623; Hirsch, Bd. 3 (1931), Bd. 3, S. 664-665; Roth, Bd. 6 (1970), R 5399; weiterhin das Vorwort des Heidelberger Medizinprofessors Georg Franck zu Lange (1688). – Zu Franck vgl. Drüll (1991), S. 37-38. – Christian Lange d. J. wurde später gar als „Welt-berühmte[r] Medico und Vater aller Chymicorum" bezeichnet. Vgl. Müller (1721), S. 193.

20 So bezeichnet Hauptmann Christian Lange d. J. später als „Amicus meus intimo cultu adfectuq[ue] aetatem mihi exosculandus, cum qvo adamantino utiq[ue] vinculo juncta familiaritas mihi jam per hos 20. annos intercedit". Vgl. WV, Nr. 29, S. 193.

21 Geier (1662), Fol. E2ʳ. – Hauptmann erwähnt in den „Weinbau-Irrtümern" einen „Contubernalem" aus Wittenberg. Vgl. WV, Nr. 3a, S. 34. Hiermit könnte Lange gemeint sein.

22 Lange wurde – wie auch Hauptmann – von Anton Kröß unterrichtet. Vgl. Geier (1662), Fol. E2ʳ.

23 WV, Nr. 29, S. 46. – Diese Freundschaft beruhte auf Gegenseitigkeit, wie etwa ein Gedicht Langes als Beitrag in Hauptmanns „Wolkensteinischem Bad- und Wasserschatz" bezeugt. Lange bezeichnet Hauptmann hier als seinen „vertrauten und Hertz werthen Freund". Vgl. WV, Nr. 29. An anderer Stelle spricht er vom „Experimentissimo D[omi]n[o] D[octori] Hauptmanno, Amico meo conjunctissimo". Vgl. Lange (1688a), S. 63. – Auch Jöcher, Bd. 2 (1750), Sp. 2246, erwähnt, dass Lange mit Hauptmann die „vertrauteste Freundschaft" hielt.

24 Lange (1688a), S. 84 [falsche Paginierung; recte: S. 48].

25 Lange verweist im Vorwort des „Tractatus de Thermis Carolinis" auf Hauptmanns Mithilfe. Vgl. l. c., S. 197.

gemeinsamen chemiatrischen Tätigkeiten zeitlebens miteinander verbunden.[26]

Im Jahre 1639 – so Christian Lucius in seiner Leichenpredigt – hat Hauptmann „seine Reise angestellet, und sich in Teutschland umbgesehen."[27] Es liegt allerdings im Dunkeln, wohin ihn diese 'peregrinatio academica' führte.

Im Sommersemester 1641 immatrikulierte sich Hauptmann unter dem Rektorat Johannes Michaelis'[28], seines – wie er ihn später bezeichnen sollte – „sehr großen guten Gönner[s] und Beförderer[s]"[29] „gra[tis]"[30] an der Universität Leipzig.[31] In der Folgezeit nahm er – vermutlich nach Abbruch seines Jurastudiums – auf Anraten von Christian Lange d. J. und Johannes Michaelis ein Medizinstudium auf.[32] Wann dies geschah, ließ sich nicht ermitteln.[33] Es muss jedoch vor 1647 gewesen sein.[34]

Während seiner Leipziger Studienzeit verfasste Hauptmann seine ersten – zumindest heute noch überlieferten – Werke naturkundlichen Inhalts: 1642 wurden

---

26 Lange zählt so etwa eine Reihe von Tinkturen auf, die er gemeinsam mit Hauptmann gegen die Masern hergestellt hat. Vgl. l. c., S. 107.

27 Lucius (1675), S. 53.

28 Zu Johannes Michaelis vgl. Sicul (1723), S. 623; Jöcher, Bd. 3 (1751), Sp. 512.

29 WV, Nr. 29, S. 184.

30 Zu den Immatrikulationsgebühren vgl. Erler (1909), S. XXIX.

31 L. c., S. 164.

32 Lucius (1675), S. 53-54. – Lucius bemerkt, dass Hauptmann nach Leipzig ging, „dortselben vermeinende, in Doctorem Juris zu promoviren, massen eine Hochgelahrte vornehme Person, so neben dem seligen Herrn Doctor studiret, ihme das Zeugnüs giebet, daßEr [sic!] in Jure versatissimus gewesen, und cum laude iederzeit promoviren können." Zu einem Abschluss brachte es Hauptmann jedoch vermutlich nicht, denn Lange und Michaelis – so Lucius – hätten ihm „von dem studio Juridico ab [...] gerathen." Vgl. l. c., S. 53-54. – Georg Kirsten bezeichnet Hauptmann so im Vorwort zu Buntebarts „Vindiciae pro Naturae Constantia" als „desertor Studii". Vgl. Buntebart (1650), Fol. A4ᵛ. Überdies erwähnt Hauptmann auf den Titelblättern der den „Weinbau-Irrtümern" folgenden Werke ein Jurastudium nicht wieder. Vgl. hierzu auch die folgende Anmerkung.

33 1642 scheint Hauptmann noch Jura studiert zu haben. Das Titelblatt der „Weinbau-Irrtümer" gibt einen „August[us] Hauptmann Dresd[ensis] V[triusque] I[uris] [Cultor], et spagyricae artis [amator]" als Verfasser zu erkennen. Vgl. WV, Nr. 3a. Hauptmann widmete sich vielleicht gar 1645 oder 1646 noch dem Studium der Rechte, denn ein gewisser Peter von Eulenburg schreibt 1645 in seinem „Decastichon" zu Dethardings „Scriptum Elisivum": „Nescia mens fraudis tibi nam pulcherrima testis, Ridet ab INIUSTO probra profecta viro." Vgl. Detharding (1645), Fol. A4ᵛ. Diese Äußerung könnte als Anspielung auf Hauptmann als angehenden Juristen gedeutet werden. Hauptmann zumindest versteht sie 1646 so; denn er fragt im „Scriptum Collisivum", was Eulenburg „doch daran abgehet, ob ich Jurium, vel non Jurium Studiosus were". Vgl. WV, Nr. 8, S. 46.

34 So behauptet Georg Detharding 1647 im „Scriptum Illusivum", dass Hauptmann „sein studium juris verlassen, und ein böser Christ, Alchymist, wolt ich sagen, geworden" sei. Vgl. Detharding (1647), S. 75-76.

die „Weinbau-Irrtümer" in Nürnberg veröffentlicht.[35] Es folgten mehrere Schriften im Rahmen eines Streits mit dem Stettiner Apotheker Georg Detharding[36] über das „Aurum potabile" des zeitweilig in Leipzig ansässigen Arztes Johannes Agricola,[37] mit dem Hauptmann (wie auch sein Mentor Johannes Michaelis) anscheinend durch eine freundschaftliche Beziehung verbunden war.[38] So hatte Hauptmann zuvor nicht nur ein Geleitwort zum zweiten Teil von Agricolas „Kommentaren zu Popps Chymischer Medizin" verfasst,[39] sondern auch seine „Weinbau-Irrtümer" dem in Neunburg gebürtigen Mediziner gewidmet.[40] Im Gegenzug beteiligte sich Agricola mit einem Beitrag an dieser weinkundlichen Schrift. Nachdem nun Detharding die Bereitung eines „Aurum potabile" nach den Vorschriften Agricolas in Frage gestellt hatte, griff Hauptmann als Apologet seines Bekannten im Jahre 1644 den Stettiner Apotheker publizistisch an und provozierte somit eine Fehde, die, ausgetragen sowohl in Druckwerken als auch in Briefen, bis zum Tode Dethardings 1650 währen sollte.[41]

---

35 WV, Nr. 3a. Vgl. weiterhin das Kapitel „Von Gottes Wort auf Winzers Berg – Hauptmanns Bemerkungen zum Weinbau".

36 Georg Detharding war „der Sohn des Arztes Michael G[eorg], der in Stargard (Pommern), Stralsund und Stettin praktizierte. Georg D[etharding] heiratete 1630 die Witwe des Stettiner Ap[o]t[hekers] J[oachim] Bestert, eine Tochter des Ap[o]t[hekers] Andr[eas] Reisig, und erhielt gleichzeitig das Privileg. Dieses wurde 1633 erweitert und D[etharding] zum Leib- und Hof-Ap[o]t[heker] ernannt. Von Jugend an beschäftigte sich D[etharding] mit Chemie und Alchemie". Vgl. Lüdtke (1986), S. 77-78. Hier wird überdies auf falsche biographische Angaben bei Ferchl (1937), S. 123, aufmerksam gemacht. – Die Leichenpredigt auf Detharding vermag keinen weiteren Aufschluss über dessen Leben zu geben. Vgl. Fabricius (1650). (Mein Dank für diese Mitteilung gilt Frau Cornelia Pfordt von der SUB Göttingen.) – Zu Dethardings Frau, Dorothea, existieren eine Leichenpredigt sowie zwei weitere, ihren Tod betreffende Gelegenheitsschriften. Vgl. Fabricius (1650a); Micraelius (1650); „THREONIDAE Super insperatum" (1650).

37 Der in Neunburg (Oberpfalz) geborenen Agricola zog 1638 nach Leipzig. Später, im Jahre 1644 ging er nach Breslau, um dort bis zu seinem Tod im Jahre 1668 die Position eines Stadtphysikus zu bekleiden. Vgl. hierzu die biographischen Bemerkungen in Agricola, ed. Humberg (2000), S. 1361-1374. – Zedlers Angaben über Agricolas „curriculum vitae" sind verwirrend. Hier finden sich über ein und dieselbe Person zwei Einträge. Vgl. Zedler, Supplement 1 (1751), Sp. 382. – Auch die Online-Ausgabe des VD17 [Abruf: 04. Oktober 2010] ist korrekturbedürftig. Hier werden als mögliche Sterbedaten sowohl 1643 als auch 1668 angegeben. – Ein weiterer Lebenslauf Agricolas, allerdings mit sehr spöttischem Unterton, findet sich bei Kirsten (1648), S. 101-121.

38 So behauptet in den Bemerkungen in Agricola, ed. Humberg (2000), S. 1370.

39 WV, Nr. 2.

40 WV, Nr. 3a. – Neben Agricola waren Johannes Michaelis und Christian Lange d. J. Widmungsträger der „Weinbau-Irrtümer".

41 Vgl. hierzu die Kapitel „Von zwei 'Streithammeln' – Zu Hauptmanns Fehde mit Georg Detharding über Johannes Agricolas 'Aurum potabile'" und „Von Altbekanntem und Neubenanntem –

12

Im März 1646 entsprangen in Hornhausen (heute ein Ortsteil der Stadt Oschersleben in Sachsen-Anhalt) mehrere „Wunderquellen", denen eine große Heilkraft zugeschrieben wurde.[42] Dies veranlasste Hauptmann, sich – wahrscheinlich spätestens im Sommer desselben Jahres[43] – dorthin zu begeben. Er führte nicht nur Gespräche mit Personen, die durch das Wasser dieser Quellen von einem Leiden geheilt worden waren,[44] sondern untersuchte das Wasser auch mittels alchemischer Methoden auf seine Bestandteile.[45] Die Ergebnisse seiner Untersuchungen veröffentlichte er 1647 unter dem Titel „Hornhausische Gnadenbrunnen".[46] Johannes Michaelis, der zu diesem Zeitpunkt bereits mehrmals

---

Zu Hauptmanns Korrespondenzen".

42 Vgl. hierzu Pröhle (1850), S. 75-147; Müller (1996); Kühne (2008), S. 75-77.

43 Hauptmann erwähnt in seinen „Hornhausischen Gnadenbrunnen" nicht, in welchem Jahr er Hornhausen besuchte. Jedoch behauptet er, „am 5. Augusti, einen Bauersmann von Dornberg" getroffen zu haben, überdies, dass es, als er „Ende des Augusti, wieder [aus Hornhausen] abgereist, bereits in die 2000. gewesen, so sich zu Dancksagungen bey dem Priester des orts, angegeben hatten". Grund für diese Danksagungen waren die von diesen über 2000 Personen erfahrenen Heilungen. Hauptmanns „Hornhausischen Gnadenbrunnen" erschienen im Jahre 1647. Der Dresdner könnte sich folglich entweder 1646 oder 1647 in Hornhausen aufgehalten haben. Allerdings äußerte sich der Pfarrer Friedrich Salchmann in seiner ebenfalls 1647 erschienenen „Continuatio Prima" abfällig über Hauptmanns „Hornhausische Gnadenbrunnen". Salchmann kann die „Continuatio Prima" demzufolge erst nach Erscheinen von Hauptmanns „Hornhausischen Gnadenbrunnen" fertiggestellt haben. Berücksichtigt man, dass Hauptmann nach einer angenommenen Abreise im August 1647 seine Beobachtungen zunächst noch – soweit nicht schon zuvor geschehen – niederschreiben und anschließend in Druck hätte geben müssen, dann ist es schon aus zeitlichen Gründen beinahe unmöglich, dass Salchmanns Traktat noch im selben Jahr erschien. Somit scheint sich Hauptmann bis Ende August des Jahres 1646 in Hornhausen aufgehalten zu haben. Seine „Hornhausischen Gnadenbrunnen" sind infolgedessen vermutlich Anfang 1647 veröffentlicht worden. Die Publikation von Salchmanns „Continuatio Prima" konnte anschließend noch im selben Jahr erfolgen. Für diese These spricht auch, dass Hauptmann vermutlich die Absicht hatte, sich mit seinem Traktat in der Gelehrtenwelt zu etablieren. Demzufolge wird er darauf bedacht gewesen sein, über möglichst aktuelle Ereignisse zu berichten. Er müsste Hornhausen möglichst zeitnah, kurz nach dem Entspringen der Quellen im März 1646 also, aufgesucht haben. – Zu Salchmann vgl. ADB, Bd. 30 (1890), S. 208-210. – Zu Salchmanns Äußerungen in der „Continuatio Prima" vgl. das Kapitel „Vom weisen Mann und Scharlatan – Zur Hauptmann-Rezeption".

44 So berichtet Hauptmann in den „Hornhausischen Gnadenbrunnen": „Ich trafe vnter der Menge Volcks, so allda verhanden, eine Frau, bey dem ersten Brunnen an, so näher 60. Jahr alt, und auff beyden Augen blind gewesen war, aber dazumahl mit dem einen, als dem rechten Auge, das jenige, so gros vor ihr stunde, wiederumb sehen, und disceriren kunte, was ein Mann, Weib, Vieh und dergleichen wahr. Von selbiger erfragte ich, wie lang sie blind gewesen, bekame zur Antwort, daß mit solchem Auge, da sie nun Gott lob widerumb in etwas sehen könnte, in die 36. Jahr blind gewesen." Vgl. WV, Nr. 10, S. 49.

45 Vgl. hierzu das Kapitel „Vom Unternehmer als Schriftsteller – Zu Hauptmanns balneologischen Werken."

46 WV, Nr. 10.

das Rektorat der Universität Leipzig bekleidet hatte[47], bezeichnet Hauptmann bereits hier in einem Widmungsbeitrag als „CLARISSIM[us] AUTOR[...], AMIC[us] CARISSIM[us]."[48]

Am 4. Oktober 1650[49] wurde Hauptmann von Christian Langes d. J. über die Entstehung des Nieren- und Blasensteins geprüft. Der Dresdner erwarb somit vermutlich den Titel eines „Baccalaureus".[50]

Am 9. Mai 1651 luden Hauptmann und Lange an der Universität zu einer öffentlichen Disputation über die Sauer-Brunnen in Eger.[51] Es scheint sich hierbei allerdings um kein Examen gehandelt zu haben.[52]

Im Folgejahr, am 30. September 1652, wurde Hauptmann erneut von Lange geprüft, dieses Mal über die Heilung der Steinleiden. Er erhielt den Titel eines „Lizentiaten".[53] Gemeinsam mit Hauptmann erwarben auch Leonhard Behr aus

---

47 Erler (1909), S. XLVIII-L.
48 WV, Nr. 10.
49 In den Blankenburger Handschriften der HAB Wolfenbüttel findet sich im Stammbuch des Studenten Conrad Friedrich von Eltzen, datiert auf den 18. Mai 1650 aus Leipzig, der Eintrag eines „Augustus Hausman". Vgl. Butzmann (1966), S. 231. Hinter dem Namen ist vermerkt: „LL[egis] stud[iosus] Hizakara Luneb[urgensis]". (Mein Dank für diese Mitteilung gilt Herrn Dr. Sven Limbeck/HAB Wolfenbüttel.) Hauptmann stammte nicht aus Hitzacker im Lüneburgischen. Somit kann ausgeschlossen werden, dass dieser Eintrag von ihm stammt, auch wenn er Jura studiert hatte.
50 WV, Nr. 16. – Aus dem Titelblatt ergibt sich nicht, um welche Art der Prüfung es sich handelte. Die „Generatio Calculi Humani" ging allerdings der Lizentiatenprüfung, „Curatio Calculi Humani", voraus. Vgl. WV, Nr. 24. Auf dem Titelblatt dieser gedruckten Fassung der Lizentiatenprüfung wird Hauptmann bereits als „Baccalaureus" bezeichnet. Zwischen „Generatio" und „Curatio Calculi Humani" sind keine weiteren Prüfungen Hauptmanns bekannt, lediglich eine öffentliche Disputation mit Christian Lange d. J. über die Sauerbrunnen in Eger. Somit könnte man vermuten, dass es sich bei der „Generatio Calculi Humani" um Hauptmanns „Baccalaureus"-Prüfung handelte. Zu den drei akademischen Graden, dem Bakkalaureat, dem Lizentiat und dem Doktorat, vgl. Frijhoff (1996), insbes. S. 287-304.
51 WV, Nr. 22; weiterhin das Kapitel „Vom Unternehmer als Schriftsteller – Zu Hauptmanns balneologischen Werken".
52 Lautner (1820), S. 108, allerdings spricht von „einer öffentlichen Prüfung". Das Titelblatt des gedruckten Werkes bezeugt jedoch eine zumindest annähernde Parität zwischen Lange und Hauptmann: „publicè disputabunt Christianus Lange [...] et AUGUSTUS Hauptmann". Vgl. WV, Nr. 22a. Es ist nicht die Rede davon, dass die Disputation, wie etwa die „Baccalaureus"-Prüfung, „PRAESIDE [..] CHRISTIANO Langen" stattgefunden hat. Vgl. WV, Nr. 16a.
53 Der 30. September 1652 ist als Datum der Prüfung angegeben bei Frentzel (1652); Sicul (1723), S. 624; Vogel (1756), S. 666; Erler (1909), S. 164. Auf dem Titelblatt der gedruckten Arbeit vermerkte man allerdings den 10. September 1652. Vgl. WV, Nr. 24a.

Nürnberg[54], Michael Heiland aus Leipzig[55] und Heinrich Andreas Mengering aus Magdeburg[56] an diesem Tag denselben akademischen Grad.[57]

Hauptmann schloss sein Studium schließlich unter Johann Hopp als Kanzler, Johannes Michaelis als Dekan und Christian Lange d. J. als Promotor mit einer Dissertation über die Galle ab.[58] Den Doktortitel erhielt er – wiederum zusammen mit Behr, Heiland und Mengering – am 27. Oktober 1653.[59]

1.3 VOM „MEDICINAE PRACTICUS"

Als nunmehr promovierter Mediziner kehrte Hauptmann in seine Heimatstadt Dresden zurück. Die Behauptung, dass er hier als kurfürstlicher Leib-Medicus tätig gewesen sei,[60] lässt sich nicht belegen. Doch kann als gesichert gelten, dass sich Hauptmann in Dresden – anscheinend zur Zufriedenheit seiner Patienten[61] – der ärztlichen Praxis widmete. Die Herstellungsvorschriften für Arzneimittel, die er in der Therapie anwandte, stellte er teilweise selbst zusammen.[62]

---

54 Zu Behr (Ursinus) vgl. ADB, Bd. 39 (1895), S. 369; Roth, Bd. 8 (1974), R 7218. – Behr wurde bereits zwei Jahre später, im Sommersemester 1654, erstmalig zum Rektor der Universität Leipzig ernannt. Vgl. Erler (1909), S. LI.
55 Heiland, späterer Medizinprofessor in Gießen, wird erwähnt in NDB, Bd. 8 (1969), S. 700. – Der Artikel in Jöchers „Gelehrten-Lexikon" behauptet, Heiland hätte bereits 1646 den Doktortitel erhalten. Vgl. Jöcher, Bd. 2 (1750), Sp. 1446.
56 Zu Mengering vgl. Jöcher, Bd. 3 (1751), Sp. 433. – Mengering wurde im Sommersemester 1661 zum Rektor der Universität Leipzig ernannt. Vgl. Erler (1909), S. LII.
57 Vogel (1756), S. 666.
58 Lucius (1675), S. 54.
59 WV, Nr. 26. Vgl. auch Sicul (1723), S. 624; Vogel (1756), S. 667; Erler (1909), S. 164. – Das in den Matrikeln vermerkte Datum stimmt hier mit demjenigen auf dem Titelblatt der Doktorarbeit überein.
60 So Lehmann (1699), S. 227.
61 So behauptet Christian Lucius in seiner Leichenpredigt, dass „diejenigen, welche sich seines [i. e. Hauptmanns] Raths und Hülffsmittel bedienet, am besten zeugen, und ihme gewißlich mit aller Wahrheit, und mit allen Ehren nichts anders nachsagen können, denn daß er ein trefflicher und erfahrner, recht frommer und getreuer, Gottsfürchtiger, und dannenhero auch glückseliger Medicus gewesen, als der alle Morgen und Abends seine Patienten in sein Gebet mit eingeschlossen, und und [sic!] dieselben willig und gerne besuchet, und ihnen mit guten Rath und Medicamenten ohne Geschwätz, mitgetheilet." Vgl. Lucius (1675), S. 55. Allerdings wirft wohl jede Leichenpredigt – dies gilt es bei derartigen Aussagen zu beachten – ein beschönigendes Licht auf den Verstorbenen.
62 So werden in der „Kleinen Chymischen Hausapotheke" „von Ihm [Hauptmann] selbst erfundene gar nützliche und ungemeine Medicamenta" vorgestellt. Vgl. WV, Nr. 36, Vorwort.

Hauptmann bevorzugte die chemiatrischen Medikamente der „nova medicina" und schätzte insbesondere das Antimon. So berichtet er in seinem „Chymischen Kunstprojekt", dass er mit einer Antimontinktur zwei Personen von einer sehr gefährlichen, eitrigen Entzündung im Mund geheilt habe.[63] Später, in seiner „Kleinen Chymischen Hausapotheke", verrät er mehr über Indikationen und Dosierung dieser „Tinctura Antimonii, sonst Regia, oder Tinctura aperitiva"[64]: Man könne sie etwa zur „Eröffnung des verstopften Geäders" oder bei „Steinbeschwerden" anwenden. Je nach Alter empfehle es sich, zwischen acht und 40 Tropfen „in Wasser, Biere oder Weine bey iederzeit des Tages vor dem Essen" einzunehmen.[65] Neben dieser „Tinctura Antimonii" beschreibt Hauptmann in der „Kleinen Chymischen Hausapotheke" noch weitere 17 von ihm „erfundene" Arzneimittel.[66]

1.4 Vom Besitzer des Wolkensteinischen Bades

Am 11. Juli 1656 erwarb Hauptmann zusammen mit dem Wolkensteinischen Steuereintreiber Heinrich Schrey[67] das heruntergekommene Warmbad zu Wolkenstein im Erzgebirge.[68] Gemeinsam sanierten sie das Bad grundlegend. Sie errichteten neue Unterkünfte für die Badegäste, ließen – wie der Historiker und evangelische Theologe Christian Lehmann[69] später im „Historischen Schauplatz

---

63 Nr. 30a, S. 44; weiterhin auch „Anhang II – Textproben". Diese Antimontinktur habe Hautmanns „werthester Freund Herr D[oktor] Christian Lange [...] mit sonderlicher Ehre belobet, und solche daher Tincturam regiam" genannt. Vgl. WV, Nr. 29, S. 217[II] [Hochgestellte, römische Ziffern machen die fehlerhaft-doppelte Paginierung deutlich].
64 WV, Nr. 36, Fol. B4[r].
65 L. c.
66 WV, Nr. 36.
67 Schrey war „des Sächß[ischen] Hohen Chur-Hauses in den 30. Jährigen Deutschen Kriege gewesene[r] Secretario bey dem General-Kriegs-Commissariat und nachmahls Ambtmann". Vgl. Schrey (1696), Fol. A6[r]. – Hauptmann bezeichnet Schrey im „Wolkensteinischen Wasserschatz" als seinen „Schwager". Vgl. WV, Nr. 29, S. 6. Es ließ sich nicht ermitteln, ob beide tatsächlich in verwandtschaftlichem Verhältnis zueinander standen, zumal nichts über mögliche Geschwister Hauptmanns bekannt ist.
68 WV, Nr. 38. – Die Archivalien aus dem Sächsischen Hauptstaatsarchiv Dresden über die Geschichte des Wolkensteinischen Bades sind bereits von Britta Günther und Nina Krüger (2000) ausgewertet worden. Im Folgenden wird deshalb auf ihre Arbeit Bezug genommen.
69 Zu Lehmann vgl. ADB, Bd. 51 (1906), S. 616-618.

der Merkwürdigkeiten"[70] berichtet – „den Brunn neu fassen, und das alte Marien-bild wieder schön anstreichen, und im Badehauß über die Thür nebenst einem Crucifix stellen [...] mit folgender Schrifft:

Anno 1385.
Diß warme Bad am Sand zu unsrer lieben Frauen
Hat GOttes Wunderhand gelegt in diese Auen,
Wodurch dem Leibe nach heil werden krancke Hertzen,
Christi Verdienst u[nd] Tod lindert der Seelen Schmertzen."[71]

Überdies sicherten Hauptmann und Schrey sich die Rechte an den von ihnen mit Hilfe des Marienberger Bergmeisters Martin Hillers kartographierten[72] Erzgän-gen in der Nähe des Bades,[73] vorgeblich, um zu verhindern, dass „nicht durch un-besonnen Bergkwülen dem Bade an seinen Adern und Gängen, darvon es seine Kräffte hat, zu nahe getreten, und ein unwiederbringlicher Schaden zugefüget werden möchte."[74]

Es verwundert nicht, dass die beiden Badebesitzer schon am 5. Oktober 1657 im Vorwort zu Hauptmanns „Wolkensteinischen Bad- und Wasserschatz" den kurz zuvor mit seinem Amt betrauten Kurfürsten Johann Georg II.[75] um seine „hohe[...] Protection und Auffsicht" ersuchten.[76] Der Kurfürst schien Hauptmann und Schrey gewogen zu sein. In der Folgezeit kam er ihren Petitionen etwa um das Braurecht für das Wolkensteinische Bad,[77] um den Ankauf eines Stückes

---

70 Lehmanns „Historischer Schauplatz der Merkwürdigkeiten" wurde posthum 1699 von seinem Sohn, Johann Christian Lehmann, mit eigenen Zusätzen herausgegeben. Vgl. l. c., S. 618-620.
71 Lehmann (1699), S. 228.
72 WV, Nr. 29, S. 146.
73 Im „Wolkensteinischen Wasserschatz" erklärt Hauptmann, dass Schrey und er „als die Nechs-ten, und denen der Grund und Boden zusteht, [...] diese gantze Gegent [um Warmbad] selbsten gemuthet". Vgl. l. c., S. 147. „Muten" ist hier im bergmännischen Sinne zu verstehen als das Begehren, „in unverliehenen felde, eine fundgrube, maasen, stolln, wasser, puch- und schmie-destadt, oder eine ins freie gefallene zeche aufzunehmen und zu bauen". Vgl. Grimm, Bd. 12 (1885), Sp. 2796.
74 WV, Nr. 29, S. 147. – Zur Heilkraft des Wolkensteinischen Badewassers vgl. das Kapitel „Vom Unternehmer als Schriftsteller – Zu Hauptmanns balneologischen Werken."
75 Zu Johann Georg II. vgl. ADB, Bd. 14 (1881), S. 381-383; NDB, Bd. 10 (1974), S. 526-527; Hecht (2004). – Johann Georg II. hatte die Kurfürstenwürde ein Jahr zuvor, nach dem Tode sei-nes Vaters Johann Georgs I., übernommen. – Zu Johann Georg I. vgl. ADB, Bd. 14 (1881), S. 376-381; NDB, Bd. 10 (1974), S. 525-526; Gotthard (2004).
76 WV, Nr. 29, Vorwort.
77 WV, Nr. 41.

Land mit den dazugehörigen Fischteichen[78] sowie auch um die Erlaubnis, einen Jahrmarkt abhalten und Waren verkaufen zu dürfen,[79] nach.

So erhielten Hauptmann und Schrey am 23. März 1660 das Privileg zum Brauen des Bieres in dem zum Bade gehörigen Brauhaus.[80] Verwendet wurde zur Produktion des Gerstensaftes das nach einigen Proben auch für den innerlichen Gebrauch als nicht schädlich befundene Wasser des Wolkensteinischen Bades.[81]

Den Ankauf des Landes mit den Fischteichen genehmigte Johann Georg II. laut Kaufvertrag vom 3. Februar 1663 ebenfalls.[82]

Gegen den Widerstand der benachbarten Städte Zschopau und Marienberg[83] wurde den beiden Badebesitzern vom Kurfürsten schließlich am 6. April 1668 das Recht eingeräumt, „daß ob angeregter Badezeit über Männiglichen auß Städten und Dörffern, dehme es gefellig, Victualien und andere dazu gehörige Notthurft dahin bringen, feil haben und verkauffen, Hierüber Jährlich den Tag Mariae-Heimsuchung ein freyer öffentlicher Jahrmarckt wie bräuchlich mit kauffen und verkauffen allda gehalten werden möge."[84]

Allerdings kam Johann Georg II. einer Bitte um das Privileg zum Erbauen einer Kirche für die Badegäste aus dem Jahre 1673[85] nicht nach.[86]

Vermutlich 1671 versuchte der kurfürstliche Rechnungshof, den beiden Badebesitzern Viehtrift und das Weiden der Tiere auf den Feldern vor Geringswalde zu verbieten.[87] Es ist jedoch nicht gesichert, ob Hauptmanns und Schreys Klage beim Kurfürsten gegen dieses Unterfangen ein Erfolg beschieden war.

In den Jahren 1670 und 1671 errichtete man für Kurfürstin Magdalena Sibylla, Gemahlin Johann Georgs II.,[88] das sogenannte „Fürstenbad". Die Kurfürstin

---

78 WV, Nr. 42.
79 WV, Nrn. 47 u. 49.
80 Vgl. Günther/Krüger (2000), S. 30.
81 So erwähnt Hauptmann 1673 in seinem Traktat „An den Badeverlästerer", dass man aus diesem Wasser „ein sehr gutes und gesundes Bier, auf Chur-Fürstl[ich] gnädigst erlangte Concession, daraus gebrauet, und noch brauen und gebrauchen thut". Vgl. WV, Nr. 33, Fol. B8ᵛ.
82 Günther/Krüger (2000), S. 30. – Ein weiterer Landstrich vor Geringswalde sollte später den Anlass zur Auseinandersetzung mit dem Wolkensteinischen Ratsverwandten Hans Meyer geben, denn Hauptmann und Schrey hatten auf dessen Grundstück eigenmächtig zwei Wassergräben ausheben lassen und sich überdies eines Fischteiches von Meyer ermächtigt. Vgl. WV, Nr. 54.
83 Vgl. hierzu auch WV, Nrn. 47 bis 50.
84 Vgl. Günther/Krüger (2000), S. 31; weiterhin Johann Georg II. (1668).
85 WV, Nr. 53.
86 Günther/Krüger (2000), S. 33.
87 WV, Nrn. 51 u. 52.
88 Zu Magdalena Sibylla vgl. ADB, Bd. 20 (1884), S. 49 ; Roth, Bd. 10 (1980), R 9803.

weilte von 1671 an mindestens einmal jährlich in Hauptmanns und Schreys Bad. Hier wurde sie zu Hauptmanns Lebzeiten, im Jahre 1674, auch von ihrem Ehemann besucht[89]: Ein Indiz sowohl für das unternehmerische Geschick des Dresdners als auch für die illustre Gesellschaft, in der er sich aufzuhalten wusste.

Während der Zeit, die er in Wolkenstein verbrachte, wohnte Hauptmann zusammen mit Schrey in einem Haus, das auch die „Schankstube" beherbergte.[90] Sonntags pflegte er anscheinend von dort nach Wolkenstein in die Kirche zu gehen.[91]

1.5 Vom Goldmacher im „Geheimen Laboratorium" des Kurfürsten

Am 24. Januar 1660 unterzeichnete Kurfürst Johann Georg II. in Dresden einen Bestallungsbrief,[92] in dem Hauptmann wegen seiner „in chymicis sonst bekanten wißenschafft Vnd erfahrung"[93] beauftragt wurde, einen alchemischen 'Prozess' durchzuführen. Diesen 'Prozess' hatte Amadeus Friedlieb zuvor „deutlichen Vnd ausführlichen"[94] beschrieben.

Über Amadeus Friedlieb[95], einen der drei Verfasser der „Collectanea Curiosa de Bismutho"[96], herrschte bislang Unsicherheit. Sein Name wurde für ein Pseudonym Abraham von Franckenbergs[97] oder auch Johann Christoph Beers[98] gehal-

---

89 Günther/Krüger (2000), S. 34-36.

90 L. c., insbes. S. 29-35.

91 Hauptmann erwähnt, dass er „an einem Sontage frühe vom Bade aus in Sommer, nacher Wolckenstein, zur Kirchen oder Predigt-hören gehen" wollte. Vgl. WV, Nr. 33, Fol. C2^r.

92 HStA Dresden: 10024 Geheimer Rat (Geheimes Archiv) – Loc. 4419/6, Fol. 7^r-9^v. – Hauptmann gab diesen Brief später wieder, als er die in diesem gestellten Bedingungen akzeptierte. Vgl. WV, Nr. 40. Dieser Text ist ediert in „Anhang II – Textproben".

93 WV, Nr. 40, Fol. 5^v.

94 L. c., Fol. 5^r.

95 Gebräuchlich sind auch die Namensformen „Friedleben" oder „von Friedleben". Vgl. etwa IEP, Bd. 12 (2008), S. 79. – Watanabe-O'Kelly (2002), S. 117, die die entsprechenden Archivalien einsah, las fälschlicherweise „Amadeus Friedrich".

96 WV, Nr. 62.

97 So etwa von Schultz (1821), S. 71; Weller (1856), S. 60; Ferguson (1906), Bd. 1, S. 290; Holzmann/Bohatta (1906), S. 98; Leibniz (1987), S. 695; Wollgast (1993), S. 1000; IEP, Bd. 12 (2008), S. 79. – Telle hielt es zwar ebenfalls für möglich, jedoch nicht für zwingend, dass es sich bei „Amadeus Friedlibius" um ein Pseudonym Franckenbergs handeln könnte. Vgl. die Einleitung zu Franckenberg, ed. Telle (1995), S. 55, Anm. 120. – Zu Franckenberg vgl. ADB, Bd. 7 (1878), S. 243-244; NDB, Bd. 5 (1961), S. 348-349; Killy, Bd. 3 (2008), S. 529-531; Schmidt-Biggemann (2011), S. 233-237.

98 IEP, Bd. 12 (2008), S. 79. – Zu Beer vgl. Jöcher, Bd. 1 (1750), Sp. 909.

ten. Der Sekretär der Royal Society, Henry von Oldenburg[99], setzte ihn mit Johann Hartprecht[100] gleich,[101] und der Montanwissenschaftler Johann Gottlob Lehmann[102] behauptete schließlich, dass Friedlieb „mit seinem rechten Namen heisset [...] D[oktor] August Hauptmann."[103] Nunmehr kann jedoch kein Zweifel sein, dass es sich bei Amadeus Friedlieb um einen Bergrat handelte, der – dies belegen Archivalien mit Sicherheit – zwischen 1659[104] und 1665[105] das „Geheime Laboratorium" am Hofe Johann Georgs II. als „Director"[106] leitete.

Dieses „Geheime Laboratorium" war unter jenen Gebäuden im damaligen Neu-Dresden,[107] „so fast allernechst umb den Hoff herumb zu befinden."[108] Einer der Ausgänge führte zum „Thorweg, wo man von Taschenberg ins Rauchhauß gehet".[109] Es wurde „eigentlich [...] zum Probierhause erbawet", jedoch auch

---

99   Zu Oldenburg vgl. DSB, Bd. 10 (1981), S. 200-203.

100 Zu Hartprecht vgl. Telle (1986); Killy, Bd. 5 (2009), S. 48-49; Telle (2009), insbes. S. 457-459.

101 Vgl. Oldenburg (1965), S. 235 u. 238.

102 Zu Lehmann vgl. ADB, Bd. 18 (1883), S. 140-141; NDB, Bd. 14 (1985), S. 84.

103 Lehmann (1753), S. 222-223. Vgl. hierzu auch die Bemerkungen zu WV, Nr. 62.

104 Die Bestallungsurkunde Hauptmanns ist auf den 24. Januar, also den Anfang des Jahres 1660 datiert. Da Friedliebs nicht datierte Anleitung über den von Hauptmann auszuführenden 'Prozess' zu diesem Zeitpunkt schon verfasst gewesen sein muss, ist davon auszugehen, dass Friedlieb zumindest schon im vorausgegangenen Jahr 1659 als Direktor des „Geheimen Laboratoriums" tätig war.

105 In einer auf den 28. Dezember 1665 datierten Bescheinigung Hauptmanns darüber, dass Hans Knöffel für die von ihm an das 'Geheime Laboratorium' gelieferten Kohlen mit zwei Talern entlohnt wurde, erwähnt Hauptmann die „abwesenheit des Churf[ürstlich] Sächß[ischen] H[errn] BergkRahts, (Tit[ul]) Herrn Amadei Friedliebens". Vgl. WV, Nr. 46, Fol. 186ʳ. Von den aufgefundenen Autographen Friedliebs ist der letzte – die Bescheinigung über den Erhalt von einem Reichstaler und 19 Groschen für Laborgerätschaften – auf den 6. Oktober 1665 datiert. Vgl. HStA Dresden: 10024 Geheimer Rat (Geheimes Archiv) – Loc. 4419/5, Fol. 179ʳ.

106 L. c., Fol. 1ʳ.

107 Dieses damalige „Neu-Dresden" wurde nach einem Mandat Augusts des Starken vom 28. Januar 1732 zur heutigen Altstadt Dresdens, während „Altendresden" in „Neue Stadt" umbenannt wurde. Vgl. Groß (2006), S. 37-39.

108 Weck (1680), S. 68. Mit „Hoff" ist das kurfürstliche Schloss gemeint.

109 Friedlieb bestätigte, am 1. August 1664, einen Schlüssel für diese Tür erhalten zu haben. Vgl. HStA Dresden: 10024 Geheimer Rat (Geheimes Archiv) – Loc. 4419/6, Fol. 471ᵛ. – Der wohl wichtigste Dresdner Chronist des 17. Jahrhunderts, Anton Weck, beschreibt die Lage des „Goldhauses" folgendermaßen: „An dem mehrgedachtem Gebäude der Hoff-Apotheke aber stehen die Korn: Futter: und Mehl-Böden, auf denen der Vorrath zu Unterhalt der Hoffstadt enthalten wird. Unter selbigen ist ein sonderliches Rauchhaus, in welchem eine große Nothdurfft an Wildpret und Fleisch abgetrocknet werden kan. Diesem folget das Hofe-Brau- und Maltz-Haus, welches Gebäu durchgehendes starck gewölbet; und an selbigem ein absonderlich schön, und ziemlich großes steinernes Gebäude, so man insgemein das Goldhaus nennet". Vgl. Weck (1680), S. 70. – Zu Weck vgl. ADB, Bd. 41 (1896), S. 371; Gautsch (1875); Zeidler (1998); Stanislaw-Kemenah (2006a). – Zum Inventar und den Räumlichkeiten vgl. auch Wa-

„Goldhaus" genannt,[110] wohl, weil versucht wurde, mittels alchemischer 'Prozesse' Gold herzustellen.

Zur laborantischen Gewinnung des Goldes oder einer Panazee „Zur Menschlichen gesundtheit" sollte auch Amadeus Friedliebs verdunkelt-opake Vorschrift dienen.[111] Friedlieb hatte dem Kurfürsten vorgeschlagen, Hauptmann als Experten in alchemischen Belangen mit der Durchführung dieses 'Prozesses' zu betrauen.[112] Warum seine Wahl ausgerechnet auf Hauptmann fiel, kann indes nicht mit Sicherheit beantwortet werden. Es scheint jedoch möglich, dass Friedlieb den Dresdner Mediziner in Wolkenstein kennen gelernt hatte. Auf dem dortigen kurfürstlichen Schloss waren zumindest zwei Laboratorien als „Zweigstellen" des Dresdner „Hauptsitzes" eingerichtet worden.[113]

Hauptmann, der zuvor bereits von Friedlieb „durch Vnterschiedene, gegebene anleitung, Vndt gutte information, zu diesen laboribus qualificiret" worden war,[114] akzeptierte die kurfürstlichen Bedingungen am 26. Januar 1660 und wurde somit zur „elaborirung Vorgedachten [i. e. Friedliebs] Processus, biß zu des-

---

tanabe O'Kelly (2002), S. 118. – Beim „Taschenberg" handelte es sich um den Namen der „Straße, die erstmalig 1396 als Taschinberg, dann 1407 als gaße genant uff dem Taschenberge urkundliche Erwähnung findet, ist von dem Wort Tasche abzuleiten, womit das Volk eine Bodenerhebung mit einseitigem Abfall bezeichnet. Von der höchsten Erhebung am steil abfallenden Elbufer senkte sich der Boden allmählich nach der Stelle, die ehemals von einem Arme des Kaitzbaches durchflossen, heute als Straße die Benennung Am Taschenberge führt. An diesem Platz hat die wohl [...] zu Anfang des 13. Jahrhunderts erbaute markgräfliche Burg gestanden." Vgl Hantzsch (1905), S. 142; weiterhin auch Weck (1680), S. 24; Lindau (1859), S. 117. Vielleicht jedoch hat man den „Taschenberg" „wegen seiner Kleinheit einen Berg genannt, den man in die Tasche stecken könnte." Vgl. Hasche (1816), S. 62-63.

110   Weck (1680), S. 70.
111   HStA Dresden: 10024 Geheimer Rat (Geheimes Archiv) – Loc. 4416/8, Fol. 733^r-740^r. Dieses Autograph Friedliebs ist ediert in „Anhang III – Archivalien".
112   WV, Nr. 40, Fol. 5^r-5^v.
113   Von der Existenz dieser Laboratorien zeugt, dass Friedlieb am 24. August 1664 bescheinigt, 50 Reichstaler für die ihm in den „beiden Erckerten Laboratorys, auf der Churf[ürstlich] Sächs[ischen] Bergschloße Wolckenstein" entstandenen Unkosten erhalten zu haben. Vgl. HStA Dresden: 10024 Geheimer Rat (Geheimes Archiv) – Loc. 4419/5, Fol. 184^r.– Friedlieb arbeitete zumindest bis 1664 in Wolkenstein: Er erhielt zur „abführung seiner Mobilien von Wolckenstein" am 28. April 1664 50, am 18. Juni 1664 noch einmal 25 Reichstaler. Vgl. l. c., Fol. 4^r. – Es erscheint überdies möglich, dass auch Hauptmann im Wolkensteinischen Laboratorium tätig war: Der Dresdner Arztchemiker unterzeichnete eine Bescheinigung über eine von ihm erhaltene Besoldung im „Frauen Bad". Allerdings könnte der entsprechende Aufenthalt in Wolkenstein gleichermaßen lediglich auf Hauptmanns Funktion als Besitzer des Warmbades zurückzuführen sein. Vgl. WV, Nr. 43. – Friedlieb erwähnt übrigens in der „Collectanea Curiosa de Bismutho" das Wolkensteinische Bad. Vgl. WV, Nr. 62a, S. 45.
114   WV, Nr. 40, Fol. 5^v.

sen endtschafft" eingesetzt.[115] Es bleibt allerdings fraglich, zu welchen Ergebnissen Hauptmanns praktische Tätigkeiten führten, oder ob ihm etwa Erfolge vergönnt waren. Von seiner Beschäftigung im „Geheimen Laboratorium" bis zum Ende des Jahres 1665 zeugen vor allem finanzielle Fragen betreffende Dokumente:

So erklärte Johann Georg II. am 31. Dezember 1663, dass er Friedlieb und Hauptmann in ihren Laboratorien mit ausreichenden Mitteln unterstützen wolle, und veranlasste überdies, dass die im „Geheimen Laboratorium" „beffindlichen ProbierÖfen, Wagen und anders so viel sich thun laßen will, in etwas wieder repariret werden mögen." Hierfür sollten 1500 Reichstaler aufgebracht werden, jeweils 500 aus Steuern, 500 aus den Einnahmen des kurfürstlichen Blaufarbenwerks in Schneeberg[116] und schließlich 500 aus den in den Ämtern Schwarzenburg und Grünhain eingetriebenen Zehnten, Lade- und Wagegroschen. Friedlieb wurden von diesem Geld 1000, Hauptmann 200 Reichstaler gegen die entsprechenden Quittungen zugewiesen. Die übrigen 300 Reichstaler habe man auf die Reparatur der Laboratorien zu verwenden.[117] Johann Georg II. und sein Bergrat Gabriel Voigt[118] mussten jedoch erkennen, dass die Einnahmen von 1500 Reichstaler die Ausgaben nicht zu decken vermochten, sondern von diesen um 57 Reichstalern, sechs Groschen und vier Pfennigen überstiegen wurden.[119]

---

115 L. c.. – Das Autograph über „Hauptmanns Verpflichtung zur Durchführung von Amadeus Friedliebs 'Prozess'" ist ediert in „Anhang III – Archivalien".

116 Hierunter wurden „die zu und um Schneeberg befindlichen Kobaldischen Zechen verstanden, allwo die Kobalde geschmeltzet, zubereitet, und auf denen Farben-Mühlen die blaue Farbe verfertiget wird". Vgl. Zedler, Bd. 4 (1733), Sp. 112-113.

117 HStA Dresden: 10024 Geheimer Rat (Geheimes Archiv) – Loc. 4416/8, Fol. 729^r-729^v.

118 Gabriel Voigt wurde am 16. November 1620 in Wittenberg geboren, schrieb sich am 1. März 1641 in Leiden ein, vermutlich um Jura zu studieren. Später zumindest übte er die Tätigkeiten eines „Jurist[en], kurfürstliche[n] Hof-, Justiz- und Bergrat[s], auch Geheime[n] Kammersekretär[s]" zu Dresden aus. Weiterhin war er „Herr auf Elbersdorf und Naudorf". Voigt starb am 8. September 1676. Vgl. Hantzsch (1906), S. 88.

119 HStA Dresden: 10024 Geheimer Rat (Geheimes Archiv) – Loc. 4419/5, Fol. 1^r-6^v. – Das einschlägige Dokument ist undatiert. Da die späteste Einnahme, 750 Reichtaler aus dem Schneebergischen Blaufarbenwerk, am 12. August 1664 erfolgte, stellten Johann Georg II. und Voigt ihre Kalkulation vermutlich noch im selben Jahr auf. Vgl. l. c., Fol. 1^v. – Weil man aus den Zehnten, Lade- und Wagegroschen nur 250 Reichstaler einnahm, mussten die fehlenden 250 Reichstaler übrigens vom Schneeberger Blaufarbenwerk erwirtschaftet werden. Vgl. l. c., Fol. 1^r.

Hauptmanns Besoldung wurde in vier Raten von jeweils 50 Reichstalern am 26. Januar,[120] 14. April und am 13. August 1664 ausgezahlt.[121] Zusätzlich erhielt der Dresdner Arztalchemiker von den „Ausgaben ins gemein"[122] „5. DoppelDucaten", entsprechend einem Wert von 20 Reichstalern.[123] Er bestätigte am 18. Mai 1664, diese „Funf alberts vnd Elisabethen duppelducaten" empfangen zu haben.[124]

Am 16. Juni 1664 wurden im Laboratorium Glasgerätschaften und Schmelztiegel ausgesondert. Hauptmann bestellte daraufhin Geräte im Wert von drei Reichstalern und elf Groschen als Ersatz.[125]

Vermutlich Anfang des Jahres 1666 berechneten Johann Georg II. und Gabriel Voigt erneut die Einnahmen und Ausgaben für das „Geheime Laboratorium".[126] Dieses Mal überstiegen die Ausgaben in Höhe von 1593 Reichstalern, 15 Groschen und elf Pfennigen die Einnahmen um zehn Reichstaler, elf Groschen und vier Pfennige.[127] Hauptmanns Besoldung für das Jahr 1665 wurde im Rahmen dieser Kalkulation nicht berücksichtigt. Der Kurfürst und sein Bergrat führten lediglich Ausgaben für Kohle auf, die man im Laboratorium des Arztalchemikers benötigt hatte. Beigefügt sind die Bescheinigungen Hauptmanns darüber, dass er von Hans Knöffel aus Ottendorf diese Kohle erhalten habe und Knöffel hierfür entsprechend entlohnt werden sollte. Knöffel hatte am 4. März[128] und am 23. Juni

---

120 Vgl. auch WV, Nr. 43.
121 HStA Dresden: 10024 Geheimer Rat (Geheimes Archiv) – Loc. 4419/5, Fol. 4^v. – Watanabe O'Kelly (2002), S. 117, behauptet, Hauptmann habe die 150 Reichstaler Besoldung für den Zeitraum vom 26. Januar bis zum 13. August 1663 erhalten, und nicht für denjenigen vom 26. Januar bis zum 13. August 1664. Es scheint sich um einen Transkriptionsfehler der Autorin zu handeln.
122 Es scheint sich hierbei um nicht zweckgebundene Ausgaben gehandelt zu haben.
123 HStA Dresden: 10024 Geheimer Rat (Geheimes Archiv) – Loc. 4419/5, Fol. 6^r.
124 WV, Nr. 44, Fol. 42^r.
125 WV, Nr. 45.
126 HStA Dresden: 10024 Geheimer Rat (Geheimes Archiv) – Loc. 4419/5, Fol. 73^r-82^r. – Auch diese Einnahmen-Ausgaben-Rechnung ist nicht datiert. Die letztgenannte Ausgabe erfolgte allerdings am 31. Dezember 1665. Vgl. l. c., Fol. 77^v. Johann Georg II. und Voigt stellten ihre Kalkulation deswegen vermutlich im Folgejahr auf. Die entsprechenden Beträge waren entweder von Voigt oder von Johann Georgs II. Geheimem Sekretär Salomon Friedrich Linck ausgezahlt worden. Vgl. l. c., Fol. 73^r.
127 L. c., Fol. 82^r.
128 Knöffel wurde hierfür am 13. März 1665 bezahlt. Vgl. WV, Nr. 46, Fol. 143^r; weiterhin HStA Dresden: 10024 Geheimer Rat (Geheimes Archiv) – Loc. 4419/5, Fol. 79^r.

1665^{129} jeweils 48 Säcke harte Kohle[130] für vier Reichstaler, am $4.^{131}$ und $7.^{132}$ Oktober, am 3. November[133] sowie am 11. Dezember 1665^{134} jeweils 24 Säcke harte Kohle für zwei Reichstaler, am 15. Dezember [135] 12 Säcke weiche Kohle „in mangelung der harten" für einen Reichstaler und schließlich am 28. Dezember[136] 1665 24 Säcke weiche Kohle für zwei Reichstaler[137] geliefert.

Hauptmanns Bescheinigung an Knöffel vom 28. Dezember 1665 scheint das letzte heute noch auffindbare Zeugnis über die Tätigkeit des Dresdner Arztalchemikers im „Geheimen Laboratorium" zu sein. Ob und wie lange er anschließend hier tätig war, lässt sich nicht belegen.[138] Ebenso gibt es keine Hinweise darauf, dass Hauptmann sich noch unter Johann Kunckel,[139] der um 1667 nach Dresden kam und zum Direktor des dortigen Laboratoriums berufen wurde,[140] an Friedliebs 'Prozess' versuchte.[141]

---

129 WV, Nr. 46, Fol. 160^r; vgl. weiterhin HStA Dresden: 10024 Geheimer Rat (Geheimes Archiv) – Loc. 4419/5, Fol. 80^r.

130 Als „harte Kohle" bezeichnete man jede „gutgebrannte, compacte Kohle", als „weiche Kohle" hingegen „jene schwammigere Kohle, die man erhält, wenn zum Theil vermodertes Holz verkohlt, oder die Verkohlung so weit fortgesetzt wird, bis die fertige Kohle zum Theil verbrennet, und eben dadurch poröser wird." Vgl. Meissner (1827), S. 218.

131 Knöffel wurde hierfür – zusammen mit seiner Entlohung für die nächste Fuhre Kohle – am 7. Oktober 1665 bezahlt. Vgl. WV, Nr. 46, Fol. 178^r; weiterhin HStA Dresden: 10024 Geheimer Rat (Geheimes Archiv) – Loc. 4419/5, Fol. 80^v.

132 WV, Nr. 46, Fol. 182^r.

133 L. c., Fol. 183^r; vgl. weiterhin HStA Dresden: 10024 Geheimer Rat (Geheimes Archiv) – Loc. 4419/5, Fol. 80^v.

134 Knöffel wurde hierfür – zusammen mit seiner Entlohung für die nächste Fuhre Kohle – am 23. Dezember 1665 bezahlt. Vgl. WV, Nr. 46, Fol. 184^r; weiterhin HStA Dresden: 10024 Geheimer Rat (Geheimes Archiv) – Loc. 4419/5, Fol. 80^v.

135 Knöffel wurde hierfür am 23. Dezember 1665 bezahlt. Vgl. WV, Nr. 46, Fol. 185^r; weiterhin HStA Dresden: 10024 Geheimer Rat (Geheimes Archiv) – Loc. 4419/5, Fol. 80^v.

136 WV, Nr. 46, Fol. 186^r; weiterhin HStA Dresden: 10024 Geheimer Rat (Geheimes Archiv) – Loc. 4419/5, Fol. 80^v.

137 HStA Dresden: 10024 Geheimer Rat (Geheimes Archiv) – Loc. 4419/5, Fol. 86^r.

138 Watanabe O'Kelly (2002), S. 217, behauptet zwar, Hauptmanns Bestallungsurkunde sei 1670, 1672, 1675 und 1680 erneuert worden. Diese Angaben finden sich in den von ihr angegebenen Archivalien nicht. Vgl. HStA Dresden: 10024 Geheimer Rat (Geheimes Archiv) – Loc. 4419/6. Überdies ist eine erneute Bestallung zumindest 1675 und 1680 im Hinblick auf Hauptmanns Vita schlichtweg unmöglich: Der Dresdner Arztalchemiker verstarb 1674.

139 Zu Kunckel vgl. ADB, Bd. 17 (1883), S. 376-377; DSB, Bd. 7 (1981), S. 524-526; NDB, Bd. 13 (1982), S. 287-288; Killy, Bd. 7 (2010), S. 128-130. Die Bemerkungen von Kuhnert (2008) sind unseriös, denn Literaturangaben fehlen.

140 Vgl. hierzu Fetzer (1977), S. 17-20; Treichel (1981), S. 39. Kunckel könnte so, damit beauftragt, Gold herzustellen, direkter Nachfolger Amadeus Friedliebs gewesen sein.

141 Archivalien zu Kunckel finden sich in HStA Dresden: 10024 Geheimer Rat (Geheimes Archiv) – Loc. 4416/6 u. 4419/6; vgl. weiterhin auch Watanabe-O'Kelly (2002), S. 119-120.

1.6 VON EHE, KRANKHEIT, TOD

Am 14. März 1662 starb Hauptmanns Freund Christian Lange d. J. anscheinend an den Folgen eines Übergriffs durch „etliche[...] lose[...] Buben" der Garnison Leipzig. Dieser Übergriff hatte sich am 10. Oktober 1650 gegen zwanzig Uhr auf offener Straße ereignet.[142] Mit Lange verlor der Dresdner Arztalchemiker nicht nur seinen langjährigen naturkundlichen Mentor und Mitstreiter, sondern auch seinen vermutlich besten Freund. Hauptmanns inniges Verhältnis mit der Familie Lange zeigte sich nicht zuletzt in der Versorgungsehe mit der Witwe des Verstorbenen: Am 30. Mai 1665, im Alter von 58 Jahren,[143] heiratete er Anna Maria standesamtlich in Leipzig, am 14. August desselben Jahres schließlich kirchlich in Dresden.[144] Es sollte Hauptmanns erste und letzte Ehe bleiben.[145]

Seine Frau, Anna Maria, kam als Tochter des Apothekers und Arztes Paul Macasius[146] und dessen Ehefrau Katharina, geborener Köppel,[147] am 15. Mai 1615 in Eger zur Welt.[148] Sie war die Schwester des in Leipzig lebenden Mediziners Johann Georg Macasius.[149] Im Jahre 1636 scheint sie gemeinsam mit ihrem Vater

---

142 Lange sei – so der Leipziger Theologe Martin Geier – von den Soldaten „über den Kopff mit einer grossen Wunden gehauen, in den Magen gestochen worden". Er habe nicht nur einen Finger verloren, sondern auch eine Lähmung der anderen Hand davongetragen „und darbey eine ziemliche lange Zeit unaussprechlichen Schmertzen anstehen müssen." Vgl. Geier (1662), Fol. F1ᵛ; weiterhin Roth, Bd. 6 (1970), R 5399. – Zu Geier vgl. ADB, Bd. 8 (1878), S. 504-505; BBKL, Bd. 2 (1990), Sp. 194.
143 Lucius (1675), S. 56; M. S. S. (1765), S. 100.
144 Kirchliches Archiv Leipzig, Traubuch der Thomaskirche (1665), S. 74. (Mein Dank für diese Mitteilung vom 11. November 2010 gilt Herrn Klaus Klein/Dresden.)
145 Lucius (1675), S. 56.
146 Paul Macasius war der „Sohn bei der kärnthner Gegenreformation aus Lichtenstadt, (wo sein Vater Pfarrer gewesen) vertriebner Aeltern; exiliert 1628 und hoffnungslos 1635, so dass er alles verlassen musste. Aber er gewann auch in Zwickau eine gute Apotheke und erwünschte Praxis, bis er 1644 verstarb." Vgl. Pescheck (1857), S. 45. Zwischen 1628 und 1635 scheint Macasius in Eger das Amt eines „Physicus Ordinarius" ausgeübt und hier überdies eine Apotheke besessen zu haben. Vgl. WV, Nr. 27; M. S. S. (1765), S. 99. Im Jahre 1636 war Macasius Exulant im oberfränkischen Wunsiedel. Vgl. Wopper/Herrmann (1955), S. 30 u. 40. Zu Macasius vgl. weiterhin Jöcher, Bd. 3 (1751), Sp. 5-6. – Zur Vertreibung der Nicht-Katholiken aus Böhmen im Rahmen der Gegenreformation vgl. auch Stanislaw-Kemenah (2005), S. 627-633.
147 Zu Katharina Macasius vgl. M. S. S. (1765), S. 97; Roth, Bd. 5 (1967), R 4619.
148 Schirmer (ca. 1682); Gautsch (1875), S. 367.
149 Zu Johann Georg Macasius vgl. M. S. S. (1765), S. 99-104. – Johann Georg Macasius war eines der sechs Kinder von Paul und Katharina Macasius. Von den drei Söhnen und ebenfalls drei Töchtern des Ehepaars sind allerdings „2. Söhnlein und 1. Töchterlein frühzeitig von hinnen geschieden". Die zweite, überlebende Tochter – neben Anna Maria – trug den Namen Margaretha. Vgl. l. c., S. 99. – Die Angabe von Jöcher, Bd. 3 (1751), Sp. 5, Johann Centurio Maca-

als Exulantin im oberfränkischen Wunsiedel gelebt zu haben, denn hier wurde sie am 28. Februar Patin von Anna Maria Planck, der Tochter des ebenfalls aus Eger exilierten Hopfenträgers Matthäus Planck.[150]

Anna Maria Macasius und Christian Lange d. J. heirateten am 13. September 1654.[151] Hauptmann selbst überbrachte seine Glückwünsche auch in gedruckter Form.[152] Nach Langes Tod stand Anna Maria mit dem „Geheimen Laboratorium" in geschäftlicher Beziehung und hielt – wohl nicht nur hierüber – den Kontakt mit Hauptmann aufrecht.[153] Nachdem auch dieser als ihr zweiter Ehemann gestorben war, heiratete sie im März 1677 den Dresdner Chronisten Anton Weck.[154] Sie verstarb am 26. September 1681 in Dresden und wurde am 2. Oktober beigesetzt.[155]

Über die letzten Lebensjahre Hauptmanns ist wenig bekannt. Er scheint Christian Langes d. J. Bruder, dem Leipziger Theologieprofessor Samuel Lange,[156] kurze Zeit vor dessen Tod am 10. Oktober 1667 zu einer Kur im Wolkensteinischen Warmbad geraten zu haben.[157] Schriftliche Zeugnisse über die Vita des Dresdner Arztchemikers sind von 1668 bis 1673 nicht überliefert. Entweder 1670 oder 1671 erlitt Hauptmann einen Schlaganfall, der seinen Gesundheitszustand erheblich beeinträchtigte.[158]

---

sius sei ein Sohn des Paul Macasius gewesen, ist somit – wie auch von M. S. S. (1765), S. 104, erwähnt – falsch. Johann Centurio Macasius war der Sohn des Johann Georg Macasius. Vgl. Hirsch, Bd. 3 (1931), S. 2.

150   Wopper/Hermann (1955), S. 20 u. 30.
151   Vgl. „Votivus Adplausus" (1654); N. N. (1654).
152   WV, Nr. 27.
153   So bestätigte Hauptmann am 20. Juni 1664, von Anna Maria sieben Pfund „Mercurius sublimatus" sowie 21 Pfund Stahl erhalten zu haben. Er ordnete an, sie hierfür mit zehn Talern und 18 Groschen zu entlohnen. Vgl. WV, Nr. 44, Fol. 45^r. Den Empfang dieses Betrages durch den Postmeister Christoph Mühlbach bestätigte Anna Maria am 26. Juni 1664. Vgl. HStA Dresden: 10024 Geheimer Rat (Geheimes Archiv) – Loc. 4419/5, Fol. 136^v. Weitere neun Reichstaler erhielt Anna Maria vermutlich 1664 oder 1665 für eine weitere Lieferung von „Mercurius sublimatus". Vgl. l. c., Fol. 79^v. Diese Archivalie ist nicht datiert, jedoch stammen ähnliche Quittungen aus demselben Locat ebenfalls aus den Jahren 1664 und 1665. – Es zeugt wohl von den Auswirkungen der Lutherschen „Oeconomia-Christiana"-Lehre auf die gesellschaftliche Rolle der Frau, dass Anna Maria in den Besitz von „Mercurius sublimatus" zu gelangen vermochte. Vgl. hierzu auch Friedrich/Müller-Jahncke (2005), S. 252-256.
154   Vgl. Schirmer (ca. 1681); Gautsch (1875), S. 363; Zeidler (1998), S. 9.
155   Vgl. Schirmer (ca. 1681).
156   Zu Samuel Lange vgl. Jöcher, Bd. 2 (1750), Sp. 2257; Roth, Bd. 6 (1970), R 5184.
157   Reinhart (1667), Fol. G4^r.
158   Christian Lucius behauptet am 1. Januar 1675 in seiner Leichenpredigt, dass Hauptmann „mit einer starcken und gesunden Natur, die Er auch durch die Artzney-Kunst und gutes diaet fleißig zu unterhalten gewust, begabt gewesen, ohne daß vor 4 Jahren durch einen Schlagfluß dessen

Dennoch scheint er auch anschließend noch als praktischer Arzt tätig gewesen zu sein. So untersuchte er im Jahre 1672 ein Mädchen mit einer Geschwulst. Durch eine Kur im Wolkensteinischen Bad sei diese aufgebrochen und das Mädchen schließlich geheilt worden.[159] Am 26. Juli 1673 kurierte Hauptmann eine Frau mit Hilfe von Umschlägen, die er nach der Vorschrift eines Bekannten aus Bockshornklee, Mönchsrhabarber, Kressesamen und einem gepulverten, ominösen „subjectum" zubereitet habe, von ihren Milzbeschwerden.[160] Überdies scheint sich der Dresdner Arztalchemiker noch kurz vor seinem Tod mit der Komposition von Arzneimitteln beschäftigt zu haben.[161] Daneben unterrichtete er von 1670 bis 1673 den Sohn seines Kompagnons Heinrich Schrey, Caspar Heinrich Schrey,[162] sowohl in der Alchemie als auch in der medizinischen Praxis.[163]

Im Februar 1674 wurde bei Hauptmann ein Tumor festgestellt. Ein erster Besuch im Wolkensteinischen Bad scheint zwar eine Besserung gebracht zu haben. Jedoch verschlimmerte sich der Zustand des Dresdner Arztalchemikers anschlie-

---

Leibeskräffte sind sehr geschwächet worden, und abgenommen." Vgl. Lucius (1675), S. 59. Vom 1. Januar 1675 ungefähr vier Jahre zurückgerechnet, muss Hauptmann den Schlaganfall entweder 1670 oder 1671 erlitten haben.

159 WV, Nr. 34a, Fol. A6^r.

160 Hauptmann berichtet in seinen „Neunundsiebzig Wundern": „Wider die Miltz-Beschwerung ist es [das Milzpflaster nach Vorschrift des Bekannten] an einer Weibs-Person hernach also versucht und befunden worden, nemlich den 26. Juli 1673. habe genommen foenum graecum Rhabarb[arum] monachor[um] Kressen Saamen, und alles nach den Augenmaß, darunter habe ich klein gepülvertes [subjectum ?] 8. Loth genommen, mit Mehl und Wasser angemacht [...], solches über die region des Miltzes gelegt, so hat es sehr hart angezogen, in der Haut ziemlich gebrant, auch das Fleisch und Haut, nachdem es eine Nacht auf dem Miltz gelegen, ziemlich hoch aufgezogen, also daß die pori gantz offen gestanden, wornach sich die Patientin [...] wieder aufgemacht, und ihre Arbeit mit gutem Verstand verrichten können." Vgl. WV, Nr. 35a, S. 40. Ein entsprechendes alchemisches Symbol im Text hinter dem Wort „gepülvertes" ließ sich auch mit Hilfe von Schneider (1962) nicht auflösen. Der Kontext deutete allerdings darauf hin, dass Hauptmann die Frau mit Hilfe einer Zubereitung aus jenem ominösen „subjectum", dem Gegenstand seiner „Neunundsiebzig Wunder", geheilt hat.

161 So heißt es in Caspar Heinrich Schreys Vorwort zu Hauptmanns „Kleiner chymischer Hausapotheke", dass der Dresdner Arztalchemiker seine „darinnen befindlichen Medicamenta [...] noch kurz vor seinem Tode, durch gewisse universal-additamenta, als auch der praeparation wegen, verbessert". Vgl. WV, Nr. 36.

162 Vater und Sohn wurden gleichgesetzt von N. N. (1952), S. 61-65. Richtig dargestellt sind die Familienverhältnisse der Schreys bei Günther/Krüger (2000), S. 36-37. So sprach auch Caspar Heinrich Schrey im Vorwort zu seinem „Neugefaßten Wolkensteinischen Wasserschatz" vom Besitzer des Wolkensteinischen Warmbades, „meinen [Caspar Heinrich Schreys] alten 76. Jährigen Vater". Vgl. Schrey (1696), Fol. A6^r.

163 So erwähnt Schrey in seinen „Thermarum Contenta", dass Hauptmann ihn „in Chymiâ und Praximedicâ [...] fidelissimè von Anno 70. 71. 72. biß 73. informiret" habe. Vgl. Schrey (1696c), S. 4.

ßend wieder. Ein zweiter Besuch des Bades im Herbst 1674 schuf erneut Linderung. Als Hauptmann allerdings wegen des Wintereinbruchs nach Dresden zurückkehren musste, verließen ihn zunehmend seine Kräfte.[164] Gegen Ende seines Lebens war Hauptmann, gepflegt von seiner Frau, vermutlich bettlägerig.[165] Er verstarb im Alter von 67 Jahren kinderlos[166] am 21. Dezember 1674.[167]

Die Beerdigung fand am 1. Januar 1675 mit dem Dresdner Stadtprediger Christian Lucius statt.[168]

Der Grabstein Hauptmanns in der Mitte der Dresdner Frauenkirche unter der Orgel bestand aus Eisen. Es handelte sich um eine „gegossene gevierdte Tafel 3. Ellen lang. Oben auf den 2. gebrochenen Ecken liegen Engel, an Seiten 2. Statuen Glaub und Hoffnung unten an ieder Ecke ein Blumen-Topff, zuletzt ein Kind auf einen Toden-Koff [sic!] liegend."[169]

Später wurde auch Hauptmanns Ehefrau neben ihm – und nicht neben Weck – beigesetzt.[170] So lautete die Inschrift des Grabsteins:

„Allhier Erwartet der Zukunft seines Erlösers JESU CHRISTI Der Hoch-Edle und Hoch-Gelahrte Augustus Hauptmann, Phil[osophiae] und Med[icinae] Doct[or] berühmter Chymicus und Pract[icus] der zu Dresden 1607. den 22. Martii gebohren, 67. Jahr, 9. Monat rühmlich gelebet, 1674. den 21. Decembr[is] seelig gestorben. Dessen Frau Wittbe, die Edle, Tugendsame Frau Anna Maria, gebohrne Macasun, ihm dieses Ehren-Gedächtniß fertigen lassen, auch hier ihre Ruhe-Stadt erkohren, die zu Eger 1615. den 16. May st[yli] n[ovi] gebohren, 1654. mit Herrn Christian Langen, Med[icinae] D[octor] und P[rofessor] P[ublicus] zu Leipzig, denn 1665 mit

---

164 Lucius berichtet in seiner Leichenpredigt, dass sich im „Febr[uar] des erst zurück gelegten 1674. Jahres, [...] sich bey Ihme [i. e. Hauptmann] eine Geschwulst ereignet [hat], welche durch Hülfffe des Wolckensteinischen bades nechst GOtt, wieder gedämpffet worden, allein dieselbe hat sich balden wiederumb gefunden, und ob gleich in dem verwichenen Herbste des 74sten Jahres des Wolckensteinischen Bades zum andern mahl sich bedienet, hat sich zwar die Geschwulst ebenfalls verlohren, allein so balden der selige Herr Doctor das Bad wegen des bevorstehenden Winters quittiren müssen, und nur wieder allhier angelanget, hat die Geschwulst sich wiederumb alsobalden ereignet". Vgl. Lucius (1675), S. 59-60.
165 So habe „die Frau Wittib [Hauptmanns] in Ihres nunmehr seligen Ehe-Herrns langwieriger Kranckheit und Lager unverdrossen, willig und gerne bey Tag und Nacht in heben und legen Ihn gewartet". Vgl. l. c., S. 57.
166 So hätten Hauptmann und seine Frau „in einem treugemeintem [sic!] Fried- und schiedlichen Ehestande, iedoch ohne Leibes-Erben gelebet". Vgl. l. c., S. 61.
167 Christian Lucius gibt als Zeitpunkt des Todes „nach Mittage umb Ein viertel auf 2. Uhr" an. Vgl. l. c..
168 L. c., Titelblatt.
169 Michaelis (1714), S. 46.
170 Gautsch (1875), S. 367.

Herr D[octor] Hauptmann verehelicht, 7 ½ Jahr in erster 9. in andrer Ehe gelebet, Anno 1681. mit Ausgang des Sept[embris] im HErrn gestorben."[171]

Über den Nachlass Hauptmanns finden sich nur spärliche Informationen. So erhielt die Witwe des Dresdner Arztalchemikers nach dem Tode ihres Mannes dessen Anteil am Wolkensteinischen Bad. Sie wiederum vermachte dieses Erbe in ihrem Testament Hauptmanns Kompagnon Heinrich Schrey, nicht ohne „iedoch ein gewisses Legat für die Kirche zu Wolkenstein und dasige Geistigkeit" gestiftet zu haben.[172]

Die Bibliothek Christian Langes d. J. schließlich, die Hauptmann nach dessen Tod geerbt hatte, scheint – ebenfalls über Anna Maria – in die Hände von Langes Neffen, des Leipziger Medizinprofessors Christian Johann Lange,[173] übergegangen zu sein.[174]

---

171 Michaelis (1714), S. 46. – Einige Grabmäler der alten Dresdner Frauenkirche sind bis auf den heutigen Tag erhalten geblieben. Vgl. Gühne (2005), S. 202-206. Es gibt jedoch keine weiteren Hinweise darauf, dass auch Hauptmanns Grabstein heute noch existiert. (Mein Dank für hilfreiche Mitteilungen vom 16. April 2011 bzw. 08. Mai 2011 gilt Herrn Prof. Dr. Dr. h. c. Heinrich Magirius/Radebeul und Frau Dorit Gühne/Dresden.)

172 Müller (1721), S. 298. Vgl. weiterhin Köhler (1791), S. 59. – Ein Auszug aus diesem Testament vom 27. Juli 1681, das am 24. Oktober desselben Jahres veröffentlicht wurde, findet sich bei Müller (1721). S. 299-301.

173 Zu Christian Johann Lange vgl. ADB, Bd. 17 (1883), S. 623; Hirsch, Bd. 3 (1931), S. 665.

174 Dies ergibt sich aus dem Vorwort zu Christian Johann Langes „Opera Omnia Medica Theoretico-Practica" von Augustus Quirinus Rivinus: „Et quanqnam [sic!] sufficere potuisset [i. e. Christian Johann Lange] Bibliotheca, quam à patruo D[omi]n[o] D[octore] Christiano Langio supra laudato collectam ac postea plurimùm à D[omi]n[o] D[octore] Augusto Hauptmanno, Chemico Practicoq[ue], celeberrimo, in cujus manus ducta in uxorem Langii vidua veniebat, auctam, haec ipsa Matrona Langio Nostro vi testamenti reliquerat; insatiabilis tamen discendi cupiditas modum statuere libris colligendis haud permisit." Vgl. Lange (1704), Vorwort. – Zum Leipziger Professor für Pathologie und Botanik Augustus Quirinus Rivinus vgl. Hermann (1727), Fol. A2ʳ-A5ᵛ [„VITA RIVINI"]; ADB, Bd. 28 (1889), S. 708; Hirsch, Bd. 4 (1932), S. 831.

TEIL B - WERK

2 VON OPAKEN DENKMIXTUREN – EINLEITENDES ZU HAUPTMANNS WERK

Die Lektüre von Hauptmanns Werk mag gelegentlich Anlass zur Irritation geben, da sehr leicht verständlichen Passagen oftmals solche folgen, deren Inhalt sich auch beim mehrfachen Lesen kaum erschließt. Doch manche Eigenart des Hauptmannschen Schreibstils, manches von dem, was hier befremdlich erscheint, ja was bereits im 18. Jahrhundert zu Verständnisschwierigkeiten führte,[1] kann als durchaus symptomatisch für die Sprache des Sachschrifttums im 17. Jahrhundert gelten.

2.1 HAUPTMANN ALS SPRACHENSPRINGER

Zwar überwog in den naturkundlichen und medizinischen Schriften um die Mitte des 17. Jahrhunderts in Deutschland trotz einer allmählichen Öffnung gegenüber der Landessprache noch das Lateinische.[2] Allerdings verfasste Hauptmann, sieht man von einigen Briefen sowie den akademischen und damit zwangsläufig lateinischen Veröffentlichungen ab, seine naturkundlichen Werke grundsätzlich auf Deutsch.[3] Dennoch streute der Dresdener Arztalchemiker immer wieder nicht nur vereinzelte lateinische Termini, sondern gleich längere Textabschnitte in der Sprache der Gelehrten ein. Dazu zählen auch Passagen, die er nicht aus den Werken anderer Autoren als Zitat übernahm, oder aber sie zumindest nicht als solches kenntlich machte.[4]

Dieses Nebeneinander von 'lingua latina' und 'lingua teutonica' wird bereits auf dem Titelblatt der „Weinbau-Irrtümer" offenkundig. Dem lateinischen Titel mit-

---

1 Bereits im 18. Jahrhundert hatte man Probleme mit dem Verständnis der Hauptmannschen Texte. Vgl. etwa Fischer (1765), S. 36; weiterhin das Kapitel „Vom weisen Mann und Scharlatan – Zur Hauptmann-Rezeption".

2 So konnte, basierend auf dem „Wolfenbüttler Verzeichnis medizinischer und naturwissenschaftlicher Drucke. 1472-1831", für den Zeitraum zwischen ca. 1580 und ca. 1680 in den Bereichen Naturkunde und Medizin ein statistisches Überwiegen lateinischer Schriften festgestellt werden. Vgl. Pörksen (1983), S. 241; zitiert auch bei Kühlmann (1989), S. 165, Anm. 5.

3 Vgl. „Anhang I - Bibliographie raisonnée".

4 So etwa in WV, Nr. 3a, S. 26-27.

samt kurzer Inhaltszusammenfassung lässt Hauptmann die deutsche Übersetzung folgen.[5] Im Vorwort zu diesem Werk merkt er dann auch zu dem hier gepflegten Sprachenwechsel an,

> „daß in dasselbe [Tractätlein] etwas von Latein mit eingeflossen oder eingesprenget worden. Dann man solches, weiln der Grund vnsers Vorhabens auß Philosophischen und Chymischen Gründen außgeführet werden müssen, nicht wol hat geübriget seyn können, wie es denn auch meist entweder Termini technici, rationes, axiomata, Philosophica, oder Chymica seyn, welche sich nit wol oder füglichen verteutschen lassen, So aber dem Hauptwercke, als vnserer vorhabenden Weinbawes-Verbesserung, nichts nemen oder schaden: Sondern es ist, was zu selber Arbeit gehöret, oder von nöthen, klar genug im Teutschen außgeführet".[6]

Um einem Teil der Rezipienten, in diesem Falle dem „einfältige[n] Wintzersmann",[7] das Verständnis der für ihn relevanten, praktischen Inhalte zu ermöglichen, entscheidet sich Hauptmann, ganz im Einklang mit manchem Verfasser chirurgischer oder pharmazeutischer „nutz"-Schriften,[8] für die Landessprache. Diese sei – so der Dresdner Arztalchemiker – jedoch nicht in jedem Falle geeignet, die hinter der Praxis stehende Theorie treffend zu verbalisieren, so dass man nicht umhin komme, das Lateinische zu verwenden. Hauptmann spricht dem Deutschen somit, gleich manch anderem Sachschriftsteller der frühen Neuzeit,[9] derart prägnante oder auch vielfältige Ausdrucksmöglichkeiten ab, wie sie im Lateinischen existieren. Dem nicht akademisch gebildeten Leser musste sich infolgedessen schon zu Lebzeiten des Dresdner Arztalchemikers das Verständnis der entsprechenden Textpassagen verschließen.

In Hauptmann begegnet uns somit ein Schriftsteller, der, indem er in der Landessprache schrieb, den „Wissenstransfer vom Lateinischen ins Deutsche"[10] zwar grundsätzlich förderte, jedoch gleichzeitig durch den häufigen Wechsel zwischen

---

5   L. c., Titelblatt. – Derartige „Mischtitel" waren allerdings kein Einzelfall. Sie fanden sich bereits etwa bei Paracelsus. Vgl. Pörksen (1994), S. 65. – Zu Paracelsus vgl. ADB, Bd. 12 (1880), S. 675-683; DSB, Bd. 10 (1981), S. 304-313; NDB, Bd. 20 (2001), S. 61-64; Killy, Bd. 9 (2010), S. 82-90.

6   WV, Nr. 3a, Vorwort.

7   L. c.. – Zu den Rezipienten der „Weinbau-Irrtümer" vgl. auch das Kapitel „Von Gottes Wort auf Winzers Berg – Hauptmanns Bemerkungen zum Weinbau."

8   Vgl. Telle (1981), S. 91; derselbe (1988), S. 45.

9   Vgl. l. c..

10 Vgl. Friedrich/Müller-Jahncke (2005), S. 99.

beiden Sprachen der 'lingua latina' als „gruppensprachliche[m] Abzeichen"[11] der Mediziner treu blieb.[12]

2.2 HAUPTMANN ALS GEHEIMNISKRÄMER

Verständnisschwierigkeiten für den Leser mögen sich insbesondere aus einem Phänomen ergeben, das der Sprachforscher und Historiker Johann Christoph Adelung[13] einst in seiner „Geschichte der menschlichen Narrheit" als vorsätzliche Verdunkelung der „dunkelen und verworrenen Ideen" nicht nur des Paracelsus,[14] sondern gleich „alle[r] Goldsudler und Schwärmer"[15] bezeichnete, und das heute mit Termini wie „Alchemistensprache",[16] „Arkansprache"[17] oder literarischer „Hermetismus"[18] belegt ist: Eine teils unverständliche, von Metaphern, Wortneuschöpfungen und sonstigen Uneindeutigkeiten durchwobene Diktion, die sich verpflichtet, ihre Inhalte gegenüber Nicht-Eingeweihten geheim zu halten. Der vorrangige Sinn und Zweck bestand darin, einen Wissensmissbrauch zu vermeiden.[19]

Auch Hauptmanns Gedankengänge lassen sich so oftmals schwerlich nachvollziehen. Insbesondere in seinen anonym verfassten „Neunundsiebzig Wundern"[20] bedient sich der Dresdner Arztalchemiker einer opaken Sprache, die so sehr von alchemischen Fachtermini und Metaphoriken getränkt ist, dass der Leser noch

---

11   Vgl. Telle (1979), S. 41.
12   Zur Problematik der literarischen Zweisprachigkeit im Deutschland der frühen Neuzeit vgl. – auch wegen der hier angegebenen weiterführenden Literatur – Kühlmann (1989).
13   Zu Adelung vgl. ADB, Bd. 1 (1875), S. 80-84; NDB, Bd. 1 (1953), S. 63-65; Killy, Bd. 1 (2008), S. 29-33.
14   Zu den „rätselhafte[n], demgemäß 'neue[n]', demgemäß (teilweise bis heute!) 'dunkle[n]' Ausdrücke[n] [Hohenheims], deren begriffliche Eindeutigkeit, elementare semantische Zuordnung oder Ableitung bzw. praktisch-medizinische oder naturkundliche Referenz sichtlich der Klärung bedurften", vgl. Kühlmann (2002), hier S. 246; weiterhin Telle (1981).
15   Zitiert nach Telle (2002), S. 263, Anm. 2.
16   Eis (1965), S. 53. Ähnlich auch Butor (1990).
17   Eis (1965), 55.
18   Kühlmann (1999). – Der Begriff des literarischen „Hermetismus" ist insofern weiter gefasst als derjenige der „Alchemistensprache", weil „das im weitesten Sinne alchemische Schrifttum mit teils medico-pharmazeutischer, teils metall-transmutatorischer Zielrichtung als Kernzone des frühneuzeitlichen Hermetismus zu betrachten", somit allerdings nicht mit diesem identisch ist. Vgl. l. c., S. 146.
19   Vgl. Eis (1965).
20   WV, Nr. 35.

gegen Ende des Traktates kaum wiederzugeben vermag, was er soeben gelesen hat, ja noch nicht einmal genau weiß, was jenes sonderliche „subjectum", der Quell der „Neunundsiebzig Wunder", überhaupt ist.[21]

Zu dieser nebulösen Ausdrucksweise der Alchemiker, und damit seiner eigenen, merkt Hauptmann dann auch in seiner „Schutzschrift gegen Dethardings Chymischen Irrtum" an:

> „Quod nihil difficilius in hac vita sit, quàm verum Chymicum in ea cognoscere. Non enim potest verus Chymicus, nisi ab alio vero Chymico detegi vel cognosci. Derowegen auch ihre dicta vnd reden, von keinem, als ihres gleichen vollkommen verstanden, außgeleget oder zu wercke gesetzet werden können."[22]

Weitere Annotationen zur verdunkelten Sprache der Alchemiker überließ der Dresdner Arztalchemiker allerdings seinem anonymen Anwalt gegenüber Dethardings Anfeindungen.[23] Dieser bezieht sich exemplarisch auf Basilius Valentinus,[24] Paracelsus, Michael Sendivogius[25] und Johann Baptista van Helmont,[26] die, als sie „ihre Arcana und geheime Handgriffe"[27] beschrieben, häufig

---

21   Beispielhaft und ohne weitere Erläuterungen zitiert sei hier nur eine kurze Passage, in der Hauptmann das achte der „Neunundsiebzig Wunder" beschreibt: „Was auch fürs ander dieses Subjecti purificirte flores oder hoch gläntzende Diana in ihrer rohen Flüchtigkeit, damit allen Männlichen Geschlechtes Planeten, leichtbuhlender Veneri, vor einen weißgläntzenden Silber-Rock (wiewohl wegen der crudität und unfixität auch mit Unbestand) anziehen kan: das ist sonderlich der betriegerlichen Welt nicht so gar unbekannt, und mag daher wohl als das 8te Wunder dieses Subjecti von der Natur zugethan, mit geachtet werden, und wie solte dann von ihm nach seiner innerlichen Umkehrung und erlangten Fixität, quoad hunc passum et transmutationis intentum nicht ein grössers oder mehrers zuvermuthen seyn". Vgl. WV, Nr. 35a, S. 9.

22   WV, Nr. 4, S. 28.

23   Hauptmann gibt im „Scriptum Serium" zu erkennen, dass der Anonymus ihm aus dem Herzen spreche: „Solte aber meinem Adversario [Detharding] in einem oder andern, von mir, in diesem meinem scripto serio zu wenig geschehen seyn, annoch bedüncken, daß er sich solches unseres Streits wegen nicht befriediget seyn lassen könnte. So hat er sich solches übrigen bey dem nunmehr folgenden Tractat des grunderfahrnen Autoris Anonymi [...] besser zuerholen." Vgl. WV, Nr. 12, S. 157. – Es scheint durchaus möglich, dass sich Hauptmann selbst hinter diesem Anonymus verbarg. Vgl. die Bemerkungen zu WV, Nr. 49.

24   Zum fiktiven Benediktermönch Basilius Valentinus vgl. ADB, Bd. 2 (1875), S. 125-126; NDB, Bd. 1 (1953), S. 620; Killy, Bd. 1 (2008), S. 346-350.

25   Zu Sendivogius vgl. DSB, Bd. 12 (1981), S. 306-308; Szydło (1994); Priesner/Figala (1998), S. 332-334.

26   Zu Helmont vgl. DSB, Bd. 6 (1981), Sp. 253-259; Friedrich/Müller-Jahncke (2005), S. 352-353.

27   WV, Nr. 59, S. 4.

„ein Ding mit klaren teutschen Worten vollkommen gesetzt, und doch so künstlich
fürgestellet [hätten], daß es nicht wol müglich ohne Anleitung dessen Verstand
recht zu ergreiffen; Offt haben sie das hinterste zufürderst gekehret, wie denn Paracelsus darauff meisterlich zu lauffen weiß, und darinnen gantz ausgelernet."[28]

Gerade aber diese Methode wohlweislichen Maskierens lässt nach Ansicht des
Anonymus keinesfalls den Schluss zu, derart vordergründig Unverständliches,
wenn nicht gar Sinnloses, sei gleichsam „ungereimtes Vorgeben".[29] Denn wem
„Gott die Augen des Verstandes ein wenig öffnet, der lernet nach und nach, ihre
Reden, und Sprache schon verstehen, und vermercket gar fein, wohin sie zielen,
oder was sie eigentlich gemeynet haben."[30] Den Zugang zur wahren alchemischen Kunst, in diesem Falle über ein Verständnis der ihr eigenen Sprache, wird
somit zu einem Geschenk Gottes erklärt, das nur dem erwählten Adepten vergönnt ist.[31]

Der Anonymus begründet darüber hinaus die Notwendigkeit solch sprachlicher
Verschleierungsstrategien. Durchaus im Einklang mit zahlreichen weiteren Verfassern alchemischer Fachliteratur hält er es für unangemessen, „aus der [alche-
mischen] Kunst ein Handwerck zu machen",[32] das vornehmlich durch ökonomische Interessen, durch „Wucher und Geld-Geitz",[33] bestimmt wird.[34] Denn Sinn
und Zweck der Alchemie ist die Herstellung „hohe[r] Artzeneyen und Arcana".[35]
Obgleich der Anonymus es nicht ausdrücklich formuliert, lässt sich somit zwischen den Zeilen lesen, dass die rhetorische Verdunklung dazu dienen muss,
menschliches Leben nicht der Profitgier eines jeden dahergelaufenen Scharlatans
zu überlassen, sondern es vielmehr denjenigen anzuvertrauen, die durch „Gabe

---

28 L. c., S. 4-5.
29 L. c., S. 5.
30 L. c..
31 Der Gedanke, dass der „Adept [...] ein Erkorener, Begnadeter [und] seine Kunst [...] ein Ge-
    schenk Gottes" sei, findet sich verschiedentlich in der alchemischen Literatur. Vgl. Eis (1965),
    S. 66.
32 WV, Nr. 59, S. 5.
33 L. c., S. 5.
34 Ähnlich hatte etwa der Frankfurter Buchhändler Johann Spieß im Vorwort der Übersetzung von
    Arnald von Villanovas „Opus Aureum" angemerkt, dass die „Kunst", die Alchemie also, nicht
    in die Hände von „Gottlose[n] Geitzhälse[n] vnnd Ehrgeitzige[n]" gelangen solle. Vgl. Arnald
    von Villanova (1604), Vorwort; weiterhin Eis (1965), S. 66. Zu Arnald von Villanova vgl.
    DSB, Bd. 1 (1981), S. 289-291; Eckart/Gradmann (2006), S. 12; Priesner/Figala (1998), S.
    62-63. Zu Spieß vgl. Reske (2007), S. 239-240, 291 u. 358.
35 WV, Nr. 59, S. 5.

und Geschencke des Allerhöchsten"[36] in den Kreis der Eingeweihten aufgenommen wurden.[37]

2.3 HAUPTMANN ALS ROSINENPICKER

Neben dieser bewussten Mystifikation zeugen die Hauptmannschen Texte von einer weiteren, in der frühen Neuzeit gängigen Praktik, der Eklektik.

Während dieser Begriff in der jüngeren Zeit oftmals ahistorisch als „unkontrollierte Vermengung und Vermischung verschiedenartigen fremden Gedankenguts ohne Rücksicht auf mögliche Widersprüche zwischen den Teilaspekten" im negativen Sinne gebraucht wurde,[38] verstand man unter „Eklektik" einst die im Prozess des Erkenntnisgewinns dem biblischen „Prüfet alles, das Gute behaltet!"[39] nachempfundene Auswahl der besten unter allen Möglichkeiten, die Auswahl der (subjektiv empfundenen) Wahrheit.[40] Indem sie Wissen kritisch anordnete, dabei auch aufnahm, was gemeinhin als nicht opportun empfunden wurde, konnte die Eklektik „Platz für Neues und Abweichendes" bieten[41] und somit in Form einer „diskrete[n] Liberalisierung"[42] zu einem zukunftsweisenden Denken beitragen, „ohne bestehende Dogmen grundsätzlich in Frage zu stellen."[43] Im Gegensatz zu den Anhängern der „sektiererischen" Vorgehensweise waren diejenigen der eklektischen Methode sowohl neuen Ideen als auch althergebrachtem Gedankengut

---

36 L. c..
37 Vgl. Eis (1965), S. 64-66.
38 Albrecht (1994), S. 19.
39 L. c., S. 157; weiterhin die Einleitung zu Franckenberg, ed. Telle (1995), S. 37.
40 Vgl. etwa Schneiders (1983), S. 86; Albrecht (1994), S. 18, 157; Kempe (2001), S. 36. Schneiders (1983, S. 86) wird auch zitiert von Albrecht (1994), S. 20, Anm. 2.
41 Gierl (2001), S. 65-66.
42 Kempe (2001), S. 36.
43 L. c., S. 32. – Albrecht (1994), S. 159, merkt an, dass Eklektik nur „als Methode der Naturwissenschaft oder der Medizin [...] methodisch (d. h. abgesehen von Fragen der prinzipiellen Einstellung oder Haltung) erfolgreich sein" könne. Schließlich ist es nur hier möglich, das objektiv Richtige durch den empirischen Nachweis zu bestimmen.

gegenüber aufgeschlossen.[44] Sie hingen somit keinem „verbindliche[n] System einer philosophischen Weltanschauung"[45] an.

Unter den Ärzten und Naturkundlern der frühen Neuzeit waren es Persönlichkeiten wie Daniel Sennert,[46] Pierre Gassendi,[47] Francesco Redi,[48] Friedrich Hoffmann[49] oder auch der mit Hauptmann in Briefkontakt stehende Athanasius Kircher,[50] die sich als Eklektiker betätigten. Ihnen hierin gleich wählte Hauptmann aus den Ansichten der ihm bekannten Autoren das aus, was ihm am zutreffendsten, was ihm „wahr" erschien.

So stellt er zu Beginn seiner „Weinbau-Irrtümer" drei verschiedene Definitionen des „Natur"-Begriffs nebeneinander.[51] Eine erste, aristotelische[52], lässt er unkommentiert stehen; eine zweite, von Artephius[53], Michael Sendivogius und Johann Heinrich Alsted[54] vertretene, verwirft er, „weilen vns hiervon die H[eilige] Schrifft keine Meldung thut".[55] Die nicht namentlich genannten Anhänger einer dritten Meinung sind dagegen der Wahrheit „näher getretten". Ihr Verständnis des „Natur"-Begriffs fügt Hauptmann zunächst in lateinscher Sprache bei, um

---

44 Unter der „sektiererischen" Philosophie wurde „die sklavische Bindung an eine Autorität, insbesondere an die alte des Aristoteles, aber auch an die neue des Descartes", verstanden. Vgl. Schneiders (1983), S. 86; zitiert von Albrecht (1994), S. 20, Anm. 2. – Zu Descartes vgl. DSB, Bd. 4 (1981), S. 51-55; Clarke (2006).

45 Dreitzel (1991), S. 284.

46 Vgl. Albrecht (1994), S. 155-159. – Zu Sennert vgl. ADB, Bd. 34 (1892), S. 34-35; DSB, Bd. 12 (1981), S. 417-419; NDB, Bd. 24 (2010), S. 262-263.

47 Vgl. Albrecht (1994), S. 168-170. – Zu Gassendi vgl. DSB, Bd. 5 (1981), S. 284-290.

48 Vgl. Albrecht (1994), S. 259-277. – Zu Redi vgl. DSB, Bd. 11 (1981), S. 341-343.

49 Vgl. Müller (1991), S. 27-28. – Zu Hoffmann vgl. ADB, Bd. 12 (1880), S. 584-588; NDB, Bd. 9 (1972), S. 416-418; DSB, Bd. 6 (1981), S. 458-461.

50 Vgl. Leinkauf (1993), S. 42. – Zu Kircher vgl. ADB, Bd. 16 (1882), S. 1-4; NDB, Bd. 11 (1977), S. 641-645; DSB, Bd. 7 (1981), S. 374-378; BBKL, Bd. 3 (1992), Sp. 1513-1537; Killy, Bd. 6 (2009), S. 418-422.

51 WV, Nr. 3a, S. 13-16. – Von der Betrachtung unter naturphilosophischen Gesichtspunkten sei an dieser Stelle, soweit möglich, abstrahiert. Vgl. hierzu das Kapitel „Von Gottes Wort auf Winzers Berg – Hauptmanns Bemerkungen zum Weinbau". Im Rahmen dieses Kapitels soll es lediglich darum gehen, verschiedene Aspekte der von Hauptmann praktizierten Eklektik am konkreten Beispiel zu verdeutlichen.

52 Hauptmann zitierte hier, ohne Namen zu nennen, lediglich, was „etliche" unter „Natur" verstehen. Da er jedoch dabei zwischen dem, was allen Dingen „inest primò, et per se", und dem, was allen Dingen „inest [...] secundum accidens" unterschied, lässt sich vermuten, dass er sich hier auf das aristotelische Begriffspaar „substans/accidens" bezog. Vgl. zu diesem Begriffspaar Meinhardt (1997).

53 Zu Artephius vgl. Buntz (1980).

54 Zu Alsted vgl. ADB, Bd. 1 (1875), S. 354-355; NDB, Bd. 1 (1953), S. 206; DSB, Bd. 1 (1981), S. 125-127; Killy, Bd. 1 (2008), S. 100-102.

55 WV, Nr. 3a, S. 14.

diesen anschließend, für „vnsere Wintzersleute" vereinfacht als „das kräfftige Wort Gottes Fiat Es werde, oder der Segen des allmächtigen GOttes"[56] zu definieren. Da der Terminus des „Fiat" im 16. Jahrhundert auch durch Paracelsus aufgegriffen wurde und sich in der Folgezeit häufig in pseudo- bzw. deuteroparacelsischen Schriften fand,[57] scheint es immerhin im Bereich des Möglichen zu liegen, dass Hauptmann sich auf paracelsisches Gedankengut bezieht. Hierfür spräche, dass er zumindest mit Auszügen aus dem Werk Hohenheims (ebenso wie demjenigen Pseudo-Hohenheims) vertraut war[58] und sogar manche Ansicht aus diesem entlehnte.[59]

Auch wenn sich Hauptmann in seinem Œuvre niemals als Eklektiker bezeichnete, so mag diese Passage aus den „Weinbau-Irrtümern" doch verdeutlichen, dass der Vorgehensweise des Dresdner Arztalchemikers die herausgestellten Charakteristika der eklektischen Methode innewohnen.

Hauptmann wählt aus: Er stellt verschiedene Ansichten einander gegenüber und bewertet sie.

Hauptmann beteiligt sich an der „diskrete[n] Liberalisierung" des wissenschaftlichen Denkens: Er favorisiert die vermutlich paracelsische und damit neuere Definition des „Natur"-Begriffs gegenüber der dogmatisch-aristotelischen. Jedoch verwirft er die letztere nicht geradeheraus, sondern vielmehr dezent, indem er seine Präferenz für die erstere offenbart.[60]

Hauptmann gehört keiner „Sekte" an: Er befürwortet bestimmte Ansichten einer Person oder Denkschule, lehnt jedoch andere Vorstellungen derselben Person bzw. Denkschule ab. So kann er Michael Sendivogius' Definition von „natura" nicht beipflichten, obgleich dieser „aliàs vir subtilis ingenij, inque mysterijs naturae profundè versatus, maximae autoritatis, nec satis unquam laudabilis"[61] sei

---

56 L. c., S. 16.

57 Goldammer (1972).

58 Vgl. „Anhang I – Bibliographie raisonnée".

59 Vgl. hierzu die Kapitel „Von Gottes Wort auf Winzers Berg – Hauptmanns Bemerkungen zum Weinbau", „Von zwei 'Streithammeln' – Zu Hauptmanns Fehde mit Georg Detharding über Johannes Agricolas 'Aurum potabile'", „Vom Unternehmer als Schriftsteller – Zu Hauptmanns balneologischen Werken" und „Von Altbekanntem und Neubenanntem – Zu Hauptmanns Korrespondenzen".

60 Zeugt es nicht auch davon, dass Hauptmann Aristoteles nicht für eine in jeder Hinsicht hoch zu schätzende Autorität achtete, wenn er im Traktat „An den Badeverlästerer" anmerkt, Aristoteles habe sich wegen seines Unvermögens, die Ursachen der Gezeiten zu erklären, „aus einem lautern Verdruß und Ungedult [...] selbst in das Meer [...] gestürtzet und ersäuffet"? Vgl. WV, Nr. 33, Fol. A2^v.

61 WV, Nr. 3a, S. 14.

und er den polnischen Alchemiker auch in seinem übrigen Œuvre oftmals als Autorität heranzieht.[62] Ebenso lehnt Hauptmann hier die Ansichten der aristotelischen Schule ab, obgleich er noch in den „Weinbau-Irrtümern" an späterer Stelle „ex autoritate Aristotelis" zitiert[63] oder im „Chymischen Kunstprojekt", ohne allerdings den Namen „Aristoteles" zu nennen, wie dieser die Existenz des Vakuums bestreitet.[64]

Eine derart offenkundig praktizierte Eklektik, eine eindeutige Auswahl unter verschiedenen, aufgeführten Alternativen zu einer einzigen, eng umrissenen Fragestellung erschwert das Textverständnis in der Regel nicht weiter. Problematisch für den Leser wird es allerdings in solchen Fällen, in denen Hauptmann unterschiedliche Vorstellungen nicht genannten Ursprungs zu einem in seiner Gesamtheit nicht schlüssigen Ganzen zusammenfließen lässt, das er nicht weiter zu erläutern für notwendig befindet. Exemplarisch wieder eine Passage aus den „Weinbau-Irrtümern":

Hauptmann erklärt hier,

> „daß alle Dinge quo ad originem et propagationem in ihrem wässerigen Vrsprunge, als in uno tertio, in compositione Elementorum, als in quarto, et principiorum, als in quinto, item in sexto, daß alle Cörperliche Dinge in eine Aschen, vnd denn septimo auß aller Aschen, sie sey gleich Animalisch, Vegetabilisch oder Mineralisch, also, daß auß einem jedwedern Thiere, Kraut vnd Metallo ein Glaß gemacht werden möge, statlichen vbereinkommen."[65]

Den „wässrigen Ursprung" aller Dinge, ihre „prima materia", hat Hauptmann zwar zuvor recht ausführlich erklärt,[66] und es lässt sich unschwer schließen, dass er mit der „compositio Elementorum" die Vier-Elemente-Lehre, mit der „compositio principiorum" die von ihm auch an anderer Stelle in den „Weinbau-Irrtümern" erwähnten paracelsischen „tria prima" aufgreift.[67] Mit der „Cineratio" sowie der „Vitrificatio" spielt er schließlich auf alchemische Prozesse an, bei denen zusätzlich die Drei-Reiche-Lehre von Bedeutung scheint. Man stößt hier also auf

---

62 Vgl. „Anhang I - Bibliographie raisonnée".
63 WV, Nr. 3a, S. 98.
64 Vgl. hierzu das Kapitel „Zwischen Alchemie und Technik – Zu Hauptmanns Bergbauschrift".
65 WV, Nr. 3a, S. 88-89.
66 Vgl. hierzu auch das Kapitel „Von Gottes Wort auf Winzers Berg – Hauptmanns Bemerkungen zum Weinbau".
67 So in WV, Nr. 3a, S. 51, 63 u. 144.

verschiedene, im naturkundlichen Schrifttum der frühen Neuzeit gebräuchliche Topoi, die Hauptmann jedoch, teils ohne weitere Erklärungen und Verweise auf Autoritäten, derart miteinander verflicht, dass sich das aus diesen Einzelteilen zusammengesetzte Ganze dem Verständnis des (heutigen) Lesers weitestgehend entzieht.

Ein anonymer holländischer Physikprofessor gab seinen Studenten einst zu bedenken, dass Eklektik im „Chaos" enden könne.[68] Liest man die soeben zitierte Passage aus Hauptmanns „Weinbau-Irrtümern", mag man dem mutmaßlich zustimmen. Denn hier trägt die Vermischung verschiedener naturphilosophischer Ingredienzien dazu bei, das Textverständnis zu erschweren. Doch ist es nicht möglich, dass Hauptmann in diesem vermeintlichen gedanklichen Durcheinander gleichzeitig Wissen mannigfaltiger Denkströmungen auf ungewohnt-neuartige Weise anordnete und so, auch wenn dies für den heutigen Leser kaum nachvollziehbar scheint, „Platz für Neues und Abweichendes" schuf?

---

[68] Der genaue Zeitpunkt der vor 1679 geäußerten Mahnung des Anonymus ist unbekannt. Vgl. Albrecht (1994), S. 281-282.

3 VON GOTTES WORT AUF WINZERS BERG – HAUPTMANNS BEMERKUNGEN ZUM WEINBAU

Mit seinem vermutlich Mitte des 14. Jahrhunderts erstmalig erschienenen „Pelzbuch" legte Gottfried von Franken[1] den Grundstein für eine Vielzahl deutscher Sachschriften, die dem Leser wertvolle Hinweise in Fragen des landwirtschaftlichen Alltages an die Hand zu geben versuchten. Unter den Verfassern dieser summarisch auch mit dem Terminus 'Hausväterliteratur' bezeichneten Schriften machte sich etwa der 1566 in Adelsdorf (Schlesien) geborene Johann Coler durch sein „Calendarium" und seine „Oeconomia oder Hausbuch" einen Namen.[2]

Aber nicht nur allgemein agrikulturelle Sachverhalte, sondern auch spezifisch den Weinbau betreffende Problematiken wie etwa die Auswahl des Landes zur Anlage eines Weinberges, das Aufziehen der Reben, die Herstellung der Pfähle, das Düngen oder auch das Zurückschneiden der Stöcke waren Gegenstand verschiedener Sachschriften. Genannt seien exemplarisch das „Weinbau-Buch" von Ernst Abraham von Dehn-Rotfelser,[3] „Der edle Weinstock" von Abraham Heynemann[4] und das „Kleine Vinicultur-Büchlein" von Johann Paul Knohll.[5]

---

1 Zu Gottfried von Franken vgl. Eis (1944); NDB, Bd. 6 (1964), S. 670-671; VerfLex, Bd. 3 (1981), Sp. 125-136.

2 Zu Coler vgl. ADB, Bd. 4 (1876), S. 402-403; NDB, Bd. 3 (1957), S. 319; Killy, Bd. 2 (2008), S. 462-463.

3 Dehn-Rothfelser bezeichnet sich im Vorwort zu seinem „Weinbau-Buch" als „Erbsasse vffn Helffenberg". Vgl. Dehn-Rotfelser (1629), Vorwort.

4 Heynemann war seiner eigenen Aussage nach im Jahre 1660 von Kurfürst Johann Georg II. mit der „Inspection über Dero gesampte Wein-Gebürge des Meißnischen- und Zadelischen Bezircks" beauftragt worden. Vgl. Heynemann (1685), Vorwort.

5 Knohll bezeichnet sich auf dem Titelblatt seines „Kleinen Vinicultur-Büchleins" als „Bau- und Berg-Schreibern in der Churfürstl[lich] Sächs[ischen] Lößnitz bey Dreßden, an Dero Berg- und Lust-Hause uff der Weinpresse daselbst." Vgl. Knohll (1667), Titelblatt. – Einen Überblick über die Literatur zum Weinbau geben Bassermann-Jordan, Bd. 3 (1923), S. 1225-1301, sowie Schoene (1976). – Im Gegensatz zu den genannten Schriften zählt der erste Band von Johann Rudolph Glaubers „Des Deutschlands Wohlfahrt" (1656) zu den Werken, die im Kern nicht den Weinbau, sondern vielmehr die Verarbeitung des Weines thematisieren. – Zu Glauber vgl. ADB, Bd. 9 (1879), S. 221-222; NDB, Bd. 6 (1964), S. 437-438; DSB, Bd. 5 (1981), S. 419-423; Killy, Bd. 4 (2009), S. 242-244. – Der Verarbeitung des Weines kommt in Hauptmanns „Weinbau-Irrtümern" allerdings nur untergeordnete Bedeutung zu. Der Dresdner Arztalchemiker geht hier nur an einer Stelle kurz auf die Fermentierung des Weines ein.

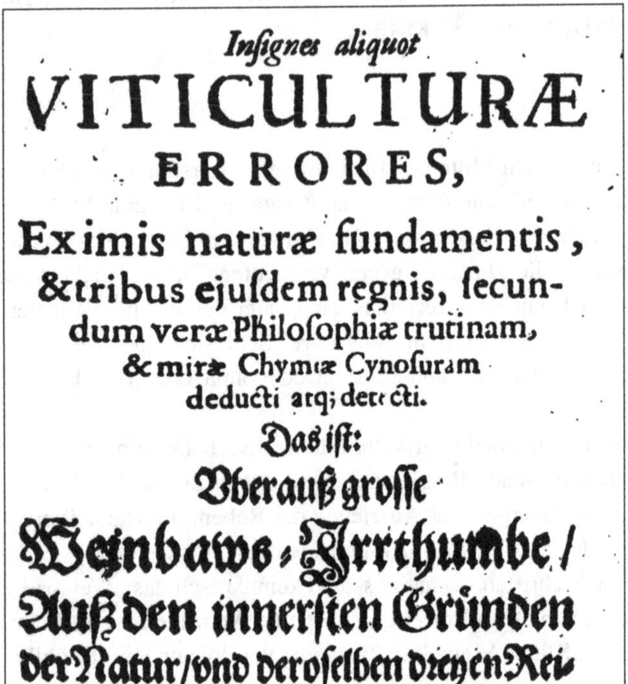

Infignes aliquot

VITICULTURÆ
ERRORES,

Eximis naturæ fundamentis,
&tribus ejufdem regnis, fecun-
dum veræ Philofophiæ trutinam,
& miræ Chymiæ Cynofuram
deducti atq; detecti.

Das ift:

Vberauß groffe

Weinbaws-Irrthumbe /

Auß den innerſten Gründen
der Natur/vnd deroſelben dreyen Reichen / nach der waaren Philofophiſchen
Richtſchnur/vnd wunderſamen Chymi-
ſchen Winckelmaß herauß geſuchet
vnd eröffnet

Von

Augufto **Hauptmann** Drefd. V. J.
Cultorc,& fpagyricæ artis amatore.

Nürnberg/

In Verlegung Wolffgang Endters.

M. DC. XXXXII.

*Abb. 1: Titelblatt von Hauptmanns
„Weinbau-Irrtümern" (Nürnberg 1642).*

Insbesondere auf sächsischem Gebiet entstand zwischen dem 15. und dem 18. Jahrhundert eine nicht unbedeutende Menge an Abhandlungen zu dieser Thematik.[6] So beschäftigte sich auch August Hauptmann zu Beginn seines schriftstellerischen Schaffens, vermutlich gar noch, bevor er ein medizinisches und somit naturkundliches Studium aufgenommen hatte, mit dem Weinbau. Doch wenngleich seine im Jahre 1642 gedruckten „Weinbau-Irrtümer", von ihm als „Erstlinge [s]einer Studien"[7] bezeichnet, in Nachschlagewerken zur „ökonomischen" Literatur genannt werden,[8] so unterscheiden sie sich doch stark von den weiteren Schriften dieser Gattung, ungeachtet einer Fragestellung, die derjenigen der Autoren anderer weinkundlicher Abhandlungen gleicht:

Bei herbstlichen Spaziergängen durch Weinanbaugebiete war Hauptmann aufgefallen,

> „daß zum öfftern mahle, vnd an vielen Orten Stöcke einerley Holtzes vnd Gewächses, in einem Boden, in gleicher Tünger vnd Fettigkeit deß Landes, auch allernechst neben einander stehen, vnd doch vngleiche Früchte tragen, also daß einer gantz vnd sehr voll, der ander aber kaum ein weniges oder fast nichts, ja wol kaum ein wenig Blätter hat, oder gar verdorret ist. Vnd sonderlich geschicht offtermahls, daß in einem Sommer, vnd sonderlich in dem hohen Gebirge vnd Leiten, zimliche Plätze gantz schöner Stöcke verdorren, oder auch doch von Jahre zu Jahre, zuförderst wenns dürre Jahre seynd, eingehen, vnd nichts junges darinnen auffgebracht werden kann."[9]

Hauptmanns zumindest vordergründige Absicht ist es nun, den Winzern praktische Ratschläge zur Vorsorge gegen diese beiden Hemmschuhe ihres Schaffens, gegen jene trotz augenscheinlich gleicher Bedingungen voneinander divergierende herbstliche Erträge verschiedener Weinstöcke sowie gegen deren sommerliches Verdorren, an die Hand zu geben. Er untersucht jedoch sehr ausführlich – und dies unterscheidet ihn von einer Großzahl seiner Vorgänger und Nachfolger auf dem Gebiet der weinkundlichen Literatur – die (theoretischen) Ursachen für beide Missstände: Naturphilosophische Überlegungen stehen im Vordergrund der „Weinbau-Irrtümer", während den hieraus abgeleiteten Empfehlungen für die Winzer nur ein untergeordnetes Interesse zu zu kommen scheint. Zwar erklärt

---

6   Vgl. von Bassermann-Jordan, Bd. 3 (1923), S. 1228.
7   WV, Nr. 3a, Vorwort.
8   So etwa bei Münchhausen (1766), S. 101; Müller (1780), S. 106; Boehmer (1787), S. 587; Weber (1803), S. 349.
9   WV, Nr. 3a, S. 7.

Hauptmann personaliter, dass es nicht die „Philosophis vnd Chimicis, sondern vornemblichen [die] [...] gemeinen Bawers-vnd Wintzersleute"[10] sind, an die er sich richtet. Der Leser muss sich jedoch schon bei der Lektüre des Titelblattes fragen, ob es sich bei den zumindest vornehmlichen[11] Adressaten der „Weinbau-Irrtümer" tatsächlich um Bauern und Winzer handelt:[12] Hauptmann verspricht hier, die noch weiter zu definierenden Fehler beim Weinbau aus den „innersten Gründen der Natur" zu erhellen. Als Basis dienen ihm zum einen die „waare[...] Philosophische[...] Richtschnur",[13] zum anderen das „wundersame[...] Chymische[...] Winckelmaß":[14] Philosophie und Alchemie also. Der 'Gemeine Mann' allerdings dürfte mit diesen beiden Disziplinen kaum vertraut gewesen sein.

So vermutete der Obersalzinspektor Heinrich August Fischer[15] später, im Jahre 1765, als er einen Teil der „Weinbau-Irrtümer" edierte, dass „vielleicht [...] auch dieses Büchel um des willen damahliger Zeit weniger Liebhaber gefunden [hat], weil dessen Haupt-Vortrag aus denen Principiis Phisicis et Chymiae zuweit hergehohlet, und also denen meisten Menschen, besonders denen Wintzers-Leuten gar zu hoch und unverständlich gewesen" sei.[16] Fischer ging vermutlich deswe-

---

10 L. c., S. 22.
11 Nachdem er ausführlich auf einen Begriff wie etwa „Natur" oder „prima materia" eingegangen ist, gibt Hauptmann zusätzlich eine Kurzfassung vorgeblich für die Winzer, die ob ihrer Einfalt das zuvor Erklärte „nicht wol einbilden oder begreiffen können." L. c., S. 45; vgl. auch l. c. S. 16. Ob sich Hauptmann hiermit jedoch wirklich an die Winzer richtet, ist somit eher fraglich. Vielmehr scheint es, als wiederhole er das Gesagte für eine gelehrtere Leserschaft.
12 Über die Gründe lassen sich nur Mutmaßungen anstellen. Vielleicht wollte Hauptmann eine höhere Auflage dadurch erzielen, dass er die Winzer zumindest vordergründig ansprach, sich gleichzeitig aber durch die Illustration seines naturkundlichen Wissens an ein Publikum höherer Bildung wendete, um sich bei diesem – 1642 stand er allenfalls am Anfang seiner akademisch-medizinischen Laufbahn – einen Namen zu machen. Weiterhin ist die beschränkte Lesefähigkeit der Winzer zu berücksichtigen.
13 Den Angaben in Grimms „Wörterbuch" zufolge steht die „Richtschnur" im übertragenen Sinne für das, „wonach man etwas oder sich richtet." Vgl. Grimm, Bd. 14 (1893), Sp. 902-903. – Im selben Jahr, 1642, spricht übrigens auch Hauptmanns späterer Widersacher, Georg Detharding, davon, dass bei der „praeparatio" des „Aurum potabile" „die Chymia gleichsam eine Richtschnur." Vgl. Detharding (1642), Fol. A1^r.
14 Den Angaben in Grimms „Wörterbuch" zufolge wurde der Terminus „Winkelmasz" oftmals bildlich gebraucht. Vgl. Grimm, Bd. 30 (1960), Sp. 372-374. – Für Hauptmann bedeuten „Winkelmaß" und „Richtschnur" hier Ähnliches: Wie die Philosophie, so kann auch die mitunter recht schwer fassbare Alchemie zum Erkenntnisgewinn beitragen.
15 Zu Fischer, der sich auf dem Titelblatt als „H. A. F." bezeichnete, vgl. Haymann (1809), S. 148; Stepf (1822), S. 65-66. Im Jahre 1780 scheint Fischer neben seiner Tätigkeit als Obersalzinspektor überdies Kammer-Assistenz-Rat am Kurfürstlich-Sächsischen Hof gewesen zu sein. Vgl. „Churfürstlich Sächsischer Hof-und Staats-Calender auf das Jahr 1780" (1780), S. 129.
16 Fischer (1765), S. 36.

gen bei seiner Edition des Hauptmannschen Textes sehr frei vor und stellt vor allem die praktischen Aspekte in den Vordergrund. Unterteilt man die „Weinbau-Irrtümer" in zwei Teile, einen naturphilosophischen[17] und einen eher praxisrelevanten,[18] so gibt Fischer lediglich den zweiten, und diesen stark vereinfacht, wieder.[19]

Da Hauptmanns vornehmliches Augenmerk, gemessen an der Ausführlichkeit seiner Gedankengänge, jedoch auf dem ersten Teil liegt, kommt der Leser nicht umhin, sich mit dem hier zu Grunde liegenden Naturverständnis zu beschäftigen: Die Irrtümer der Weinbauern und die hieraus abgeleiteten konkreten Ratschläge Hauptmanns werden ihm erst so verständlich.

3.1 VOM BEGRIFF „NATUR"

Hauptmann hält es für ratsam, einen „Wegweiser"[20] hinzu zu ziehen, um die Ursachen für die beobachteten Missstände im Weinbau zu ergründen. Als solcher ist „die gütige Natur selbsten, quia illa semper una, vera, bona, simplex et minimè fallax est",[21] ideal. Sie erst macht es dem Menschen möglich, Kausalitäten und Zusammenhänge zu erkennen. Die „innersten Gründe[...] der Natur"[22] können demzufolge mit dem etwa von Paracelsus häufig verwendeten Topos des „Lichts der Natur"[23] gleichgesetzt werden, nach dem „sich die Natur gegen den Verstand wie ein Licht [verhält], daß er dadurch die Wahrheit erkennen kan".[24] In den Begrifflichkeiten des „Lichts" respice der „innersten Gründe[...] der Natur" offen-

---

17 WV, Nr. 3a, S. 1-96.
18 L. c., S. 96-151.
19 Vgl. hierzu auch WV, Nr. 3b.
20 WV, Nr. 3a, S. 11.
21 L. c., S. 12.
22 L. c., Titelblatt.
23 Vgl. Pagel (1962), S. 125. – In der frühen Neuzeit spielte der Topos vom „Licht der Natur" etwa auch in den Werken eines René Descartes und eines Johann Heinrich Alsted eine Rolle. Descartes verstand unter dem „Lumen naturale" ein dem Menschen „angeborenes Vermögen [...] zur Wahrheit", Alsted sah in ihm den „Abglanz der göttlichen Weisheit". Vgl. „Lumen naturale II" (1980), Sp. 550.
24 Zedler, Bd. 23 (1740), Sp. 1167-1168. Weitere Ausführungen zum „Lumen naturae", insbesondere im Hinblick auf den Paracelsismus, finden sich bei Kühlmann/Telle (2001), S. 274-275; Kühlmann (2005), insbes. S. 97-105.

bart sich somit das seit dem zwölften Jahrhundert zunehmende, auch von Hauptmann geäußerte Interesse an einer rationalen Naturerkenntnis.[25]

Was aber versteht Hauptmann unter „Natur", diesem Terminus, der „von den Philosophis vnd Naturkündigern vnterschiedlichen, vnd nicht auff einerley Meinung beschrieben"[26] wird?

Um dieses „breite Spektrum an semantischen Implikationen des Naturbegriffs"[27] zu verdeutlichen, hiervon aber auch seine eigene Ansicht abzugrenzen, stellt Hauptmann zunächst zwei dieser voneinander divergierenden Anschauungen vor:

Zunächst erwähnt er die Anhänger der These, dass die Natur das

„commune principium et causa motus et quietis, omnium rerum, quibus inest primò, et per se, non secundum accidens"

sei.[28] Eindeutig scheint der Bezug zum aristotelischen Begriffspaar von 'Substanz' und 'Akzidenz'.[29] „Natura" wird hier nicht verstanden als etwas Unselbständiges, Abhängiges, als ein 'Akzidenz' also, sondern als „das konkrete, individuelle, selbständige Reale",[30] als 'Substanz'. Auch die Vorstellung von der Natur als dem Ursprung der inneren Bewegung („principium intrinsicum") entspricht

---

25 Vgl. hierzu auch Speer (1993), Sp. 1041. – Bereits die Alchemiker des Mittelalters orientierten sich in diesem Sinne bei ihren Arbeiten am Vorbild der Natur. Vgl. Ganzenmüller (1941), S. 428.

26 WV, Nr. 3a, S. 13. – Nobis (1967), S. 37-38, merkt so in einem aktuellen Beitrag zur frühneuzeitlichen Naturvorstellung ganz ähnlich an, dass diese „keinesfalls durch einen von Galilei und Descartes endgültig fixierten Begriff wiedergegeben werden kann, vielmehr lässt sich der Naturbegriff der frühen Neuzeit nur anhand des allmählichen Wandels in seinen Merkmalen, die ihm seit dem Mittelalter zukamen, beschreiben."

27 So Leinkauf (2005), S. 7, über den „Naturbegriff in der Frühen Neuzeit".

28 WV, Nr. 3a, S. 13. Zwar nennt Hauptmann keinen Vertreter dieser Lehre, jedoch findet sich beispielsweise in Johann Ernst Burggravs „Introductio in Vitalem Philosophiam", auf die Hauptmann 16 Jahre später in seinem „Chymischen Kunstprojekt" große Stücke hält, eine Passage, die derjenigen in den „Weinbau-Irrtümern" sehr ähnelt: „Natura est principium motus et status rei, in quo est primò per se, et non per accidens." Vgl. Burggrav (1623), S. 20. – Zu Johann Ernst Burggrav und der „Introductio in Vitalem Philosophiam" vgl. Pagel (1982), S. 232-236; zu Burggrav vgl. weiterhin Jöcher, Bd. 1 (1750), Sp. 1494. – Weiterhin erinnert diese Passage bei Hauptmann auch an eine solche aus Pierre-Jean Fabres „Palladium Spagyricum". Dieses Werk Fabres kannte Hauptmann ebenfalls: Er führte es an späterer Stelle in den „Weinbau-Irrtümern" an. Vgl. WV, Nr. 3a, S. 33. Nach Fabre ist die Natur „causa et principium motus et quietis in quo est per se, et non secundum accidens". Vgl. Fabre (1624), S. 130.

29 Vgl. Meinhardt (1997).

30 L. c., Sp. 275.

der aristotelischen.[31] Zwar macht Hauptmann keine weiteren Angaben, warum er diese Sichtweise ablehnt, jedoch soll an späterer Stelle deutlich werden, inwieweit sie sich von der seinigen unterscheidet.

Die Anhänger einer weiteren Lehrmeinung gingen – so Hauptmann weiter – davon aus,

> „daß die Natur von Gott dem Allmächtigen, anfänglichen vnd vor Erschaffung aller Ding geschaffen, vnd mit einem sonderbaren Geist begabet worden, die Er hernachmals, als eine causam instrumentalem, in Erschaffung aller Dinge gebrauchet, vnd mediante ipsâ, dieselben herfürgebracht."[32]

Es ist nicht eindeutig, auf welche Geistesströmung sich der Dresdner Arztalchemiker hier bezieht; vielmehr scheint es, als vermischten sich, wie nicht unüblich, verschiedene Denkrichtungen. Dies wird schon dadurch deutlich, dass Hauptmann mit Artephius einen Autor des 10. bzw. 11. und mit Michael Sendivogius sowie Johann Heinrich Alsted zwei Verfasser des 16. bzw. 17. Jahrhunderts anführt, deren naturphilosophische Vorstellungen sich alleine schon durch ihr Umfeld, durch das Zeitalter, in dem sie wirkten, unterscheiden müssen.

Wenn hier von einer „causam instrumentalem" die Rede ist, kommt sicherlich auch ein in der patristischen Tradition stehendes Naturverständnis zum Ausdruck, innerhalb dessen Gott als Schöpfer angesehen wird und die Natur als sein „verlängerte[r] Arm", als sein „funktionale[r], quasihypostasierte[r] Transmissionsriemen [...], der die göttlichen Ideen und Kräfte in Naturprozesse umsetzt".[33] Insbesondere scheinen sich platonische und neoplatonische Vorstellungen zu zeigen, denn etwa Marsilio Ficino[34] hatte „Natura" als „Instrumentum Dei" angesehen.[35] Ebenso steht die den Anhängern dieses Naturverständnisses an späterer Stelle von Hauptmann in den Mund gelegte synonyme Verwendung von „Natur" und „anima[...] Mundi"[36] weitestgehend im Einklang mit platonischen und neoplatonischen Ideen, denn der Begriff der „Weltseele" entstammt schließlich der Beschäftigung mit Platons „Timaeos".[37]

---

31 Vgl. Krafft (1983), Sp. 25; weiterhin Kirschner (1997), S. 47.
32 WV, Nr. 3a, S. 14.
33 Leinkauf (1993), S. 39.
34 Zu Ficino vgl. Albertini (1997).
35 Vgl. Nobis (1967), S. 53.
36 WV, Nr. 3a, S. 14.

Doch Hauptmann lehnt dieses Naturverständnis wie zuvor schon das aristotelische ab. Nun begründet er überdies, warum er die Ansichten eines Artephius, Sendivogius oder Alsted nicht teilen kann: Sie ließen sich nicht aus der Heiligen Schrift herleiten, „sintemaln selbige nicht spricht: Im Anfang schuff Gott die Natur, sambt ihrem Geiste, sondern im Anfang schuff Gott Himmel vnd Erden".[38]

So ist seine eigene Vorstellung – hier also als dritte Lehre – im Einklang mit der Heiligen Schrift theologisch geprägt: Hauptmann sieht in der Natur die „wirckende Krafft"[39] und

> „nichts anders, als das kräfftige Wort Gottes Fiat Es werde, oder der Segen deß allmächtigen Gottes".[40]

Das Beispiel des Menschen als „Microcosmos" oder der „kleinen Welt"[41] dient ihm zur Illustration dessen, was er unter „Natur" versteht: Nach seiner Erschaffung durch Gott habe der Mensch „als ein wüster Mensch, in welchem nichts Lebendiges oder Wirckendes ware [, da gelegen], hernachmals aber bließ Er [i. e. Gott] ihm erst seinen lebendigen Odem ein, vnd gab ihm seine specialem naturam, Art oder wirckende Krafft."[42] Die „Natur" des Menschen muss somit eine Art Lebensprinzip sein; erst durch sie ist der Mensch nicht mehr nur „wüster Mensch", nicht mehr nur bloßer Körper. Hier nun liegt auch der Unterschied zu der zuerst dargestellten Naturvorstellung, der zufolge „Natur" als 'Substanz' aufzufassen ist. Gleichzeitig zeigt sich jedoch, dass Hauptmann die aristotelische Unterscheidung von 'Substanz' und 'Akzidenz' nicht grundlegend, sondern lediglich in der skizzierten Art und Weise ablehnt. Denn wenn Gott mit seinem Atem dem Menschen erst die ihm eigene „Natur" verleiht, dann muss der Mensch 'Substanz', die Natur hingegen 'Akzidenz' sein.

---

37   Vgl. bspw. Mesch (2005). – Bei Ficino etwa wird die Natur zwar nicht als Weltseele, wohl aber „als der Schatten der Weltseele bezeichnet und ist schlichtweg das organisch-vegetative Leben, das sich von dieser aus durch die einzelnen Seelen allen Körpern mitteilt." Vgl. Albertini (1997), S. 109.
38   WV, Nr. 3a, S. 14.
39   L. c., S. 15.
40   L. c., S. 16. – Anders als Hauptmann hatte etwa der paracelsistische Sachschriftsteller Oswald Croll behauptet, dass „der Geist Gottes [...] der Natur beigegeben durch sein Wort FIAT" sei. Vgl. Goltz (1976), S. 52. – Zu Croll vgl. ADB, Bd. 4 (1876), S. 604; NDB, Bd. 3 (1957), S. 421; DSB, Bd. 3 (1981), S. 471-472; Killy, Bd. 2 (2008), S. 504-506. – Bei Hauptmann hingegen bildet das „Fiat" nicht nur eine Komponente der Natur, sondern ist mit ihr identisch.
41   WV, Nr. 3a, S. 15.
42   L. c., S. 15.

Wie im Kleinen beim Menschen, so verhalte es sich nun auch im Großen mit der Erde, also dem „Makrokosmos"[43]: Von Gott zunächst aus dem Chaos erschaffen, habe dieser „durch sein kräfftiges Wort, die Scheidung eines von dem andern vorgemen [sic!], vnd alle Dinge, in eine gewisse harmoniam gebracht, vnd zum Wircken tüchtig gemacht, da ist vielmehr erst die Natur dardurch entsprungen".[44] Hauptmanns „Natur"-Begriff bezieht sich demnach nicht auf die geschaffenen Objekte (also die 'Substanzen'), sondern vielmehr auf die diesen von Gott anvertrauten Eigenschaften (also die 'Akzidenzien'). Grundsätzliches zu den 'Objekten', denen der Schöpfer diese Eigenschaften verleihen kann, statuiert der Dresdner Arztalchemiker ebenfalls: Die 'Objekte' können allen drei Naturreichen, also dem der Tiere, der Pflanzen und dem der Mineralien, entstammen.[45]

Das göttliche „Fiat" ist in Hauptmanns Augen „stetig, ewigwährend[...]"[46]; es ist – und dies unterscheidet die Auffassung des Dresdner Arztalchemikers von derjenigen etwa eines Artephius, Sendivogius oder Alsted – nicht von Gott erschaffen worden, sondern hat vielmehr schon immerzu mit bzw. in Gott bestanden.

Hauptmann nennt zwar keine Autoritäten, von denen er seine Definition des „Natur"-Begriffs zumindest fragmentarisch übernommen haben könnte. Da er jedoch mit dem Werk Hohenheims (wie auch Pseudo-Hohenheims) vertraut war[47] und in seinem Œuvre vielfach etwa auf den Paracelsisten Pierre-Jean Fabre so-

---

43 Zur seit der Antike verbreiteten Vorstellung „einer prinzipiellen oder strukturellen Übereinstimmung der Teile mit dem Ganzen", der Mikrokosmos-Makrokosmos-Analogie, vgl. Gatzemeier (1980). – Hauptmann verwendet den Begriff des „Makrokosmos" hier allerdings nicht.

44 WV, Nr. 3a, S. 15. – Zunächst mag dies so klingen, als gehe die Natur aus dem Wort Gottes hervor, während Hauptmann an anderer Stelle – wie bereits gesehen – erklärt, das „Fiat" entspräche der Natur. Gemeint ist aber wohl auch hier, wenn vielleicht etwas unglücklich formuliert, dass Natur mit dem Wirken Gottes in der Welt gleich zu setzen ist. – Die „Scheidung eines von dem andern", durch die alles in „eine gewisse harmoniam" gebracht wird, erinnert an die „separatio puri ab impuro", einen Kerngedanken im Hohenheimschen Textcorpus, der aber bereits vor Paracelsus im deutschen Kulturgebiet verbreitet war. Vgl. hierzu Kühlmann/Telle (2001), S. 284-285.

45 WV, Nr. 3a, S. 1-5. – Zu den drei Reichen vgl. z. B. Schmitz (1993); derselbe (1998), S. 403-406.

46 WV, Nr. 3a, S. 17.

47 Vgl. hierzu das Kapitel „Von opaken Denkmixturen – Einleitendes zu Hauptmanns Werk". – Im Folgenden wird gelegentlich auf gewisse Similien des Hauptmannschen Denkens mit Vorstellungen aus dem paracelsischen Werk verwiesen. Dies soll vor allem verdeutlichen, dass viele der in den „Weinbau-Irrtümern" geäußerten Ansichten nicht neu waren. Die Werke Hohenheims mögen somit potentielle Quellen für Hauptmanns Vorstellungen gewesen sein, ebenso wie auch diejenigen etwa eines Pierre-Jean Fabre oder eines Basilius Valentinus als dem Dresdner Arztalchemiker bekannte Tradenten paracelsischen Gedankengutes.

wie auf den ebenfalls im Geiste Hohenheims schreibenden fiktiven Benediktinermönch Basilius Valentinus verweist, erscheint eine Prägung des in den „Weinbau-Irrtümern" umrissenen Naturverständnisses von paracelsischen und paracel-
sistischen Einflüssen durchaus möglich. Als Indizien hierfür könnten auch die
Verwendung des „Fiat"-Begriffes und der Verweis auf die „Mikrokosmos/Ma-
krokosmos"-Analogie sprechen, denen beiden im paracelsischen Werk eine mar-
kante Rolle zukommt.[48]

Betrachtet man nun resümierend die drei von Hauptmann vorgestellten „Natur-
verständnisse", so fallen mehrere Widersprüche bzw. Überschneidungen zwischen unterschiedlichen Geistesströmungen auf:

Hauptmann verwirft einerseits die zunächst von ihm vorgestellten, auf der aristotelischen Unterscheidung in 'Substanz' und 'Akzidenz' beruhende Naturvorstellung. Andererseits jedoch nimmt er selbst implizit eine solche Differenzie-
rung in 'Substanz' und 'Akzidenz' vor.

Weiterhin scheint er die von Ficino vertretene (neo)platonische Schule abzu-
lehnen, die ihrerseits wiederum deutlichen Einfluss auf das von ihm vermutlich
favorisierte Naturverständnis Hohenheims hatte.[49]

Schließlich nimmt Hauptmann zunächst Anstoß daran, „Natur" mit „anima
Mundi" gleichzusetzen, verwendet jedoch sodann in Bezug auf sein eigenes Naturverständnis den Terminus „anima" synonym mit demjenigen der „Natur".[50]

Solche Unschärfen machen es schwer, den Hauptmannschen „Natur"-Begriff
eindeutig einer bestimmten Strömung zuzuordnen. Sie zeigen vielmehr, dass der
Dresdner Arztalchemiker gefangen war in der Komplexität mannigfaltiger Deu-
tungen von „Natur".[51] Aus dieser Komplexität suchte auch er sich einen Ausweg
in der für das späte 16. und die erste Hälfte des 17. Jahrhunderts typischen, doch

---

48 Zur Verwendung des „Fiat"-Begriffs bei Paracelsus vgl. auch Pagel (1962), insbes. S. 80-82;
    Goldammer (1972), Sp. 945. – Zur „Mikrokosmos/Makrokosmos"-Analogie bei Paracelsus
    vgl. Müller-Jahncke (1995). – Allerdings – soviel muss einschränkend hinzugefügt werden –
    handelt es sich sowohl beim „Fiat"-Begriff als auch bei der „Mikrokosmos/Makrokosmos"-
    Analogie um Topoi, die im frühneuzeitlich-naturphilosophischen Sachschrifttum gängig waren.

49 Vgl. hierzu Pagel (1960); Goldammer (1971), S. 5-10; Pagel (1982), S. 218-227; Schütze
    (1991).

50 Eine Notwendigkeit, „anima Mundi" und „anima" genauer voneinander zu differenzieren, schi-
    en Hauptmann nicht zu sehen. Vgl. WV, Nr. 3a, S. 14-15.

51 So merkt etwa Leinkauf (2005), S. 13, an, „daß die bisher mehr oder weniger zureichend er-
    forschten Aspekte des frühneuzeitlichen Begriffs von Natur ein komplexes Syndrom darstellen,
    das sich jedem einlinigen Verstehenszugriff von der Sache her entzieht".

„eigentümliche[n] Gestalt eines metaphysisch-theologisch begründeten Eklekti-zismus mit einer spiritualistischen Naturauffassung".[52]

3.2 VON DER „INCONSTANTIA NATURAE"

Nicht nur in den „Weinbau-Irrtümern", sondern auch später im „Scriptum Seri-um" findet sich ein Charakteristikum der Hauptmannschen Annahmen über die Natur, das den Mediziner und Theologen Johann Buntebart im Jahre 1650 veran-lassen sollte, gleich einen ganzen Traktat, die „Vindiciae pro Naturae Constantia",[53] gegen den Dresdner Arztalchemiker zu richten.

Hauptmann geht davon aus, dass die Natur „sehr abgenommen vnd geschwä-chet worden ist",[54] ja gar zu vermuten stünde, dass sich ihre Regression auch in Zukunft fortsetze.[55]

Da das göttliche „Fiat" nach Definition des Dresdner Arztalchemikers in allen drei Reichen gleichermaßen wirkt, müssen diese notwendigerweise alle vom Schwund der Natur betroffen sein. So könne man im animalischen als dem „Vornembste[n] vnter denen Reichen"[56] das abnehmende Wirken der Natur etwa daran bemerken, dass die Menschen früher „wol 6. 7. 8. vnd gar in die 9. hundert Jahr geruhig gelebet", nun aber „kaum vnd mit grosser Mühe vnd Noht 70. vnd wenns hoch kommet 80. Jahr"[57] alt würden. Aber auch in den Reichen der Vege-tabilien und Mineralien „würde man es gleicher Gestalt nicht anders befinden".[58]

Hauptmann begründet diese Ansicht theologisch: Durch den Sündenfall sei

> „die gantze Welt, mit allen darinnen befindlichen Creaturen, GOTT ein solcher Ab-scheu geworden, daß er annoch im Paradis, die Erde, zusampt denen, was darinnen [...], und alles was darauff wohnt, verfluchet hat, daß dardurch alle Dinge der ver-derblichen Veränderung und Vntergange unterworffen sein, indem es Gott durch

---

52 So Leinkauf (1993), S. 42, in Bezug auf die gängige Praxis. Vgl. weiterhin auch das Kapitel „Von opaken Denkmixturen – Einleitendes zu Hauptmanns Werk".
53 Buntebart (1650)
54 WV, Nr. 3a, S. 1.
55 L. c., S. 4.
56 L. c., S. 2.
57 L. c., S. 3.
58 L. c., S. 5.

solchen Fluch aus seines ersten Wesens Beständigkeit, darin er es anfänglichen viel kräfftiger gesetzet, wiederum hat sincken und fallen lassen."[59]

Der Dresdner Arztalchemiker führt, abgesehen von der Heiligen Schrift, weder in den „Weinbau-Irrtümern" noch im „Scriptum Serium" Bezugspunkte oder Quellen an, aus denen er diese Vorstellung von der „Inconstantia Naturae" geschöpft haben könnte. So ergeben sich aus seinem gesamten Œuvre auch keine Hinweise darauf, dass er mit dem Traktat „Naturae Constantia" des zeitweiligen Frankfurter Medizinprofessors Jan Jonston[60] vertraut war: Jonston hatte hier zu beweisen versucht, dass „Mundus [...] non labitur perpetuò in deterius".[61] Möglicherweise lassen sich Hauptmanns Ansichten aber dennoch zumindest als direktes oder indirektes, konterndes Echo auf Jonstons Abhandlung verstehen, die, 1634 erschienen, zum Zeitpunkt der Publikation der „Weinbau-Irrtümer" im Jahre 1642 immer noch aktuell gewesen sein dürfte. Als Johann Buntebart später gegen Hauptmann zu Felde zog, nannte er Jonston immerhin gleich mehrfach als seinen Sekundanten.[62]

3.3 VON DEN WIRKWEISEN DER NATUR

Hauptmann führt seinen Leser schrittweise an die möglichen „Weinbau-Irrtümer" heran. Nachdem er sein Verständnis des „Natur"-Begriffs erläutert hat, versucht er, diesen noch recht abstrakten Terminus mit Leben zu füllen, indem er zeigt, „wie nemlichen, wordurch, oder durch was Mittel sie [i. e. die Natur] in allen Dingen vornemlichen wircke, vnd dieselben in ihr Wachsthumb bringe vnd forttreibe."[63]

Dem göttlichen „Fiat" stehen nach Ansicht des Dresdner Arztalchemikers zwei Möglichkeiten zur Verfügung, um in der Welt und somit in den drei Naturreichen seine Wirkung zu entfalten: „[E]ine natürliche Wärme vnd dann die materia prima oder das erste Wesen aller Dinge."[64] Hauptmann hält die „prima materia" für

---

59 WV, Nr. 12, S. 23.
60 Zu Jonston vgl. DSB, Bd. 7 (1981), S. 164-165.
61 Jonston (1634), S. 10.
62 Vgl. Buntebart (1650).
63 WV, Nr. 3a, S. 17-18.
64 L. c., S. 18.

„das vornembste Mittel darvon alle Dinge ihren Zugang nemen vnd haben",[65] und somit für die gewichtigere der beiden Wirkweisen der Natur. Aus diesem Grund streift er die „natürliche Wärme", die er mit der „äußerlichen Wärme" gleichsetzt,[66] nur am Rande. Ihm scheint lediglich eine Abgrenzung von der „innerliche[n] eingeschaffene[n] vnd eingepflanzte[n] Wärme" wichtig, jenem begrifflich unscharfen „calidum innatum",[67] das bereits in der zweiten Hälfte des 16. Jahrhunderts insbesondere durch die Denkanstöße eines Jean Fernel[68] oder Girolamo Cardano[69] „einen vorderen Platz in Naturkonzeptionen" einnahm.[70]

Nach Hauptmann ist diese „innerliche Wärme" „nicht also mercklich vnd empfindlich, als die äusserliche", wohl aber beständig und stabil. Hingegen kann die Natur die „äußerliche Wärme" als Stellhebel benutzen, sie „Wechselsweise, auch in vnterschiedenen Graden [...] gebrauchen"[71] und dadurch die innere, die „Lebenswärme",[72] erwecken und antreiben. Über eine solche Variation der „äußerlichen Wärme" bietet sich der Natur somit eine erste Möglichkeit, das Wachstum der Dinge zu bewirken.[73]

---

65 L. c., S. 19.
66 L. c., S. 18.
67 Vgl. hierzu Mulsow (1998), S. 203. Zu verschiedenen Konzeptionen des „calidum innatum" vgl. l. c., S. 201-250.
68 Zu Fernel vgl. DSB, Bd. 4 (1981), S. 484-486.
69 Zu Cardano vgl. DSB, Bd. 3 (1981), S. 64-67; Schütze (2000).
70 Mulsow (1998), S. 248. – Auch im Werk Daniel Sennerts spielte das „calidum innatum" eine Rolle. Vgl. Stolberg (1993), S. 51-54.
71 WV, Nr. 3a, S. 18.
72 Mulsow (1998), S. 215, verwendet diesen Begriff der „Lebenswärme" für das „calidum innatum".
73 Es scheint möglich, dass Hauptmann diese Gedanken dem ihm bekannten „Hydrographum Spagyricum" Pierre Jean Fabres entlehnte. Auch Fabre kennt eine „äußerliche Wärme der Sonne" sowie eine „eingebohrne Wärme". Letztere sei „nichts anders, als der Geist der Welt, und die Seele der Natur [...]". Vgl. Fabre (1713), S. 95, 118. Ebenfalls vertritt Fabre – allerdings in Bezug auf einen „Chymischen Brunn" – die Ansicht, dass „die äusserliche [Wärme] des Orts [...] die innerliche erwecket und anreitzet." Vgl. Fabre (1713), S. 169. Demzufolge also wäre im Einklang mit Hauptmann die äußere Wärme gleichzusetzen mit der jeweiligen Sonneneinstrahlungs- und (hier allenfalls implizit erwähnten) Jahreszeiten-bedingten Wärme, die von der Natur gesteuert werden kann. Die innere Wärme hingegen lässt sich als ein den Tieren, Pflanzen und Mineralien innewohnendes Lebensprinzip verstehen. – Das „calidum innatum" spielt weiterhin in Johann Ernst Burggravs „Introductio in Vitalem Philosophiam" eine Rolle: „[...] Constans et rata sententia est apud Philosophos, omnia viuentia propter inclusum in se calorem viuere, illius beneficio alimentum attrahere, conficere, eoq[ue] nutriri et sustineri, augescere, procreare". Vgl. Burggrav (1623), S. 9. Zum Wärmebegriff bei Burggrav vgl. auch Pagel (1982), S. 236, Anm. 111. Vgl. weiterhin Anm. 28 dieses Kapitels.

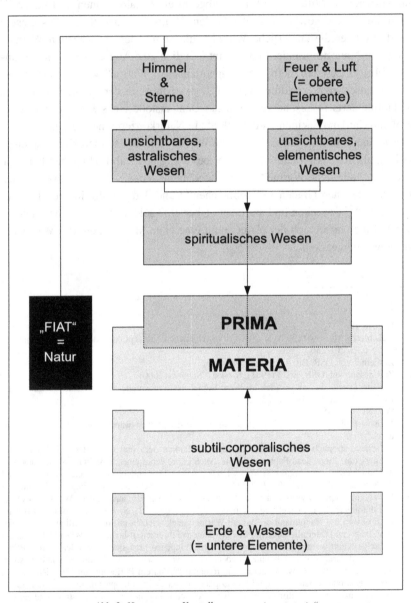

Abb. 2: *Hauptmanns Vorstellung von „prima materia".*

Mit der zweiten Möglichkeit, derjenigen über die „prima materia", beschäftigt sich Hauptmann ausführlicher und widmet ihr einen großen Abschnitt der „Weinbau-Irrtümer". Gleichwohl weiß er um die Schwierigkeit seines Unterfangens, dem Leser die „prima materia" näher zu bringen, da diese „zum theil auß vnsichtbarlichen vnd vnbegreifflichen, zum theil aber auß sichtbarlichen vnd begreifflichen Dingen herfleust, zusammen sich vermischet, vnd zu Tage kommet."[74]

Der Dresdner Arztalchemiker zielt darauf, in einem ersten Schritt das Verhältnis von Natur und „prima materia" zueinander und somit auch das Entstehen der „prima materia" durch den Einfluss der Natur zu erklären, um dem Leser anschließend die Funktion der „prima materia" als Stellhebel der Natur für das Wachstum des Weines begreiflich zu machen. In Hauptmanns Augen ist die Natur als das göttliche „Fiat" unmittelbar an der Entstehung der „prima materia" beteiligt, indem sie dreierlei veranlasst (vgl. auch Abb. 2):

Zum Ersten treibt sie „den Himmel vnnd die Sternen an, daß sie ihren Lauff vollenden vnd Vermöge ihres Glantzes vnd Scheines ihre Syderische influentz oder waares Astralisches Wesen heraußgeben müssen."[75] Dieses astralische Wesen ist „ein zartes geistliches vnd vnsichtbares [...], so sich herunter in die Elementarische Region, ja wol biß in die Erden selbst begibet."[76]

Zum Zweiten reizt die Natur die „obern Elementa",[77] Feuer und Luft, „daß sie das ihrige gleicher Gestalt durch ihre Bewegung von sich geben, welches dann auch ein vnsichtbares vnd Elementisches Wesen ist".[78] Beide so entstandenen Wesen, das „unsichtbar-astralische" und das „unsichtbar-elementische", vereinigen sich anschließend zu einem „spiritualischen Wesen".

Nun kommt die Natur zum dritten Male ins Spiel, indem sie die beiden unteren Elemente Wasser und Erde aktiviert. Diese, gleichwie als Behältnisse, als „receptacula" verstanden, prägen dem „spiritualischen Wesen" „ihr subtilstes Corporalisches oder irrdisches Wesen" auf.[79] Drei Bestandteile, das „unsichtbar-astralische", das „unsichtbar-elementische" und schließlich das „subtilst-corporali-

---

74 WV, Nr. 3a, S. 19.
75 L. c., S. 23.
76 L. c., S. 24.
77 Zur Unterscheidung in obere und untere Elemente vgl. auch Pagel/Winder (1975), S. 193.
78 WV, Nr. 3a, S. 24.
79 L. c., S. 24.

sches" Wesen, sind somit dergestalt vereinigt, „daß es also ein Corporalisches vnd irrdisches Wesen wird",[80] die „prima materia".

Verschiedene Einflüsse lassen sich erkennen: Im Einklang mit der klassischen Vier-Elemente-Lehre wirken sowohl Feuer und Luft als auch Erde und Wasser[81] an der Entstehung der „prima materia" mit; ebenso eine himmlische Komponente, möglicherweise gleichzusetzen mit dem in der Renaissance „den anderen vier Elementen übergeordneten" „Äther" oder der „Quintessenz".[82] Weiterhin findet sich im Hauptmannschen Entwurf der „prima materia" ein Körper-Geist-Dualismus, der wegen der Begrifflichkeit des „astralischen Wesens" Assoziationen zum Konzept des „Astralleibes" und somit des „Seelenwagens" aufkommen lässt. Während jedoch in der platonischen Philosophie der „aus der ätherischen Substanz der Sterne bestehende Seelenwagen als Bindeglied zwischen der immateriellen Seele und dem materiellen Körper angesetzt"[83] wird, findet sich bei Hauptmann eine Entsprechung lediglich im Ansatz. Denn der Dresdner Arztalchemiker unterscheidet zwar zwischen corporalischen (materiellen) und spiritualischen (immateriellen) Bestandteilen der „prima materia", kennt aber auch eine astralische (und somit möglicherweise ätherische) Komponente. Allerdings vermittelt diese nicht zwischen Körper und Geist, sondern leistet ihren eigenen Beitrag zum „spiritualischen Wesen", ist vielmehr gar einer der beiden Bestandteile dieses „spiritualischen Wesens".[84]

Soweit hat Hauptmann zu erklären versucht, wie „prima materia" entsteht. Bevor er sich den „Weinbau-Irrtümern" und den konkreten Ratschlägen an die Winzer zuwenden kann, ist er dem Leser noch eine Antwort auf die Frage schuldig, wie die „prima materia" das Wachstum des Weins beeinflussen kann:

---

80 L. c., S. 24-25. – Hauptmann differenziert somit zwischen einem „subtilst Corporalischen oder irrdischen Wesen" und einem „Corporalischen vnd irrdischen Wesen". Aus seinen Bemerkungen geht allerdings nicht eindeutig hervor, worin der Unterschied zwischen diesen beiden Wesen besteht, ob dieser etwa nur durch den Begriff „subtilst" angedeutet wird oder auch in den verwendeten Konjunktionen verborgen liegt.

81 Zu den Elementen vgl. Lumpe (1959); Lauer (1986).

82 Vgl. hierzu Kurdzialek (1971); weiterhin Lumpe (1959), insbes. Sp. 1077-1079; Lauer (1986), Sp. 1800.

83 Halfwassen (1995), hier Sp. 111.

84 Auch im paracelsischen Textcorpus führt das Konzept des „Astralleibes" zu „Spekulationen". Vgl. Halfwassen (1995), Sp. 114. – Zu Hohenheims Vorstellungen vom „Astralleib" vgl. Pagel (1982), S. 117-121.

Grundlage für den Dresdner Arztalchemiker bildet hierbei das auf Aristoteles zurückgehende Begriffspaar „Form/Materie".[85] Beide Begriffe finden sich in den „Weinbau-Irrtümern" schon in der Behauptung, dass das entstandene „corpora-lisch-irdische Wesen" „seiner äusserlichen vnd vnansehnlichen Form nach, vor nichts anders, als eine wässrige Feuchtigkeit, oder Wasser angesehen [...] wird, so aber die rechte prima materia ist",[86] die „omnem in se virtutem habet in poten-tiâ".[87] In der „wässrigen Feuchtigkeit" als der gegenwärtigen Form sieht Hauptmann somit die derzeitige „Wirklichkeit", in der „materia" hingegen die „Mög-lichkeit",[88] andere Formen anzunehmen: „[P]ost ingressum verò alicujus creatu-rae specificatur, et explicitè convertit in naturam et conditionem ingressae creatu-rae".[89]

Die Wandlungsfähigkeit der „prima materia" besteht für Hauptmann unabhängig davon fort, welchem der drei Reiche ein „Ding" angehört, dem diese „prima materia" zugesetzt wird: „Kommet sie zu Animalischen, wird sie Animalisch, kommet sie zu Vegetabilischen, wird sie Vegetabilisch, kommet sie zu Minerali-schen, wird sie Mineralisch".[90] Mehr noch, der „prima materia" wohnt sogar das Potential inne, sowohl „gute" als auch „schlechte" Eigenschaften eines „Dings" anzunehmen und somit zu verstärken: „Kommet sie zu vntergehenden, faulenden vnd verderbenden Dingen, so hilfft sie trewlich zum Verderben vnd Vntergehen: Kommet sie zu zunehmenden vnd wachsenden, so hilfft sie zum Wachsen vnd Zunehmen".[91]

Zusätzlich scheint die „prima materia" in den Augen des Alchemikers Hauptmann Prozesse wie das Wachstum, aber auch „mutationes, alterationes et putre-factiones"[92] nicht nur zu unterstützen, sondern ursächlich anzutreiben. Als Beispiel zieht er die Gärung des Weines heran: Wird der Most fest verschlossen und

---

85 Vgl. hierzu Bormann et al. (1972); Mörschel (1989).
86 WV, Nr. 3a, S. 24-25.
87 L. c., S. 32.
88 Zu „Form/Materie" als „Wirklichkeit/Möglichkeit" vgl. Bormann et al. (1972), Sp. 980.
89 WV, Nr. 3a, S. 32.
90 L. c., S. 27. – Dieser Gedanke findet sich auch im Traktat „Von den natürlichen und übernatür-lichen Dingen" aus dem Basilius Valentinus-Corpus. Hier heißt es: „Ist aber der Spiritus Mer-curius gerichtet und geartet, von oben herab, auff die Animalia, so wird ein animalisch Wesen darauß, gehet er wegen seiner Verleihung auf die Vegetabilia, so wird darauß ein vegetabilisch Werck, fält er aber wegen seiner eingegossenen Natur zu den Mineralien, so werden Mineralia und Metallen darauß". Vgl. Basilius Valentinus (1677), S. 240.
91 WV, Nr. 3a, S. 27.
92 L. c., S. 42.

damit unter Ausschluss der „prima materia" gelagert, „vermag er zu keiner fermentation oder Verjährung gelangen, sondern bleibet [...] süß, wie er ist eingefüllet worden".[93] Wie für den Gärungsprozess, so ist die „prima materia" – zusammen mit der äußerlichen Wärme – unabdingbar dafür, dass ein „Weinstock grünet, blühet, vnd Frucht trägt."[94]

Die Grundlagen sind damit erklärt. Hauptmann kann nun die „Weinbau-Irrtümer" offen legen und seine Ratschläge an die Winzer ableiten.

Zwei in erster Linie semantische Schwierigkeiten, die sich aus Hauptmanns „prima materia"-Verständnis – ursächlich vielleicht durch den praktizierten Eklektizismus – ergeben, seien abschließend angemerkt.

Zum einen scheint die Verwendung des „Wasser"-Begriffs mehrdeutig. So ist das Wasser als „unteres Element" im Sinne der Vier-Elemente-Lehre maßgeblich am Entstehen der „prima materia" beteiligt. Diese „prima materia" wiederum bezeichnet Hauptmann ebenfalls, wie in der alchemischen Spekulation nicht unüblich,[95] als „wässrige Feuchtigkeit, oder Wasser".[96] Der Dresdner Arztalchemiker kennt demzufolge zumindest zwei Arten von Wasser, ein „elementisches" und ein „primaterialisches". Es bleibt jedoch offen, wie sich diese unterschiedlichen Arten des Wassers unterscheiden lassen. So muss sich der Leser fragen, welche Spezies des Wassers es ist, die für den Menschen im täglichen Gebrauch – und damit auch für Winzer etwa beim Gießen der Weinstöcke oder im Regen – erfahrbar wird. Handelt es sich hier um „primaterialisches" oder um „elementisches" Wasser? Vielleicht auch gar um eine dritte Art des Wassers, um das von Hauptmann mit den Attributen „grob[...], irrdisch[...] vnd wild[...]" beschriebene „Grund-Berg-vnd Tages-Wasser"?[97] Aus dem Kontext der Hauptmannschen Bemerkungen geht zwar häufig hervor, auf welche Art von Wassers sich der Dresdner Arztalchemiker bezieht. Manches Mal jedoch lässt er den Leser durch seine schattenhafte Darstellungsweise im Dunkeln.

Zum anderen ergeben sich Verständnisschwierigkeiten durch jenen „Mercurius"-Begriff, der sich in der alchemischen Literatur durch „erhebliche Unschärfen"[98] auszeichnet. Hauptmann setzt das „primaterialische" mit dem „mercuriali-

---

93   L. c., S. 42; weiterhin Anm. 5 dieses Kapitels.
94   L. c., S. 96.
95   Vgl. etwa Pagel (1960), S. 141; Goldammer (1971a), S. 131.
96   WV, Nr. 3a, S. 24-25.
97   L. c., S. 58.
98   Vgl. Telle (2003), S. 286.

schen" Wasser gleich.[99] Somit versteht er unter „Mercurius" wohl zunächst die „prima materia". Die Ausführungen zum „Mercurius" werden allerdings vage, sobald Hauptmann die paracelsischen „tria prima"[100] einbezieht: Der Dresdner Arztalchemiker erklärt sein Verständnis von diesen drei Prinzipien hier zwar nicht näher,[101] statuiert sie jedoch zu den „waaren Chymischen Hauptgründen".[102] Er scheint in ihnen also ganz im Sinne Hohenheims „Grundstoffe"[103] zu sehen. Das „primaterialische Wasser" vertritt nun in seinen Augen „gleichsam deß ersten principij als deß Mercurij Statt vnd Stell"[104] und steht somit im paracelsischen Sinne als „Mercurius" für eines der drei Prinzipien. Wie aber erklärt sich dann Hauptmanns Behauptung, dass die beiden anderen Prinzipien, „Sulphur" und „Sal", erst nach ihrer Vereinigung mit dem „waare[n] vom Himmelkommende[n] Mercurial-Wasser" ein „primaterialisches Wasser [...] gebehren, so da hernach [...] zu einem heilsamen nutrimento gemacht vnd gebracht wird"?[105] Ist der „Mercurius" alleine oder erst im Beisein von Schwefel und Salz „prima materia"?

Überdies ist im Hinblick auf das von Hauptmann beschriebene Entstehen der „prima materia" unklar, in welcher Beziehung Natur und Prinzipien, in welcher weiterhin Prinzipien und Elementen zueinander stehen.[106]

Auch hier entzieht sich dem Leser ein tieferes Verständnis durch die Unklarheit der Hauptmannschen Definitionen. Doch trotz dieser teilweisen Schemenhaftigkeit scheinen die vom Dresdner Arztalchemiker im Anschluss aufgezeigten Irrtümer beim Weinbau wie auch die praktischen, an die Winzer gerichteten Ratschläge nun zumindest in ihren Grundzügen fassbar.

---

99   WV, Nr. 3a, S. 51.
100   Zu den paracelsischen „tria prima" vgl. Ganzenmüller (1941), S. 429; Pagel (1982), S. 82-89 u. 100-104.
101   Erst 15 Jahre später, im „Wolkensteinischen Wasserschatz", erklärt Hauptmann die Funktionen der „tria prima" näher. Demnach gibt der Mercurius „das erste Wesen, der Schwefel den Geruch und Farbe, und das Saltz bringet endlich aus beyden obiegen herfür den vollkommenen Geschmack, substantz und begreiflichen Leib eines ieden Dinges". Vgl. WV, Nr. 29, S. 49-50.
102   WV, Nr. 3a, S. 144.
103   Vgl. hierzu Goldammer (1971), S. 27.
104   WV, Nr. 3a, S. 141.
105   L. c., 143-144.
106   Vor allem diese letzte Frage nach der Relation zwischen Prinzipien und Elementen ist auch dem Werk Hohenheims immanent. Vgl. hierzu Hooykaas (1935), S. 185-187; Goldammer (1971a), S. 129; Pagel/Winder (1975), S. 192; Pagel (1982), S. 82-89.

3.4 Von den „Viticulturae Errores"

Bislang hat Hauptmann die Notwendigkeit der „äußerlichen Wärme", insbesondere jedoch diejenige der „primaterialischen Feuchtigkeit" für jegliches Wachstum zu verdeutlichen und erklären versucht. Auf dieser Grundlage muss er den Winzern nun – wie bereits im Titel versprochen – die ihnen beim Weinbau unterlaufenden Irrtümer entschleiern. Die „äußerliche Wärme" spielt für den Dresdner Arztalchemiker entsprechend seinen vorausgehenden Bemerkungen kaum eine Rolle.

Es sei nicht nur notwendig – so Hauptmann – eine ausreichende, „Natur"-gegebene und somit vom Menschen kaum beeinflussbare Versorgung der Pflanzen mit dem „primaterialischen Wasser" zu gewährleisten. Dieses Wasser müsse der Pflanze vielmehr, einmal von ihr aufgenommen, auch erhalten bleiben. Hieran allerdings mangele es häufig in der Praxis, denn die Winzer gingen oftmals von der Notwendigkeit aus, die Stöcke zurück zu schneiden. Ihr Vorgehen weiß der Dresdner Arztalchemiker in dramatisierende Worte zu kleiden:

> „[D]a sihet man wie sie [die Winzer] anfänglichen im Frülinge, nach dem sie ihre Reben in Bergen auffgezogen, frisch vnd getrost, wie die Mörder vber die Stöcke her seyn, vnd ihnen nicht nur die Haare, oder Nägel, sondern Kopff, Arme vnd Beine abschneiden, ja wol zuweilen gar biß an daß Hertze hinein grasen, lassen sie also verstümmelt vnd tödtlich verwund liegen, vnd gehen darvon, ob hätten sie es gar wol außgerichtet, vnd ihren Sachen eine sattsame Gnüge gethan."[107]

Durch eine solche Vorgehensweise schade der Winzer nicht nur dem zurückgeschnittenen Stock, indem insbesondere während sommerlicher Hitze „die Krafft, Safft vnd Feuchtigkeit [...] auff einmal vergossen wird, daß sie in die Lufft verrauchet".[108] Vielmehr werde das Gebiet um den Stock herum ebenfalls versehrt, da „auch solche fruchtbare Feuchtigkeit auß dem nechsten vnd vmbliegenden geschwängerten Erdreiche deß Weinstockes darzu außgezogen, vnd die Erden vnfruchtbar gemacht."[109] Hauptmann beschreibt hier also Vorgänge, die heute unter dem Stichwort „Osmose" bekannt sind: Zum einen die Wasseraufnahme durch die Wurzel, zum an-

---

107 WV, Nr. 3a, S. 101.
108 L. c., S. 102-103.
109 L. c., S. 103.

deren den Wassertransport von der Wurzel zur Triebspitze. Die sich anschließende Verdunstung erklärt sich der Dresdner Arztalchemiker über sogenannte „Poren",[110] die im Frühling durch die steigende Temperatur geöffnet würden und somit eine „sublimationem seu destillationem"[111] des „primaterialischen Wassers" zuließen. Ungeachtet dieser unheilschwangeren Transpiration schlage der Stock zwar auch nach dem bedenklichen Zurückschneiden zunächst aufgrund des wenigen, in ihm verbleibenden „primaterialischen Wassers" aus. Steige die Temperatur allerdings zu sehr an, so gehe er ein, und der „wenig Safft, so noch darinnen verblieben, schläget zu rücke, nach der Wurtzel, als dem Herzten wider zu, daß er nur dieselbe noch erretten möchte."[112]

Warum aber, so fragt sich Hauptmann weiter, schnitten die Winzer die Stöcke überhaupt zurück? Zwei Argumente führen sie nach Ansicht des Dresdner Arztalchemikers für diese Praktik vornehmlich an. Zum einen – und hier wird die Problematik der Unterscheidung verschiedener Wasserarten für die Praxis deutlich – behaupte manch ein Weinbauer, dass das „primaterialische Wasser" nur „ein schlecht Wasser, oder eine blosse wässerige Feuchtigkeit [were], [...] auch [...] durch solches Weinen, [...] der Stock gereiniget, vnnd zur Ansichhaltung der guten Feuchtigkeit, wann solche hernach käme vnd folgete, fein geschickt vnd bequem gemacht" werde.[113] Dies aber verwirft Hauptmann als „alte[n] falsche[n] Wahn".[114]

Zum anderen argumentiere manch ein Winzer, dass sich die Weinstöcke „vbertragen, daß sie hernach wol eine geraume vnd gute Zeit ohne Früchte stehen würden".[115] Doch auch diese Erklärung lässt Hauptmann nicht als Grund für das Zurückschneiden der Stöcke gelten.[116] Denn ein weniger ergiebiges Jahr zeuge nicht

---

110 Nach Angabe von Zedlers „Universal-Lexikon" sind „Lufft-Löcher eines Cörpers, Lat[einisch] Pori, [...] diejenigen Räumlein, welche von derjenigen Materie leer sind, daraus die Cörper bestehen". Vgl. Zedler, Bd. 18 (1738), Sp. 1045.
111 WV, Nr. 3a, S. 103.
112 L. c., S. 104.
113 WV, Nr. 3a, S. 106-107. – Beinahe mögen hier Assoziationen an Aderlass und Schröpfen aufkommen, die Hauptmann acht Jahre später in seiner „Epistola Praeliminaris" an Pierre Jean Fabre als wenig erfolgverprechend darstellen sollte. Vgl. hierzu das Kapitel „Von Altbekanntem und Neubenanntem – Zu Hauptmanns Korrespondenzen".
114 WV, Nr. 3a, S. 106.
115 L. c., S. 112.
116 L. c., S. 112. – Anders sieht dies beispielsweise Ernst Abraham von Dehn-Rotfelser. Er bemerkt: „Vnd wenn einer in Gedancken stehen möchte, wenn er dem Stock viel Reben stehen liesse, daß derselbige auch viel Wein bringen thete, wie auff die Wirttenbergische Art, da allezeit vier Bogen bleiben, so wil es doch mit vnserm Gebirge dieser Lande [um Dresden und

davon, dass sich die Pflanzen übertragen hätten. Für den Dresdner Arztalchemiker hängt es vielmehr alleine vom Willen Gottes ab, ob sich die Ernte eines Jahres als einträglich erweist. So rufe Gott „zu weilen ein Ruh-Jahr in seinem Lande vnnd Gewächsen auß", um der Menschheit damit zu zeigen, „daß sowol die guten vnd fetten, als die geringen vnnd magern Jahr [...] von Ihme alleinn herfliessen vnd herkommen."[117]

Auch ein drittes, jedoch wohl kaum von den Winzern angeführtes Argument für das starke Zurückschneiden des Weins lässt Hauptmann schließlich mit leicht zynischem Unterton einfließen, kommentiert dieses jedoch nicht weiter: Es erscheine ihm fast, als „schnitte mancher Wintzer nur darumb so wacker hinein, daß er das Jahr vber sein reichlich Brennholz haben möge."[118]

Mit dem übermäßig starken Zurückschneiden des Weins ist nun die „causa[...] principal[is] dieses Verderbens, Eingehens, Stockens, weniger oder mehren Tragens der Weinstöcke"[119] identifiziert. Streiten lässt sich allerdings über den Plural „Viticulturae Errores", den Hauptmann auf dem Titelblatt des Traktates verwendet. Der Dresdner Arztalchemiker selbst äußert sich hierzu nur andeutungsweise. Er spricht, die kausale Beziehung vernachlässigend, von mehreren „Causas, dardurch solches Unheil ihnen [den Weinstöcken] zugefügt worden", welche „seynd gewesen, die im Frühling geschehene Beschneidung, vnd der darauff ihnen entflossene Safft".[120]

Dennoch besteht seiner Ansicht nach der vornehmliche Fehler, den die Winzer in der Praxis begingen, im Zurückschneiden des Weins.[121] „Viticulturae Error" wäre somit ein durchaus treffender Titel für den Traktat gewesen.

Meißen] Art nach, nicht thun, Denn wenn ein Stock so viel Holtz, vnd flugs Wein tragen sol, eines das andere verderbet, vnd gemeiniglich hernach der Wein in der Blüt oder sonsten sich rühret vnd verleuret, das Holtz schwach wird". Vgl. Dehn-Rotfelser (1629), S. 50-51. – Demgegenüber lobt Hauptmann den „Wirttenbergischen" Weinbau, weil den Stöcken mehr „Bögen, als man sonst allhier nach dieser Landes Art pfleget, gelassen werden, dardurch sie sich dann auch ergiebiger vnd reichlicher im Tragen erzeigen." Dennoch hält auch er das Vorgehen der Württemberger Winzer nicht für optimal, da „solche vnterschiedliche ihnen gelassene Bögen oder Reben [hernach], wegen deß auffsichtragenden Alters, fast auff einmal, vom Stock müssen abgeschnitten werden, da ihnen dann auch viel Wunden zugleich zugefüget werden." Vgl. WV, Nr. 3a, S. 116-117.

117   L. c., S. 114.
118   L. c., S. 127.
119   L. c., S. 121.
120   L. c., S. 125.
121   An späterer Stelle wird Hauptmann zwar noch die Bedeutung des Düngens für den Weinbau hervorheben. Er akzentuiert jedoch ein falsches Düngen nicht als sonderlichen Fehler der Winzer.

Allerdings wird Hauptmann den Weinbauern später insgesamt vier Ratschläge, davon drei bezüglich des Zurückschneidens der Stöcke, an die Hand geben. Somit könnte man darauf schließen, dass für ihn auch vier verschiedene Fehlerquellen existierten. Überdies bedienen sich die Winzer in Hauptmanns Augen, wie bereits gezeigt, mehrerer falscher Argumente. Selbstredend müssen sie damit mehreren Irrtümern unterliegen. Dergestalt lässt sich also auch der tatsächliche Titel des Traktats, „Viticulturae Errores", rechtfertigen.

3.5 Von den praktischen Ratschlägen für die Winzer

Hauptmanns vornehmliches Anliegen ist es, den Winzern Ratschläge für einen effizienten Weinbau an die Hand zu geben. Zu diesem Zweck vergleicht er nun, nachdem er aus seinen naturphilosophischen Bemerkungen den weit verbreiteten Irrtum bzw. die weit verbreiteten Irrtümer abgeleitet hat, den Winzer mit einem Arzt. Dieser könne, will er eine Krankheit heilen, zwei verschiedene Wege gehen: Zum einen „gebrauchet [er] sich [...] der Medicamentorum morbo contrariorum, daß er dardurch siquidem contraria contrarijs ritè opposita extinguuntur, dieselbe dämpffen vnd außtreiben möchte."[122] Zum anderen aber „inhibiret [er] [...] die Causam, als den Quel, dahero sie [die Krankheit] geflossen. Da sich dann offt die Natur wol ohne Medicamentis wider erholet, vnd die Oberhand gewinnet."[123]

Das Prinzip des „Contraria Contrariis Curentur" – so Hauptmann – sei im Falle der Weinstöcke zwar theoretisch denkbar: Man müsse die verlorene „primaterialische Feuchtigkeit" ersetzen. Als Folge werde das „Contrarium, als das Verdorren, oder die Dürre, balde weichen müssen".[124] In der Praxis sei dieses Vorgehen jedoch nicht möglich, da nur die Natur als das göttliche „Fiat" eine Genese des „primaterialischen Wassers" zu bewirken vermöge. Nur sie, nicht aber der Mensch, könne infolgedessen einen Einfluss auf die „Verfügbarkeit" des „primaterialischen Wassers" haben. Insofern bleibe dem Winzer nur der zweite Weg, nämlich die Ursachenbekämpfung.[125]

---

122 WV, Nr. 3a, S. 122.
123 L. c..
124 L. c., S. 123.
125 L. c..

Hauptmann rät hier allerdings nicht, wie man nach seinen bisherigen Überlegungen vermuten möchte, dazu, vollständig auf das Zurückschneiden der Stöcke zu verzichten. Denn ließe man den Wein ungehindert wachsen,

> „so würden vors erste die Reben in die Länge lauffen, daß man sie nirgend an Pfälen behalten könnte. Denn auch vors ander, würden sie mit vielen beylauffenden vnd vnnützen Rancken, die da nicht Früchte trügen, gantz verwildern, vnd also verwachsen, daß sie wol alßdenn weniger Trauben trügen, als wenn sie beschnitten worden."[126]

Man müsse den Wein demzufolge durchaus zurückschneiden, wenn auch nicht, um ein „Übertragen" zu verhindern, sondern um dem Wuchern des Stocks Einhalt zu gebieten. Das Zurückschneiden dürfe allerdings nur sehr vorsichtig geschehen.

Eine Gefahr hierbei stellt Hauptmanns Ansicht nach allerdings nicht alleine der zu große Verlust an „primaterialischem Wasser" dar. Vielmehr habe man auch darauf zu achten, dass der Weinstock in einer ausreichenden Größe belassen werde, damit der vom „primaterialischen Wasser" und der äußerlichen Wärme[127] verursachte Wachstumstrieb seine „Krafft außspreiten" könne. Verfüge der Weinstock hingegen nicht über genügend Holz, sei es „nichts newes, daß der Wein in der Blüte ab-vnd hinwegfället."[128]

Hauptmann zieht abermals einen drastischen Vergleich aus dem medizinischen Bereich heran, um den Winzern diesen ersten Ratschlag zu verdeutlichen: Ein Arzt solle einen Patienten, der am „Kaltebrand"[129] leide, nicht „gantze vnd grosse Glieder, als Arme oder Beine hinwegschneiden". Vielmehr sei es wichtig, dass er

---

126 L. c., S. 124.
127 Aus den bisherigen Bemerkungen Hauptmanns lässt sich schließen, dass der Wachstumstrieb auf diese beiden Stellhebel der Natur zurückzuführen ist, obgleich der Dresdner Arztalchemiker dies hier nicht formuliert.
128 L. c., S. 128. – So auch in Johann Walchs „Kommentar zum kleinen Bauern", auf den Hauptmann hier verweist: „Wann du aber deinem Stock Holtz lassest, spreitet sich der starcke Trib deß new vmbgebrochenen wilden starcken Erdrichs auß, in die vielen der Ruthen, wird hierdurch geschwächt [...] gebracht, dann es widerfahrt einer jedwedern Ruthen soviel Kraffts vnd Tribs, so viel ihr zum völligen Saamen gebührt, so viel sie erleyden mag, vnd ihr vonnöthen, vnd diesen seinen Saamen zu salviren genugsam ist." Vgl. Grasse/Walch (1658), S. 216. – Zu Walch vgl. Lederer (1992), S. 135-139.
129 Das „vollkommene Absterben und Verderben" eines Körperteils. Vgl. Zedler, Bd. 4 (1733), Sp. 1021.

„nicht mehr als [...] schädlichen ist, vnd nur ein wenig in dem frischen Fleische" entferne.[130]

Gleichzeitig aber, und hier leitet Hauptmann seinen zweiten Ratschlag für die Winzer ab, müsse der Arzt die Wunde auch sorgfältig verbinden. Nur durch die Blutstillung könne verhindert werden, dass dem Patienten „Safft vnd Krafft entgehe, [er] dardurch in eine Ohnmacht falle, dahin ziehe, vnd wie eine Blume verwelcke."[131] Analog müsse es die Aufgabe des Weinbauers sein, vor allem das alte, kranke oder gar abgestorbene Holz zu entfernen, die entsprechenden Stellen „jedoch wol verbinden, darmit das hernachkommende Vegetabilische Geblüte, darinnen, [...] nicht also liederlicher Weise vergossen, sondern [...] erhalten werden möchte, biß endlichen die Natur selbsten solche Wunden widerumb versetzet vnd verschleust."[132] Da das Holz der Weinstöcke, „wenn es bey seinen Kräfften erhalten wird, leichte wächset, vnd einen solchen ihme zugefügten Schaden ehe als ein ander Holtz oder Baum verwindet", sei es für den Winzer ausreichend, „ein klein wenig Baumwachs" auf die Wunde zu streichen und somit die „pori" zu verschließen.[133]

Hauptmanns dritter Ratschlag betrifft die Jahreszeit: Gehe der Winzer schon im späten Herbst zu Werke, habe dies zwar den Vorteil, dass die Weinstöcke im darauf folgenden Frühling nicht zu viel von der „primaterialischen Feuchtigkeit" verlören. Allerdings könne über die den Weinstöcken zugefügten Wunden leicht Kälte in das Innere der Pflanzen eindringen. Es bleibe somit nicht aus, dass Knospen und Holz erfrören.[134] Somit empfiehlt Hauptmann, die Stöcke wegen der noch mäßigen Temperaturen im Frühjahr zurück zu schneiden. Notfalls könne der Winzer diese Arbeit aber auch vor der Lese, also im Sommer oder frühen Herbst, verrichten, da dann „die stöcke alsdann schon ihre wachsenden Trauben, welche da gleichsam receptacula seyn, so da den in dem Stocke auffsteigenden Safft in sich fassen, und zum Außflusse nicht auffsteigen lassen".[135]

Neben diesen Ratschlägen, die sich aus dem Verlust des „primaterialischen Wassers" ableiten lassen, weiß Hauptmann den Winzern noch einen weiteren, letzten Hinweis an die Hand zu geben. Dieser erschließt sich aus Hauptmanns

---

130 WV, Nr. 3a, S. 130.
131 L. c., S. 130-131.
132 L. c., S. 132.
133 L. c., S. 136.
134 L. c., S. 137.
135 L. c., S. 140.

(problematischem) Verständnis der „prima materia" als „Mercurius" im Sinne eines der paracelsischen „tria prima": Mit Befolgen der bisherigen Ratschläge ist in den Augen des Dresdner Arztalchemikers lediglich die ausreichende Versorgung des Weins mit einem dieser drei notwendigen „Grundstoffe" gewährleistet. Die beiden anderen, „Sulphur" und „Sal", fehlen noch. Zwar finde sich in der Erde ein gewisser Fundus an diesen beiden Prinzipien. Dieser müsse jedoch mit der Zeit zu Neige gehen, da die Pflanzen kontinuierlich „Sulphur" und „Sal" entzögen. Der Winzer könne dem nun entgegenwirken, indem er dünge, der Erde somit „die zwey ihr entgehende[n] principia, als Sulphur vnd Sal, daran denn der Mist am meisten in sich hat [...] wiederum erstattet".[136]

Wenn der Winzer all diesen Ratschlägen nachkomme – so Hauptmann zum Beschluss seiner „Weinbau-Irrtümer" –, dann werde er „hernach in der That erfahren, in wie viel er seinem Weinberge gerahten vnnd geholffen, dem Verdorren vnnd Eingehen gewehret, vnd hergegen zum Erwachsen vnd Fruchttragen dardurch befördert haben werde."[137]

3.6 DIE „WEINBAU-IRRTÜMER" IM SPIEGEL WEINKUNDLICHER SCHRIFTEN DER FRÜHEN NEUZEIT

Hauptmanns „Weinbau-Irrtümer" nehmen unter einer Vielzahl sonstiger Weinbau-Schriften der frühen Neuzeit eine Sonderstellung ein. Eine Motivation, die sich von derjenigen anderer Schriftsteller unterscheidet, und eine von dieser Motivation abhängige grundsätzliche Vorgehensweise mögen den Ausschlag gegeben haben, dass sich Hauptmanns Traktat über den Weinbau anders liest als die Werke etwa der eingangs bereits erwähnten Autoren Ernst Abraham von Dehn-Rotfelser, Abraham Heynemann oder Johann Paul Knohll.

Letzteren scheint allen eine gewisse Praxisnähe gemein gewesen zu sein. Dehn-Rotfelser beispielsweise war von seinen Winzern „auch in die 30 Jahren zur Schulen geführet"[138] worden, Heynemann spricht gar von seiner „acht-und dreißig Jährige[n] genaue[n] Observantz".[139] Um derentwillen hatten ihn schließlich „unterschiedene fürnehme Freunde [...] ersuchet, zu guter Nachricht wie iet-

---

136 WV, Nr. 3a, S. 142.
137 L. c., S. 141.
138 Dehn-Rotfelser (1629), Vorwort.
139 Heynemann (1685), Titelblatt.

ziger Zeit die Beste Bestellung der Edlen Weinberge vorzunehmen sey".[140] So verwundert es nicht weiter, dass diese Autoren eine Anleitung zum Weinbau in allen relevanten Punkten zu geben beabsichtigen. Im Mittelpunkt ihrer Werke steht die konkrete Praxis, die Beantwortung des „wie".

Hauptmann hingegen hat vermutlich niemals Praxiserfahrung in Sachen Weinbau gesammelt. Er, der „V[triusque] J[uris] [Cultor], et spagyricae artis [amator]",[141] wendete sich allem Anschein nach nicht – oder zumindest nicht in erster Linie – an die Winzer. Es scheint vielmehr, als habe er als angehender Akademiker versucht, sich in der Gelehrtenwelt zu etablieren. So setzt er anders als Dehn-Rotfelser, Heynemann und Knohll nicht unmittelbar bei den Ratschlägen, sondern vielmehr bei den „Weinbau-Irrtümern" an, die er auf Basis der „waaren Philosophischen Richtschnur, vnd [des] wundersamen Chymischen Winckelmaß[es]" zu begründen weiß. Aus diesen „Irrtümern" werden bei ihm erst in einem zweiten Schritt recht bündig die Ratschläge für die Praxis abgeleitet. Zentral sind naturphilosophische Überlegungen. Hauptmann ging es somit vor allem darum, auf Basis möglichst aktueller „wissenschaftlicher" Erkenntnisse die Frage nach dem „warum" zu beantworten.

Dabei scheinen ihn andere weinkundliche Werke nicht zu interessiert zu haben. Er erwähnt, obwohl es bei ihm ansonsten an der Nennung von Autoritäten nicht mangelt, keine weitere Schrift über den Weinbau. Sogar bei seinen konkreten Ratschlägen für die Praxis stützt er sich mit Johann Walchs „Kommentar zum kleinen Bauern" lediglich auf ein Werk des alchemisch-naturphilosophischen Sachschrifttums.[142]

Anders als seine Schriftstellerkollegen beabsichtigte Hauptmann wohl nicht, eine Anleitung zum Weinbau in allen relevanten Punkten zu geben. Seine praktischen Ratschläge für die Winzer, die beinahe schon zweitrangig erscheinen, betreffen lediglich das Zurückschneiden der Reben sowie das – wenngleich auch kaum von ihm durch einen „Irrtum" begründete – Düngen.[143] Nur zum Vergleich: Abraham Heynemann beschreibt in seinem „Edlen Weinstock" insgesamt „Vier-

---

140 L. c., Vorwort.
141 WV, Nr. 3a, Titelblatt.
142 Vgl. Anm. 128 dieses Kapitels.
143 Beides Aspekte, die auch in den Werken anderer Autoren vor und nach Hauptmann behandelt werden. Zum Schneiden der Stöcke vgl. Dehn-Rotfelser (1629), S. 45-58; Knohll (1667), S. 122-130 u. S. 134-138; Heynemann (1685), S. 28-34. Zum Düngen vgl. Dehn-Rotfelser (1629), S. 130-138; Knohll (1667), S. 107-121; Heynemann (1685), S. 80-83.

und zwantzigerley Arbeiten",[144] und diese im Gegensatz zu Hauptmann sehr präzise.[145]

Im Hinblick auf die Praxis des Weinbaus mögen die „Weinbau-Irrtümer" somit vielleicht weniger interessant sein, in Bezug auf die Verbreitung naturkundlichen Denkens in den verschiedensten Disziplinen aber sind sie es gewiss.

---

144 Heynemann (1685), Titelblatt.
145 So etwa gibt Heynemann genau vor, man solle beim Zurückschneiden „nebenst der Böge insgemein, zwey Knotte, iedes biß vier düchtige Augen hoch, oder wo die Berge in vollen Dünger stehen, uffs meiste drey Knotte [...] lassen, wäre aber kein Ende zur Böge verhanden, schneidet man nur zwey Knotte der besten, unten am Stocke, und das oben uff dem alten Holtze befindliche, zu einer halben Böge, so hoch es sich füget und reiff worden." Vgl. Heynemann (1685), S. 31. Solch genaue Anweisungen finden sich bei Hauptmann nicht. – Unter „knote[n] am weinstock" verstand man im Übrigen den „abschnitt am boden aus dem die reben wachsen". Vgl. Grimm, Bd. 11 (1873), Sp. 1502.

4   Von zwei „Streithammeln" – Zu Hauptmanns Fehde mit Georg Detharding über Johannes Agricolas „Aurum potabile"

Neben den fünf Badeschriften beanspruchen die drei – oder möglicherweise vier – im Rahmen der Kontroverse mit dem Stettiner Apotheker Georg Detharding verfassten Werke den vom Umfang her größten Anteil am Hauptmannschen Textcorpus. Es sind dies die „Schutzschrift gegen Dethardings Chymischen Irrtum" aus dem Jahre 1644, das „Scriptum Collisivum" aus dem Jahre 1646, das „Scriptum Serium" aus dem Jahre 1649[1] und möglicherweise das „Rectum Judicium" eines „Philosophi cujusdam borealis auctoris anonymi", erschienen im selben Jahr 1649.[2]

In der Historiographie sind diese Streitschriften wie auch die jeweiligen Repliken Dethardings, das „Scriptum Elisivum" aus dem Jahre 1645, das „Scriptum Illusivum" aus dem Jahre 1647 sowie die „Notwendige Antwort und Gegenbericht" aus dem Jahre 1650,[3] bislang allenfalls am Rande erwähnt worden,[4] ob-

---

1   WV, Nrn. 4, 8 u. 12.
2   WV, Nr. 59. – Die Bemerkungen zu WV, Nr. 59 versuchen, die Frage nach der Verfasserschaft des „Rectum Judicium" zu klären.
3   Detharding (1645); derselbe (1647); derselbe (1650).
4   Vgl. Jöcher, Bd. 2 (1750), Sp. 1407; Ferguson, Bd. 1 (1906), S. 206-208; Ferchl (1937), S.123; Lüdtke (1986), S. 77-78; Telle (2003), S. 396. – Humberg widmet den Anfeindungen, die Agricola durch Detharding und Kirsten zuteil wurden, sowie Agricolas Verteidigung durch Hauptmann immerhin einen kleinen Abschnitt in seinen Bemerkungen zu Agricolas Vita. Allerdings vertritt er die Ansicht, Detharding habe „Agricola seit 1644 fast jährlich mit neuen Schmähschriften überschüttet." Vgl. Agricola, ed. Humberg (2000), S. 1370-1371 u. 1379. Der erste Angriff Dethardings auf Agricola erfolgte jedoch schon im Jahre 1642 mit dem „Kurzen Diskurs über das Aurum potabile" des Stettiner Apothekers. Nach 1644 richtete Detharding nur zwei seiner Streitschriften unmittelbar an Agricola, den „Chymischen Probierofen" sowie „Notwendige Antwort und Gegenbericht". Vgl. Detharding (1648); derselbe (ca. 1648). Vgl. weiterhin auch das Kapitel „Vom weisen Mann und Scharlatan – Zur Hauptmann-Rezeption". Mit dem „Scriptum Elisivum", dem „Scriptum Illusivum" und der „Auri Invicti Invicta Veritas" griff Detharding hingegen in erster Linie Hauptmann als Verteidiger Agricolas an. Dabei kam der Stettiner Apotheker selbstredend nicht umhin, auch Agricola zu attackieren. – Überdies führt Humberg in seinen Bemerkungen zu Agricola, ed. Humberg (2000), S. 1379, eine angebliche Erstauflage der „Auri Invicti Invicta Veritas" aus dem Jahre 1642 als „Auftakt des folgenden Schlagabtausches" an. Er erklärt, die „zweite Auflage" aus dem Jahr 1650 „erscheint um eine Antwort auf Hauptmanns 'Scriptum Serium' erweitert". Die „Auri Invicti Invicta Veritas" wurde jedoch erstmals 1650 als Dethardings Erwiderung auf das „Scriptum Seri-

wohl sie manchen Aufschluss etwa über unterschiedliche Medizinkonzepte, über verschiedenartige Vorstellungen zum naturkundlichen Erkenntnisgewinn sowie über das Arzt/Apotheker-Verhältnis während der ersten Hälfte des 17. Jahrhunderts zu geben vermögen.

Doch wie konnte es überhaupt zu der Auseinandersetzung zwischen Hauptmann und Detharding kommen? Alles begann damit, dass der selbsternannte „Chymicae medicinae practicus"[5] Johann Hintze in Stettin seine chemiatrischen Arzneien zu hohen Preisen verkaufte. Unter Hintzes Medikamenten, deren heilende Wirkung von den örtlichen Ärzten bezweifelt wurde, befand sich auch „ein schwartzbraunes, dickes, zäges, fettes verbrenliches, stinckendes Ohl, welches er [i. e. Hintze] Aurum potabile nennet, vnd ein klein Gläselein desselben, vngefehr etwas mehr als ein halb Loth haltend, vor 5. oder 6. Ducaten verkauffet".[6]

Detharding sah sich um mögliche Einnahmen gebracht und verfasste mit der Intention, den Verkauf von Hintzes „Medicamenta Chymica" zu unterbinden, im Jahre 1642 seinen „Kurzen Diskurs über das Aurum potabile". In diesem Traktat bezichtigt er Hintze nicht nur des Betruges, sondern verwirft auch die Bereitung des „Aurum potabile"[7] nach einem Verfahren, zu lesen in Johannes Agricolas 1638 erschienenen „Kommentaren zu Popps Chymischer Medizin"[8]; denn in seinen Augen wird bei „diesem process [Agricolas] das Gold, seinem Wesen nach, mit nichten getrennet, viel weniger die tinctur demselben ausgezogen".[9]

Hauptmann konnte diese Ansicht Dethardings nicht teilen. Im Jahre 1644 trat er als „generosus Apologista, und zierlicher vorfechter"[10] seines Bekannten Agricola mit der „Schutzschrift gegen Dethardings Chymischen Irrtum" auf die literarische Bühne und griff den Stettiner Apotheker „zu Rettung Herrn Doctoris Agricolae Ehren"[11] an.

---

um" herausgegeben. Auch im Katalog der BSB München lässt sich somit kein Exemplar der 1642 erschienenen Ausgabe finden, wohl aber jeweils ein solches der Ausgaben aus den Jahren 1650 und 1656.

5   So Detharding (1642), Fol. a3^r.

6   L. c., Fol. a3^r.

7   Erläuterungen zum „Aurum potabile" folgen auf S. 75-78 dieser Studie.

8   Agricola (1638). – Agricola bezieht sich hier auf die „Chymische Medizin" des in Coburg wirkenden Arztalchemikers Johannes Popp. Diese „Chymische Medizin" erschien 1617 erstmalig in Frankfurt a. M. und wurde dort 1625 erneut gedruckt. Vgl. Popp (1617). – Zu Popp vgl. Jöcher, Bd. 3 (1751), Sp. 1700.

9   Detharding (1642), Fol. B2^r- C2^r.

10   So Kirsten (1648), S. 93.

11   WV, Nr. 4, S. 10.

Detharding erklärte sich das Eingreifen seines Widerparts als präventive Maßnahme, um einem Autoritätsverlust Agricolas vorzubeugen. Hauptmann und Agricola hätten in Erfahrung bringen können, dass er, Detharding, an einem Werk mit dem Titel „Chymischer Probierofen" arbeite,[12] in dem er die „Kommentare zu Popps Chymischer Medizin" als Betrug entlarve. Seine beiden Gegner zielten nun mit Hauptmanns 1644 erschienenem Traktat darauf, dieses „auffsteigende[...] Nebelhaffte[...]-ungewitter" abzuwehren und „wie bißhero also auch ins künfftige, ihre Autorität" zu sichern.[13]

Detharding konnte die gegen ihn gerichteten Äußerungen nicht unerwidert lassen. So fand in der Folge ein publizistischer Schlagaustausch zwischen Stettin und Leipzig statt. Erst 1650, dem Jahr, in dem Dethardings „Auri Invicti Invicta Veritas" erschien, wurde der Streit mit dem Tode des Stettiner Apothekers – im wahrsten Sinne des Wortes – begraben. Zwar hatten sich die beiden Gegenspieler im Rahmen ihrer Auseinandersetzung oftmals unmanierlich, ja gar bösartig-verletzend gezeigt. Doch Hauptmann bewies immerhin den Anstand, keine Replik auf Dethardings letztes Werk zu verfassen. Auch in seinen späteren Schriften sollte der Dresdner Arztalchemiker seine Fehde mit dem Stettiner Apotheker nicht wieder erwähnen.

---

12 Der „Chymische Probierofen" erschien 1648. Vgl. Detharding (1648); weiterhin auch das Kapitel „Vom weisen Mann und Scharlatan – Zur Hauptmann-Rezeption". – Die Angabe von Hirsch, Bd. 3 (1931), S. 533, Detharding habe den „Chymischen Probierofen" zusammen mit dem Arzt Michael Kirsten verfasst, erscheint fraglich. Ebenso zweifelhaft ist die Behauptung von Jöcher, Bd. 3 (1751), Sp. 2105, Kirsten habe Detharding geholfen, seine „Schrifften wider das aurum potabile" zu verfassen. – Ob Michael Kirsten mit Georg Kirsten, dem Verfasser der gegen Agricola gerichteten „Adversaria et Animadversiones" verwandt war, ist ungeklärt. So finden sich keine Angaben über eine verwandtschaftliche Beziehung der beiden in den entsprechenden Lexikoneinträgen bei Jöcher, Bd. 3 (1751), Sp. 2105-2106, und Hirsch, Bd. 3 (1931), S. 533.
13 Detharding (1645), Fol. A3^v-A4^r.

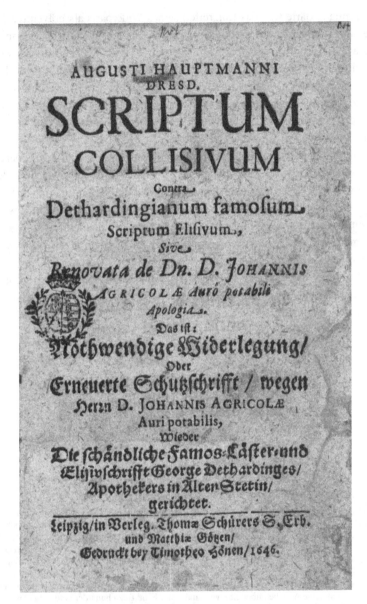

Abb. 3: Titelblatt von Hauptmanns
„Scriptum Collisivum" (Leipzig 1646).

4.1 JOHANNES AGRICOLAS 'PROZESS'

Stein des Anstoßes für den Konflikt zwischen Hauptmann und Detharding war die Zubereitung des „Aurum potabile", trinkbaren Goldes also, das von Alchemikern „als hochwirksames Arzneimittel für den innerlichen Gebrauch angesehen" wurde.[14] Man sagte dem „Aurum potabile" wunderbare medizinische Kräfte nach, die sich aus den Eigenschaften des Goldes als dem höchsten aller Metalle erklärten.[15]

Johannes Agricola hatte 1638 in seinen „Kommentaren zu Popps Chymischer Medizin" behauptet, eine solche Wunderarznei zubereiten zu können und eine 1642 von Detharding zitierte Herstellungsvorschrift gegeben.[16] Entscheidend sei es, dem metallischen Gold sein mit unterschiedlichen Termini belegtes Wirkprinzip zu entziehen. Agricola sprach von „tinctura"[17], Hauptmann und Detharding verwendeten später auch die Begriffe „anima", „Farbe" und „Sulphur".[18] Diese letztgenannte Bezeichnung legt nahe, dass es sich bei der „tinctura" um eines der Prinzipien handelt, aus denen sowohl nach der traditionellen Zwei-, als auch nach der novatorisch-paracelsischen Drei-Prinzipien-Lehre alle Metalle zusammengesetzt sind.[19] Deutlich formuliert wird dies im „Scriptum Illusivum". Hier erklärt Detharding,

---

14 So Priesner/Figala (1998), S. 66.
15 Vgl. Jüttner (1980a); weiterhin Kühlmann/Telle (2001), S. 332; Kühlmann/Telle (2004), S. 461-462. – Martin Ruland d. J. definiert das „Aurum potabile" in seinem „Lexicon Alchemiae" als „liquor, sine corrosiuo, quod paucissimi norunt, eorum etiam, qui parant cotidie in hominum pernitiem potius, quam salutem." Vgl. Ruland (1612), S. 95. – Zu Martin Ruland d. J. vgl. Hirsch, Bd. 4 (1932), S. 922; DSB, Bd. 11 (1981), S. 606-607; NDB, Bd. 22 (2005), S. 244. – So erklärt auch Detharding in seinem „Kurzen Diskurs über das Aurum potabile", die „Alten Philosophi" hätten „in dem natürlichen Golde ein köstlich medicamentum verborgen zu seyn ohn schwer wol erachten können, haben sie dasselbige vor sich genommen, vnd dasselbe durch Zuthuung dem Menschlichen Leibe eben wol dienlicher Wasser oder Feuchtigkeit in eine bequeme drinckliche Forme gebracht, vnd es aurum potabile genennet." Vgl. Detharding (1642), Fol. A4^r.
16 Vgl. Agricola (1638), S. 27-31; Detharding (1642), Fol. B2^v-C1^r.
17 Agricola (1638), S. 28. – Zum „tinctura"-Begriff vgl. auch Jüttner (1997); Kühlmann/Telle (2001), S. 281-282.
18 So etwa in WV, Nr. 8, S. 37; Detharding (1647), S. 16, 66.
19 Vgl. hierzu etwa Ganzenmüller (1941), S. 429.

> „daß die Tinctur ausziehen, eigendlich nichts anders heisse, als ein zerstörliches
> Corpus in einem beqvemen liqvore oder Menstruo [...] auffschließen, aufflösen, und
> von einander scheiden, daß die Compositio Naturalis desselben Dinges gebrochen,
> die Principia getrennet, und seine Farbe als das principium Sulphureum in welchem
> d[a]z beste theil des corporis bestehet, in das Extrahirende Menstruum gehe und mit
> ihme sich vereinige, das übrige, Erdische und unreinere theil aber dahinden
> bleibe".[20]

Dieser Aufschluss des metallischen Goldes, das Entziehen der „tinctura", ist wesentlich für Agricolas 'Prozess'. Da die „tinctura" die besonderen Eigenschaften
des metallischen Goldes bedingt, muss sie folgerichtig auch Bestandteil einer
wirksamen, flüssigen Zubereitung des höchsten aller Metalle, des „Aurum potabile" also, sein.

Doch wie lässt sich die Herstellung des Trinkegoldes praktisch durchführen?
Nach Agricola sind zwei Teilschritte notwendig, um aus metallischem Gold ein
„Aurum potabile" zu gewinnen, die „Calcination"[21] des Goldes und die sich an-
schließende „Extractio[...] Tincturae".[22]

Der erste Schritt erfordere es, mehrere Schichten von Hirschhorn und möglichst dünnen Stücken metallischen Goldes alternierend in einer Zementbüchse
zu verschließen, die Büchse ein bis vier Stunden in ein Feuer zu überführen und
hernach aufzubrechen. Wiederhole man dieses Procedere dreimal, so werde das
Gold „mürbe". Zerstoßen und erneut mit Hirschhorn verrieben müsse man es anschließend noch einen Tag „reverberieren",[23]

---

20 Detharding (1647), S. 16. – Unter einem „Menstruum" wurde bei den Alchemikern ein „Auff-
    löse- oder Scheide-Safft, [...] ieder fliessender oder harter Cörper verstanden [...]". „Menstrua"
    wurden „gemeiniglich von denen Autoribus in Universalia, oder allgemeine, welche ohne Un-
    terscheid alle Cörper in ihre erste Materie auflösen; und particularia, besondere, getheilet, wel-
    che besondere Cörper auflösen". Vgl. Zedler, Bd. 20 (1739), Sp. 833-844. Zum „Menstruum
    universale" vgl. auch Priesner/Figala (1998), S. 40-41.

21 Bei der „Calcinatio" handelt es sich um „eine sehr offt vorkommende Chymische Operation, da
    ein mixtum Corpus [...] in einen Kalck, das ist ein gantz zartes Pulver verwandelt oder verän-
    dert wird." Vgl. Zedler, Bd. 5 (1733), Sp. 174.

22 Detharding (1642), Fol. B2ʳ. – Unter „Extractio, Ausziehung [...] wird sehr viel begriffen[...]. In
    besondern Verstande aber bedeutet es eine Absonderung einiger Theilgen von denen concretis,
    welche vermöge eines dichtigen menstrui geschiehet." Vgl. Zedler, Bd. 8 (1734), Sp. 2360. Zur
    „Extractio" vgl. auch Kühlmann/Telle (2001), S. 283.

23 Bei der „Reverberatio" handelt es sich um die „Durchflammung". Vgl. Zedler, Bd. 31 (1742),
    Sp. 897.

„so ist es recht vnnd wol calcinirt, vnd solt gewiss davor halten, daß du keine bessere calcination erlangen wirst, vnd wird das Gold so subtil davon, daß mans auch
also ohne ferner praeparation in der Artzeney zu etlichen Kranckheiten gantz füglichen gebrauchen kan".[24]

Im zweiten Schritt, der „Extractio", folgt zunächst die Bereitung eines arkanen
Lösungsmittels, des „Menstruum".[25] Hierzu notwendig sei – so Agricola – Knabenharn, aus dem nach dreimaliger Destillation „mit dem subtilen spiritu ein
schönes durchsichtiges, gläntzendes Saltz in die Höhe steigen" werde.[26] Versetze
man dieses Salz mit Weingeist, entstehe nach achttägiger „Putrefactio"[27] sowie
anschließender Destillation ein „wunderbarliches menstruum zu allen Metallen,
Mineralien und edlen Gesteinen".[28] Gieße man dieses arkane Lösungsmittel auf
den durch die „Calcinatio" gewonnenen Gold-Kalk, könne es innerhalb weniger
Stunden dessen „tincturam so schön heraus ziehen, wie ein Blut".[29]

Anschließend müsse das „Menstruum" entfernt werden, so dass

„eine Purpurfarbene tinctur gantz lucker im Glase zu rücke bleiben [wird], darüber
gieße einen rechten spiritum Vini [...] oder welches besser, quintam essentiam Salis
[...], stelle es verschlossen in eine digestion, [...] diesen spiritum vini ziehe auff die
helffte herunter, so hast du gar ein herrliches aurum potabile, oder giessest du quintam essentiam salis darüber, kanst du es ohne abziehen darbey bleiben lassen, vnd
zu der Artzney gebrauchen".[30]

---

24 Agricola (1638), S. 27-28.
25 L. c., S. 28. – Zur Rolle eines „Menstruum" bei der Herstellung eines „Aurum potabile" vgl.
   auch Kühlmann/Telle (2001), S. 332.
26 Agricola (1638), S. 30.
27 Bei der „Putrefactio" handelt es sich um die „Fäule, Fäulniß, Fäulung, [...] eine Verderbung,
   Dissolution oder voneinander-Lösung eines natürlich vermischten Cörpers, oder der Mixtion
   [...], durch welche die vorige Disposition dererjenigen Theile, aus welchen der Cörper bestund,
   und welche ihm eine Formam specificam mitgetheilet, gäntzlich verändert wird". Vgl. Zedler,
   Bd. 9 (1735), Sp. 87-88.
28 Agricola (1638), S. 30.
29 L. c., S. 28.
30 L. c., S. 28-29. – Mit „quinta essentia" wurde ein „panazeenartiges Heilmittel" bezeichnet, das
   Agricola hier anscheinend aus Salz gewinnen wollte. Zur „quinta essentia" vgl. Kühlmann/Tel-
   le (2001), S. 52. – Unter „Digestio" verstand man „eine innerliche Bewegung der flüssenden
   Dinge, welche insgemein von einer gelinden Wärme erwecket worden. Ihr Zweck ist, daß bald
   einige Theile von einander gesondert, bald wieder zusammen gesetzet werden". Vgl. Zedler,
   Bd. 7 (1734), Sp. 900-901.

Denn das „Aurum potabile" sei schließlich „ein sonderlicher Schatz vnnd arcanum den menschlichen Cörper vor vielen Kranckheiten zu bewahren".[31]

Um dieses relativ kurze Rezept Agricolas, auf das Detharding 1642 lediglich in einer Art Exkurs verwies, entbrannte in der Folgezeit ein Streit, der sich über mehrere hundert Seiten erstrecken und länger als ein halbes Jahrzehnt währen sollte.

4.2 Von der richtigen Bereitung des „Aurum potabile"

Die Fehde zwischen Hauptmann und Detharding wurde ausgelöst, weil der Stettiner Apotheker die Ansicht vertrat, „daß Solcher Proceß [Agricolas] tam in genere, qvàm in specie, Falsch, irrig und Erdichtet ist, und dahero werth, daß man dessen Nichtigkeit offenbahre, und seinen Nähesten [...] dafür warne, daß sie [...] den Betrug bey zeit erkennen lernen."[32] Dies veranlasste Hauptmann „zu Rettung Herrn Doctoris Agricolae Ehren, weilen Detthardingens vorgeben, der Natur vnd Chymischen Gründen sich nicht gemeß befinden, oder vergleichen lassen wollen",[33] diese, des Apothekers vermeintlich falsche Ansichten richtig zu stellen.

Die Standpunkte beider Seiten, begonnen bei unterschiedlichen Vorstellungen von den Eigenschaften des Goldes, verdeutlichen, worum es im Rahmen des Streits ging:

Detharding sieht im Gold

> „das vollenkomenste metall, ein Herr der Steine, der König vnd das Häupt anderen, welches weder die Erde zu nichte machen, noch die verbrennende Dinge verbrennen können, vnd auch im Wasser keiner Verenderung vnterworffen seyn darff, seine natur ist von Gleichheit der elementen also temperiert, das weder die Werme

---

31   Agricola (1638), S. 31. – Detharding war anderer Ansicht. Er bemerkt über Agricolas „Aurum potabile" später voller Spott: „Eine wahrhafftige Panacea und Cura aller Kranckheiten; Ein solches arcanum, daß ad terminum Vitae den Menschen wieder alle Kranckheiten bewehren kan etc[etera] was des auffschneidens mehr ist, omnino sein sol". Vgl. Detharding (1645), Fol. A3^r.

32   Detharding (1647), S. 5.

33   WV, Nr. 4, S. 10. Zum Hauptmanns „Natur"-Begriff vgl. das Kapitel „Von Gottes Wort auf Winzers Berg – Hauptmanns Bemerkungen zum Weinbau." – Zum Verhältnis zwischen Natur und Alchemie, zur „Imitatio Naturae" durch die Alchemie, vgl. Goltz/Telle/Vermeer (1977), S. 67-68; Kühlmann/Telle (2001), S. 53 u. 331; Telle (2003a), S. 10-13.

die Kälte, noch die Druckene das Nasse vbertriffet, oder eines dessen zuviel oder weinig [sic!] darinne gefunden wird."[34]

Hauptmann hingegen missbilligt Dethardings Ansicht, dass „das [Gold] ein unüberwindlicher, unveränderlicher, unzertrennlicher, und also ein zeitlicher, ewiger, unwandelbahrer Cörper seyn müste."[35] Er begründet dies über seine chiliastischen Vorstellungen, über die „Inconstantia Naturae".[36] Durch den Sündenfall sei

„die gantze Welt, mit allen darinnen befindlichen Creaturen, GOTT ein solcher Abscheu geworden, daß er annoch im Paradis die Erde, zusampt denen was darinne, darunter das Gold ist, und alles was darauff wohnet, verfluchet hat, daß dardurch alle Dinge der verderblichen Veränderung und Vntergange unterworffen seyn".[37]

Deswegen könne man gar, einem angenommenen alchemischen Reifeprozess[38] entgegengesetzt, „abgestorbenes oder außgewittertes Gold [...] dem eusserlichen Augenscheine nach, in Silbers Gestalt" finden.[39] Um schließlich die für ihn grundlegende Ansicht von der Mutabilität des höchsten der Metalle zu veranschaulichen, führt Hauptmann ein Beispiel aus der Heiligen Schrift an. So habe „der Mann GOttes Moses an dem verfluchten Aarons Kalbe uns eine kleine Spur erwiesen."[40]

Von diesen unterschiedlichen Annahmen ausgehend kannten sowohl Hauptmann als auch Detharding in Anlehnung an Agricola zwei Wege, um das Gold in Lösung zu bringen.[41] Bei einer ersten von Agricola als „amicabilis et naturalis"[42] bezeichneten Methode schließt man das Gold mit einem „Menstruum universale", dem sagenumwobenen „Mercurius Philosophorum", auf.[43] Es bleibt allerdings unklar, was genau dieser „Mercurius Philosophorum" ist oder wie er

---

34 Detharding (1642), Fol. A4[r].
35 WV, Nr. 12, S. 22.
36 Vgl. hierzu das Kapitel „Von Gottes Wort auf Winzers Berg – Hauptmanns Gedanken zum Weinbau".
37 WV, Nr. 12, S. 23.
38 Zum alchemischen Reifeprozess vgl. Jüttner (1980), Sp. 330.
39 WV, Nr. 4, S. 38.
40 WV, Nr. 12, S. 24.
41 Agricola wiederum hatte sich auf Michael Sendivogius' „Novum Lumen Chymicum" bezogen. Hier heißt es, dass „zweyerley solutiones [...] seyen, die eine allein ist wahr und natürlich, die andere aber gewaltsam". Vgl. Sendivogius (1718), S. 36.
42 WV, Nr. 8, S. 20.
43 L. c., S. 37; Detharding (1647), S. 12.

hergestellt werden kann.[44] Detharding bemerkt deswegen auch, dass „uns der Mercurius Philosophorum, als das beste und nach aller Aussage appropriatum Menstruum annoch unbekandt" ist.[45] Ebenso bezweifelt er, dass „Agricola und sein Wortführer [i. e. Hauptmann], den Mercurium Philosophorum" kennen würden. Diese Arkansubstanz sei – so der Stettiner Apotheker weiter – seinen Gegenspielern vielmehr „wie lautere Böhmische Dörffer; Sie die Stümper beyde, können einen nicht berichten, wor der wahrhaftige Liqvor Mercurij anzutreffen".[46]

Die zweite Methode, das Gold aufzuschließen, geschieht „violenta et naturae qvodammodo contraria".[47] Benötigt wird ein „Menstruum particulare",[48] von Hauptmann beschrieben als ein „menstruum scilicet quoddam salinum particulare seu speciale, welches zwar nicht etwan eines alleine ist, sondern derselben vielfältig, vnd so viel als fast arten der Saltze können gefunden oder gemacht werden mögen, seyn können".[49] Unter diese vielfältigen „Menstrua" zählt der Dresdner Arztalchemiker auch das von Agricola aus Urin und Weingeist bereitete arkane Lösungsmittel.[50]

In Agricolas und somit Hauptmanns Augen kann ein Chemiater mit beiden Methoden zum Ziel gelangen, dem Gold also die „tinctura" auszuziehen. Detharding war anderer Ansicht. Er unterscheidet zwischen einer „Extractio" mittels des „Menstruum universale" und einer „Solutio" mittels des „Menstruum particulare". Unter der „Extractio" versteht er eine „separationem Principiorum", unter der „Solutio" hingegen eine nur vorläufige Lösung „totius Corporis Auri, in partes minimas, oder Atomos".[51] Zwar hält auch er, der sich hier als Vertreter des Atomismus zu erkennen gibt,[52] es für grundsätzlich möglich, dem Gold die „tinc-

---

44   Zur Unschärfe des „Mercurius"-Begriffs vgl. Telle (2003). Vgl. weiterhin auch das Kapitel „Von Gottes Wort auf Winzers Berg – Hauptmanns Bemerkungen zum Weinbau."
45   Detharding (1645), Fol. A2^r.
46   Detharding (1647), S. 12.
47   WV, Nr. 8, S. 20.
48   So etwa Detharding (1647), S. 34; WV, Nr. 8, S. 101.
49   WV, Nr. 4, S. 33-34.
50   L. c., S. 34.
51   Detharding (1647), S. 30.
52   Zum Atomismus vgl. Melsen (1971) u. Melsen (1971a). Zum Atomismus zu Beginn des 17. Jahrhunderts vgl. Meinel (1988). – Wahrscheinlich war Detharding von den atomistischen Vorstellungen Daniel Sennerts und Angelus Salas beeinflusst. Er verwies im Rahmen des Streits mit Hauptmann vielfach auf diese beiden Autoren, vor allem auf Sennerts „De Chymicorum Cum Aristotelicis et Galenicis Consencu ac Dissensu Liber I" (1619) und Salas „Chrysologia" (1622). – Zum Atomismus bei Sennert vgl. Stolberg (1993), S. 56-59; Eckart

tura" zu entziehen, dies jedoch nur mit dem „Menstruum universale". Allerdings steht für ihn fest, dass „nun aber der spiritus urinae oder vini der Mercurius Philosophorum nicht ist",[53] und damit eben auch nicht das „Menstruum universale". Detharding folgert, dass Agricolas 'Prozess' nicht zur Herstellung eines „Aurum potabile" tauge. Denn ein vermeintliches „Aurum Potabile ohne den Mercurius Philosophor[um] bereitet, [kann] nichts anders dan eine Solutio in Atomos seyn".[54] In Dethardings Augen dringt das von Agricola bereitete „Menstruum" also lediglich zwischen die einzelnen „Atome" des Goldes ein. Es vermag diese Korpuskeln allenfalls voneinander zu trennen und somit das höchste der Metalle in Lösung zu bringen. Allerdings kann ein solches „Menstruum particulare" dem metallischen Gold nicht dessen „tinctura" entziehen. Diese muss folglich in einem entsprechend bereiteten „Aurum potabile" fehlen, das für Detharding somit schnell zum „Aurum Putabile" wird.[55]

Hauptmann widerspricht dieser Ansicht seines Gegners. Er hält es durchaus für möglich, aus metallischem Gold mittels eines „Menstruum particulare" das „Aurum potabile" zu gewinnen. Auch „die menstrua particularia [können] so wol, als das Universale, das Gold [...] aus der Metallischen, in eine liqvorische form bringen".[56] Folgerichtig differenziert Hauptmann – anders als Detharding – nicht zwischen „Extractio" und „Solutio". Für ihn ist „die Extractio auch an ihr selbst ein species Solutionis [...], immediatè unter die Solution gehörig, und [kann] mit solchem genere gar füglichen definiret werden".[57]

Der einzige Unterschied zwischen beiden Methoden, das „Aurum potabile" zu gewinnen, besteht für den Dresdner Arztalchemiker darin, dass das „Menstruum universale" die Struktur des höchsten aller Metalle, und damit dessen „corpus", vollständig zerstöre. Das so „spiritualisch" gewordene Gold müsse sich anschließend zusammen mit dem arkanen Lösungsmittel verflüchtigen, wenn „es nicht

---

(2001), S. 928-932. – Zu Sala vgl. ADB, Bd. 30 (1890), S. 194; Gantenbein (1992); Friedrich/ Müller-Jahncke (2005), S. 330-331; NDB, Bd. 22 (2005), S. 359-360.

53   Detharding (1642), Fol. C1^r.

54   Detharding (1647), S. 31.

55   Detharding (1645), Fol. E3^r-E3^v. – Eine solche Ansicht vertrat auch Angelus Sala. In seinen Augen ließ sich die ursprüngliche Form des Goldes mit allen ihren ‚Qualitäten' aus Lösungen wie einem vermeintlichen „Aurum potabile" zurückgewinnen. Vgl. Meinel (1988), S. 92-93. Die „tinctura", um in den Worten Agricolas, Hauptmanns und Dethardings zu sprechen, kann dem Gold also nicht entzogen worden sein.

56   Vgl. WV, Nr. 8, S. 101.

57   L. c., S. 9.

auffgehalten und recipiret würde".[58] Beim Aufschluss mit einem „Menstruum particulare" bleibe hingegen ein „corpus" zurück.[59]

Dennoch könne man dem Gold auch auf diese Art und Weise die „tinctura" entziehen. Hauptmann begründet seine Ansicht folgendermaßen:

> „Daß welches Saltz cum Universali Sale im Grunde überein komme, dasselbe könne aus selbiges mitgetheilter Krafft, Gold und andere Metallen angreiffen, caementiren und calciniren: Item, welches Saltz das Gold angreiffet, mürbe machet, calciniret, oder seine Metallische Essentz in sich ziehet, desselben Saltzes Spiritus könne auch das Gold und Metallen solviren: Vnd welcher Spiritus per se das Gold solviret, derselbe kan nach seiner Geschicktmachung mit dem Spiritu Vini [...] das Gold, oder der Metallen Sulphur extrahiren."[60]

Für Hauptmann determiniert also die Ähnlichkeit der als „Salze" bezeichneten Stoffe mit dem abstrakt-transzendeten, schwer zu definierenden Universal-Salz – hier wohl gleichzusetzen mit dem „Menstruum universale" – deren Eigenschaften. Dem konkreten „Sal Urinae" wie auch dem für die „Calcinatio" benötigten Hirschhornsalz spricht der Dresdner Artzalchemiker deswegen die Fähigkeit zu, im Rahmen alchemischer Vorgänge ihre Wirkung zu entfalten: „Denn das Saltz ist vnd verbleibet der einige waare Schlüssel die Metallen zu eröffnen vnd zuschliessen".[61] Hauptmann erweist sich mit diesen Vorstellungen als Anhänger einer in der frühen Neuzeit durchaus gängigen, heutzutage insbesondere mit dem Namen Johann Rudolph Glaubers verbundenen Salzalchemie.[62]

---

58 L. c., S. 101.
59 L. c., S. 101-102.
60 L. c., S. 91.
61 WV, Nr. 4, S. 49. – Detharding lehnte eine solche Vorstellung nicht grundsätzlich ab. So gibt er vor zu wissen, „daß ein jedwedes wahres Saltz ein principium sey, welches da sonderliche eigenschafften habe, die so eben von denen Elementis nicht können deducirt werden, und das auch ein jedes sal, die proprietates eines salini principij erweisen müsse". Vgl. Detharding (1647), S. 94. Der Stettiner Apotheker übte trotzdem Kritik an Hauptmanns Begründung. Denn – so Detharding – „wan gleich zu einem jeden wahren Auro potabili Menstrua et media salina musten gebrauchet werden, So wil doch daraus noch lange nicht erfolgen [...], daß fort alle salina menstrua ins gemein, oder ein jedes insonderheit darzu tüchtig und genugsam thätig sey; So finden sich auch,[...] viele Saltzen, so da viel zu schwach seyn, ein solches perfectum, immo perfectissimum corpus zu solviren. Vnd ein solches ist das Hirschhorn- und flüchtige Bruntz-Saltz auch, und vermögen bey dem Golde, nach Agric[olae] procedere, nichtes verrichten." Vgl. Detharding (1647), S. 51.
62 Zum Thema vgl. Telle (2009), S. 461.

Wie schon der „Mercurius"-Begriff in den „Weinbau-Irrtümern" Verständnisschwierigkeiten bereitete,[63] so erschließt sich auch hier nur schwerlich, was
Hauptmann als „Salz" bezeichnet.[64] Es bleibt im Dunkeln, ob es sich um einen
konkreten Stoff wie etwa das Hirschhornsalz handelt, oder um eine Arkansubstanz, der besondere Kräfte innewohnen und die deshalb alle Metalle aufzuschließen vermag. Vielleicht hatte der Dresdner Arztalchemiker auch gar ein
konstitutives Prinzip im Sinn, das „Sal" als das dritte der paracelsischen „tria prima".[65] Es ist kaum möglich, den Hauptmannschen „Salz"-Begriff präziser zu erfassen, zumal der Dresdner Arztalchemiker ihn vermutlich ohnehin je nach Kontext in unterschiedlicher Bedeutung gebrauchte. Allenfalls lässt sich festhalten,
dass Hauptmann die gemeinte Sache hoch schätzte und so seinen Widerpart
Detharding dazu veranlasste, ihn voller Spott mit dem Spitznamen „Saltz-Meis-
ter Augustus" zu versehen.[66]

4.3 HAUPTMANN ALS „BRUNTZGELAHRTER"

Eine willkommene Plattform für Streitigkeiten und wüste Injurien bot sich durch
die Behauptung, dass das Gold ausgerechnet mit einem aus Knabenharn gewonnenen Salz aufgeschlossen werden könne. Zwar war die Herstellung von Arzneimitteln aus Fäkalien schon in der Antike, etwa bei Plinius d. Ä.,[67] Dioskurides[68]
oder Galen[69], verbreitet gewesen.[70] Auch stellte die Harnschau eine gängige Praxis dar,[71] und Paracelsus, der dem Urin korrodierende Eigenschaften zusprach,

---

63 Vgl. hierzu das Kapitel „Von Gottes Wort auf Winzers Berg – Hauptmanns Bemerkungen zum
    Weinbau".
64 Zur Unschärfe des „Salz"-Begriffs in der frühen Neuzeit vgl. auch Telle (2009), S. 459-468.
65 Hauptmann als Vertreter der paracelsischen „tria prima"-Lehre behauptet so in seiner „Schutz-
    schrift gegen Dethardings Chymischen Irrtum", dass die Prinzipien „die festen Bande der Na-
    tur durchdringen, brechen, vnd aufflösen". Sie seien somit in der Lage sein, „eines je-
    den Dinges substantz, nach seiner angetroffenen Form helffen auffzulösen". Vgl. WV, Nr. 4, S.
    43-44. Infolgedessen müsse es dem Salz als einem der Prinzipien auch möglich sein, das Gold
    aufzuschließen. – Zu den „Banden der Natur" vgl. auch das Kapitel „Zwischen Alchemie und
    Technik – Zu Hauptmanns Bergbauschrift".
66 Detharding (1647), S. 74.
67 Zu Plinius d. Ä. vgl. DSB, Bd. 11 (1981), S. 38-40.
68 Zu Dioskurides vgl. l. c., Bd. 4 (1981), S. 119-123.
69 Zu Galen vgl. l. c., Bd. 5 (1981), S. 227-237.
70 Friedrich/Müller-Jahncke (2005), S. 380.
71 Zum Thema vgl. Stolberg (2009).

wollte in diesem sogar ein Ebenbild des anatomischen und „spagyrischen" Baus des Menschen erkennen.[72] Allerdings waren solche Methoden strittig, wurden auch als „Wahn" abgetan.[73]

In Anbetracht der hitzigen Erregtheit, mit der Hauptmann und Detharding ihren Streit ausfochten, verwundert es folglich nicht, dass die vom Dresdner Arztalchemiker propagierte Verwendung menschlicher Ausscheidungen mit Spott und Hohn erwidert wurde. So trägt nicht nur einer der hämischen Beiträge zu Beginn des „Scriptum Illusivum" die Unterschrift eines gewissen „VOLUSINUS Brandtwein, von Bruntzbach".[74] Auch betitelt Detharding seinen Gegenspieler als „Bruntzgelahrte[n]"[75] oder „singular-Bruntz-verständige[n] August[um]"[76] und schmäht Hauptmanns Traktate gar als „Bruntz-sermon"[77]: Statt zu schreiben hätte der Dresdner Arztalchemiker vielmehr „rühmlicher gethan, wan in solcher Zeit er einen Topff genommen, damit nach der Thomas-Schule zu Leipzig gewandert were, Knaben-Harn darein gesamlet, und denselben, D[oktor] Agricolae Prozeß nach, destilliret".[78] Denn der Stettiner Apotheker kann nicht glauben, „[d]aß aber selbiges sal Microcosmi, welches [...] eben in der Bruntze stecken, mit derselben ausgeführet werden, und so grosses Wunder bey dem Golde, nach Agric[ola] verheissen, verrichten solte".[79]

Hauptmann hingegen bemühte sich, das für Agricolas 'Prozess' notwendige „Menstruum" zu rechtfertigen. Er spricht dem „Sal Urinae" seinen allgemein als

---

72   Pagel (1982), S. 194. Zur Harnschau bei Paracelsus vgl. auch Stolberg (2009), S. 87-89.

73   So Liphimeus (1626), S. 70.

74   Detharding (1647). – Der Begriff „Brunz" wird also hier als abwertendes Synonym für „Urin" verwendet. Vgl. dazu auch Grimm, Bd. 2 (1860), Sp. 441. – Zu weiteren vermeintlichen Verfassern von Geleitworten im „Scriptum Illusivum" vgl. S. 101 dieser Studie.

75   Vgl. Detharding (1647), S. 8.

76   L. c., S. 73.

77   L. c..

78   L. c., S. 81[II] [Hochgestellte, römische Ziffern machen die fehlerhaft-doppelte Paginierung deutlich]. – Im Widerspruch zu Anfeindungen dieser Art steht, dass auch Detharding nicht abstreitet, „daß die Vrin ein solches subjectum sey, auß welchem, wann nur recht und anders alß D[octor] Agricola gelehret, damit verfahren wird, ein menstruum möge verfertiget werden, welches den gantzen Cörper des Goldes auff gewisse weise solviren, potabel machen, und in liqvidam formam versetzen könne, und wolte ich gewiß und warhafftig, wann der Haupt-punct hierinnen bestanden, die urinam deßwegen nicht verworffen haben". Vgl. Detharding (1650), S. 55[II] [Paginierung ebenfalls fehlerhaft-doppelt].

79   Detharding (1647), S. 75. – Als ein „Sal totius Microcosmi" hatte Hauptmann zuvor im „Scriptum Collisivum" mit Verweis auf Paracelsus das „Sal urinae" bezeichnet. Vgl. WV, Nr. 8, S. 59. – Zum Begriff des „Mikrokosmos" vgl. auch das Kapitel „Von Gottes Wort auf Winzers Berg – Hauptmanns Bemerkungen zum Weinbau".

despektierlich erachteten Exkrement-Charakter ab und versucht, es auf einen höheren Status zu erheben:

> „Denn ob gleich dieses Sal [Urinae] cum excrementoso humore aus dem Menschen gehet, so folget doch noch lange nicht, daß dasselbe ein blosses excrementum mit sey. Hoc ipso enim deß es ein Sal, und ihm der Name eines Salis, und also eines principii und nicht excrementi gegeben werden muß [...]: So kan es ja vor kein merum excrementum gerechnet oder geachtet werden."[80]

Ja, mehr noch, den Stoffwechselvorgängen im menschlichen Körper und der anschließenden Ausscheidung unterworfen

> „ist vielmehr dasselbe [Sal Urinae] durch die Separation der Natur, aus denen Alimentitiis corporibus, in einen bessern, und der Vniversal-Natur nähern Grad und Stand wieder zurücke gebracht worden, daß so es hernach verständig adhibiret wird, annoch grosses Vermögen erzeigen kan, und mit nichten ein sterile excrementum sey."[81]

Da das Sal Urinae somit „cum Universali Sale im Grunde überein komme, [...] könne [es] aus selbiges mitgetheilter Krafft, Gold und andere Metalle angreiffen".[82] Demzufolge steht es für Hauptmann außer Frage, dass das aus dem Knabenharn gewonnene „Menstruum" die „tinctura" des Goldes zu extrahieren vermag. Falls Detharding ihm dies nicht glaube – und hiermit ist für Hauptmann die diesbezügliche Diskussion beendet –, bleibe immer noch die „autoritas". Sein Widerpart könne sich schließlich an „Basilium Valentinum, Theophrastum, Autorem Viae universalis, Johannem Petrum Fabrum, und andere angezogene autores mehr [halten], die ihme wegen des processus nachricht genugsam geben, die lese er, und lasse sich daran begnügen."[83]

---

80   WV, Nr. 12, S. 136.
81   L. c., S. 137.
82   WV, Nr. 8, S. 91.
83   L. c., S. 93. – Beim „Autor viae universalis" handelt es sich um den deutschen Alchemiker Johannes von Laaz, dessen „Tractatus Aureus de Lapide Philosophorum", auch als „Via Universalis" bezeichnet, im vierten Band des „Theatrum Chemicum" (1613) abgedruckt wurde. Vgl. Ferguson (1906), Bd. 2, S. 10-11; Telle (1991).

4.4 Zwischen Paracelsismus und Galenismus

Maßgeblich zum Ausbruch der Kontroverse zwischen Hauptmann und Detharding trugen die Unterschiede im medizinisch-chemiatrischen Denken der Gegner bei. Diese zeigen sich auch bei jenen Autoritäten, die sie anführten, um ihre Ansichten zu begründen. So nannte Detharding etwa Anton Günter Billich[84] und Hermann Conring,[85] vor allem aber Daniel Sennert und Angelus Sala. Hauptmann hingegen verwies insbesondere auf Paracelsus, Basilius Valentinus, Francis Anthony[86], Oswald Croll und Johannes Hartmann.[87]

Detharding, der im Grundsatz die – nicht ursächlich auf Hohenheim zurückzuführende[88] – Chemiatrie billigte[89] und prinzipiell sogar die Herstellung des „Aurum potabile" für möglich hielt, erwies sich schon aufgrund der von ihm genannten Autoritäten als Anhänger jener Strömung, die versuchte, zwischen traditioneller und neuer Medizin zu vermitteln.[90] Jedoch stand er Paracelsus und dem Paracelsismus äußerst kritisch gegenüber. Im „Scriptum Illusivum" mag solche Ablehnung noch eher unterschwellig zu Tage treten. Hier spricht Detharding etwa vom „wohlerfahrne[n] Theophrast, wie ihr [i. e. Hauptmann] ihn titulirt"[91] oder von Hauptmanns „Hermetische[m], Theophrastische[m] und Basilische[m] ingenium".[92] In diesem Traktat zeigt sich darüber hinaus, dass Detharding kein Gefolgsmann der paracelsischen „tria prima"-Lehre war. Der Stettiner Apotheker

---

84 Zu Billich, einem Schüler und Schwiegersohn Angelus Salas, vgl. ADB, Bd. 2 (1875), S. 639; Gantenbein (1992), S. 131-134.

85 Zu Conring vgl. ADB, Bd. 4 (1876), S. 446-451; NDB, Bd. 3 (1957), S. 342-343; Killy, Bd. 2 (2008), S. 470-474. – Dethardings „Auri Invicti Invicta Veritas" war neben Werner Rolfinck unter anderem auch Hermann Conring gewidmet. – Zu Rolfinck vgl. ADB, Bd. 29 (1889), S. 74; DSB, Bd. 11 (1981), S. 511; NDB, Bd. 22 (2005), S. 9-10.

86 Zum englischen Apotheker und Arztalchemiker Francis Anthony vgl. Payne (1885).

87 Zu Hartmann vgl. NDB, Bd. 7 (1966), S. 744; DSB, Bd. 5 (1981), S. 145-146; Krafft (2009), S. 144-157; Müller-Jahncke/Friedrich (2009). – Hartmanns „Praxis Chymiatrica" wurde im Jahre 1634 übrigens von Hauptmanns Mentor Johannes Michaelis herausgegeben. Vgl. Hartmann (1634).

88 Dazu Telle (1994), S. 158.

89 So beispielsweise gesteht Detharding „zwar gerne, daß die Edle Kunst Chymia, (welche, dafern sie nur ihr absehen auff die verfertigung dienlicher und mehr beqvemer hülffsmittel hat, mit ad partem Pharmaceuticam gehöret,) die Materiam Medicam vor etlichen andern, alten, gemeinen, Praeparationen ein gut theil besser reinigen, auch die Corpora, so hiezu geschickt seyn, in ihre Partes componentes Physicas voneinander treiben, und das purum ab impuro separiren könne". Vgl. Detharding (1648), Fol. a3ᵛ.

90 Vgl. Gantenbein (1992), S. 209; Friedrich/Müller-Jahncke (2005), S. 321-327.

91 Detharding (1647), S. 35.

92 L. c., S. 113.

griff diese Doktrin jedoch nicht offen an, sondern ließ allenfalls vermuten, dass er die traditionelle Vorstellung von Sulphur und Merkur als den beiden konstitutiven Prinzipien vertrat.[93] Unmittelbar und wiederholt abfällig äußert sich Detharding aber über die „proceß-Krämer oder Goldmacher"[94], zu denen er Hauptmanns „dicti Philosophi, Basilius, Theophrastus, Francisc[us] Antonius, Crollius, et c[etera]"[95] zählt. Als Advokaten seiner ablehnenden Haltung gegenüber einer betrügerischen Goldmacherei kann der Stettiner Apotheker etwa Heinrich Khunrath[96] oder Michael Maier[97] anführen. Beide hatten in ihren Werken eine lautere von einer unredlichen Alchemie abgegrenzt.[98] Im Zusammenhang mit der „Aurum potabile"-Bereitung war es so beispielsweise Khunrath möglich gewesen, manch einen (Pseudo-)Alchemiker des „Betrug[s]" zu bezichtigen.[99]

Ganz offenkundig gibt Detharding seine Einstellung gegenüber Paracelsus und Paracelsisten schließlich in seinem – wenn auch nicht in erster Linie an Hauptmann, sondern an den „Paracelsus redivivus"[100] Agricola gerichteten – „Chymischen Probierofen" zu erkennen.[101] Hier verlautbart er im Vorwort:

„Noch viel minder aber ist zu dulden [...], wan sie [i. s. diejenigen, die in der Medizin völlig neue Wege einschlagen] an stät derrn [sic!], so hochgelobten Essentien, köstlichen Tincturen und Panacéen, et c[etera] nur ledige Titul, Phantastische Träume, grobe unwahrheiten, blosse Wort und schändliche Contradictiones hervorbringen, und dadurch dern Galenicorum Medicamenta, sambt deroselben bereitungen

---

93   So führt man in Dethardings Augen die „Calcinatio" „proprie" durch, „wan ein Corpus, das verbrennlich ist, durchs bloße Fewer, seiner feuchten, zusammen-haltenden substantz und wesens, nemlich des Principij Mercurialis und sulphurici, dergestalt beraubet wird, daß nichts mehr als eine ausgebrandte aschen zu rücke bleibet". Vgl. l. c., S. 18-19. Vom „Sal" ist hier nicht die Rede. – Allerdings behauptet Detharding an anderer Stelle, „daß ein jedwedes wahres Saltz ein principium sey, welches da sonderliche eigenschafften habe, die so eben von denen Elementis nicht können deducirt werden, und das auch ein jedes sal, die proprietates eines salini principij erweisen müsse". Vgl. l. c., S. 94.
94   L. c., S. 91.
95   L. c., S. 69.
96   Detharding (1650), S. 19-24. – Zu Khunrath vgl. ADB, Bd. 15 (1882), S. 709; DSB, Bd. 7 (1981), S. 355-356; Priesner/Figala (1998), S. 194-196; Killy, Bd. 6 (2009), S. 398-400.
97   Detharding (1650), S. 48. – Zu Maier vgl. ADB, Bd. 21 (1885), S. 126; DSB, Bd. 9 (1981), S. 23-24; NDB, Bd. 15 (1987), S. 703-704; BBKL, Bd. 5 (1993), Sp. 562-564; Priesner/Figala (1998), S. 232-235; Killy, Bd. 7 (2010), S. 620-623.
98   Vgl. Maier (1617); Khunrath (1786). – Zu Maiers „Examen Fucorum Pseudo-Chymicorum" vgl. auch Beck (1992).
99   Khunrath (1786), S. 342.
100   Detharding (1648), Fol. b2^r.
101   Vgl. hierzu auch das Kapitel „Vom weisen Mann und Scharlatan – Zur Hauptmann-Rezeption".

herunter zu stürtzen, ia wol gar die Medicos und Apotheker mit ihren Büchsen und Geschier, wan sie nur könnten, in den Koht zu werffen gedencken! Der Autor und Urheber dieser unbilligen Reformation, ist ohn allen zweiffel, Theophrastus Paracelsus; Vnd ob schon vor seiner Zeit sich gefunden, die da unter dem Schein der wahren Chymiae, viel Dinges, gantz unnöhtiger weise, zu reformiren angefangen; So hat sich doch noch keiner unterstanden, die Medicinam Dogmaticam und den Methodum Praeparandi Medicamentae, so gar zu evertiren, als eben gedachter D[omi]n[us] Paracelsus! Ja, dieser ists, der keine schew getragen, für einen Fürsten der Medicin sich selbsten Ruhmrähtig auszuruffen, wie seine eigene Schrifften, auch beym H[errn] Sennerto, Thoma Erasto und andern, davon zu lesen."[102]

Im Gegensatz zu Detharding hielt Hauptmann große Stücke auf Paracelsus, den er unter die „Hoch- und wol verständige[n] Leute, ja die aller Vornehmsten, beydes in Chymia et Medicina glaubwürdige[n] Autores" zählte.[103] Er führt gleich mehrere Stellen aus Hohenheims „Archidoxen"[104] und dem pseudo-paracelsischen Traktat „De Natura Rerum"[105] an.[106] Alleine im „Scriptum Collisivum" fällt der Name „Theophrastus" sechzehn Mal. Auch die weiteren erwähnten Autoritäten – am häufigsten verweist der Dresdner Arztalchemiker auf den fiktiven Benediktinermönch Basilius Valentinus – zeugen davon, dass sich Hauptmann in der Nachfolge Hohenheims sah. Bei den Genannten handelt es sich um ausgewiesene Paracelsisten.[107] Weiterhin belegen auch naturkundlich-philosophische Vorstellungen, dass der Dresdner Arztalchemiker Hohenheim schätzte. So gibt er sich als Anhänger der paracelsischen „tria prima"-Lehre zu erkennen, indem er von den „principia, als Mercurius, Sulphur, mit sambt ihrem Sale" spricht.[108]

---

102 Detharding (1648), Fol. a4^v-b1^r. – Zu Erastus vgl. ADB, Bd. 6 (1877), S. 180-182; NDB, Bd. 4 (1959), S. 560; BBKL, Bd. 1 (1975), Sp. 1532-1533; DSB, Bd. 4 (1981), S. 386-388; Killy, Bd. 3 (2008), S. 302-304. – Es mag noch einmal Dethardings Haltung verdeutlichen, dass hier auf Thomas Erastus als den „Anwalt von galenistischer Schulmedizin" verwiesen wird. So Killy, Bd. 3 (2008), S. 303, über Erastus.
103 WV, Nr. 8, S. 54.
104 Paracelsus, ed. Huser, Teil 6 (1590), S. 1-98.
105 L. c., S. 255-362.
106 So etwa in WV, Nr. 8, S. 12 u. 89. – Hauptmann scheint nicht die Husersche Ausgabe benutzt zu haben. So gibt er Seite 886 als Quelle für die folgende Passage an: „[...] das Gold mag in wachsen und zunehmen geursachet werden, also daß es am Gewichte und Corpore zunimbt, allein so es in ein Erdrich gegraben wird gegen Orient, und stetig frischer Menschenharn und Tauben Koht darzu geschüttet [...]." Vgl. l. c., S. 89-90. In der Huserschen Ausgabe befindet sich diese Passage jedoch auf Seite 269. Vgl. Paracelsus, ed. Huser, Teil 6 (1590), S. 269.
107 Eingeschränkt mag dies für Francis Anthony gelten, „who refers to Paracelsus with an apology, but disclaims any special debt to him." Vgl. Payne (1885), S. 47.
108 WV, Nr. 8, S. 180.

Hauptmann bezog überdies eine eindeutige Position im Streit zwischen althergebrachter und neuer Medizin mit der Behauptung, dass, wenn die

> „Galenici aber etwan eins länge der Zeit, oder daß sie keine Mittel, die sie den Patienten scheinbarlich beybringen können ex Galeno mehr wissen, deß Wesens vberdrüssig [werden], weisen sie solche elende Patienten von sich etwan in einen Saurbrunnen, oder warmes Bad, tanquam ad medicamenta naturaliter Chymica. Vnd bekennen damit tecte tacitè vnd wider ihren Willen, daß die mineralischen Kräffte denen vegetabilischen Kräfften vberlegen, vnd eines guten gradui höher seyn, als ihr Lange Galenische Suppen vnd potiones magistrales."[109]

Ebenso wenig überzeugt von den Methoden der herkömmlichen Medizin zeigt sich Hauptmann auch an anderer Stelle. In der „Schutzschrift gegen Dethardings Chymischen Irrtum" behauptet er: „[K]ömmet ein armen [sic!] podagricus zu einem puro puto Galenico Medico, so heist es: Nescit nodosam Medicus curarepodagram [sic!]."[110]

Der Streit um Agricolas „Aurum potabile" entpuppt sich somit als ein in der frühen Neuzeit nicht ungewöhnlicher Disput um die Korrektheit der beiden vorherrschenden Medizinkonzepte. Diese waren zwar nicht – wie es etwa Dethardings Haltung bezeugt – in jeder Hinsicht entgegengesetzt, wurden jedoch oftmals als miteinander unvereinbar wahrgenommen.

So mag es schon fast verwundern, dass sich Hauptmann beinahe versöhnlich zeigt, als er bemerkt:

> „Im übrigen lasse ich die Galenicos, weil ich wol weiß, und mehrmal gedacht, daß auch die Chymici nicht allezeit Raphaëles seyn, unverachtet: Vnd halte es in dieser Sache mit Herrn D[octor] Ludwig Gräfens Hoff-Medicis und Professoris zu Heydelberg seinem gegebenen Außspruch: Welcher, wenn der Galenisten und Paracelsisten gegen einander gedacht worden, zu sagen pflegte: Ich schelte keinen, aber die geschickten lobe ich."[111]

---

109 WV, Nr. 4, S. 19-20.
110 L. c., S. 18.
111 WV, Nr. 8, S. 48. – Zu Heidelberger Professor und kurfürstlich-pfälzischen Leibarzt Ludwig Graff d. J. vgl. Drüll (2002), S. 186-188.

4.5   Zur Bedeutung von „autoritas", „ratio" und „experientia"

Sowohl Hauptmann als auch Detharding verwiesen im Rahmen ihres Streites auf renommierte Autoritäten, mit denen sie ihre unterschiedlichen Ansichten abzusichern versuchten. Beide sahen in dieser „autoritas" jedoch nicht den einzigen Weg des Erkenntnisgewinns. Sie kannten vielmehr zwei weitere Möglichkeiten, die sie allerdings unterschiedlich gewichteten.

Dieses ihnen zur Verfügung stehende Instrumentarium stellte Detharding im „Scriptum Illusivum" vor: Er will „vermittels Hülffe und Beystand dreyer Vnverwerflichen Zeugen"[112] beweisen, dass das Gold ein „vestes, beständiges, unzerstörliches, unverderbliches und gleichsam unüberwindliches Metall" ist.[113] Diese Zeugen, Dethardings „Fulcra Veritatis"[114], sind „ratio", „autoritas" und „experientia",[115] jene drei Mittel des Erkenntnisgewinns, mit deren Bedeutung sich etwa schon Daniel Sennert beschäftigt hatte[116] und die Johann Amos Comenius[117] gar als „Fundamenta Medici" etikettieren sollte.[118] Wie Comenius, der die Ansicht vertrat, dass „[i]n Medicina plus virium habet experientia, quam Ratio, et Ratio quam Authoritas",[119] hält auch Detharding die „experientia" für den wichtigsten seiner drei Grundpfeiler des Erkenntnisgewinns.[120] So merkt er an,

---

112   Detharding (1647), S. 6.
113   L. c., S. 7.
114   L. c., S. 6.
115   L. c..
116   Vgl. Eckart (1983) u. derselbe (1992), S. 153-157.
117   Zum tschechischen Theologen und Pädagogen Johann Amos Comenius vgl. ADB, Bd. 4 (1876), S. 431-436; NDB, Bd. 3 (1957), S. 332-333; BBKL, Bd. 1 (1975), Sp. 1107-1112; DSB, Bd. 3 (1981), S. 359-363.
118   Vgl. hierzu Eckart (1983), S. 132.
119   Zitiert nach l. c..
120   Detharding gab seine Ansicht über das Verhältnis von „ratio" und „autoritas" nicht eindeutig zu erkennen. So nennt er „ratio", „autoritas" und „experientia" in dieser Reihenfolge, ordnet sie so vielleicht nach steigender Wichtigkeit an. Hierfür spricht auch, dass seine Begründung der These von der Beständigkeit des Goldes im „Scriptum Illusivum" mit Hilfe der „ratio" lediglich etwas mehr als eine Seite einnimmt. Der „autoritas" hingegen gesteht Detharding fünf (und der „experientia" schließlich zwölf) Seiten zu. Vgl. Detharding (1647), S. 7-8, 8-13 u. 13-25. Somit könnte man vermuten, dass Detharding die „autoritas" für wichtiger als die „ratio" hielt. Andererseits wettert der Stettiner Apotheker gegen Hauptmanns Autoritäten-Gläubigkeit, könnte also der „ratio" den Vorzug vor der „autoritas" gegeben haben. Es scheint aber auch möglich, dass für ihn – wie auch schon für Daniel Sennert – erst die „Verknüpfung von 'ratio' und 'experientia' [...] das Fundament und den Ursprung des vollständigen Wissens" bildete. Vgl. hierzu Eckart (1992), S. 154. – Zum medizinisch-wissenschaftlichen Erkenntnisgewinn bei Sennert vgl. auch Eckart (1977).

dass die These von der Unzerstörbarkeit des Goldes „ferner und am allersichersten erkandt werden [kann], wenn man den proceß auff die proben setzet, und mit dem Fulcro Veritatis, nemblich der Experientz [...] gleichsam confrontiret und abgleichet".[121]

Die eigene Erfahrungsbildung, der empirische Nachweis also, dass Agricolas Vorschriften nicht zum gewünschten Ergebnis führen, ist demzufolge für Dethardings Argumentation unabdingbar. Als Resultat des entsprechenden Versuches kann er Hauptmann „eine Goldplatte, oder ein stücklein von einem zuplatten geschlagenen Rosennobel, welcher in Kegenwart [...] vornehmer Practicorum hieselbst [...] eben so fleißig nach vorgeschriebenem proceß im Fewer abgewartet worden",[122] übersenden. Diese jedoch zeige – und damit gibt ihm die allerdings nur in diesem einen Versuch gemachte „experientia" Recht – nicht „das allergeringeste vestigium zur Calcination".[123]

Hauptmann hingegen setzte seine Prioritäten anders. Zwar akzeptiert er zunächst Dethardings „Zeugen"[124] und gesteht seinem Widerpart auch zu, dass man die „experientia" „annochmals für das allerhöchste" halten muss, „als durch welche [experientia] [...] die rationes verificiret" werden.[125] Der Dresdner Arztalchemiker lehnt jedoch die Art und Weise ab, in der Detharding „ratio", „autoritas" und „experientia" für seine Argumentation nutzt. Man könne schon „im allerersten Anblick [sehen], daß sie gantz blaß und erstarret zu ihrem Zeugnüsse darstehen [...] und also drey ihm [i. e. Detharding] gantz widrige, nur in terrorem subordinirte Zeugen seyn."[126] So etwa hält er Dethardings „experientia" für eine „nichtige, und untüchtige", aus der man folgerichtig auch nicht darauf schließen könne, „was wahr oder unwahr sey."[127] Hauptmann erging sich allerdings bei seinen Bemühungen, Dethardings Argumentation mittels der „experientia" zu entkräften, in erster Linie in Ausflüchte. Allenfalls der Hinweis, dass man bei dem Versuch, Agricolas „Aurum potabile" herzustellen, zu „starcke Blatten"[128] des

---

121 Detharding (1647), S. 13.
122 L. c., S. 24. – Bei einem „Rosenobel" handelte es sich um eine „englische [...] Goldmünze, die ihren Namen von der Rose auf beiden Seiten hat". Vgl. Schrötter (1930), S. 573-574.
123 Detharding (1647), S. 24.
124 WV, Nr. 12, S. 14-67.
125 L. c., S. 42.
126 L. c., S. 16.
127 L. c., S. 42.
128 L. c., S. 47.

Goldes genommen habe, könnte auf eigenen, im Labor gemachten Erfahrungen, beruhen.

Hauptmann verwies in Bezug auf chemiatrische Verfahrensweisen ansonsten jedoch kaum auf seine „experientia", sondern auf Versuche und Gedankenexperimente der von ihm favorisierten Autoritäten. Entgegen seiner eigenen Aussage gab er so der für Detharding „in Divinis"[129] liegenden „autoritas" den Vorzug. Dem Stettiner Apotheker wirft er infolgedessen vor,

> „sein refugium wieder zu seiner hohen, eigenen experientz [zu] nehmen, und [...] vor[zu]geben, daß er dieser [von ihm, Hauptmann, angeführten] Autorum theoriam in seiner praxi und manuali experientiâ gleichwol nicht befinden könte [...]. Aber ich sage ihm [...]; sive experientia ipsum, illum, hunc, istum, et alium fallat. So folget darumb noch lange nicht, daß ein Ding nicht sey, oder seyn könne, oder daß diese Leute so grobe Vnwahrheit geschrieben. Denn er muß wissen, qvod duo vel plures cùm faciunt idem, non statim (praesertim in operationibus Chymicis,) sit idem. Es vermag alldar ein guter Handgriff offtmals mehr, als ihm viel nicht einbilden oder erfinden mögen."[130]

Das, was heutzutage unter dem Begriff der „Reproduzierbarkeit" verstanden wird und als Grundlage naturwissenschaftlicher Forschung unabdingbar ist, spielte also für Hauptmann im Rahmen des „Aurum potabile"-Streits keine Rolle. Erfahrung, Wissen und Wort angesehener Sachkundiger zählten für ihn weitaus mehr.[131]

Dies veranlasst Detharding zu der Unterstellung, dass sich Hauptmann „in dieser Controversia nur auff blosse Autoritates und verdunckelte, vernebelkappte Rationes vertröstet, [...] die Experientz aber [...] bey Seit setzet, solche verlachet und fast gar verwerffet".[132]

---

129 Detharding (1645), Fol. B4^r. – „Experientia" und „ratio" hingegen siedelt Detharding „in humanis" an.

130 WV, Nr. 8, S. 94.

131 Hauptmann als Vertreter der „nova medicina" bestätigt somit die These, dass im „17. Jahrhundert der Kampf um die Autorität nicht als Kampf um die Abschaffung der Autoritäten geführt worden ist, sondern als das Ausspielen und Durchsetzen einer neuen Autorität gegen die alten Autoritäten." Vgl. Toellner (1984), S. 163.

132 Detharding (1647), S. 48. – An anderer Stelle im „Scriptum Illusivum" macht Detharding seinem Gegner gar den Plagiatvorwurf. Er erklärt, Hauptmann habe alle seine „Rationes [...], die Bruntz-und Brantweins-Arcana und Mysteria, [...] aus dem Theophrasto, Sendivogio, Basilio, Tanckio, aus der Haliographia Johann Thölden [...] ausgeschrieben, und zuweilen auch gantze Lateinische Paragraphos, ins Teutsche, damit man den Diebstahl so bald nicht mercken möchte, transferiret, und [sich] allso meris alienis plumis adorniret." Vgl. Detharding (1647), S. 117.

Weil Detharding solche Hauptmannschen „autoritates" und „rationes" gering schätzte, fordert er seinen Gegner bereits 1645 im „Scriptum Elisivum" auf, „ad publicam Probationem, dergestalt [...] diesen Process, wie ihn H[err] D[octor] Agricola in seinem grossen Buche beschrieben, in conspectu Virorum in hac Arte Clarissimorum nach ewern besten Vermögen [zu] machen".[133]

Hauptmann schickte dem Stettiner Apotheker in der Folge zwar „ein klein stücklein einer [...] fixen [Lunae]",[134] das ein ihm bekannter Alchemiker im Rahmen seiner Versuche aus Gold gewonnen habe. Er veranlasste Detharding damit zu der durchaus treffenden Frage, was „die Luna fixa, (die ihr doch ewer eigenen bekändtnuß nach, selber nicht gemachet, noch machen, und dahero nicht gewisse sagen könnet, [...] ob die Luna fixa schon Gold gewesen [...]) mit diesem proceß zu thun" hat.[135]

Der Aufforderung jedoch, Agricolas 'Prozess' in der Öffentlichkeit zu verifizieren, kam Hauptmann bis zum Ende der Fehde nicht nach. So erklärt Detharding noch kurz vor seinem Tod im Jahre 1650, dass er „zu zweyen malen [...] diesen hartnäckichten PseudoChymicum [Hauptmann] ad publicam probationem [...] vergeblich provociret und ausgefordert habe!"[136]

Zum Paracelsisten Joachim Tancke vgl. Killy, Bd. 11 (1991), S. 303. – Zu Paracelsisten Johann Thölde vgl. Lenz (1981); Humberg (2004). – Tancke hatte übrigens die Vorrede zu dem von Thölde 1604 herausgegebenen „Triumphwagen des Antimon" des Basilius Valentinus verfasst. Vgl. Basilius Valentinus (1604); weiterhin auch Telle (1984), S. 151. Vielleicht nannte Detharding aus diesem Grunde Basilius Valentinus, Tancke und Thölde in einem Atemzug. – Zu der in der Tat oftmals schwer verständlichen Sprache Hauptmanns vgl. das Kapitel „Von opaken Denkmixturen – Einleitendes zu Hauptmanns Werk".

133 Detharding (1645), Fol. E4[v].

134 WV, Nr. 8, S. 15. – Alchemiker bezeichneten mit dem Begriff „Luna" das Silber. Vgl. Schneider (1962), S. 29. – Zum Briefwechsel zwischen Hauptmann und Detharding vgl. auch das Kapitel „Von Altbekanntem und Neubenanntem – Zu Hauptmanns Korrespondenzen".

135 Detharding (1647), S. 3.

136 Detharding (1650), Fol. A4[r].

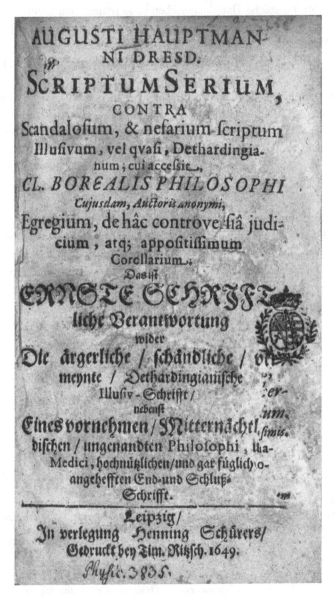

Abb. 4: *Titelblatt von Hauptmanns*
„Scriptum Serium" (Leipzig 1649).

4.6 Vom Berufsbild des Apothekers

Mit Hauptmann und Detharding trafen die Vertreter zweier verschiedener und doch miteinander verwandter Professionen aufeinander. Somit ist es nicht verwunderlich, dass das Verhältnis von Arzt und Apotheker im Rahmen des Streits thematisiert wurde. Von Interesse ist dies auch, weil sich in Hauptmanns Werk ansonsten keine Äußerungen über die Einstellung des Dresdner Arztalchemikers gegenüber Apothekern und der Institution Apotheke finden.

Generell wurden Ärzte und Apotheker etwa über Rezepte oder Apothekenvisitationen „persönlich eng zusammen" geführt.[137] Insbesondere mag jedoch die Tatsache, dass Apotheker im Gegensatz zu Ärzten allenfalls selten Universitäten besuchten,[138] nicht nur persönliche, sondern vielmehr allgemeingültige Ressentiments zwischen den beiden Berufsgruppen und gerade auch von Seiten der Ärzte Geringschätzung gegenüber den Apothekern hervorgerufen haben.[139]

Die Fehde zwischen dem seit vermutlich 1641 in Leipzig ansässigen August Hauptmann und dem in Stettin praktizierenden Georg Detharding verdeutlicht, dass Auseinandersetzungen zwischen Arzt und Apotheker nicht nur dort stattfanden, wo sich Angehörige beider Berufsgruppen persönlich begegneten, sondern auch weit über die Stadtgrenzen hinaus möglich waren. Eine zusätzliche Besonderheit ergibt sich dadurch, dass Hauptmann sein Medizinstudium erst 1653 mit der Promotion zum „Doctor Medicinae" abschloss. In den Jahren des Streits mit Detharding war er also noch Student und kein fertig ausgebildeter Arzt, obwohl seine teils sehr abfälligen Äußerungen den Apothekern gegenüber anderes nahe legen mögen.

---

137 Friedrich/Müller-Jahncke (2005), S. 221.
138 L. c., S. 249-252.
139 Zum Verhältnis zwischen Ärzten und Apothekern vgl. etwa Schmitz (1964) u. derselbe (1979). – Von den Ressentiments zwischen beiden Professionen zeugt auch der Streit zwischen dem (vermeintlichen) Apotheker Heinrich Christian Amelung von Tannenbaum, der sich mitunter auch unter dem Pseudonym Nonorigus Schadgehemius verbarg, und dem Arzt Janusz Abraham Gehema. Im Rahmen dieser Kontroverse jedoch ging es primär – und nicht nur am Rande – um eine Reformation des Apothekenwesens. Nähere Untersuchungen stehen allerdings noch aus. Auch Personalia scheinen kaum bekannt zu sein. So wird Amelung von Tannenbaum zwar im „Dictionaire des sciences médicales" genannt, jedoch auch hier ohne weitere Angaben beispielsweise zu seiner Profession. Da er allerdings gegen Gehemas Apothekenreformation aufbegehrte, lässt sich vermuten, dass er von dieser Reformation betroffen war. Vgl. hierzu Gehema (1689); Amelung von Tannenbaum (1690); Gehema (1690); Schadgehemius (1690); Schadgehemius (1690a); Panckoucke (1820), S. 173. – Zu Gehema vgl. ADB, Bd. 8 (1878), S. 497.

Zwar gesteht Hauptmann direkt zu Beginn der Fehde in der „Schutzschrift gegen Dethardings Chymischen Irrtum" noch zu, „daß beydes die hohe Artzeney wie auch ingleichen die löbliche Apothecker Kunst, herrliche, vornehme, schwere, vnd vhralte Künste seyn".[140] Doch folgt schon im Anschluss die Kritik,

> „daß die Officinen fast gar zu schädlichen vnd vnersättlichen Monopoliis [...] eingespannet [sind], daß man etwan an einen orth allein oder an gewisse Personen verbunden seyn und verbleiben müssen. Die vhralten Medici von anfang der Welt, haben [...] allermeist ihre Artzneyen selbst gemacht, vnd mit nichten den Apotheckern oder andern, gantz vnd gar communiciren vnd Vertrawen wollen [...]. Hippocrates, Galenus, Avicenna vnd alle andere vornehme Griechische Medici, haben keine Apothecker gehabt, ihre Medicamenta selbsten praepariret vnd feliciter curiret."[141]

Hauptmann stellt also hier nicht nur die Monopolstellung, die den Apotheker ökonomisch absichern sollte,[142] sondern die Existenzberechtigung dieses Berufes in Frage. Allenfalls sei und bleibe der Apotheker „jure et ordine ein minister, famulus und Servus Medicorum [...] und [solle] nach ihnen in compositione medicamentorum sich eintzig richten [...], auch ohne ihren Willen, nicht das geringste darinnen endern."[143] Hiermit spielte Hauptmann auf die seit dem Mittelalter aktuelle „quid pro quo"-Frage an[144] und bezog zur Arzneimittelsubstitution durch den Apotheker eindeutig Stellung.

Es erscheint allzu verständlich, dass Detharding eine andere Meinung vertrat. Er weiß zwar,

---

140 WV, Nr. 4, S. 13.
141 L. c., S. 14-15. – Hauptmann als Paracelsist nennt hier also auch Galen als Autorität. Über die Gründe lässt sich nur spekulieren. Vielleicht wagte er, der Eklektiker, es nicht, sich vollständig von den allseits bekannten Autoritäten wie Hippokrates, Galen und Avicenna zu lösen. Vielleicht versprach er sich auch, hierdurch seine Glaubwürdigkeit zu steigern. Vgl. hierzu auch das Kapitel „Von opaken Denkmixturen – Einleitendes zu Hauptmanns Werk". – Zu Hippokrates vgl. DSB, Bd. 6 (1981), S. 418-431; Eckart/Gradmann (2006), S. 168-170. – Zu Avicenna vgl. DSB (1981), Bd. 15 (1981), S. 494-501; Eckart/Gradmann (2006), S. 18-20. – Es stellt sich die Frage, ob der Dresdner Arztalchemiker tatsächlich nicht wusste, dass Avicenna kein griechischer, sondern ein persischer Arzt war, oder ob er hier lediglich eine unglückliche Formulierung wählte.
142 Dazu Meinecke (1972), S. 16-23.
143 WV, Nr. 12, S. 43-44.
144 Dazu Berges (1975), insbes. S. 113-198; Friedrich/Müller-Jahncke (2005), S. 219-221.

„[d]aß nach vernünfftiger und ordentlicher Herren Medicorum vorschreiben, in compositione Medicamentorum, ich mich zu richten, schuldig [...], und darff es von einem solchen Kerl, als der A. Ha. ist, nicht erstlich erlernen, hoffe auch, daß mit denn H[er]r[n] Medicis ich biß dato noch also umbgegangen und mich verhalten habe, daß sich keiner, mit fueg und Recht [...] über mich zubeklagen wird Vrsache gehabt haben, vermeyne es auch noch ferner also zumachen, daß sie mit mir friedlich seyn können."[145]

Es dürfe aber nicht Aufgabe des Apothekers sein,

„denen Medicis gar zu famuliren, oder salva veniâ, die Schuhe zu putzen, verständige Medici, werden es auch nicht begehren [...] und [...] wenn von einem Medico, einem Apotheker eine compositio, oder Chymischer proceß, dessen praeparation wider alle Vernunfft, und Artis principia [...] streitet, zu machen und zu verfertigen wil angemuhtet werden, daß der Apotheker alsdann auch ein Wort zu reden, und seine meynung davon zuentdecken, gute macht habe."[146]

Detharding verweist insbesondere auf die Pharmakopöen, so etwa auf das Nürnberger „Dispensatorium" des in Kassel geborenen Arztes Valerius Cordus[147] oder das Augsburger „Enchiridion".[148] Diese legten die Aufgaben des Apothekers eindeutig fest,[149] erklärten ihn jedoch nicht zu einem Handlanger des Arztes, sondern gestünden ihm vielmehr Freiräume bei der Beurteilung und Bereitung von Arzneimitteln zu und sorgten somit für eine annähernde Parität der Angehörigen beider Berufsgruppen.[150]

---

145 Detharding (1650), S. 63. – Detharding bezeichnet Hauptmann in der „Auri Invicti Invicta Veritas" durchgängig abwertend als „A. H.". Deswegen wurde diese Abbreviatur hier nicht aufgelöst. Vgl. auch S. 102-102 dieser Studie.

146 Detharding (1650), S. 63-64.

147 Zu Cordus vgl. ADB, Bd. 4 (1876), S. 479-480; NDB, Bd. 3 (1957), S. 359; DSB, Bd. 3 (1981), S. 413-415.

148 Dazu Müller-Jahncke (2000); Friedrich/Müller-Jahncke (2005), S. 199-206.

149 Zu den Arzneibüchern als „Ordnungselemente[n] im Apothekenwesen" vgl. auch Müller-Jahncke (2000), S. 8.

150 Detharding (1650), S. 64-65. – Dennoch war sich Detharding bewusst, dass der Arzt in der gesellschaftlichen Hierarchie über dem Apotheker stand. Dies kommt etwa zum Ausdruck, wenn er Hauptmann auffordert, sich „nicht irren [zu lassen], [...] daß ich nur ein Apothecker bin, und mit Mörsern umbgehe, glaubets, Soepe [sic!] etiam est olitor valde opportua loqvutus; Ein Tagelöhner kan zuweilen auch wol einen guten Anschlag thun, et Remum impellat qui didicit. Oder sol ich erst von euch si dijs placet, privilegia zuschreiben ausbitten?" Vgl. Detharding (1645), Fol. E3ᵛ.

Für Detharding ist es nur allzu offensichtlich, warum Hauptmann den Apothekern diese Autonomie absprechen will, warum er

> „wohl alle Apotheker mit ihren Officinen stracks vergehen und versincken liesse, wans bey ihm stünde: Damit er mit seinem Lügenkrahm [...] ungehindert in der leichtgläubigen Welt fortkommen, quid pro quo frey verkauffen, und also seine faule Bruntzwaaren denn Leuten ohn einige widerrede anschmieren könnte."[151]

Hauptmann habe ohnedies kein Recht, sich in dieser Angelegenheit zu äußern: Ihm als Studenten sei „die praeparatio Medicamentorum nec jure nec ordine" erlaubt.[152]

Doch nicht nur Existenzberechtigung und Zuständigkeitsbereich des Apothekers waren Gegenstand dieser Auseinandersetzung. Es ging auch um Bildung und Ausbildung des Apothekers. So bemerkt Hauptmann zynisch, es wolle „fast das Ansehen haben, ob würden noch alle Doctores und Professores auff den hohen Schulen, zu euch [i. e. Detharding] in euere Apotheckerschule kommen sollen".[153] Er spielt darauf an, dass Detharding keine akademische Laufbahn vorzuweisen hat.[154] In diesem Zusammenhang wirft Hauptmann seinem Gegenüber auch vor, „daß er fast nicht ein eintziges Wort Latein, oder deren geringsten terminum verstehe, dennoch gantze periodos Lateinisch und Griechisch, in seine Schrifften darff setzen lassen".[155] Hiermit weist er auf einen weiteren Grund für die mangelnde Reputation des Apothekerberufes bei einem Gelehrtenpublikum hin, auf die mangelnden lateinischen Sprachkenntnisse.[156]

Detharding weiß jedoch zu erwidern, dass er aus

---

151 Detharding (1650), S. 65.
152 L. c., S. 64.
153 WV, Nr. 12, S. 153.
154 Zur Rolle der Universität in der Ausbildung des Apothekers während der frühen Neuzeit vgl. Friedrich/Müller-Jahncke (2005), S. 249-252.
155 WV, Nr. 12, S. 43. – „Periodus" bezeichnet einen „Gliedersatz". Vgl. Georges, Bd. 2 (1918), Sp. 1605.
156 Zu Lese- und Schreibkenntnissen der Apotheker im Lateinischen vgl. Friedrich/Müller-Jahncke (2005), S. 247-249.

„lust zur Sprache, und sonsten in Schulen ein gut fundament geleget hätte, dabene-
ben fleissig läse, sich übete, und mit gelahrten Leuten viel umbgienge, [...] und [...]
so viel Latein und Griechisch lernete, daß er die Lateinische Sprache verstehen, zur
Nothdurfft reden, und einen Lateinischen periodum setzen könte".[157]

Er gibt somit ein Zeugnis dafür, dass die Latinität im 17. Jahrhundert im Apothe-
kerberuf weitestgehend Fuß gefasst hatte.[158]

Neben den Lateinkenntnissen des Apothekers wurden im Rahmen der Auseinandersetzung in aller Kürze auch Taxfragen angesprochen. So erklärt Hauptmann, es sei

„gar nicht newes, daß sonst in vilibus etiam rebus eine vnd die andere materia, da
ihm [i. e. Detharding] das Pfund etwan auf 3. 4. oder 5. Thaler ankommet, in der
Officin vff 12. 16. vnd 20. Thaler außgebracht wird, geschweige was in pretiosis zu
geschehen pfleget, vnd ist offtmals doch wol die Wahre darnach, daß sie besser
döchte."[159]

Da Hauptmann Dethardings Apotheke vermutlich nie besucht hatte und somit die
von seinem Widersacher verlangten Arzneipreise nicht kennen konnte, muss man
wohl davon ausgehen, dass er nicht nur dem Stettiner, sondern allen Apothekern
jenen bekannten „Vorwurf der Überteuerung"[160] machte. Detharding ließ diese
Anschuldigung in seinem „Scriptum Elisivum" unerwidert.

Weitere vereinzelte Bemerkungen Hauptmanns und seines anonymen Apologe-
ten[161] mit negativer Konnotation sind zwar in erster Linie gegen Detharding persönlich gerichtet, zeugen allerdings auch von einer entsprechend herablassend-

---

157 Detharding (1650), S. 62-63.
158 Zum Thema vgl. Friedrich/Müller-Jahncke (2005), S. 249.
159 WV, Nr. 4, S. 94.
160 Dazu Friedrich/Müller-Jahncke (2005), S. 240. – Zu Taxfragen vgl. l. c., S. 235-241. – Hauptmann kam in diesem Zusammenhang auf einen unter wirtschaftlichen Gesichtspunkten inter-
essanten Aspekt zu sprechen: Die Auswirkungen übertrieben hoher Preise auf den Umsatz. In
seinen Augen fügen sich Detharding „vnd ein jeder, der sich eines solchen vbermässigen Ge-
winnes gelüsten lasset, da sie es nur recht bedächten, ihnen selbst vber ihre ohne das auff sich
habende Pflicht, vnd schwere Verantwortung, den grösten schaden zu [...]. Denn so sie es er-
träglich mit ihren Wahren machten, liesse mancher guter Mann, der sonst dardurch, bevorab
bey diesen schweren, klemmen, vnd Geldermangel zeiten abgeschrecket wird, vnd es entbeh-
ren thut, bey ihnen ein mehrers zurichten. Vnd wurden hernach für sich, oder ihr eigenes Hauß,
selbst etwas zu praepariren, wann sie es sonst leidlich haben köndten, ihnen nicht also embsig
vnd ernstlich angelegen seyn lassen, auch dahero ihren Officinen desto weniger ab vnd eintrag
geschehen." Vgl. WV, Nr. 4, S. 94-95.
161 Vgl. hierzu Anm. 2 dieses Kapitels.

verächtlichen Einstellung gegenüber Apothekern und der gängigen Apothekenpraxis. So bekundet Hauptmann etwa mit seiner Aussage, dass das Vitriol „wol ein grösser vermögen, als kein eintziges Medicament in seiner [i. e. Dethardings] gantzen Apotheken vermag, in sich führet",[162] was er von den Arzneien seines Gegners hielt. Eine ähnliche Ansicht zu den Waren des Stettiner Apothekers vertrat der Anonymus. Er bezeichnet den von Detharding vertriebenen „gemeinen Branntwein" als „Jauche"[163] oder „Hurensalbe".[164]

Dieser Unbekannte spricht überdies davon, dass der Stettiner Apotheker „alles miteinander, nur so ruditer, auff gut Apothekers, Misce, fiat hoc et hoc, will verstanden unnd gemacht haben"[165] und setzt das „misce fiat" an anderer Stelle mit „misch masch, Bundschuch et c[etera]"[166] gleich. Solche Äußerungen lassen weitere Rückschlüsse auf das wahrgenommene Anspruchsniveau pharmazeutischer Aufgaben zu, denn in den Augen des Anonymus bestand die Tätigkeit des Apothekers lediglich im Zusammenmischen verschiedener „Simplicia" ohne Hintergrundwissen.[167]

Wird Detharding schließlich als „elende[r] Apothecker"[168] betitelt, erscheint dem Leser die Berufsbezeichnung bei einer derartigen Geringschätzung gleichermaßen als Injurie.

4.7 Von „Hauptnarren", „Neidharden" und anderen Gehässigkeiten

Hauptmanns Einstellung gegenüber Detharding als Apotheker wie auch dessen Ansichten über das Vermögen des „Sal Urinae" vermochten bereits zu zeigen, dass der Diskurs zwischen den beiden Gegnern nicht immer auf wissenschaftlicher Basis geführt wurde. Zwar waren Hauptmanns „Schutzschrift gegen Dethardings Chymischen Irrtum" wie auch Dethardings „Scriptum Elisivum" noch rela-

---

162 WV, Nr. 8, S. 116.
163 WV, Nr. 59, S. 136.
164 L. c., S. 63.
165 L. c., S. 73.
166 L. c., S. 120. – Der Begriff des „Bundschuhs" wurde „im Bauernaufstand zum Symbol der einfachen Bauern, dann [...] auch als Selbstbezeichnung benutzt." Vgl. Kluge (1999), S. 145. Der Anonymus setzt Dethardings Tun hier also anscheinend mit dem eines einfachen Bauern gleich. Zum Begriff des „Bundschuhs" vgl. auch Grimm, Bd. 2 (1860), Sp. 522-524.
167 Ähnliches hatte etwa schon Paracelsus den Apothekern zum Vorwurf gemacht. Vgl. hierzu Schneider (1982).
168 WV, Nr. 12, S. 43.

tiv neutral gehalten. Doch nahm der Austausch von Gehässigkeiten, aber auch der an den Tag gelegte Erfindungsreichtum mit fortschreitender Dauer der Fehde zu.[169] Diese verunglimpfende Kreativität erreichte ihren Höhepunkt in Dethardings „Scriptum Illusivum", das Hauptmann später zu Recht als „ein gantz Buch Calumnien"[170] bezeichnen konnte. Auch wenn das „Scriptum Serium", das „Rectum Judicium" des Anonymus und schließlich die „Auri Invicti Invicta Veritas" nicht mehr so sehr wie dieser Traktat Dethardings aus dem Jahre 1647 mit Bösartigkeiten gespickt sind, findet sich auch hier noch eine Vielzahl an Diffamierungen, Despektierlichkeiten und Demütigungen.

Der Ideenreichtum Dethardings im Paratext zum „Scriptum Illusivum" sei zwar nur am Rande erwähnt, doch mögen schon die Namen der vermeintlichen Beitragsverfasser einen ersten Eindruck von der schöpferischen Destruktivität vermitteln, die im Laufe der Auseinandersetzung zu Tage trat. Zu Wort kommen etwa ein „Judas, Medicinam proditurus", ein „Pontius Pilatus", ein „Argi Delicium"[171] und ein „Claudicans Thraso".[172]

Mangelnden Respekt bekunden beide Gegenspieler bereits durch die Wendungen, die sie für ihr Gegenüber gebrauchen. Hauptmann etwa nennt Detharding einen „Cacodaemon"[173], „Wetterhan [...], heut so, morgen anders",[174] „Judaeus Apella"[175] oder „unseren Wind-Balck G. D."[176] Ähnlich bezeichnet der Anonymus den Apotheker als „unseren Meister George Klügeling",[177] einen „grossen Ertzkünstler",[178] einen „verstockten Chymischen Pharao",[179] aber auch als einen „schlechten Stümper, und unerfahrnen Himpler, in Chymia"[180] und einen „albernen Schnitzer oder Salbader".[181] Detharding hingegen betitelt Hauptmann unter

---

169 So etwa schreibt Hauptmann im „Scriptum Serium", dass „das Toben solches meines Widersachers, wie er sich vernehmen lässet, aus lauteren Hochmuth ie länger ie grösser" wird. Vgl. l. c., S. 2.
170 L. c., S. 12.
171 Dieser Beitrag ist wiedergegeben in „Anhang IV - Collectanea Calumniarum".
172 Detharding (1647), Fol. A2ʳ-A4ᵛ. – „Claudicare" bedeutet „etwas hinken" oder „etwas lahmen". Vgl. Georges, Bd. 1 (1913), Sp. 1196. – Als „Thrasones" wurden „alle solche Kerle [...], so ein groß Maul, aber wenig Hertz haben", betitelt. Vgl. Zedler, Bd. 43 (1745), Sp. 1172.
173 WV, Nr. 8, S. 134.
174 WV, Nr. 12, S. 79.
175 L. c., S. 112.
176 L. c., S. 147.
177 WV, Nr. 59, S. 33.
178 L. c., S. 86.
179 L. c., S. 91.
180 L. c., S. 118.
181 L. c., S. 82.

anderem als Agricolas „Wasserträger",[182] „unwürdigen Reformator",[183] „Neid-Hamel",[184] „auffgeblasenen Gold-Fischer"[185] und ebenfalls als „Wendeheuck, vertumnum und Wetterhahn",[186] weiterhin als „ohnmächtigen Goldzerstöhrer",[187] „Mährlein schreiber",[188] „subtilen Kornhammerlein",[189] aber auch – mit dem entsprechenden Unterton – als „listigen Fuchsbalg",[190] „Stoltzen Chymischen Gigas"[191] und „stattlichen Logicus und ausbund der Philosophorum".[192]

Doch die beiden begnügen sich nicht allein mit solchen direkten oder indirekt-spöttischen Insulten, sondern bezeugen ihre gegenseitige Geringschätzung auch anderweitig. So bezeichnet Detharding seinen Widersacher im „Scriptum Elisivum" als „M. A.",[193] „dan mit solchen Buchstaben wil ich ihn, meinen Adversarium zuweilen genennet haben, damit ich seinen Nahmen so offt mit Verdruß nicht widerholen dürffe".[194] Hauptmann kürzt infolgedessen im „Scriptum Serium" Dethardings „verhassten Namen"[195] mit dessen Initialen „G. D." ab. Dies wiederum bewegt den Stettiner Apotheker dazu, den Dresdner Arztalchemiker in der „Auri Invicti Invicta Veritas" als „A. Ha." zu betiteln, hier unter dem Vorwand, er wolle „mit diesen Buchstaben [...] hinfüro meinen Wiedersacher Augustum Hauptmannen, nicht etwa aus einem verbitterten Hertzen, wie er kegen mir thut, sondern geliebter kürtze halben, gemeynet haben."[196]

---

182 Detharding (1647), S. 21.
183 L. c., S. 61.
184 L. c., S. 68.
185 L. c., S. 85.
186 L. c., S. 99. – Die „auffällig unstete Drehbewegung" des Wetterhahns führte in der frühen Neuzeit häufig zur Übertragung „auf Verhalten und Charakter des Menschen". Vgl. Grimm, Bd. 29 (1960), Sp. 731. Detharding unterstreicht hier somit Unbeständigkeit, Wankelmut und Widersinn manchen Hauptmannschen Gedankens. Die Begriffe „Wendeheuck" und „Vertumnus" versteht er synonym zu demjenigen des „Wetterhahns".
187 Detharding (1650), S. 20.
188 L. c., S. 49[II] [Hochgestellte, römische Ziffern machen die fehlerhaft-doppelte Paginierung deutlich].
189 Detharding (1647), S. 29.
190 L. c., S. 64.
191 L. c., S. 132.
192 Vgl. Detharding (1645), Fol. C4[v].
193 Detharding macht keine weiteren Angaben darüber, wie sich die Abbreviatur „M." auflösen lässt. Vielleicht verbarg er hierunter einen zynischen „Magister"? Vgl. etwa Cappelli (1996), S. 208.
194 Detharding (1647), S. 2.
195 WV, Nr. 12, S. 1.
196 Detharding (1650), Fol. A2[r].

Damit jedoch nicht genug. Die Widersacher fanden schiere Freude daran, den Namen des Gegenüber zu verunstalten. Hauptmann erklärt so, Dethardings Name gebe Aufschluss darüber, warum der Stettiner Apotheker den „Kurzen Diskurs über das Aurum potabile" verfasst habe:

> „[C]um nomina saepissimè quoq[ue] sint omina. Denn so von Detharding allein der Buchstabe g. vnd etwa ein vberflüssig d. hinweg gelassen oder geworffen wird, so wird in den vbrigen, per levem aliquam literarum transpositionem ein Neidhard herfür gucken vnd kriechen, welches auch wol die proxima et principalis causa gewesen, daß nemlich er sich besorget, es möchte durch solche vnd andere derglei- chen erfundene medicamenta [wie Agricolas 'Aurum potabile'], seiner Apothecken allzugrosser Eintrag mit der zeit geschehen, seine Syrupi vnnd Succi sich darinnen fermentiren, vnd versauren."[197]

Detharding konnte diese Verunglimpfung seines Namens nicht unerwidert hin- nehmen. Es würde, wenn er, Detharding,

> „dieses auch Exempli gratiâ auff Augustum Hauptman Dresdensem appliciren [...], und aus seinem Nahmen die Causam impulsivam seiner vielwehrten Apologieae [...] hervor suchen solte, [...] in Wahrheit aus solchem Nahmen etwas seltzames, wie aus einer Kappen hervor kriechen, [...]; den da würde bald aus einem Chymi- schen Häuptman per inversionem unius et qvidem posterioris syllabae vnd vertau- schung eines eintzelen [sic!] Buchstaben also lit[era] R pro M substitutâ, ein Chy- mischer Häuptnar werden, Oder aber wolte man ihme, [...] weiln er von meinem Zunahmen 2. buchstaben q. furtim zu entwenden sich gelüsten lassen, aus fast un- verschuldeter liberalität noch lit[eram] i. und voriges verändertes M. wieder anset- zen, solte wol gar ein Nar im Häupt (Qvod tamen Deus prohibeat) von anderen wird's ein Nar in folio, oder Laßdünckel genennet, daraus entspringen".[198]

Dies wiederum veranlasste Hauptmann zu einem weiteren Wortspiel. Denn für ihn ist es „mit einem Wort, nur der übergrosse Laßdünckel, der dem harten Din-

---

197 WV, Nr. 4, S. 93-94. – Im „Scriptum Collisivum" knüpft Hauptmann an diese Bemerkung mit dem Vorschlag an, dass „wir den einen weggeworffenen Buchstaben t. welcher seiner Figur nach fast aussiehet wie ein l. wieder darzu, und in ein l. versetzen theten, so würde Leydhart daraus, das ihm etwan mit der Zeit gereuen, oder hart leyd werden möchte, daß er ichtwas dar- von angefangen." Vgl. WV, Nr. 8, S. 30-31.

198 Detharding (1645), Fol. F3ʳ-F3ᵛ. – Beim „Laßdünkel" handelt es sich um die „stolze Einbil- dung von sich selbst und seinen Vorzügen". Vgl. Adelung (1796), Sp. 1474.

ge, Dethardingen, in seinem harten Kopffe und Kropffe, solches zu wiederfechten stecket."[199] Das Spektrum der Kalumnien griff jedoch weiter, erstreckte sich von infantilen Nichtigkeiten bis hin zu disqualifizierenden Beleidigungen, die in die Privatsphäre vordringen. So stritten sich beide nicht nur über orthographische Fehler, etwa darüber, ob Detharding in einem Brief „vidimus" mit „f" geschrieben habe[200] oder ob es „Victriol" oder „Vitriol" heiße.[201] Hauptmann nahm auch eine anscheinende körperliche Missbildung Dethardings – zwei zusätzliche Finger – zum Anlass für weitere Bosheiten. Er stichelt, dass der Stettiner Apotheker „gewißlich nicht weiter siehet, als etwan einer mit einer Kuhe werffen, oder was er mit seinen 12. Fingern tappen kann".[202] Hierzu merkt er auch sarkastisch an, Detharding müsse wohl denken, „daß weil er mit überflüssigen Gliedmassen begabet worden, daß er auch mit überflüßiger Weisheit versehen sey."[203]

Detharding konnte derartiges zwar nicht zum Gegenstand seines Hohnes machen. Wohl aber stellte er – wiederum nicht frei von Zynismus – Hauptmanns geistige Gesundheit in Frage. So erklärt er, dass seinem Gegner „[n]icht das Gold, sondern sein Cerebellum [...] verrostet" sei.[204] Auch habe es für ihn den Anschein,

> „alß sey unserm Augusto das Gehirn, von allem Apologiren, dergestalt verrücket, daß er auch nicht mehr weiß, was er saget, und dahero wohl von nöthen, daß D[oktor] Agricola diesem Manne das Haupt, mit dem Elleboro purgirete, und ihme hernach von seiner köstlichen Tinctura Lunae eine dosin eingebe, darmit doch seine memoria gestercket wurde, und er die Sache recht vorbringen könte."[205]

Darüber hinaus nutzten sowohl Hauptmann als auch Detharding ihre eigenen naturkundlichen Vorstellungen oder auch die Ansichten des Gegners, um diesen dem allgemeinen Gelächter preiszugeben.

So etwa geht Hauptmann davon aus, „daß das Band der Natur, dardurch aus Göttlicher Ordnung alle principia, in den corporibus mit Convenientz und Ver-

---

199 WV, Nr. 8, S. 142.
200 L. c., S. 143; Detharding (1647), S. 110.
201 Detharding (1645), Fol. D2^v sowie WV, Nr. 8, S. 112.
202 WV, Nr. 12, S. 79.
203 L. c., S. 45.
204 Detharding (1650), S. 6.
205 Detharding (1647), S. 125.

wandschafft verbunden seyn, durch euer [Dethardings] grobes Schänden, Lästern und Schmähen nicht werde getrennet werden."[206] Auch will er seinem Widerpart dessen

> „schändliche, grobe, unflätige und ungehöfelte Schnitzer, Späne, Verlästerung und Schmähung, [...] in [seinen] Bart, Maul und Busen [...] geworffen und geschoben haben, als in seinen allerersten und rechten Vrsprung, daraus sie geqvollen, darinnen sie am besten wieder auffgehoben, die mögen sich im selben digerirn, fermentirn, putresciren, in ihr erstes Chaos und eigenen Grund eingehen, biß etwas bessers aus ihnen gebohren werde. Cum putrefactiones novae generationis sint rudimenta."[207]

Detharding konnte dies nicht hinnehmen. Er wiederum will die Diffamierungen seines Gegners mit dessen

> „eigenen Worten, in seinen Bart, Maul und Hertz geschoben und geworffen haben, als in ihren allerersten und wahren Vrsprung, [...] in welchem seinem Bart, Maul und Herzten solche böse Waare, alß ihrer rechten matrica am besten auffgehoben und verwahret ist, er lasse sie allda mit Hanffen-Werck und Vogelleim verlutirt, als in Balneo Roris digerirn, putrescirn, fermentirn, destillirn, circulirn, biß vollend das extractum, qvinta essentia, ein sublimat und praecipitat Microcosmi in Macrocosmo post abstractionem menstrui illius mundi universalis daraus verfertiget, oder er gar mit Haut und Haar, in ein caput corvi, oder Lunam fixam transmutirt und verwandelt werde."[208]

Schließlich beteiligte sich auch der Anonymus mit reger Kreativität an den wüsten Kalumnien. Er hofft etwa, dass Detharding bei seinen

---

206 WV, Nr. 12, S. 115. Zum Begriff des „Bandes der Natur" vgl. auch Anm. 65 dieses Kapitels sowie das Kapitel „Zwischen Alchemie und Technik – Zu Hauptmanns Bergbauschrift".

207 L. c., S. 12. – Eine Anspielung Dethardings auf die „reductio in primam materiam", eine unter Alchemikern gängige Formel, die „lehrte, man könne eine Spezieswandlung bewirken, indem man die 'Forma' eines Körpers durch dessen 'Reduktion' in eine qualitätslos-unbestimmte 'Materia prima' überführe und dann dieser 'Materia' [...] eine neue 'Forma'" induziere. Vgl. Kühlmann/Telle (2004), S. 690. Das von Detharding erwähnte „erste Chaos" kann somit vermutlich mit der „prima materia" gleichgesetzt werden.

208 Detharding (1650), Fol. B2^r-B2^v. – Zur „Mikrokosmus/Makrokosmos"-Analogie sowie dem „Chaos"-Begriff bei Hauptmann vgl. das Kapitel „Von Gottes Wort auf Winzers Berg – Hauptmanns Gedanken zum Weinbau". Zum „Sal totius Microcosmi" vgl. auch S. 84 dieser Studie.

„flüchtigen und flüchtigmachten Metallen bleiben [möge], vielleicht geschichts, daß ihr mir flüchtig werdet [...]. Aber das hat keine Noth, ihr seyd in ewerem Discurs mehr denn allzuflüchtig, [...] und ich hoffe es bald zu erleben [...] daß ihr dermahl eines von einem Geldbegierigen mit sambt ewerer Kunst fix gemachet werdet, und in carcere miseriam cum aceto destilliren müsset, welches fürwar ewer rechter Lohn."[209]

Die Fehde über Agricolas „Aurum potabile" zeigt also, dass naturkundliche Dispute während der frühen Neuzeit durchaus nicht immer auf einer neutral-sachlichen Ebene geführt wurden. Sehr wohl konnten auch persönliche Ressentiments einfließen und sich in einer beleidigenden, teilweise recht vulgären Sprache äußern.

---

209 WV, Nr. 59, S. 55. Weitere Kalumnien finden sich in „Anhang IV – Collectanea Calumniarum".

5 VOM UNTERNEHMER ALS SCHRIFTSTELLER – ZU HAUPTMANNS BALNEOLOGISCHEN WERKEN

Aufgrund der Bedeutung, die dem Badewesen[1] in der Geschichte der Menschheit seit der Antike zukommt,[2] verwundert es nicht, dass das balneologische Schrifttum seinen festen Platz in der Literatur fand.[3]

So stand das Wasser auch im Zentrum mehrerer Werke August Hauptmanns. Neben einer gedruckten Disputation zwischen ihm und Christian Lange d. J. über die Sauerbrunnen[4] in Eger unter dem Titel „De Acidulas Egranas Usurpandi Modo" aus dem Jahre 1651[5] hatte der Dresdner Arztalchemiker bereits 1647 den so genannten „Hornhausischen Gnadenbrunnen" eine gleichnamige Abhandlung gewidmet.[6] Später beschäftigte er sich gleich dreifach mit dem Wolkensteinischen Warmbad, 1657 in seinem umfangreichsten Werk, dem „Wolkensteini-

---

1   Zum „Badewesen" soll im Rahmen dieser Untersuchung auch die innerliche Nutzung des Wassers mancher Quelle zu Heilzwecken gezählt werden.

2   Ein allgemeiner Überblick findet sich bei Křížek (1990). Zur Geschichte des Badewesens in Deutschland vgl. Martin (1906).

3   Zu den balneologischen Schriften des Spätmittelalters vgl. Fürbeth (1994) u. derselbe (2004). Zu denjenigen des 15. und 16. Jahrhunderts vgl. Probst (1971) sowie Fürbeth (1994). Die balneolgischen Schriften des 17. Jahrhunderts scheinen bislang in der Sekundärliteratur noch nicht umfassend behandelt worden zu sein. So steht auch eine Bibliographie deutscher bzw. im deutschen Raum erschienener Badeschriften, wie von Fürbeth für das 15. und 16. Jahrhundert verfasst, für das 17. Jahrhundert noch aus. Vgl. Fürbeth (1995); weiterhin auch Fürbeth (1994), S. 483, Anm. 65. Zur besseren Orientierung sollen dennoch die hier genannten Werke, soweit übertragbar, herangezogen werden. – Zur „Bedeutung des Badewesens in der Renaissance" vgl. weiterhin Binz Nocco (2008), S. 30-34.

4   Bei Sauerbrunnen oder „Säuerlingen" handelt es sich um „natürliche Mineralwässer, die Kohlensäure (eigentlich Kohlendioxid) enthalten". Sie wurden „in erster Linie zu Trinkzwecken" verwendet. Vgl. Křížek (1990), S. 101.

5   WV, Nr. 22.

6   WV, Nr. 10.

schen Wasserschatz",[7] sowie 1673 in dem Traktat „An den Badeverlästerer"[8] und um 1673 in der „Admonition an Badegäste".[9] Den balneologischen Schriften kommt somit zahlenmäßig der größte Anteil am Hauptmannschen Textcorpus zu.

Dennoch unterscheiden sich die einzelnen Werke voneinander, auch, da es unterschiedliche Gründe waren, die Hauptmann dazu veranlassten, sich mit den Sauerbrunnen in Eger, den „Gnadenbrunnen" zu Hornhausen und dem Wolkensteinischen Warmbad zu beschäftigen.

Insofern vermögen die Traktate dem Leser verschiedene Erkenntnisse nicht nur über spezifische Gegebenheiten des jeweiligen Ortes und Hauptmanns Motivation, sondern auch über seine naturkundlichen Vorstellungen und empirisch-experimentellen Forschungen zu vermitteln.

Die Vorgehensweise sei an dieser Stelle eine andere als bei den „Weinbau-Irrtümern", die erst zum Ende des Kapitels „Von Gottes Wort auf Winzers Berg – Hauptmanns Bemerkungen zum Weinbau" auf der Grundlage ihres zuvor veranschaulichten Inhaltes im Spiegel weiterer weinkundlicher Werke betrachtet wurden. Hier hingegen bietet es sich aufgrund des insgesamt nicht unbeträchtlichen Umfangs der fünf Traktate an, gleich zu Beginn des Kapitels die jeweilige Stellung unter den balneologischen Schriften der frühen Neuzeit auf Basis eines kurzen allgemeinen Überblicks über das entsprechende Werk zu vermitteln. Einige wenige, doch wichtige inhaltliche Aspekte seien im Anschluss näher beleuchtet.

---

7   WV, Nr. 29. – Beim Begriff „Wasserschatz" handelt es sich anscheinend um einen in der frühen Neuzeit gängigen Terminus. So findet sich bei Zedler der Eintrag, „Wasser-Schatz, heisset das Wasser von dem anderes hergeleitet wird". Vgl. Zedler, Bd. 53 (1747), S. 710. – Beispielsweise war der „Neue Wasserschatz" eine im 17. Jahrhundert weit verbreitete Badeschrift des Jakob Theodor, genannt Tabernaemontanus. Vgl. Theodor (1581). – Zur Bedeutung von Theodors „Neuem Wasserschatz" vgl. etwa Strein (1993), insbes. Anm. 21. – Zu Theodor vgl. ADB, Bd. 37 (1894), S. 714-715; Killy, Bd. 11 (1991), S. 328-329; Müller-Jahncke/Bofinger (2003). – Theodors „Neuer Wasserschatz" kann jedoch kaum mit Hauptmanns „Wolkensteinischem Wasserschatz" verglichen werden. Hier nämlich handelt es sich um ein „Bäderkompendium", dort, wie im Laufe dieser Untersuchung noch gezeigt werden soll, um eine „Bädermonographie" mit sowohl nicht-balneologischen Elementen als auch solchen eines „balneologischen Lehrbuchs". – Zur Typologisierung der Badeschriften vgl. S. 109-110 dieser Studie.
8   WV, Nr. 33.
9   WV, Nr. 34.

5.1 Zur Stellung unter den Badeschriften der frühen Neuzeit

Frank Fürbeth, der Kenner von Badeschriften des Mittelalters und der frühen Neuzeit, differenzierte das balneologische Schrifttum des 16. Jahrhunderts in drei Grundtypen, die „Bädermonographie", das „Bäderkompendium" und das „balneologische Lehrbuch".[10] Die Hauptmannschen Badetraktate sind zwar Kinder des 17. Jahrhunderts, dennoch weisen sie einige Charakteristika auf, die eine Anwendung der Fürbethschen Typologie, auch mangels Alternativen, gerechtfertigt erscheinen lässt.[11]

Hauptmann bezieht sich in allen seinen balneologischen Schriften auf lediglich einen einzigen Ort. Er fasst somit in keinem Falle „Gutachten zu verschiedenen Bädern" zusammen und kann infolgedessen auch nicht den Kranken adressieren, „der zu therapeutischen Zwecken eine Badekur erwägt und das geeignete Bad sucht".[12] Das „Bäderkompendium", das nach Fürbeths Typologie diese Kriterien erfüllen muss, wird demnach hier nicht behandelt.

Indes interessieren die „Bädermonographie", die „neben den medizinischen Informationen auch die Beschreibung [eines spezifischen] Ortes, seiner Geschichte, seiner Lage und vor allem seiner Lebensmittelversorgung und seiner Ausstattung mit Baulichkeiten liefert",[13] sowie das „balneologische Lehrbuch", das nach einer „den jeweiligen Axiomen der Wissenschaft entsprechende[n] Erfassung der Balneologie" strebt, indem es „das verfügbare Wissen über Bäder zu systematisieren sucht."[14] Entsprechend ihres Inhaltes richtet sich die „Bädermonographie", auch im weiteren Sinne als Werbeschrift oder „propagandistisches Hilfsmittel innerhalb einer Konkurrenzsituation" verstanden, an „potentielle oder schon im Bad befindliche Badebesucher". Sie kann sich aber auch an gebildete Leser wenden, wenn sie „zum Teil eines größeren topographischen, historiographischen oder antiquarischen Gesamtzusammenhangs" wird.[15] Die „Bädermonographie"

---

10 Vgl. Fürbeth (1994), S. 472-479.
11 Die fortschreitende Öffnung der Gelehrtenwelt gegenüber dem Deutschen mag hier eine Restriktion darstellen, da die Fürbethsche Zuordnung der Badeschriften zu einem Grundtypus auch über die Sprache als Kriterium erfolgt. – Zur Öffnung der Gelehrtenwelt gegenüber dem Deutschen vgl. auch das Kapitel „Von opaken Denkmixturen – Einleitendes zu Hauptmanns Werk".
12 Fürbeth (1994), S. 475.
13 L. c., S. 472 u. 474.
14 L. c., S. 476.
15 L. c., S. 475.

ist vorwiegend in deutscher, gelegentlich auch in lateinischer Sprache verfasst,[16] das „balneologische Lehrbuch" hingegen, mit „Fachwissenschaftlern" als Adressaten, „ausnahmslos in Latein".[17]

Bei den Hauptmannschen balneologischen Schriften mögen sich nun schon aus der Motivation, die den Dresdner Arztalchemiker zum Verfassen der Texte trieb, Hinweise auf den Adressatenkreis ergeben. Inhaltliche Aspekte helfen bei der weiteren Einordnung.

In chronologischer Reihenfolge erschien zunächst der Traktat „Hornhausische Gnadenbrunnen".

In Hornhausen, einem zum Hochstift Halberstadt gehörigen Dorf, waren im Jahre 1646 mehrere Quellen entsprungen,[18] die aufgrund einer ihnen vermeintlich innewohnenden Heilkraft eine Vielzahl von Menschen anlockten,[19] und über die in der Folgezeit mehr als vierzig verschiedene Drucke erschienen.[20] Genannt seien hier stellvertretend nur der „Historische Bericht von den

---

16   L. c..

17   L. c., S. 476.

18   In der Literatur findet sich die Behauptung, es seien sechs Brunnen gewesen. Vgl. Martin (1906), S. 295. Dies scheint allerdings fraglich, da auf einem kartographischen Abriss der Stadt Hornhausen aus dem Jahre 1646 von „in die Zwantzig Heil-Brunnen" die Rede ist. Vgl. N. N. (1646).

19   Insgesamt scheinen es alleine im Jahre 1646 etwa 24.000 Personen gewesen zu sein. Vgl. Müller (1996), S. 97.

20   Eine nach Kühne (2008), S. 75, „nicht vollständige und auch nicht fehlerfreie [...] bibliographische Übersicht zu den Drucken" sowie einen kurzen Abriss über die Geschichte der Brunnen in Hornhausen von ihrer Entdeckung 1646 bis zu einem vergeblichen Versuch, im Jahre 1846 nochmals ein Bad einzurichten, findet sich bei Müller (1996). Müller gibt auch die Berichte von der Entdeckung der Brunnen in den unterschiedlichen Versionen nach Salchmann und Hauptmann wieder und nennt demzufolge in seiner bibliographischen Übersicht auch Hauptmanns „Hornhausische Gnadenbrunnen". Vgl. Müller (1996), S. 95-96 u. 102. – Wie Müllers Übersicht zeigt, ist die Behauptung von Martin (1906), S. 295, falsch, dass „im selben Jahr [1646] drei Beschreibungen erschienen [sind] und 1647 darauf eine vierte, nach der in diesem Jahre über zweitausend Personen gezählt wurden, welche sich beim Pastor des Orts wegen der Danksagung angegeben hatten". Sie trifft auch dann nicht zu, wenn man die Predigten als nicht direkte „Beschreibungen" der Quellen ausschließt. – Mit der „vierten Beschreibung" könnte Martin sich, wenn er auch keine Namen nannte, auf Hauptmanns „Hornhausische Gnadenbrunnen" beziehen: Hier ist von jenen 2000 Personen die Rede, „so sich zu Dancksagungen bey dem Priester des orts, angegeben hatten". Martin irrt jedoch mutmaßlich darin, dass sich diese Personen erst 1647, und nicht schon 1646, beim Priester eingefunden hatten, denn Hauptmann berichtet, es seien „Ende des Augusti" (vermutlich des Jahres 1646 „bereits in die 2000. gewesen". Vgl. WV, Nr. 10, S. 91. – Zur Datierung vgl. Anm. 43 im Kapitel „Zwischen Dresden, Leipzig, Montpellier, Wittenberg und Wolkenstein – Stationen eines Lebens."

Gesundbrunnen",[21] in dem der Pfarrer zu Hornhausen, Friedrich Salchmann, 412 Wunderheilungen durch die Brunnen beschreibt, und die sehr kurze „Wahrhaftige Relation"[22] des Arztes und Polyhistors Hermann Conring mit einer Aufzählung verschiedener Indikationen des Brunnenwassers sowie einiger Nebenwirkungen.

Wie die anderen Autoren, so beschäftigte sich auch Hauptmann mit diesen im öffentlichen Interesse stehenden Brunnen. Er nahm die Reise von rund 150 Kilometern zwischen Leipzig und Hornhausen auf sich, vor allem, um das Wasser auf Grundlage alchemischer Methoden zu analysieren. Nachdem er, 1647 als Student noch weit von dem „Baccalaureus" oder gar dem „Licentiat" entfernt, mit den „Weinbau-Irrtümern" und zwei Streitschriften gegen Georg Detharding immerhin schon drei Abhandlungen naturkundlichen Inhaltes verfasst hatte, könnte er mit den aus seinen Untersuchungen erwachsenen „Hornhausischen Gnadenbrunnen" als Publikation zu einer aktuellen Problematik versucht haben, weitere Aufmerksamkeit zu erlangen und sich somit größeres Ansehen in der Gelehrtenwelt zu verschaffen.

Hierfür spricht schon Inhaltliches, wie etwa die für den Traktat zentrale Analyse des Brunnenwassers nach den „Axiomen der Wissenschaft" und die auf vornehmlich naturphilosophischen Erwägungen fußende Explikation der plötzlichen Entstehung der Quellen. Beides dürfte einen Laien kaum interessiert haben und ihm vermutlich auch nicht verständlich gewesen sein.[23]

Weiterhin deutet der Gebrauch der Sprache darauf hin, dass sich Hauptmann an ein gebildetes Fachpublikum richtete. Zwar schreibt er deutsch, jedoch ziert schon das Titelblatt, ähnlich demjenigen der „Weinbau-Irrtümern", zunächst ein lateinischer Titel, der anschließend ins Deutsche übersetzt ist. Überdies lässt Hauptmann insbesondere im vierten Kapitel,[24] in dem er die Wirkungen des Brunnenwassers auf Grundlage seines naturkundlich-philosophischen Wissens aus den einzelnen, zuvor empirisch ermittelten Bestandteilen abzuleiten versucht, immer wieder längere lateinische und somit dem Laienleser unverständliche Pas-

---

21 Salchmann (1646).
22 Conring (1646).
23 Zwar kann sich, wie gezeigt, auch die „Bädermonographie" an ein gebildetes Publikum wenden, jedoch per definitionem eben nur dann, wenn sie „zum Teil eines größeren topographischen, historiographischen oder antiquarischen Gesamtzusammenhangs" wird. Dies ist jedoch hier nicht der Fall. Vgl. S. 109 dieser Studie.
24 WV, Nr. 10, S. 89-143.

sagen einfließen.[25] Auch wenn die „Hornhausischen Gnadenbrunnen" somit zwar nicht „ausnahmslos in Latein" verfasst sind, weisen sie dergestalt typische Elemente eines „balneologischen Lehrbuchs" auf.

Allerdings werden ebenfalls Kriterien einer „Bädermonographie" erfüllt. So widmet sich Hauptmann lediglich den Brunnen in Hornhausen, eines einzigen Ortes also. Er gibt medizinische Informationen zu den in speziell diesem Wasser enthaltenen Mineralien, zu deren Wirkung und zu den aus dieser Wirkung resultierenden Indikationen.

Weitere Charakteristika einer „Bädermonographie" fehlen indes, vor allem solche nicht-naturkundlicher Art. Genannt seien etwa Bemerkungen zu allgemeinen örtlichen Gegebenheiten wie Geschichte, Lage, Baulichkeiten und Lebensmittelversorgung.

Auch Baderegeln oder entsprechend solche für Trinkkuren,[26] beide verstanden als Teil der medizinischen Informationen, finden sich nicht. Jedoch gibt Hauptmann den Hinweis, dass die „Brünnen im Frühling und Sommer, ihr bestes Vermögen gethan und erwiesen, und an nunmehr im Herbst und Winter, man gar wenig darvon vernimmet."[27] Er begründet dies damit, dass die Luft im Frühjahr und im Sommer in größerem Maße „mit primaterialische[m] Wesen, und Kräfften geschwängert" sei. Somit als Stimulus verstanden nehme sie zu diesen Jahreszeiten stärkeren Einfluss auf die im Wasser befindlichen und für dessen Wirkung verantwortlichen Mineralien. Hieraus resultiert für Hauptmann schließlich eine Zunahme der Heilkraft.[28] Die implizite Empfehlung, sich des Wassers vor allem im

---

25 Vgl. hierzu auch das Kapitel „Von opaken Denkmixturen – Einleitendes zu Hauptmanns Werk".

26 Zu den Baderegeln vgl. Probst (1971), S. 54-64. – Das Wasser der „Gnadenbrunnen" wurde zwar in erster Linie als Trank, wohl aber auch zum Baden, verwendet. Vgl. Müller (1996), S. 97.

27 WV, Nr. 10, S. 148-149.

28 L. c., S. 147-149. – Nähere Erläuterungen zu Hauptmanns Verständnis von „prima materia" finden sich im Kapitel „Von Gottes Wort auf Winzers Berg – Hauptmanns Bemerkungen zum Weinbau". – Hauptmanns Vorstellungen standen durchaus im Einklang mit der zumindest zu Beginn des 16. Jahrhunderts noch im Volk herrschenden und den theoretischen Vorstellungen der Ärzte entsprechenden Ansicht, dass die heilende Wirkung des Wassers im Einklang mit der Natur im Frühjahr anwächst, um im Winter wieder abzusterben. Diese Ansicht war allerdings schon etwa von Johannes Dryander angezweifelt worden. Vgl. das Vorwort von Müller im Reprint zu Dryander (1535), S. 17. – Zu Dryander vgl. auch ADB, Bd. 5 (1877), S. 440; NDB, Bd. 4 (1959), S. 142-143; Killy, Bd. 3 (2008), S. 117-118. – Zehn Jahre später, im „Wolkensteinischen Wasserschatz", sollte Hauptmann übrigens Frühjahr und Herbst als ideale Zeiten zum Baden empfehlen. Seine Begründung nimmt sich allerdings anders aus, wohl auch, da Trinkkuren hier nicht im Vordergrund stehen: Im Sommer nämlich sei „die Hitze zu weilen strenge,

Frühling und Sommer zu bedienen, stellt folglich einerseits eine Art Analogon zu den gängigen Baderegeln dar, richtet sich andererseits wiederum durch ihre naturphilosophische Fundierung an ein gebildetes Fachpublikum.

In toto scheint somit eine Systematisierung des Wissens nicht das vorrangige Ziel Hauptmanns, sondern vielmehr eine Applikation des von ihm systematisierten Wissens auf die „Hornhausischen Gnadenbrunnen". Es kann hier weder uneingeschränkt von einer „Bädermonographie" noch von einem „balneologischen Lehrbuch" gesprochen werden, am ehesten noch von einer Mischform aus beiden, jedoch für ein gebildetes Publikum.

Eine ganz ähnliche Einordnungsproblematik ergibt sich auch bei der an der Universität Leipzig gehaltenen und anschließend gedruckten Disputation zwischen Hauptmann und Christian Lange d. J. „De Acidulas Egranas Usurpandi Modo".

Im Gegensatz zu den Traktaten über die Hornhausischen Brunnen und das Wolkensteinische Bad, die vermutlich auf seine eigene Initiative hin verfasst wurden, unterlag Hauptmann hier wohl trotz seiner Freundschaft mit Lange[29] akademischen Zwängen, wenn auch fraglich ist, welchen.[30] Bei dem Traktat über die Egerschen Sauerbrunnen handelt sich somit um eine (akademische) Gelegenheitsschrift.

Versucht man sich dennoch an einer Einordnung unter die Fürbethschen Badeschrifttypen, lassen sich Charakteristika eines „balneologischen Lehrbuches" erkennen. So ergibt sich der Adressatenkreis selbstredend. Man richtete sich ausschließlich an Gelehrte, sprach und schrieb deswegen Latein. Weiterhin bezeugt der häufige Verweis auf Autoritäten,[31] dass Hauptmann und Lange den „Axiomen der Wissenschaften" Folge leisteten, ja gar, um den Konventionen nachzukommen, Folge leisten mussten.

Auf der anderen Seite werden wiederum Merkmale der Fürbethschen „Bädermonographie" offenbar. So steht mit Eger ein einziger Ort im Mittelpunkt. Zwar fehlen Angaben zu Geschichte, Lage, Baulichkeiten und Lebensmittelversor-

---

und unsere Cörper ohne das gantz krafftlos machet". Vgl. WV, Nr. 29, S. 225; weiterhin S. 141-142 dieser Studie.

29 Langes Interesse an den Egerschen Brunnen könnte sich darüber erklären lassen, dass sein (im Jahre 1651 noch zukünftiger) Schwiegervater, Paul Macasius, einst Arzt in Eger, bereits 1613 einen Traktat über die dortigen Säuerlinge verfasst hatte. Vgl. Macasius (1613).

30 Vgl. hierzu Seite 14 dieser Studie.

31 Vgl. hierzu „Anhang I – Bibliographie raisonnée".

gung, doch geben Lange und Hauptmann medizinische Informationen etwa über die Inhaltsstoffe des Wassers.[32] Während Hauptmann allerdings in den „Hornhausischen Gnadenbrunnen" seine Analysen ausführlich beschreibt, wird hier nicht deutlich, wie man etwa ermittelte, dass in einigen der Sauerbrunnen „nitrosum minerale excedit, in qvibusdam aluminosum, in nonnullis sulphureum, attamentosum, bituminosum, aeruginosum, ferruginosum, atque sic porro, mirâ et diversissimâ invicem combinatione."[33]

Weiterhin finden sich in diesem Traktat ebenfalls den Baderegeln ähnliche Hinweise, so etwa wiederum die Ansicht, dass der Gebrauch des Wassers im Frühjahr und Sommer von größerem Nutzen als im Herbst oder Winter sei.[34] Insgesamt sind diese Bemerkungen als Charakteristika der „Bädermonographie" jedoch auch durch die vielfachen Autoritätenverweise wesentlich allgemeiner und theoretischer gehalten als in den „Hornhausischen Gnadenbrunnen". Während Hauptmann in seinem balneologischen Erstling immer wieder den Rückbezug auf Eigenarten und Eigenschaften der „Gnadenbrunnen" findet, nutzen Hauptmann und Lange die Sauerbrunnen zu Eger vor allem dazu, allgemein-theoretisches Wissen unter Beweis zu stellen.

Auch der Traktat „De Acidulas Egranas Usurpandi Modo" als eine Gelegenheitsschrift lässt sich somit den Mischformen aus „Bädermonographie" und „balneologischem Lehrbuch" zuordnen, tendiert dabei allerdings mehr noch als die „Hornhausischen Gnadenbrunnen" in Richtung des „balneologischen Lehrbuches".[35]

---

32 WV, Nr. 22a, Fol. B4^v-C2^r.
33 L. c., Fol. C1^r.
34 L. c., Fol. C2^v-C3^r.
35 Ähnlich wie mit diesem Werk über die Sauerbrunnen zu Eger verhält es sich auch mit Christian Langes ebenfalls in lateinischer Sprach verfasstem „Tractatus de Thermis Carolinis": Auch in dieser Abhandlung scheint die Demonstration des allgemeinen, theoretischen Wissens über Bäder, Wasser und Krankheit – insbesondere auch der Rückbezug auf die Antike im Sinne des humanistischen Bildungsideals – wichtiger als die Spezifika des Bades von Karlovy Vary (Karlsbad). Es ist jedoch unklar, ob es sich beim „Tractatus de Thermis Carolinis" ebenfalls um eine (akademische) Gelegenheitsschrift handelt. Vgl. Lange (1688a), S. 197-266.

Die Schriften über das Wolkensteinische Warmbad verfasste Hauptmann nicht nur als Akademiker, der sich in der Gelehrtenwelt zu etablieren versuchte. Sein Interesse wird auch – vielleicht gar vorrangig – ökonomischer Art gewesen sein, da er das Bad am 11. Juli 1656 zusammen mit dem Steuereintreiber Heinrich Schrey erworben hatte. Die Thermen waren zum Zeitpunkt des Kaufs wohl infolge des Dreißigjährigen Krieges derart heruntergekommen, dass die beiden neuen Besitzer „nicht mehr als zwei beinah wüste, dach- und bodenlose Häuser"[36] vorfanden.[37]

So verwundert es nicht, dass beim Verfassen des im Folgejahr, 1657, erschienenen „Wolkensteinischen Wasserschatzes" wie auch bei den beiden später publizierten Schriften, dem Traktat „An den Badeverlästerer" und der „Admonition an Badegäste", ökonomische Überlegungen eine Rolle spielten. Hauptmann ist folgerichtig unter jene naturkundlichen Sachschriftsteller der frühen Neuzeit zu zählen, die, wie etwa Georg Am Wald,[38] Leonhard Thurneisser[39] oder Johann Hiskia Cardilucius,[40] gleichzeitig als Unternehmer tätig waren. Der Vertrieb seiner Medikamente allerdings – dies sei am Rande angemerkt – war für Hauptmann als Badebesitzer im Gegensatz zu den genannten drei Ärzten eine wohl eher nebensächliche Geldeinnahmequelle. Dennoch empfiehlt er im „Wolkensteinischen Wasserschatz" als Zusatzmedikation zum Bad etwa die von ihm als Anhänger der paracelsischen „nova medicina"[41] entwickelte, auch in die „Kleine Chymische Hausapotheke" aufgenommene „Tinctura Antimonii".[42]

---

36 Günther/Krüger (2000), S. 29.
37 Zur Lage in Sachsen nach dem Dreißigjährigen Krieg vgl. auch Kluge (1993), S. 2-10.
38 Vgl. Müller-Jahncke (1994), insbes. S. 228-234. – Zu Georg Am Wald vgl. weiterhin Killy, Bd. 1 (2008), S. 118-119.
39 Vgl. Friedrich/Müller-Jahncke (2005), S. 291-294. – Zu Thurneisser vgl. auch DSB, Bd. 13 (1981), S. 396-398; Killy, Bd. 11 (1991), S. 355-356.
40 Vgl. Marxer (2000), insbes. S. 39-47. – Zu Cardilucius vgl. auch Killy, Bd. 2 (2008), S. 358-360.
41 So waren nicht nur die von Hauptmann auf Antimon-Basis hergestellten Arzneimittel typisch für die „nova medicina". Vgl. hierzu Kühlmann/Telle (2001), S. 575-577; weiterhin auch Schneider (1982a); Marxer (2000a), S. 731. – Hauptmann betont auch, dass die „Chymia und deren specifica die artem Galenicam und selber ingredientia selbst vortreffen", kritisiert somit also die althergebrachte, galenistische Medizin. Vgl. WV, Nr. 29, S. 216[I] [Hochgestellte, römische Ziffern machen die fehlerhaft-doppelte Paginierung von Seite 215 bis 224 deutlich].
42 WV, Nr. 29, S. 217[II]; WV, Nr. 36, Fol. 6[r].

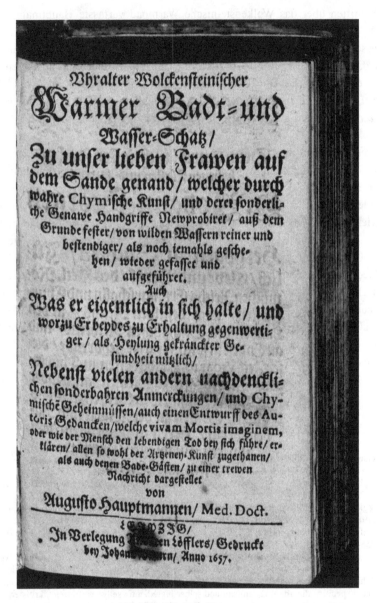

Abb. 5: *Titelblatt von Hauptmanns*
„Wolkensteinischem Wasserschatz" (Leipzig 1657).

Als Unternehmer also wendet sich Hauptmann bereits im gemeinsam mit Schrey verfassten Vorwort des „Wolkensteinischen Wasserschatzes" an Kurfürst Johann Georg II., der ein Jahr zuvor, 1656, nach dem Tod seines Vaters, Johann Georgs I., von diesem die Kurfürstenwürde übernommen hatte. Beide, Hauptmann und Schrey, bitten Johann Georg II. neben seiner „Protection" darum, „„daß das gesuchte Wiesenflecklein und stücklein Acker mit struppichten Fichten beschlagen uns umb des Gerichtlichen Taxirten werths helffte Geldes, die andere helffte aber auß einer gnädigen Erlassung als zu einer Beystewr solch verwüstes Bad desto ehr wieder anzubawen Gnädigst solte geschenckt sein, welches letztere auch schon wircklich geschehen, das erste aber annoch ehstes Werck stellig gemacht zu werden wir unterth[änigst] verhoffen."[43] Hauptmann und Schrey erhofften sich somit vom Kurfürsten als einem der Adressaten des „Wolkensteinischen Wasserschatzes" Zugeständnisse. Aus diesem Grunde schmeicheln sie ihm nicht nur, indem sie etwa seinen „hocherleuchte[n] Verstand, darmit E[uer] Churf[ürst]l[icher] Durchl[aucht] in rebus metallicis und Chymicis von Gott sonderlich begabet", rühmen.[44] Sie versuchen auch, Johann Georg II. von der Bedeutung des Warmbades für Kursachsen zu überzeugen, davon also, dass das Bad „GOTT und dem Lande zu Ruhm und Ehr, als ein Edles Cleynod, wie auch zu vieler [...] Menschen Gesundheit und Besten erhalten werden möchte."[45]

Doch hoffte man nicht nur, die Gunst des Kurfürsten zu erhalten. Es musste den Besitzern ein Anliegen sein, sowohl Gäste für ihr Bad zu gewinnen, als auch diejenigen, die sich bereits im Bad befanden, von dessen Qualität zu überzeugen. Schon auf dem Titelblatt wendet man sich deswegen an die für eine „Bädermonographie" typische Zielgruppe, die „Bade-[Gäste]". Aber auch aus dem Inhalt erschließt sich, dass Hauptmann mit dem „Wolkensteinischen Wasserschatz" eine an diese Adressaten gerichtete, für die frühe Neuzeit nicht unübliche Werbeschrift[46] für Warmbad[47] in vornehmlich deutscher Sprache verfasste, sich damit von Konkurrenten abzusetzen versuchte und so eine steigende Besucherzahl wie auch wachsenden Profit erhoffte. Es versteht sich, dass der Dresdner Arztalche-

---

43 WV, Nr. 29, Vorwort.
44 L. c..
45 L. c..
46 Werbung für Bäder scheint in der frühen Neuzeit nicht ungewöhnlich gewesen zu sein. So verdankten viele Bäder „ihr Emporkommen zuungunsten anderer [...] zum Teil einer geschickten Reklame, die der unserer heutigen Zeit kaum nachstand." So Martin (1906), S. 268.
47 Heutzutage wird das „Wolkensteinische Bad" als „Warmbad" bezeichnet. Vgl. Günther/Krüger (2000).

miker zu diesem Zwecke die Vorzüge des Bades betonen musste. Hierbei werden weitere Charakteristika einer „Bädermonographie" deutlich. So scheint es selbstverständlich, dass die besonderen medizinischen Eigenschaften wie die zahlreichen, schon von Martin Ruland d. Ä.[48] in den „Drei Büchern von Wasserbädern, Aderlassen und Schröpfen"[49] berichteten Indikationen des Badewassers[50] eine wichtige Rolle spielen.[51] Daneben hebt Hauptmann insbesondere im „Appendix" des „Wolkensteinischen Wasserschatzes" weitere Qualitäten des Bades hervor, etwa die von ihm und Schrey eingerichteten Unterkünfte, die in benachbarten Orten stattfindenden Viktualienmärkte sowie die ausreichende Versorgung mit Wein, Bier und Medikamenten; weiterhin die Möglichkeit, die „Meißnischen Bergstädte" oder den „Serpentin Steinbruch zu Zöblitz" an badefreien Tagen zu besichtigen. Ebenso gibt der Dresdner Arztalchemiker den Hinweis, dass man ohne großen Aufwand in der Nähe an das vornehmlich für Trinkkuren verwendete Sauerbrunnenwasser gelangen kann.[52]

Aber nicht nur im „Appendix" des „Wolkensteinischen Wasserschatzes" stößt der Leser auf von Hauptmann erwähnte Vorzüge des Wolkensteinischen Warmbades, sondern auch an anderen Stellen, in den Traktat eingestreut. So etwa habe man

> „auch denen jenigen zu besten, denen die rechte Zeit zu erwarten offtermahls wegen ihrer alzu großen Beschwerung viel zu lange wird, dieses bequeme und wohldienliche Mittel erfunden, daß ein bahr Bade qvartire durch besondere Verleitung der Wärme von der Pfanstäd herüber, durch auch besondere öfen Züge können in kalter Zeit angewärmet werden, so starck als man es haben will, oder auch im Gegentheil gar ungeheizet verbleiben mögen, in dem ihnen mag der grad Fewers gegeben werden [...], so soll auch [...] ein eysernes Rost, Röhr- und Schlagen werck [...], angerichtet werden, daß das Wasser in solchen zugemachten Röhren und in der Pfanne zu gleich und also doppelt kan gewermet werden".[53]

---

48   Zu Martin Ruland d. Ä. vgl. ADB, Bd. 29 (1889), S. 634-635; Hirsch, Bd. 4 (1932), S. 922.
49   Ruland (1579).
50   WV, Nr. 29, S. 108-112.
51   So etwa l. c., S. 240-246.
52   L. c., S. 236-239. – Grundsätzlich galt der „gleichzeitige Gebrauch einer Trink- und einer Badekur [...] als großer Verstoß gegen die Gesundheit." Es gab allerdings auch Ärzte, „welche zwar nicht gerade das trinken im Bad empfahlen, doch Trink- und Badekur zu gleicher Zeit vornehmen ließen", wie etwa Konrad Gessner. Vgl. Martin (1906), S. 256. Unter diese Ärzte ist demzufolge auch Hauptmann zu rechnen. – Zu Gessner vgl. ADB, Bd. 9 (1879), S. 107-120; NDB, Bd. 6 (1964), S. 342-345; DSB, Bd. 5 (1981), S. 378-379; Killy, Bd. 4 (2009), S. 204-206.
53   WV, Nr. 29, S. 225-226.

Das Wasser wurde also bei Bedarf in einer kupfernen Pfanne erwärmt und mittels des Röhrensystems in die Badestuben geleitet.[54] Als besondere Attraktion war es demzufolge auch möglich, im Winter mit größtmöglichem Nutzen ein Bad zu nehmen, obwohl es nach Hauptmanns Ansicht idealere Jahreszeiten für Badekuren gab.[55]

Einen weiteren Vorzug des Wolkensteinischen Bades sieht Hauptmann in seiner eigenen medizinischen Kompetenz begründet. So habe er etwa einem Patienten mit einem in Teilen herausgerissenen Mesenterium[56] durch eine Kur mit in Badewasser getränkten Tüchern sowie Zäpfchen geholfen.[57] Die (potentiellen) Badebesucher mussten es also als weiteren Pluspunkt für das Wolkensteinische Bad ansehen, dass Hauptmann sich als Mediziner zumindest gelegentlich[58] vor Ort um ihre Gebrechen kümmern konnte,[59] insbesondere, da man erst „[i]m 17. und 18. Jahrhundert [...] häufiger von Ärzten, die in den Badeorten ansässig waren", hörte.[60]

Hauptmann wendet sich jedoch nicht nur an die (potentiellen) Badebesucher, indem er solche Vorzüge des Wolkensteinischen Bades unterstreicht. Auch mit den Baderegeln richtet er sich an die Kurgäste. Diese Vorschriften bilden den Kern der Kapitel neun bis elf des „Wolkensteinischen Wasserschatzes". Bereits die Überschriften lassen auf generelle Inhalte schließen.[61]

---

54 Günther/Krüger (2000), S. 30. – Diese Konstruktion im Wolkensteinschen Warmbad könnte in der Tat fortschrittlicher gewesen sein als diejenigen in anderen Bädern. Einen indirekten Fingerzeig darauf gibt Martin (1906), S. 268, mit einem Verweis auf die Aachener Bassinbäder aus dem Jahre 1688. Demnach war „ein Teil der Thermen [...] zu heiß und mußte vor dem Gebrauche abgekühlt werden [...], andere nicht warm genug [...] und mußten erwärmt werden. In beiden Fällen gelang es nicht, einen andauernd gleichmäßig warmen Strom hervorzubringen und bei längerem Gebrauche war während des Badens ein Zusatz von heißem Wasser erforderlich". – Eine Abbildung der sogenannten „Wasserkunst", mit der das Wasser aus dem 10,5 m unter der Erdoberfläche liegenden Brunnen gehoben und in die Badestube geleitet wurde, findet sich bei N. N. (1952), S. 55.

55 WV, Nr. 29, S. 224-226; weiterhin S. 141-142 dieser Studie.

56 Das Aufhängeband des Darms.

57 WV, Nr. 29, S. 240-246.

58 Hauptmann hielt sich nicht dauerhaft in Wolkenstein auf, sondern musste auch seinen Verpflichtungen in Dresden nachkommen. Vgl. hierzu das Kapitel „Zwischen Dresden, Leipzig, Montpellier, Wittenberg und Wolkenstein – Stationen eines Lebens".

59 Die Aussage von Günther/Krüger (2000), S. 19, dass „der erste Badearzt in Warmbad [...] im Jahr 1746 nachweisbar" sei, muss infolgedessen mit Vorsicht genossen werden.

60 Heischkel (1959), S. 345.

61 So ist Kapitel neun betitelt als „Ob dieß warme Bad allein vor sich, oder mit Artzeneyen zugebrauchen, und was vor Medicamenta darzu in gemein am füglichsten und dienstlichsten zu geben stehen", Kapitel zehn als „Zu welcher Zeit im Jahre, zu welcher stunde des Tages und wie

Überdies weist Hauptmanns Traktat aus dem Jahre 1657 mit der Darstellung der Geschichte des Wolkensteinischen Bades im fünften Kapitel[62] ein weiteres Charakteristikum der Fürbethschen „Bädermonographie" auf. Fraglich ist allerdings bereits hier, ob sich Hauptmann lediglich an die Badebesucher wendet oder nicht auch an den gebildeten Leser. Seine Ausführungen vermögen mit 17 Seiten[63] – inbegriffen etwa eine Aufzählung aller Hauptmann bekannten, bisherigen Besitzer des Bades[64] – mehr als nur einen groben Überblick über die Geschichte des Bades zu geben, wie er für den Badebesucher von Interesse gewesen sein dürfte. Der „Wolkensteinische Wasserschatz" wird jedoch spätestens dann zum „Teil eines größeren topographischen, historiographischen oder antiquarischen Gesamtzusammenhangs",[65] zu einer „Bädermonographie" im weiter gefassten Sinne also, wenn Hauptmann die ihm bekannten literarischen Quellen zum Warmbad etwa von Leonhard Thurneisser,[66] Johann Göbel,[67] Martin Ruland d. Ä.[68] und Petrus Albinus[69] aufzählt und die entsprechenden, teilweise längeren Passagen zitiert.[70]

Neben diesen Charakteristika einer „Bädermonographie" begegnen auch hier wieder solche eines „balneologischen Lehrbuchs". So etwa scheint eine – wenn auch von Hauptmann nicht vollzogene – Untergliederung des „Wolkensteinischen Wasserschatzes" in einen allgemeinen und in einen speziell auf das Wol-

---

lange dieses Bad am beqvemesten und besten zugebrauchen stehe, auch wie man sich darbey in essen-trincken und bewegungen verhalten soll" und Kapitel elf als „Ob dieses Bad kalt oder heiß so wohl im anfange des einsitzens als im außgehen gleich oder anders will gebadet seyn". Vgl. WV, Nr. 29, S. 212^l-246. [Hochgestellte, römische Ziffern machen die fehlerhaft-doppelte Paginierung deutlich.]

62 Der an Einzelheiten der Geschichte des Bades interessierte Leser sei insbesondere verwiesen auf die Arbeit von Günther/Krüger (2000); weiterhin auf N. N. (1952); Küchler (1994).

63 WV, Nr. 29, S. 60-76.

64 L. c., S. 73-74.

65 Vgl. Fürbeth (1994), S. 475.

66 Hauptmann zitiert aus Thurneissers erstmalig 1572 in Frankfurt an der Oder erschienenen „Zehn Büchern von den Wassern". Vgl. WV, Nr. 29, S. 77-81; weiterhin Thurneisser/Saltzmann (1612).

67 Zum in Zwickau gebürtigen Arzt Johann Göbel vgl. Jöcher, Bd. 2 (1750), Sp. 1039. – Hauptmann zitiert aus Göbels „Beschreibung der zwei Bäder bei Annaberg und Wolkenstein". Vgl. WV, Nr. 29, S. 81-107; weiterhin Göbel (1576).

68 Hauptmann zitiert aus Rulands „Drei Büchern von Wasserbädern, Aderlassen und Schröpfen." Vgl. WV, Nr. 29, S. 108-112.

69 Zum sächsischen Geschichtsschreiber Albinus vgl. ADB, Bd. 1 (1875), S. 223; NDB, Bd. 1 (1953), S. 151. – Hauptmann zitiert aus Albinus' „Meißnischer Land- und Bergchronik". Vgl. WV, Nr. 29, S. 112-117; weiterhin Albinus (1590).

70 WV, Nr. 29, S. 76-130.

kensteinische Bad bezogenen Teil sinnvoll. Während sich in letzterem als dem längeren von beiden,[71] wie bereits gezeigt, die Kennzeichen einer „Bädermonographie" finden, versucht ersterer mit seinen Angaben etwa darüber, wie man die Heilwirkung warmer Bäder erklären kann oder die Analyse des Wassers vorzunehmen hat,[72] das „verfügbare Wissen über Bäder zu systematisieren".[73] Obwohl Hauptmann diese aus den allgemeinen Bemerkungen gewonnenen Erkenntnisse später auf das Wolkensteinische Bad übertragen wird, lassen sich seine diesbezüglichen Ausführungen als Wesenszüge eines „balneologischen Lehrbuchs" verstehen.[74]

Aber auch im speziellen Teil finden sich immer wieder Elemente eines solchen Grundtypus der Badeschriften nach Fürbeth. Wie schon in den „Hornhausischen Gnadenbrunnen" legt Hauptmann auch hier – im siebten Kapitel – Wert auf eine ausführliche, den „Axiomen der Wissenschaft" entsprechende und von naturphilosophischen Randbemerkungen durchzogene Analyse des Badewassers,[75] die den Laien kaum interessiert haben, ihm vielmehr erneut kaum verständlich gewesen sein dürfte. Ebenso stellt Hauptmann die Baderegeln nicht lediglich auf, sondern versucht, sie auf naturkundlicher Basis zu begründen. Auch mit der vielfachen Bezugnahme auf Autoritäten dürfte er sich vor allem an ein gebildetes Publikum gerichtet haben.

Neben diesen Charakteristika, die entweder denjenigen einer „Bädermonographie" oder eines „balneologischen Lehrbuchs" entsprechen, gesteht Hauptmann – und dies räumt dem „Wolkensteinischen Wasserschatzes" wohl eine Sonderstellung unter allen balneologischen Schriften ein – seinen Ansichten über Krankheit und Tod eine durchaus zentrale Rolle zu. So fügte er seinem Werk aus dem mageren Beweggrund, dass das Wolkensteinische Bad das Vermögen besitze, „die Mölben in den Haaren, Niße, Leuse, allerhand sorten, und arten, auf den Heupte, und Leibern, auch [...] allerhand Arten Gewürme in dem Leibe, Gliedern und Geäder des Menschen" zu töten,[76] die 1650 erstmalig gedruckte „Epistola

---

71   L. c., S. 60-252.
72   L. c., S. 1-37.
73   Fürbeth (1994), S. 476.
74   Das in dieser Zweigliederung zwischen dem allgemeinen und speziellen Teil stehende vierte Kapitel lässt sich nicht eindeutig zuordnen: Es enthält einerseits noch viele einführende Bemerkungen zum Wasser bzw. dem Badewesen, stellt aber andererseits die Verknüpfung zum Wolkensteinischen Bad her.
75   WV, Nr. 29, S. 131-151.
76   L. c., S. 154.

Praeliminaris" an Pierre-Jean Fabre[77] und seinen Brief an Athanasius Kircher vom 28. Februar 1657[78] bei. Hier allerdings geht es nicht mehr um balneologische, sondern einzig um medizinisch-naturkundliche Inhalte.[79] Sie dürften ausschließlich, zumal in lateinischer Sprache verfasst, an die auf dem Titelblatt neben den Badebesuchern als zweite Zielgruppe genannten „allen [...] der Artzeney-Kunst zugethanen" gerichtet sein. Hauptmann beabsichtigte so vermutlich, einen größeren Bekanntheitsgrad seiner bislang „inauditae et in cognitae"[80] Doktrin von der „viva mortis imago" insbesondere unter Akademikerärzten zu erreichen.

Die ihm „recht angenehme"[81] Antwort Kirchers vom 20. Juli 1657[82] schließlich dürfte Hauptmann abgedruckt haben, um gegenüber allen mit dem Namen Kirchers Vertrauten zu zeigen, dass seine Ansichten selbst unter bekannten Gelehrten auf positive Resonanz stießen. Somit konnte er auch einem gebildeten Publikum gegenüber seine eigene Kompetenz ausweisen.

Insgesamt stellt der „Wolkensteinische Wasserschatz" also ebenfalls eine Mischform aus „Bädermonographie" und „balneologischem Lehrbuch" – einschließlich nicht-balneologischer Elemente – dar, mit der sich der Unternehmer Hauptmann neben dem Kurfürsten vor allem an den Badebesucher, gleichzeitig aber auch an naturkundlich-medizinische Fachkreise wendete; an letztere wohl wiederum, um seinen Ruhm in der Gelehrtenwelt zu mehren. Eingedenk des Badebesuchers als Adressaten werden hier allerdings mehr Charakteristika einer „Bädermonographie" in ihrem ursprünglichen Sinne erfüllt als etwa bei den „Hornhausischen Gnadenbrunnen".

Dennoch scheint gerade das von den Adressatengruppen abhängige Nebeneinander verschiedener Anspruchsniveaus, das sich mit der Komplexität der Ausführungen auch in der Zugänglichkeit der Hauptmannschen Sprache äußert, für eine einzige Sachschrift ungewöhnlich.

---

77   L. c., S. 159-181; weiterhin WV, Nr. 17a.
78   Vgl. WV, Nr. 29, S. 190-205.
79   Zu diesen Briefen und den hier geäußerten Ansichten Hauptmanns über Krankheit und Tod vgl. das Kapitel „Von Altbekanntem und Neubenanntem – Zu Hauptmanns Korrespondenzen".
80   WV, Nr. 29, S. 179.
81   L. c., S. 246.
82   L. c., S. 247-251.

Das Wolkensteinische Bad war ebenfalls Gegenstand des Traktats „An den Badeverlästerer" sowie der „Admonition an die Badegäste". Auch hier agierte der Schriftsteller Hauptmann gleichzeitig wieder als Unternehmer.

Es bleibt offen, wer jener Adressat war, an den Hauptmann sich in seinem Traktat „An den Badeverlästerer" wendete. Aus dem Text geht nicht hervor, ob sich der Dresdner Arztalchemiker auf ein schriftliches, ja gar gedrucktes Werk bezog, oder aber auf einen Gegner, der ihm im Alltag Steine in den Weg zu legen trachtete. Es scheint allerdings möglich, dass es sich nicht nur um eine einzelne Person handelte, sondern gleich um eine Vielzahl von Antagonisten. Zwar ist vom „Lästerer" zumeist im Singular, gelegentlich jedoch auch im Plural die Rede.[83]

Hauptmann versucht nun gegenüber dem Leser zum einen zu begründen, warum die Quelle, aus der das Wolkensteinische Badewasser entspringt, „scharff und praecisè, fast von sechs Stunden, zu sechs Stunden, gleichsam sein gantzes Wesen und Natur zu verendern scheinet, also daß man darauff reden und schweren solte, daß es nicht einerley Wasser seyn müsse."[84] Zum anderen hätte der bzw. hätten die „Lästerer" die

> „sehr üble Verlästerung außgesprenget, darmit sie wohl vor gewiß ihres Orts gedacht und gemeinet, dem Vasse [sic!] und Bade, vollend den Boden gantz und gar mit einander außzustossen, auch es bey iedermann also veracht und verhaßt zu machen, daß sich niemand desselben mehr gebrauchen solte. In dem sie vorgegeben, daß dieses Bad ein gar schädlich, giefftig und mit einander gantz Arsenicalisch Bad und Wasser werde, das ohne Verletzung und Ruin der Gesundheit, mit einander nicht zu baden oder zugebrauchen stünde".[85]

Da sein bzw. seine Gegner somit potentielle zukünftige Kurgäste vom Besuch des Bades abzuhalten, dem Badebetrieb und somit den Unternehmern Hauptmann und Schrey zu schaden beabsichtigten, liegt es durchaus im Bereich des Möglichen, dass es sich bei dem „Lästerer" oder den „Lästerern" um Personen aus den Wolkenstein benachbarten Städten Zschopau und Marienberg handelte,

---

83   Vgl. etwa WV, Nr. 33, Fol. B2ʳ u. B4ʳ.
84   L. c., Fol. A1ᵛ. – Hier wird nicht klar, was der oder die „Lästerer" zuvor behauptet oder inwiefern er oder sie Hauptmann diesbezüglich gar mit übler Nachrede belegt hat bzw. haben. Der Dresdner Arztalchemiker selbst zumindest führt die wechselnde Temperatur des Bades vor allem auf Gottes Wirken zurück, das dem Menschen nicht immer zu verstehen gegeben sei.
85   L. c., Fol. B2ᵛ.

die ihre eigenen, ökonomischen Interessen etwa durch die Viktualienmärkte oder auch das Brauen des Bieres im Bad gefährdet sahen.[86]

Ungeachtet der Tatsache, dass der Traktat vordergründig an sie adressiert ist, erscheint es allerdings fraglich, ob sich Hauptmann tatsächlich an solche Neider wendete. Denn wenn diese durch üble Nachrede die Qualitäten des Bades – insbesondere dessen Heilkraft – in Frage gestellt hatten, wären sie wohl kaum durch die Hauptmannsche Argumentation von dem von ihnen absichtlich verkehrten Gegenteil zu überzeugen gewesen.

Somit richtete sich Hauptmann vermutlich vornehmlich an die (potentiellen) Gäste des Wolkensteinischen Bades, die er durch die Agitation des oder der Lästerer vom Besuch abgeschreckt glaubte. Um sie für das Bad zu gewinnen, sieht er sich gezwungen, die Argumente seiner Gegner zu entkräften. Insbesondere versucht er aus diesem Grunde, die Heilkraft des Wassers zu beweisen.

Auch wenn Hauptmann einige Autoritäten zitiert, und manche Bemerkung erneut naturkundliches Wissen vom Leser verlangt, ist der Traktat dennoch, etwa aufgrund mehrerer anschaulicher Fallbeispiele und einer weniger prätentiösen Sprache, für den Laien leichter verständlich als die vorausgehenden balneologischen Schriften des Dresdner Arztalchemikers.

Somit ein vornehmlich an den Badebesucher adressiertes „propagandistisches Hilfsmittel" kann der Traktat „An den Badeverlästerer" als „Bädermonographie" im weiteren Sinne verstanden werden, auch wenn einige der Fürbethschen Charakteristika einer „Bädermonographie" wie „die Beschreibung des Ortes, seiner Geschichte, seiner Lage und vor allem seiner Lebensmittelversorgung und seiner Ausstattung mit Baulichkeiten" fehlen. Hauptmann setzte hier jedoch aller Wahrscheinlichkeit nach voraus, dass der Leser über solche Merkmale des Bades durch seinen „Wolkensteinischen Wasserschatz" bereits ausreichend informiert worden war.

Ähnlich fehlen solche Charakteristika auch in der „Admonition an Badegäste", einer um 1673 verfassten Sammlung von insgesamt dreizehn Baderegeln, die als Ergänzung zu den Ratschlägen im „Wolkensteinischen Wasserschatz" zu sehen ist.[87] Nur die erste Baderegel entspricht im Großen und Ganzen der bereits 1657 gegebenen Empfehlung, das Bad „gar lindiglich und in wohl erleidlicher

---

86 Vgl. dazu Günther/Krüger (2000), S. 31.
87 WV, Nr. 34a.

Wärme" zu benutzen.[88] Angaben zu Zusatzmedikationen, wie sie Hauptmann im „Wolkensteinischen Wasserschatz" insbesondere auf Basis naturkundlicher Ausführungen – und vermutlich vor allem an Ärzte gerichtet – gegeben hatte, finden sich in der „Admonition an Badegäste" hingegen kaum.[89] Leitlinien zu den für ein Bad zweckmäßigsten Tages- und Jahreszeiten fehlen gänzlich. Dafür erfährt der Leser, wie tief der Körper beim Bad in das Wasser eintauchen solle[90] und erhält darüber hinaus Ratschläge zu diätetischen Maßnahmen während einer Kur.[91]

Die einzelnen Baderegeln fallen hier knapper aus als im „Wolkensteinischen Wasserschatz" und dürften wegen ihrer Geradlinigkeit auch dem Laien gut verständlich gewesen sein. Sie können wiederum als Teil der an die Badebesucher gerichteten „medizinischen Informationen" über das Wolkensteinische Bad verstanden werden.

Da die „Admonition an Badegäste" jedoch nur aus diesen Baderegeln besteht, läge hier allenfalls eine auf ein Rudiment reduzierte „Bädermonographie" vor. Es scheint somit angebracht, solche „Baderegeln" wie die Hauptmannschen als vierte Textgattung neben „Bädermonographie", „balneologisches Lehrbuch" und „Bäderkompendium" zu stellen.

5.2 Zur Analyse des Wassers

Bis in die frühe Neuzeit hinein verließ man sich bei der Untersuchung der Mineralquellen vor allem auf die menschlichen Sinne, also auf Auge, Zunge, Nase und Tastsinn. Die chemischen Erkenntnisse waren noch nicht genügend ausgereift, um qualitative Untersuchungen durchzuführen. Immerhin begegnet dem Leser schon im Traktat „Vom Emser Bade" des Marburger Medizin- und Mathematik-Professors Johannes Dryander aus dem Jahre 1535 „zum ersten Male die Analyse einer Mineralquelle, wenn auch noch sehr allgemein und ungenau".[92] Den Beginn der Ära der „Mineralquellenchemie"[93] markierten gegen Ende des

---

88 WV, Nr. 29, S. 232; WV, Nr. 34a, Fol. A1^r-A2^r.
89 So erwähnt Hauptmann allenfalls, dass man, allerdings mit dem Wasser des Bades, gurgeln oder aber auch „von Wasser Clystire innerhalb des Leibes" anwenden könne. Vgl. WV, Nr. 34a, Fol. A5^r.
90 L. c., Fol. A2^v-A3^r.
91 L. c., Fol. B2^r-B4^r.
92 Rath (1949), S. 540.
93 So Binz Nocco (2008), S. 34.

16. Jahrhunderts Werke wie die im „Wolkensteinischen Wasserschatz" zitierten „Zehn Büchern von den Wassern" des Leonhard Thurneisser[94] oder aber der von Hauptmann nicht erwähnte Traktat „De Iudicio Aquarum Mineralium"[95] des Andreas Libavius.[96] Libavius etwa schied hier in einem ersten Arbeitsschritt die gasförmigen Bestandteile des Wassers, den „spiritus", durch Destillation in einer Vorlage ab, um anschließend die festen Bestandteile nach der sogenannten „segregatio aquositatis et contentorum", dem Abdampfen im Aschenbad, durch Kristallisation nachzuweisen. Fällungsreaktionen spielten jedoch auch bei ihm noch kaum eine Rolle. Er wusste lediglich, dass mit dem Saft der Galläpfel oder der Eichenblätter eisen- und kupferhaltige Lösungen schwarz gefärbt werden können. Infolgedessen verließ sich auch Libavius noch überwiegend auf seine Sinne.[97] Weitergehende Erkenntnisse wurden erst in der zweiten Hälfte des 17. Jahrhunderts durch Robert Boyle[98] gewonnen.[99]

Hauptmanns „Hornhausischen Gnadenbrunnen" und sein „Wolkensteinischer Wasserschatz" entstanden nun in jener Zeit zwischen Thurneisser und Libavius auf der einen, und Boyle auf der anderen Seite. In beiden Traktaten beschreibt der Dresdner Arztalchemiker die von ihm durchgeführten alchemischen Wasseranalysen. Besonders ausführlich lesen sich seine Bemerkungen in den „Hornhausischen Gnadenbrunnen".

Hauptmann erwähnt hier zunächst verschiedene Autoren, die sich vor ihm mit der „Wasserprobe", der Analyse des Wassers also, beschäftigt hatten,[100] unter ihnen Georgius Agricola,[101] Johann Winter[102] und Jakob Theodor. Der Dresdner Arztalchemiker nennt die Titel ihrer Badeschriften zwar nicht, doch dürfte er stillschweigend vorausgesetzt haben, dass sie dem Leser als Standardwerke der balneologischen Literatur bekannt waren.[103]

---

94 Vgl. Anm. 66 dieses Kapitels.
95 Libavius (1597).
96 Vgl. dazu Rath (1957). – Zu Libavius vgl. ADB, Bd. 18 (1883), S. 530-532; DSB, Bd. 8 (1981), S. 309-312; NDB, Bd. 14 (1985), S. 441-442; Killy, Bd. 7 (2010), S. 394-396.
97 Rath (1957), S. 3.
98 Zu Boyle vgl. DSB, Bd. 2 (1981), S. 377-382.
99 Rath (1957); Steudel (1962), S. 11.
100 WV, Nr. 10, S. 41.
101 Zu Agricola vgl. ADB, Bd. 1 (1875), S. 143-145; NDB, Bd. 1 (1953), S. 98-100; DSB, Bd. 1 (1981), S. 77-79; Killy, Bd. 1 (2008), S. 46-48.
102 Zu Winter vgl. Killy, Bd. 12 (1992), S. 357; Kühlmann/Telle (2004), S. 423-427 u. S. 1014-1015.
103 Es handelte sich mutmaßlich um Agricolas „De Natura eorum, quae effluunt ex terra", Theodors „Neuen Wasserschatz" und Winters „Commentarius De Balneis". Vgl. Winter

Es fällt allerdings auf, dass Hauptmann weder Thurneisser noch Libavius anführt. Über die Gründe lässt sich allenfalls mutmaßen. Eine mögliche Erklärung wäre etwa, dass Hauptmann Thurneissers „Zehn Bücher von den Wassern" im Jahre 1647 – anders als zehn Jahre später beim Verfassen des „Wolkensteinischen Wasserschatzes" – noch nicht gelesen hatte. Im Falle „Libavius" hingegen mögen andere Gründe ausschlaggebend gewesen sein. So wäre es denkbar, dass Hauptmann, der sich in mancher Ansicht als Anhänger Hohenheims zeigte, Libavius aufgrund von dessen zwiespältigem Verhältnis Paracelsus gegenüber[104] nicht als geschätzte Autorität nennen wollte.

Im Anschluss an die Aufzählung greift Hauptmann die ihm durch die genannten Autoritäten bekannten zwei Analysemethoden auf: Die Probe könne entweder „per librationem seu ponderationem" erfolgen.[105]

Die „Libratio" wird mittels einer „Wasser-Spindel" durchgeführt, die, versehen mit entsprechenden Maßeinheiten, je nach Dichte und damit Mineraliengehalt unterschiedlich tief in das zu untersuchende Wasser eintaucht. Hauptmann verweist an dieser Stelle auf die „Haliographia" des Kronacher Berghauptmanns und „Basilius-Valentinus"-Herausgebers Johann Thölde. Thölde hatte diese Probe ausführlich beschrieben und die Spindel abgebildet.[106] Eine entsprechende mit der Thöldeschen fast identische graphische Darstellung findet sich, zehn Jahre später, auch in Hauptmanns „Wolkensteinischem Wasserschatz". Hier allerdings erwähnt Hauptmann seine Vorlage nicht.[107]

Die „Ponderatio" als zweite Art der „Wasserprobe" erfolgt im Vergleich „mit einem reinen lautern nichts führenden Wasser".[108] Das zu untersuchende Wasser

---

(1565); Theodor (1581); Agricola (1612). Diese Autoren und Werke werden auch genannt von Probst (1971), S. 116-120.

104 Killy, Bd. 7 (2010), S. 395. – So spricht Libavius recht eindeutig auch in dem hier zentralen Traktat „De Iudicio Aquarum Mineralium" von „stultitia et vanitatibus Paracelsi". Vgl. Libavius (1597), S. 353.

105 WV, Nr. 10, S. 41.

106 Thölde (1603), S. 31-32. – Hauptmann scheint nicht die Ausgabe von Thöldes Werk aus dem Jahre 1603 verwendet zu haben: Diese trägt den Titel „Haligraphia", während Hauptmann von „Haliographia" spricht, wie etwa auf den Titelblättern der Ausgaben von 1612 und 1622. Vgl. Thölde (1603), (1612) u. (1622). – Zur „Haliographia" vgl. auch das Nachwort zum Reprint von Thölde (1612). – Auch die Ausgabe aus dem Jahre 1611 scheint nach dem Katalog der ThULB Jena den Titel „Haliographia" zu tragen. Sie wurde allerdings nicht eingesehen.

107 WV, Nr. 29, S. 27.

108 WV, Nr. 10, S. 42. – Thölde erwähnt diese Probe allerdings nicht, während sich andere von Thölde aufgeführte Methoden wiederum bei Hauptmann nicht finden.

wird also gegen eine Referenz gewogen, die man (nach damaligem Ermessen) als frei von Mineralien befand. Hauptmann selbst hat bei dieser Probe

> „an dem 1. oder den Heylbrunnen, im Gewichte, da ich ihn auff einer justen und exacten Wage auffgezogen, befunden, daß ein jeder Quenten desselben Wassers, gegen einem Quenten reinen Röhrwasser zu Leipzig, ein Pfefferkorn, oder guten Gran schwerer gewesen, als dasselbe, welches auff das Pfund 128. Gran, und auff die Kanne Wasser, fast ein Loth außtragen thut."[109]

Diese beiden bisher genannten Proben allerdings dienen Hauptmanns Ansicht nach alleine der Untersuchung, ob das Wasser rein sei oder aber „was frembdes, so ihm die übrige Schwere giebet, in sich führen thue."[110] Deswegen müsse ein dritter Analysenschritt durchgeführt werden, die „destillatio, evaporatio et coagulatio inhaerentis materiae", um zu überprüfen, „was die subsistentia gewesen, ob es eine blosse Irdigkeit, oder etwan andere materialia und mineralia" seien.[111] Dieses Vorgehen entspricht dem von Libavius vorgegebenen, also den aufeinander folgenden Schritten der „Segregatio spirituum", „Aquositatis segregatio et contentorum" und „Sedimentorum separatio".[112] Hauptmann betont, dass es nicht ausreiche, wie die „antecessores" das Urteil über die Inhaltsstoffe des Wassers alleine den Sinnen, also „dem bloßen Augenschein, Geschmack und Geruche" zu überlassen. Solch eine Vorgehensweise sei „nicht so gar exact, sehr verfänglich, und [bestehe] auff gantz ungewissem Grunde."[113]

Da die in den „Hornhausischen Gnadenbrunnen" beschriebenen Nachweisreaktionen zum großen Teil denjenigen der später im „Wolkensteinischen Wasserschatz" geschilderten entsprechen,[114] seien sie exemplarisch für beide Badetraktate untersucht, um einen besseren Einblick vor allem in die analytisch-praktische, hier zumindest zum größten Teil nicht durch sprachliche Barrieren verstellte Methodik des Dresdner Arztalchemikers zu erhalten.[115]

---

109 L. c., S. 44.
110 L. c., S. 45.
111 L. c..
112 Libavius (1597), S. 309-311.
113 WV, Nr. 10, S. 46.
114 Gelegentliche Hinweise zum „Wolkensteinischen Wasserschatz" seien dennoch erlaubt. Die Basis von Hauptmanns dortigen Bemerkungen bildet Johann Göbels „Beschreibung der zwei Bäder bei Annaberg und Wolkenstein". Hauptmann bestätigt einige der Ausführungen Göbels, während er andere widerlegt. Vgl. hierzu auch Anm. 67 dieses Kapitels.
115 Im Folgenden finden sich in den Anmerkungen immer wieder Verweise darauf, welche Reaktionen Hauptmann durchgeführt haben könnte. Da die Analysemethoden des 17. Jahrhundert

Auch Hauptmann war der von Thurneisser und Libavius erwähnte Nachweis des Vitriol[116] mit der Essenz des Gallapfels geläufig. Zwar fiel diese Fällungsreaktion mit dem Wasser der „Gnadenbrunnen" negativ aus, doch genügte dies Hauptmann nicht, um das Vorhandensein von Vitriol auszuschließen. Deswegen prüfte er das Brunnenwasser zusätzlich „mit einer solutione Auri, die es auff gewisse Masse, auch unmangelbar praecipitiren müssen, [...] welches aber gleichfalls nicht geschehen".[117] Eine weitere Probe führte er überdies zur Sicherheit durch. Doch auch „mit einem oleo Tartari per deliqvium" ergab sich kein grüner, gelber oder schwarzer Niederschlag in Form eines „Sulphur Vitrioli".[118]

Anschließend versuchte sich Hauptmann am Nachweis des Schwefels.[119] Aber auch hier zeigten seine Proben negative Ergebnisse. Beim „Abziehen", also der Destillation, blieb zumindest kein Schwefel zurück. Ansonsten hätte sich dieser schließlich „mit brennen erzeigen, oder auffs wenigste durch den Geruch verrahten müssen." Und auch das „acetum destillatum" vermochte den Schwefel nicht „mit einem starcken Geruch zu praecipitiren".[120] Sein Vorkommen kann der Dresdner Arztalchemiker somit ausschließen.

---

bei Weitem nicht so exakt wie die heutigen waren und teilweise schon aufgrund einer unterschiedlichen Terminologie gar nicht mehr nachvollzogen werden können, sind solche Anmerkungen lediglich als Annäherungen zu verstehen. Trotzdem verwundert es an mancher Stelle, wie sehr die Ergebnisse – die entsprechenden Färbungen also – der von Hauptmann beschriebenen Nachweisreaktionen denjenigen heutiger Versuche ähneln.

116 WV, Nr. 10, S. 53-55. – Unter „Vitriol" verstand man Schwermetallsulfate, damit also auch Eisen- und Kupfersulfat. Vgl. Rath (1957), S. 3.

117 Hier könnte die reduzierende Wirkung gewisser Metalle wie etwa von Zink oder Eisen auf dreiwertiges Gold gemeint sein. Vgl. Jander/Blasius (2006), S. 505-506.

118 Bei der entsprechenden Reaktion könnte Hauptmann die Bildung eines Kupfertartratkomplexes in alkalischer Lösung gemeint haben. Vgl. L. c., S. 351. – Die von ihm gebrauchte Stoffbezeichnung „Sulphur Vitrioli" ist heutzutage insofern irreführend, als es sich bei dem Vitriol schon um Sulfatverbindungen handelt. Während der Reaktion wird das Sulfat von der Weinsäure verdrängt, so dass der „Sulphur Vitrioli" kaum noch Sulphat-Ionen enthält. – Im „Wolkensteinischen Wasserschatz" berichtet Hauptmann ebenfalls, dass er den Nachweis auf Vitriol mit dem Gallapfel-Extrakt durchgeführt habe. Zwar fiel er positiv aus, doch erwies sich die Färbung im Licht nicht als schwarz, sondern vielmehr als grünlich. Hieraus schließt Hauptmann, zumal die Probe mit dem „Oleo Tartari" keine Verfärbung ergeben habe, dass es sich um „Vitriolum Martiale" handeln müsse. Vgl. WV, Nr. 29, S. 139.

119 WV, Nr. 10, S. 55-59.

120 Eine mögliche Deutung dieser Reaktion: Der Geruch könnte auf bei der Zugabe einer Säure zu einer Sulfidlösung entstandenen Schwefelwasserstoff zurückzuführen sein, der gleichzeitige Niederschlag auf die Fällung des Sulfids bzw. seine Oxidation durch andere, im Wasser vorhandene Ionen. Vgl. Jander/Blasius (2006), S. 294-297.

Schon am Geschmack erkenne man – so Hauptmann weiter –, dass das Brunnenwasser ein „Sal commune"[121] enthalte. Ebenfalls bestätigten „die coagulation, und im glüen die decrepitation"[122] diesen ersten, olefaktischen Befund. Um Sicherheit zu erlangen, versetzte Hauptmann das Brunnenwasser dennoch mit einer Lösung von „mit Aqua forti solvirte Lunam". Als Resultat war ein weißer Niederschlag zu beobachten.[123] Dieses dritte positive Resultat bestätigt dem Dresdner Arztalchemiker, dass im Brunnenwasser tatsächlich „Sal commune" vorhanden sei.

Für „Nitrum oder Salpeter"[124] waren Hauptmann keine Fällungreaktionen bekannt. So musste er das Vorkommen im Brunnenwasser auf andere Art und Weise belegen.[125] Eine Blindprobe bezeugte ihm zunächst, dass sich auch das „Nitrum" durch „Decrepitation"[126] nachweisen lasse. Die anschließende Probe mit dem Brunnenwasser fiel dann positiv aus.

Einen weiteren Nachweis auf das „Nitrum" führte Hauptmann sensorisch durch. So rief das Brunnenwasser, obwohl salzig, keinen Durst hervor. Denn „cujus proprium est sitim sedare, omnemq[ue] praeternaturalem extingvere calorem."[127] Hier also greift Hauptmann auf die Vier-Qualitäten-Lehre[128] zurück und

---

121 Vermutlich gemeines Kochsalz, Natriumchlorid. Vgl. Schneider (1962), S. 51.

122 Nach Zedler, Bd. 7 (1734), Sp. 374, gehört die „Decrepitatio" „zum gemeinen Saltz, und bedeutet, wenn man dasselbe bey offenem feuer gelinde calciniret, da es verprasslet." Es handelt sich also hierbei um das „Knistern" bei Einbringen einer Substanz, hier also speziell des „Sal commune", in eine Flamme.

123 Versteht man „Luna" als „Silber", könnte es sich um die Fällung des Chlorids als Silberchlorid handeln. Vgl. Schneider (1962), S. 44; Jander/Blasius (2006), S. 513-514. – Auch mit dem Wasser des Wolkensteinischen Bades fiel diese Probe positiv aus. Vgl. WV, Nr. 29, S. 144.

124 „Nitrum" konnte, wie manch anderer Stoffname, in der alchemischen Literatur viele verschiedene Stoffe bezeichnen. Seit Beginn des 17. Jahrhunderts wurde der Begriff – wie auch von Hauptmann – „in engste Zusammenhänge mit Salpeter gebracht." Zum Thema vgl. Telle (2009), S. 461. – Bei Hauptmann könnten jedoch tatsächlich Nitrate gemeint sein, für die der Ausdruck „Salpeter" auch heute noch durchaus gebräuchlich ist. Vgl. auch Rath (1957), S. 3; Schneider (1962), S. 46.

125 WV, Nr. 10, S. 61-68.

126 Hauptmann verwendet an dieser Stelle einmal den Begriff der „Crepitatio", einmal den der „Decrepitatio". Er scheint also beide synonym zu gebrauchen. Es wird überdies, hier dann doch aufgrund einer schwer verständlichen Sprache, nicht deutlich, wie sich diese Probe von der zuvor geschilderten auf das „Sal commune" unterscheidet, ja ob eine Unterscheidung möglich ist.

127 WV, Nr. 10, S. 63.

128 Vgl. dazu Bergdolt/Keil (1991); Keil (1995); Bergdolt (1997); Schmitz (1998), S. 128-129 u. 195-197. Zu humoralpathologischen Vorstellungen speziell in der Balneologie des 16. Jahrhunderts vgl. auch Probst (1971), S. 31-34.

schreibt dem „Nitrum", da es Durst zu stillen und abzukühlen vermag, einen feuchten und kalten Charakter zu.[129]

Schließlich versucht der Dresdner Arztalchemiker, von der Umgebung der Brunnen Rückschlüsse auf das „Nitrum" im Wasser zu ziehen. So kann er feststellen, dass der „gantze Tractus des Landes, umb die Brunnen herumb [...] ein Salpeterich Erdrich" habe und sich sogar eine Salpeter-Hütte in der Nähe befinde. Außerdem belege die „übergroße Fettigkeit und Fruchtbarkeit des Landes"[130] das Vorkommen des „Nitrum". Hauptmann sieht also in dem von ihm als „Salpeter" Bezeichneten ein „Düngemittel" und spricht ihm somit eine Funktion zu, die auch der „Salpeter" im heutigen Begriffsverständnis erfüllt.

Als drittes Mineral neben dem „Sal commune" und dem „Nitrum" weiß Hauptmann das „Alaun"[131] im Brunnenwasser. Dieses konnte er wiederum, anders als das „Nitrum oder Salpeter", durch eine Fällungsreaktion nachweisen.[132] Denn bei der Probe auf Vitriol mit dem „oleo Tartari per deliqvium" blieb – wie erwähnt – die erwartete Färbung aus. Dafür aber schlug die Weinsäure „gantz schleyerweise, und wölckichte feces darnider", die er, Hauptmann, leicht vom Wasser zu trennen vermochte.[133] Das entsprechende Präzipitat überführte er auf ein Stück Kohle und blies mit einem „Löhtröhrlein" Feuer darauf. Als Ergebnis kann er festhalten, dass die gewonnene Substanz

---

129 Der – allerdings für das 16. Jahrhundert getroffenen – Aussage von Probst (1971), S. 31, dass die dem Wasser beigemischten Mineralien und Metalle immer trocken seien, kann somit nicht zugestimmt werden. – Im Gegensatz zu Hauptmanns Ansicht besaß der „Niter" etwa bei Johann Winter eine warme und trockene Qualität. Vgl. l. c., S. 31. – Möglich allerdings, dass solch verschiedene Ansichten über die Qualitäten auf ein unterschiedliches Verständnis des „Nitrum"-Begriffs zurückzuführen ist.
130 WV, Nr. 10, S. 64.
131 Vermutlich „,'Doppelsalze' der allgemeinen Zusammensetzung M(I)M(III)(SO$_4$)$_2$*12H$_2$O". Als einwertiges Kation sind dabei etwa das Kalium- oder Ammonium-Kation denkbar. Vgl. Jander/Blasius (2006), S. 420; weiterhin auch Rath (1957), S. 3. – Zur Geschichte des Alauns vgl. auch Walter (1989).
132 WV, Nr. 10, S. 68-71.
133 Bei dem Niederschlag könnte es sich um Kaliumhydrogen- oder auch Ammoniumtartrat handeln, vielleicht sogar um beide Substanzen: Wie auch Kupfer-, so vermögen Kaliumhydrogentartrat- und Ammoniumtartrationen Tartratkomplexe zu bilden, die hier als von Hauptmann nicht erwartete Produkte der Probe auf Vitriol entstanden sein könnten. Vgl. Jander/Blasius (2006), S. 375-376; weiterhin Anm. 118 u. 131 dieses Kapitels.

„nicht sonderlich rauchete, weder brante, noch seine weisse Farbe veränderte, sondern sich auff der Kohlen auffbäumete, nicht anders, als eine [sic!] Alaun im Feuer, zu thun pfleget, auch sich endlich durch die starcke hitze zu einem weisen luckern Korn, als eine terra aluminosa, schmeltzen liesse."[134]

Der Nachweis von „Alaun" fiel für ihn somit positiv aus.

Hier schließen Hauptmanns Bemerkungen zu seinen vorwiegend auf alchemischer Grundlage durchgeführten Analysen. Dennoch befänden sich im Brunnenwasser – so fährt der Dresdner Arztchemiker fort – noch weitere Bestandteile.

So gebe es ein „sal centrale, oder terrae",[135] durch das die Brunnen eine „purgierende Krafft", aber auch eine „vim catharticam"[136] erhalte und das überdies „sehr hohe, beydes in Medicinâ, und Chymiâ, annoch gäntzlich unbekante Wirckungen und Tugenden" entfalten könne.[137] Dieses auch im Wolkensteinischen Badewasser vorhandene „sal centrale"[138] vermöge andere Salze an sich zu ziehen und gleiche „am Geschmacke fast [...] einem gemeinen Speise Saltze", müsse jedoch „qvoad qvalitates in vielen stücken darvon mächtig unterschieden" werden.[139] Doch vor allem die Tatsache, dass Hauptmann eine Analyse des Wassers auf dieses „sal centrale", über das „ein gantzer absonderlicher Philosophischer Tractat" geschrieben werden könne, nicht für notwendig, ja vielleicht gar nicht für durchführbar hält,[140] lässt darauf schließen, dass es sich hier um eine Arkansubstanz handeln könnte, die sich nur im Sinne frühneuzeitlicher, gerade auch in Folge der paracelsischen „tria prima"-Lehre aufblühenden Spekulationen um das „Salz" begreifen lässt; eine Arkansubstanz, die näher zu erfassen dem Leser auf-

---

134 WV, Nr. 10, S. 70. – Diese Probe fiel mit dem Wasser des Wolkensteinischen Bades negativ aus: Alaun – so kann Hauptmann schließen – sei hier nicht vorhanden. Übrigens verweist der Dresdner Arztalchemiker im „Wolkensteinischen Wasserschatzes" bei dieser Analysemethode auf seine Bemerkungen in den „Hornhausischen Gnadenbrunnen". Vgl. WV, Nr. 29, S. 135.
135 WV, Nr. 10, S. 71-74.
136 L. c., S. 124.
137 L. c., S. 73.
138 Vgl. WV, Nr. 29, S. 140.
139 Vgl. WV, Nr. 10, S. 73.
140 Im „Wolkensteinischen Wasserschatz" hingegen erklärt Hauptmann, das „Sal centrale oder terrae" nachweisen zu können, weil es die „solvirte Lunam sehr starck praecipitiret". Er verweist hier also auf jene Probe, die er in den „Hornhausischen Gnadenbrunnen" für den Nachweis des „Sal commune" verwendet hatte. Vgl. hierzu S. 130 dieser Studie. Derartige Widersprüche innerhalb des Hauptmannschen Œuvres trotz vermeintlich konkretisierender Adjektive erschweren das Textverständnis zusätzlich zur Problematik des ohnehin schon unscharfen „Sal"-Begriffs.

grund ihrer definitorischen Unschärfe kaum möglich sein dürfte,[141] zumal Hauptmann selbst hiermit seine Schwierigkeiten hat. Er muss sogar zugeben, dass das „Sal centrale" „zur Zeit, in Medicinâ nostrâ vulgari, annoch fast gäntzlichen unbekant, auch also in obscuro ist, daß man seinen eigenen Namen darinnen nicht hat."[142] Die Umschreibungen des Basilius Valentinus-Corpus, das in diesem Salz „Sitz, Thron und Wohnung" eines „Geist[es] der Erden" sieht, oder eines Michael Sendivogius, der es als „Magnes, et chalybs Philosophorum" bezeichnet, sind auch für den Dresdner Arztalchemiker nur schwerlich nachvollziehbar.[143]

Neben diesen bislang „vorgesetzten qvatuor contentis mineralibus"[144] weiß Hauptmann noch um eine „liqvida qvaedam terrae pingvedo" im Brunnenwasser, die man etwa „im waschen verspüret".[145] Überdies vermutet er hierin auch Gold und Silber.[146] So etwa konnte er etwa „sehr hochrothe kleine Steingen" finden, „welche starcker Solarischer und Göldischer Natur und Eigenschafft", und auch eine „andere Art röthlicher, harter Gesteine, dem Golde zugethan".[147] Weitere Proben auf Gold und Silber scheint er jedoch nicht durchgeführt zu haben.[148]

Soweit also die Hauptmannschen Untersuchungen des Hornhausischen Brunnenwassers. Wie aber sind nun die Verdienste des Dresdners um die im 17. Jahrhundert noch neuartige „Mineralquellenanalyse"[149] einzuordnen?

Mit Sicherheit war Hauptmann kein grundlegender Innovator. Bei seinen Analysemethoden griff er zu einem großen Teil auf unter Naturkundlern Bekanntes zurück. Er gibt auch zu, dass „[w]elcher gestalt, die Wasser und Brunnen sonst in gemein pflegen probiret zu werden, ist aus denen Autoris, so da de thermis, acidulis, aqvis salinis et ejusmodi generis mineralibus geschrieben [...] zu ersehen".[150]

---

141 Vgl. hierzu Telle (2009), S. 457-468. – Im Text finden sich allerdings keine Hinweise darauf, dass Hauptmann als Anhänger der „Tria-prima"-Lehre mit diesem „Sal centrale" eines der drei Prinzipien gemeint haben könnte: Im Zusammenhang mit dem „Sal centrale" ist weder von „Mercurius" oder „Sulphur", noch explizit von „drei Prinzipien" die Rede.
142 WV, Nr. 10, S. 124.
143 L. c., S. 125-127.
144 L. c., S. 74.
145 L. c., S. 74.
146 Hauptmann spricht von „Metallischen Anweisungen", die „auff Gold" und „auff Silber zeigend" sind. Vgl. l. c., S. 77. – „Anweisung" ist hier vermutlich, wenn auch nicht eindeutig, im Sinne von „Hinweis" oder „Anzeichen" zu verstehen. Vgl. Grimm, Bd. 1 (1854), Sp. 518.
147 WV, Nr. 10, S. 77.
148 L. c., S. 77-89.
149 Vgl. dazu Rath (1949) u. derselbe (1957).
150 Vgl. WV, Nr. 10, S. 41.

Allerdings behauptet er etwa vom Nachweis des „Nitrum" durch „Decrepitati-on", „solche Meynung, [...] bey keinem Autore gelesen, sondern selbe für mich, ex experientia abgenommen" zu haben.[151] Jedoch hatte bereits Johannes Dryan-der über 100 Jahre zuvor eine zumindest sehr ähnliche Reaktion beschrieben.[152] Hauptmann nun erwähnt in seinem gesamten Œuvre weder Dryanders Namen noch den „Traktat vom Emser Bad".[153] Es wäre somit also durchaus denkbar, dass ihm die Dryandersche Probe tatsächlich nicht geläufig war. Man könnte al-lerdings ebenfalls vermuten, dass Hauptmann hier seine Quelle verschwieg, zu-mal er später bei seiner im „Wolkensteinischen Wasserschatz" abgebildeten Was-serspindel nicht auf die entsprechende Skizze in der ihm bekannten „Haliogra-phia" Thöldes verweisen sollte.[154] So lässt sich auch kaum mit Sicherheit aus-schließen, dass nicht schon ein anderer vor Hauptmann die vermeintlich „neue Probe, und Niderschlag auff den Alaun, von welchen ich [i. e. Hauptmann] nie-mahls, bey keinem einzigen Autore ichtwas gelesen",[155] durchgeführt hatte.

Während es allerdings scheint, als hätten sich etwa Andreas Libavius oder Jo-hann Thölde nur in der Theorie mit der Untersuchung des Wassers beschäftigt,[156] erweist sich Hauptmann als ein mit der Theorie vertrauter Praktiker. Er schildert seine recht neuartigen Analysemethoden nicht nur, sondern weiß sie auch – wohl als einer der ersten – anzuwenden.

In diesem Zusammenhang widerlegen seine „Hornhausischen Gnadenbrunnen" und der „Wolkensteinische Wasserschatz" die Feststellung, dass die erste Hälfte des 17. Jahrhunderts „[e]inen über Libavius hinausgehen-den, wesentlichen Fortschritt in der Mineralquellenanalyse [nicht] brachte."[157] Denn Hauptmann schildert hier weit mehr Fällungsreaktionen als den Libavius

---

151 WV, Nr. 10, S. 62.
152 So heißt es bei Dryander: „Werff auch der körnner etliche auff glüende kolen, wirstu am ge-roch den schweffel vnnd mit dem gehör das blatzen des salpeters oder saltz vernemen." Vgl. Dryander (1535), Fol. 4ᵛ. Zitiert von Rath (1949), S. 540. Wie Hauptmann nutzte also auch Dryander die „Decrepitation" zum Nachweis von Salpeter und Schwefel.
153 Ebenso wenig findet sich in Hauptmanns Œuvre Dryanders tatsächlicher Name Eichmann.
154 Vgl. hierzu S. 127 dieser Studie.
155 WV, Nr. 10, S. 71.
156 Sowohl Libavius als auch Thölde machten Bemerkungen allgemeiner Natur und berichteten nicht von dem von ihnen selbst untersuchten Wasser eines einzigen Bades oder einer einzigen Quelle. So verwendeten beide bei der Beschreibung ihren „Wasserproben" auch nicht die erste Person Singular, um damit ihre eigenen praktischen Tätigkeiten zu untermauern. Libavius ge-brauchte zwar die erste Person Plural, verstanden aber als „Pluralis Majestatis". Vgl. Libavius (1597); Thölde (1603), S. 27-38.
157 So Rath (1957), S. 4.

bekannten Kupfernachweis mit dem Saft der Galläpfel oder Eichenblätter. Unabhängig davon, inwieweit er nun selbst Neuerungen in die Mineralquellenanalyse einbrachte, half Hauptmann mit seinen Werken, ihre Methoden in der naturkundlichen Welt zu verbreiten.

5.3 Zur Heilkraft des Wassers

Schon die ausführliche Analyse des Wassers lässt darauf schließen, dass Hauptmann dessen Wirkung auf die in ihm enthaltenen Bestandteilen zurückführte. So spricht er in den „Hornhausischen Gnadenbrunnen" auch tatsächlich von den „hohen Tugenden, so sie [die Brunnen] nebenst dem τῳ θεῖῳ, an Mineralischen und Metallischen Kräfften in sich führen",[158] von zwei Ursachen der Heilkraft des Wassers also.

Deren erste, das „τῳ θεῖῳ", kann vermutlich als die Natur, als jenes von Hauptmann in den „Weinbau-Irrtümern" beschriebene göttliche Wirken verstanden werden, das insbesondere über die „prima materia" ursächlich an Prozessen wie Wachstum, hier aber augenscheinlich auch Heilung, beteiligt ist.[159] Vor allem im „Wolkensteinischen Wasserschatz" wird deutlich, dass Hauptmann der „prima materia" einen wesentlichen Anteil an der Heilkraft des Wassers zugesprochen zu haben scheint. Als Anhänger der paracelsischen „tria prima"-Lehre fordert er hier ein ausgewogenes Verhältnis von „Mercurius", „Sulphur" und „Sal" im Wasser, damit von einem Bad nicht „mehr eine malignität als bonität zu hoffen" sei.[160] Während der „Sulphur" „Geruch und Farbe"[161], das „Sal" „volkommenen Geschmack, substantz und begreiflichen Leib" schenke, gebe der „Mercurius"

---

158 WV, Nr. 10, S. 40.
159 Vgl. hierzu das Kapitel „Von Gottes Wort auf Winzers Berg – Hauptmanns Bemerkungen zum Weinbau".
160 WV, Nr. 29, S. 40. – Über diese Argumentation kann Hauptmann erneut als werbender Unternehmer in Erscheinung treten: So betont er, dass die nahe gelegenen, konkurrierenden Bäder in Teplice und Karlovy Vary „mehr eine Mercurialische als Salinische oder Sulphurische Krafft und Vermögen in sich" hätten. Sie müssten somit mehr schaden als sie nutzen, während „(d)ergleichen aber nun dieses unser Warmes Frawen Bad Wasser nicht ist". Vgl. l. c., S. 39-40.
161 Zum „Sulphur" als der „Farbe" oder „tinctura" vgl. auch das Kapitel „Von zwei 'Streithammeln' – Zu Hauptmanns Fehde mit Georg Detharding über Johannes Agricolas 'Aurum potabile'".

dem Wasser „das erste Wesen",[162] die „prima materia" also.[163] Diese erste Materie wird somit zu einer maßgeblichen Voraussetzung dafür, ob das Wasser nützt oder schadet. Im Umkehrschluss wiederum muss dies bedeuten, dass dem Wasser ohne die „prima materia" auch keine Heilkraft innewohnen kann.

Der häufig zitierte Pierre-Jean Fabre habe nun – so Hauptmann – in seinem „Hydrographum Spagyricum"[164] „die Kräffte der Wasser und Bäder" alleine auf ihr „primaterialische[s] En[s]", jene „prima materia" eben, zurückgeführt.[165] Diese Ansicht sei nicht vollkommen falsch, denn schließlich trage das „τῳ ϑεῖῳ" seinen Part zur Wirkung des Wassers bei. Allerdings habe Fabre der „Corporalischen und Metallischen wie auch Mineralischen substantz"[166] ihren Anteil an der Heilkraft des Wassers abgesprochen mit der Begründung, „es ginge solche Krafft und Wirckung zugleich mit der destillation und exhalation fort".[167] Dem kann Hauptmann nicht zustimmen. Neben dem „τῳ ϑεῖῳ" sind in seinen Augen eben auch jene „hohen Tugenden [...] an Mineralischen und Metallischen Kräfften" als zweite Ursache der Heilkraft des Wassers von Bedeutung.[168]

Mehrere Gründe führen ihn zu dieser Ansicht. So etwa deute schon die „Goldgelbe Farbe" des mit einem „saubern hellen Glaße" betrachteten Wolkensteinischen Badewassers darauf hin, dass dieses bei seinem Lauf durch „Corporalische Adern und Gänge" metallische und mineralische Bestandteile aufgenommen haben müsse.[169] Auch weiß Hauptmann, dass sich in der Nähe warmer Bäder immer solche Adern und Gänge befänden, denen das Wasser die wirksamen, und somit auch für die Wärme verantwortlichen Mineralien und Metalle entziehe. Seien sie

---

162 WV, Nr. 29, S. 49-50.
163 Hier also versteht Hauptmann unter „Mercurius" eines der drei Prinzipien, das er anscheinend mit der „prima materia" gleichsetzte: Indem der „Mercurius" zum Bestandteil des Wassers wird, „giebet" er dem Wasser mit sich selbst die „prima materia". Diese Entsprechung von „prima materia" und „Mercurius" legten bereits einige Passagen aus den „Weinbau-Irrtümern" nahe, während andere zu der Annahme veranlassten, dass „Mercurius" erst zusammen mit „Sulphur" und „Sal" zur „prima materia" wird. Zur Problematik „prima materia" - „Mercurius" - „tria prima" vgl. das Kapitel „Von Gottes Wort auf Winzers Berg – Hauptmanns Bemerkungen zum Weinbau".
164 Fabre (1639).
165 WV, Nr. 29, S. 12-13; weiterhin auch Fabre (1639), S. 15-19. Fabre sprach davon, dass „[v]irtus fontium est volatilis et etherea". L. c., S. 17.
166 WV, Nr. 29, S. 13.
167 L. c., S. 13.
168 Das Verhältnis von „τῳ ϑεῖῳ" und den „hohen Tugenden [...] an Mineralischen und Metallischen Kräfften" bleibt allerdings unklar.
169 WV, Nr. 29, S. 13.

hingegen „nicht verhanden, so wird sich auch kein warm Bad oder Wasser von besondern Kräfften und vermögen [...] befinden."[170] Schließlich und insbesondere bezeugt für den Dresdner Arztalchemiker die „newe Wasserprobe" die Existenz des „Metallische[n] und Mineralische[n] wesen[s]": Durch die von Hauptmann vorgestellten Fällungsreaktionen werde dieses „Wesen", das man vorher nicht wahrgenommen haben mag, sichtbar. Es müsse demzufolge „corporalisch" sein und könne nicht aus einer „incorporalischen und gantz volatilischen Macht" bestehen.[171]

Fabres Einwand, dass sich die Heilkraft des Wassers bei der Destillation verflüchtige und demzufolge nicht auf „corporalische" Bestandteile zurückzuführen sein könne, weiß Hauptmann ebenfalls zu entkräften. Er erklärt, dass auch die „Mineralische[n] und Metallische[n] contenta" flüchtig gemacht werden könnten und so „in dem starcken trieb des Fewers auf und darvon" gingen. Oder sie würden „in [...] reductione" verschlacken und somit ihrer Wirkung beraubt.[172]

Diese Argumentation erlaubt es nicht nur, den „dicken Catalogum, der grossen Wunder Curen"[173] in Hornhausen über die im Brunnenwasser ermittelten Bestandteile zu erklären. Hauptmann kann auch im Falle des Wolkensteinischen Bades aus den „herlichen contentis und sonderlich reichen Mineralischen und Metallischen überflusse [...] unschwer [...] ermessen, von was vor einer köstlichen Wirckung dieses warme Bad und Wasser sey."[174] Allerdings verzichtet er hier, anders als in den „Hornhausischen Gnadenbrunnen",[175] auf ausführliche Angaben darüber, bei welcher Indikation er welche der ermittelten Inhaltsstoffe des Wassers für zweckdienlich erachtet.[176]

Man darf wohl vermuten, dass Hauptmann sich mit seiner Ansicht über die Ursachen der Heilkraft des Wassers als Innovator ansah oder zumindest als solcher gelten wollte. Denn er behauptet, dass Fabre „unter aller Autorum unterschiedliche Meinungen [...] der Grund ration am nechsten"[177] gekommen ist. Da er,

---

170 L. c., S. 15.
171 L. c., S. 13.
172 L. c., S. 15-16.
173 WV, Nr. 10, S. 91.
174 WV, Nr. 29, S. 149.
175 WV, Nr. 19, 89-144.
176 Die Indikationen des Badewassers fanden jedoch trotzdem in den von Hauptmann wiedergegebenen Textpassagen anderer Autoren über das Warmbad Einzug in den „Wolkensteinischen Wasserschatz". Vgl. WV, Nr. 29, S. 76-130.
177 L. c., S. 12.

Hauptmann, Fabres Standpunkt jedoch nur bedingt teilen kann, erweckt es zunächst den Anschein, als seien seine eigene Vorstellungen bislang noch nicht formuliert worden. Waren diese Vorstellungen aber tatsächlich neu?

Die Ansicht etwa, dass das Wasser bei seinem Fluss durch „Corporalische Adern und Gänge" Metalle und Mineralien aufnehme, hatten etwa schon Paracelsus, Georgius Agricola, Johann Winter oder Andreas Libavius vertreten.[178]

Auch eine Unterscheidung dieser „corporalischen" von den „incorporalischen" Bestandteilen des Wassers scheint gängig gewesen zu sein, wenngleich auch manches Mal mit abweichender Terminologie. Genannt sei wiederum Paracelsus, der neben den „mit Mineralien und Metallen beladen[en]" Wassern auch solche kannte, die, „ohne den Körper in sich zu tragen, auch nur die Kraft und die Eigenschaft einer Substanz enthalten."[179] Weiterhin können Leonhard Thurneisser oder Jakob Theodor zitiert werden, die zwischen „corporalischen" und „spiritualischen" Wassern differenzierten.[180] Auch Pierre-Jean Fabre hatte die Existenz von „mineralia" im Wasser nicht in Frage gestellt, sondern lediglich ihre Heilkraft bezweifelt.[181]

Es wirkt aber beinahe,[182] als habe man generell dazu tendiert, die Heilkraft entweder – wie Libavius – über die „corporalischen" oder aber – wie Thurneisser – über die „incorporalischen" Bestandteile des Wassers zu erklären, die Wasser gar in entweder rein „corporalische" oder rein „incorporalische" zu klassifizieren.[183] Für Hauptmann hingegen bestand, um die Heilkraft zu gewährleisten, eine Notwendigkeit im Zusammenspiel der aus dem „τῳ θεῖῳ" abgeleiteten, nicht fassbaren Bestandteile des Wassers mit den konkret-wahrnehmbaren, mineralischen und metallischen Inhaltsstoffen. Vielleicht war diese in ihren Grundfesten sicherlich nicht neue, sondern vielmehr aus der Maxime „Prüfet alles, das Gute behaltet!"[184] erwachsene Ansicht deswegen in der Tat bis dato ungehört in der naturkundlichen Welt?

---

178   Vgl. Probst (1971), S. 41.
179   L. c., S. 41-42.
180   L. c., S. 43.
181   Vgl. hierzu Fabre (1639), S. 15-19.
182   Zumindest im Hinblick auf die Ausführungen bei Probst (1971).
183   L. c., S. 43.
184   Vgl. hierzu das Kapitel „Von opaken Denkmixturen – Einleitendes zu Hauptmanns Werk".

5.4 ZU DEN BADEREGELN

Voraussetzung dafür, dass das Wasser seine Heilkraft entfalten kann, muss eine adäquate Anwendung sein. Um bestmögliche Resultate bei der Kur zu gewährleisten, gibt Hauptmann mit seinen im „Wolkensteinischen Wasser-Schatz" und der „Admonition an Badegäste" festgelegten Baderegeln dem Leser Richtlinien an die Hand, wie er sich beim Baden zu verhalten habe. In den „Hornhausischen Gnadenbrunnen" hingegen fehlen solche Vorschriften über den richtigen Gebrauch des Brunnenwassers, denn Hauptmann schreibt hier nicht als Unternehmer, sondern begreift sich in erster Linie als ein mit den neusten „wissenschaftlichen" Methoden vertrauter und in den aktuellsten theoretischen Erkenntnissen unterrichteter Naturkundler.[185] Die vor allem an den Laien gerichteten, praxisorientierten Regeln – seien sie nun für Bade- oder für Trinkkuren gedacht – interessieren ihn somit nicht.

Beim Verfassen der Werke über das Wolkensteinische Bad hingegen ergab sich für den Unternehmer Hauptmann die Notwendigkeit, immer auch an die Badebesucher als Adressaten zu denken, die eine erfolgreiche Behandlung anstrebten und auch über ihr eigenes Zutun aufgeklärt werden wollten. Nicht zuletzt werden auch zukünftige Verdienste eine Rolle in den Hauptmannschen Überlegungen gespielt haben. Denn je höher die Anzahl an erfolgreichen Behandlungen, desto mehr zustimmende Mund-zu-Mund-Propaganda und damit auch mehr neue Badebesucher konnte man erwarten.

Grundsätzlich entsprechen diese Hauptmannschen Baderegeln den schon für das 16. Jahrhundert typischen, an die Badegäste gerichteten Vorschriften. Unter anderem enthalten sie Anweisungen, zu welchen Jahres- und Tageszeiten das Bad zu gebrauchen sei, oder auch Ratschläge, wie man sich während der Kur zu ernähren habe. Im zehnten Kapitel des „Wolkensteinischen Wasserschatzes" gibt Hauptmann, ohne diese explizit mit dem Fachterminus zu bezeichnen, auf die

---

185 Nichtsdestotrotz werden auch im Traktat „De Acidulas Egranas Usurpandi Modo" Baderegeln formuliert.

„sex res non naturales"[186] bezogene Instruktionen. In Sachen Speise und Trank sowie Schlafen und Wachen etwa rät er, dass

> „[e]s auch in der Diaet eine ordentliche Zeit [will], damit man durch übriges Nacht sitzen dem Leibe nicht seine gebührende Ruhe und Schlaff entziehe, wie auch Mäßigkeit in Speiß und Tranck, daß man sich, ob gleich bey manchem darzu ein guter appetit sich befinden möchte, nicht zu viel überlädet".[187]

Aufgrund der Seitenanzahl und des auch inhaltlich nicht unbeträchtlichen Umfangs der Hauptmannschen Regeln seien hier stellvertretend zwei Aspekte aufgegriffen.

Zum einen beschäftigt sich Hauptmann mit dem Badeausschlag verstanden als einer „Entzündung der Haut infolge des lang anhaltenden thermischen und auch chemischen Reizes beim Baden."[188] Einen solchen Ausschlag hielt man „in der Regel für nötig zum Gelingen der Kur, weil dadurch die inneren Unreinigkeiten zum Körper hinausbefördert wurden."[189] Hauptmann hingegen steht dieser Behandlung kritisch gegenüber. Ihm missfällt die häufig von Badebesucher geäußerte Ansicht, dass, „[w]enn sie nicht fein heiß, als sie es nur immer mehr erleiden mögen, baden, so könne das Wasser bey ihnen wenig fruchten, eintringen und alteriren".[190] Er kann dem nicht zustimmen, weil ihm die negativen Konsequenzen des Badens in zu heißem Wasser bekannt sind. Er beschreibt sie ausführlich: Viele der Badebesucher

> „matten ihrer viel sich darmit also ab, daß sie wohl gar biß in die Ohnmacht, [...] einsincken und fallen [...], erwecken ihnen ein solches Zittern, und Schwachheit der Glieder, daß sie fast weder Händ noch Füsse stille halten können, treiben auch darzu die malignam materiam, so zwischen Haut und Fleisch auch denen kleinen Haaräderlein von der Natur ofters ziemlich heraus getrieben worden, vielmehr zurück, als heraus [...]. Jagen also die schädliche materiam im Rückzuge entweder

---

186 Die „sex res non naturales" als „Bestandteil der scholastischen Krankheitslehre" „umschreiben sechs fundamentale Lebensbereiche, die der Mensch einzeln und in ihrer Gesamtheit regeln und ordnen muß, damit er das Gleichgewicht der Gesundheit erhalten oder wiedererlangen kann." Es handelt sich dabei um: 1. Aer, 2. Cibus et Potus, 3. Motus et Quies, 4. Somnus et Vigilia, 5. Repletio et Evacuatio, 6. Accidentia Animi. Vgl. Schmitt (1995); weiterhin auch Martin (1933); Fürbeth (1994), S. 464 u. S. 480, Anm. 17.
187 WV, Nr. 29, S. 228.
188 So die Definition von Martin (1906), S. 252.
189 L. c., S. 253.
190 WV, Nr. 29, S. 231.

auff die Brust oder zu dem Haupte, und bekommen endlich darfür sehr schwehre Symptomata und Zufälle zur Belohnung, ja es machet das übrige heiß Baden den gantzen Cörper also matt und schwach, daß er immer über seine eigene Füsse fallen möchte, nimmet ihm auch allen appetit zum Essen, erwecket einen unordentlichen Durst, verderbet den Schlaff".[191]

Hauptmann empfiehlt deswegen das Bad „in wohl erleidlicher Wärme".[192] Auf diese Weise schütze man sich vor den aufgezählten Symptomen, erziele vielmehr sogar die erwünschten Effekte: Der Körper werde erfrischt, der Schlaf erholsam und der Appetit gesund.[193]

Als zweiter, die Baderegeln betreffender Aspekt neben dem „Badeausschlag" seien die Jahreszeiten näher betrachtet, zu denen Hauptmann die Badekuren durchzuführen rät. Prinzipiell könne man – so der Dresdner Arztalchemiker – während des ganzen Jahres in Wolkenstein baden, da das Warmbad „in seinen Quellen, einen Weg als den andern aus seinen Gängen und adern der Mineralien und Metallen bestendig ist, auch zu aller zeit am seiner Wärme auser in Verwandelung des hellen und Regen-Wetters gleich verbleibet."[194] Solche Aussagen sind natürlich immer auch aus der Sicht des Unternehmers Hauptmann zu sehen, der an einer möglichst großen Anzahl von Badebesuchern in seinem Bad interessiert war.

Dennoch rät Hauptmann von Kuren im Winter und im Sommer ab. Denn im Winter öffne das Bad „die poros nicht allein sehr [...], daß so dan die Kälte, wenn wir ungefehr oder aus Nohtwendigkeit in dieselbe müsten, sich in dieselben alzu starck eintringen, auch der Calor nativus, so da gleichsam im Winter in uns concentriret ist, durch die eröffnete Schweißlöcher heraus gelocket wird."[195] Im Sommer hingegen – insbesondere während der „Hundstage"[196] – sei die Hitze

---

191 L. c., S. 231-232.
192 L. c., S. 232.
193 Anders als Hauptmann, der das Ausschlagen somit grundsätzlich ablehnt, hielten die meisten Ärzte eine solche Maßnahme „nicht für unbedingt notwendig", weil sie auch andere Wege sahen, die „schlechte Materie" auszutreiben. Vgl. Probst (1971), S. 82.
194 WV, Nr. 29, S. 224.
195 L. c., S. 224-225. – Unter dem „calor nativus" ist wohl das zu verstehen, was Hauptmann in seinen „Weinbau-Irrtümern" als „innerliche Wärme" bezeichnete, das „calidum innatum". Näheres hierzu im Kapitel „Von Gottes Wort auf Winzers Berg – Hauptmanns Bemerkungen zum Weinbau".
196 Die Zeit vom 24. Juli bis zum 23. August. Vgl. Grimm, Bd. 10 (1877), Sp. 1941.

oftmals zu groß und mache „unsere Cörper ohne das gantz krafftlos [...], daß es zu Baden etwas unbequemlich."[197]

Folglich empfiehlt Hauptmann das Baden im Frühling und Herbst, in der Zeit „vom Martio an biß in den Julium, und wiederumb vom Augusto biß zu dem Octobr[e]."[198] Ähnliche Ratschläge hatten zuvor schon etwa der in Straßburg gebürtige Apotheker Walther Hermann Ryff[199] in seiner „Neuen Badefahrt"[200] und der Karlsbader Arzt Fabian Sommer[201] im Traktat über das Bad seiner Heimatstadt[202] geäußert.[203] Sommer allerdings begründete seine Meinung, dass Frühjahr und Herbst die besten Jahreszeiten für das Bad ist, über die Temperamentenlehre.[204] Hauptmann hingegen erwähnt zwar mit „Hitze" bzw. „Calor" und „Kälte" die beiden Temperamente, die er schon wegen des hier zentralen Jahreszeiten- und Temperaturwechsels notwendigerweise nennen muss. Die beiden anderen Temperamente jedoch – und somit wohl auch humoralpathologische Vorstellungen – spielen bei ihm an dieser Stelle allenfalls eingeschränkt eine Rolle.[205]

Festhalten lässt sich aus dieser kurzen Betrachtung der Baderegeln, dass sich Hauptmann zum großen Teil an Gängigem orientiert haben mag. Dennoch scheint es möglich, dass er gleichzeitig die ein oder andere von der Konvention abweichende Facette einbrachte.

---

197 WV, Nr. 29, S. 225.
198 L. c..
199 Zu Ryff vgl. Friedrich/Müller-Jahncke (2005), S. 121-123; NDB, Bd. 22 (2005), S. 310-311.
200 Ryff (1549).
201 Zu Sommer vgl. Jöcher (1750-1751), Bd. 4, Sp. 671.
202 Sommer (1571).
203 Vgl. hierzu Probst (1971), S. 58-59.
204 Nach Fabian Sommer war „im Winter die Luft kalt, die Feuchte des Körpers liegt an versteckten Orten. Verzehrt das Heilwasser nun etwas von der Feuchte, so wird diese zäh und unbewegt. Wenn die Gänge des Leibes sich wieder öffnen, wird diese schlechte zähe Materie zu den edelsten Gliedern des Körpers getrieben und dort schwere Krankheit machen. Im Sommer ist die Luft heiß, der Körper ist trocken, hitzig und schwach. Das Bad würde ihn noch mehr trocknen, hitzigen und schwächen." So fasste Probst (1971), S. 58-59, Sommers Begründung zusammen.
205 Hauptmanns Argumentation erinnert an seine „Weinbau-Irrtümer": Hier empfiehlt der Dresdner Arztalchemiker insbesondere den Frühling, aber auch den (späten) Sommer und Herbst als die besten Zeiten zum Zurückschneiden der Weinstöcke. Diesen Ratschlag begründet er mit einem zu großen Verlust an „primaterialischem" Wasser im Sommer und mit den über die „pori" vermittelten Frostschäden im Winter. Vgl. hierzu das Kapitel „Von Gottes Wort auf Winzers Berg – Hauptmanns Bemerkungen zum Weinbau".

6 ZWISCHEN ALCHEMIE UND TECHNIK – ZU HAUPTMANNS BERGBAUSCHRIFT

Während die Geschichte des Bergbaus bis in die Steinzeit zurückverfolgt werden kann,[1] erblühte das bergmännische Schrifttum in Mitteleuropa bedingt durch einen konjunkturellen Aufschwung des Montanwesens erst gegen Ende des 15. Jahrhunderts.[2] Als „eigentlicher Begründer der Bergbauliteratur"[3] gilt Ulrich Rülein von Calw,[4] dessen „Nützlich Bergbüchlein"[5] es zu einiger Popularität brachte.[6] In der Folgezeit erschien ein Gros an montanistischen Schriften. Vielen von ihnen ist gemein, dass sie auch philosophische Fragen stellen mit dem Sinn und Zweck, über die so erlangte tiefer gehende Naturerkenntnis ein effektiveres Arbeiten zu gewährleisten und damit der Gewinnsteigerung zu dienen.[7] Es verwundert nicht, dass auch die Alchemie mit ihren Theorien und Vorstellungen Einzug in das bergmännische Schrifttum der Renaissance hielt, war ihr zentrales Thema doch die Entstehung und Umwandlung der Metalle.[8]

Die montanistischen Werke der frühen Neuzeit unterscheiden sich teils merklich in ihrer Thematik und in ihren Zielsetzungen. Um diese Vielfalt anzudeuten, seien stellvertretend genannt:

Zunächst das „unzweifelhaft umfassendste und von seiner Systematik her vorbildlichste Werk der frühneuzeitlichen Bergbauliteratur",[9] Georgius Agricolas „De re metallica libri XII",[10] in deutscher Übersetzung „Bergwerkbuch",[11] als eine „lehrbuchartige Beschreibung" des Bergbaus und Hüttenwesens,[12] in der

---

1   Abrisse der Geschichte des Bergbaus finden sich bei Suhling (1983) und Wilsdorf (1987).
2   Vgl. hierzu Suhling (1986), S. 296; weiterhin auch derselbe (1983a), S. 154-157. Ein Bild von der Geschichte des Montanschrifttums zeichnet Koch (1963).
3   So Suhling (1983a), S. 156.
4   Zu Rülein vgl. DSB, Bd. 11 (1981), S. 607-609; VerfLex, Bd. 11 (2004), Sp. 1345-1348; NDB, Bd. 22 (2005), S. 222.
5   Rülein (1534). – Zum „Bergbüchlein" vgl. Darmstaedter (1926); Koch (1963), S. 21-25.
6   So Suhling (1983a), S. 156.
7   Suhling (1986), S. 293.
8   L. c., S. 293; weiterhin Jüttner (1980), Sp. 329.
9   Suhling (1983a), S. 159-160.
10 Agricola (1556).
11 Agricola (1580).
12 Suhling (1983a), S. 160.

sich ihr Verfasser insbesondere mit technischen Fragen beschäftigt.[13] Weiterhin die auch Hauptmann wohlbekannte[14] „Sarepta"[15] des Joachimstaler Predigers und ersten Luther-Biographen Johannes Mathesius[16] als eine Sammlung von 16, aus Bergmannsgottesdiensten hervorgegangenen, später erweiterten Predigten.[17] Schließlich Paracelsus' Traktat „Von der Bergsucht"[18] als eine nur im weiteren Sinne dem Montanschrifttum zuzurechnenden Schrift. Hohenheim widmet sich hier einem aus der Tätigkeit im Bergbau resultierenden, recht „verschwomme- nen"[19] und später auch von Hauptmann erwähnten[20] Krankheitsbild. „Von der Bergsucht" muss somit in erster Linie als „fachliche medizinische Abhandlung ohne jeden konkreten Bezug auf Bergbautechnik, [...] maschinelle Einrichtungen zur Entwässerung und Belüftung [...] etc." gesehen werden.[21]

Ein Jahr nach Erscheinen seines Badetraktates aus dem Jahre 1657, des „Wol- kensteinischen Wasserschatzes", äußerte sich nun auch August Hauptmann über den Bergbau. 1658 wurde das „Chymische Kunstprojekt" veröffentlicht, das Hauptmann Bürgermeister und Rat der keine zehn Kilometer vom Wolkentstein- schen Bad entfernten Bergbaustadt Marienberg widmete. Die Adressaten des Traktates – so der Grund für die Dedikation – hätten Hauptmann und Heinrich Schrey als den Besitzern des vormals verwahrlosten Bades nicht nur ihren „freund- und Nachbarlichen guten Willen" gezeigt, sondern auch zur „Repari- rung desselben [Bades] mit etlichen 1000. Maursteinen oder Ziegeln" beigetra- gen.[22]

---

13   Vgl. dazu Rosner (1994), S. 448.

14   Obwohl Hauptmann Mathesius' „Sarepta" in den „Weinbau-Irrtümern", in den „Hornhausi- schen Gnadenbrunnen" und noch ein Jahr zuvor, 1657, im „Wolkensteinischen Wasserschatz" erwähnte, führt er das Werk 1658 im „Chymischen Kunstprojekt" nicht an. Vgl. hierzu auch „Anhang I - Bibliographie raisonnée".

15   Mathesius (1562).

16   Zu Mathesius vgl. ADB, Bd. 20 (1884), S. 586-589; NDB, Bd. 16 (1990), S. 369-370; BBKL, Bd. 5 (1993), Sp. 1000-1011; Killy, Bd. 8 (2010), S. 36-37.

17   Vgl. hierzu Killy, Bd. 8 (2010), S. 36.

18   Paracelsus, ed. Huser, Teil 5 (1589), S. 1-73.

19   So Rosner (1994), S. 448.

20   Vgl. S. 159 dieser Studie.

21   Rosner (1994), S. 448. – Zur Entstehung und Verfasserfrage vgl. Rosner (1981).

22   WV, Nr. 30a, Vorwort.

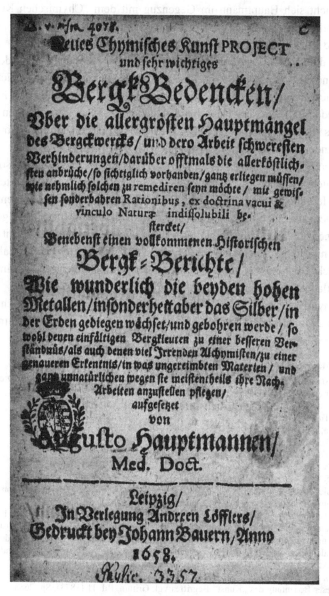

Abb. 6: Titelblatt von Hauptmanns
„Chymischem Kunstprojekt" (Leipzig 1658).

Hierfür sucht sich Hauptmann im Gegenzug mit dem „Chymischen Kunstprojekt" kenntlich zu zeigen. Da auch die Marienberger Bergwerke[23] durch „den leidigen, und alles verderblichen Krieg [...] sehr zu grunde und boden" lägen,[24] trachte er danach, seinen Adressaten „etwas Raht und dienliche Beförderung"[25] an die Hand zu geben. Sein „sehr wichtiges BergkBedencken"[26] lässt sich somit als ein „sich Besinnen"[27] darüber verstehen, wie man gegen die noch näher zu definierenden „allergrösten Hauptmängel des Bergckwercks" vorgehen könne, und wie es sich verhindern lasse, dass „die allerköstlichsten anbrüche, so sichtiglich vorhanden, gantz erliegen müssen".[28]

Hauptmann kündigt allerdings an, die von ihm zu diesem Zwecke ersonnenen „Mittel" nicht „so deutlich"[29] vorzustellen, sondern – wie an späterer Stelle spezifiziert – lediglich „in [...] Theoriâ".[30] Seine Bemerkungen sollen „denen Bergkverstendigen als ein blosses Project zu einem fernern, reiffern und genauern Nachsinnnen" dienen.[31] Mit Hilfe dieses „Projektes", verstanden als „Entwurf",[32] werde es nun möglich, eine „Neue Chymische Kunst" zu erschaffen, also eine bislang nicht existierende, in bergbaulichen Belangen dienliche „Maschine"[33] auf der Grundlage alchemischer Spekulation.

Als „Chymiater und Medicus Spagyricus ex naturae lumine"[34] erachtet sich Hauptmann als besonders befähigt, durch einen solchen „Entwurf" zum Nach-

---

23 Zum Marienberger Bergbau vgl. Wagenbreth/Wächtler (1990), S. 258-286.

24 WV, Nr. 30a, Vorwort. – Zum Zustand des Marienberger Bergbaus zum Ende des Dreißigjährigen Krieges vgl. auch Bogsch (1966), S. 99-102.

25 WV, Nr. 30a, Vorwort.

26 L. c., Titelblatt.

27 Grimm, Bd. 1 (1854), Sp. 1222-1223.

28 WV, Nr. 30a, Titelblatt.

29 L. c., Vorwort.

30 L. c., S. 97.

31 L. c., S. 4.

32 Vgl. hierzu Kluge (1999), S. 649. – Hauptmanns „Projekt"-Begriff bezieht sich somit – auch auf dem Frontispiz – nicht auf die alchemische Arbeitsmethode der „Projektion", verstanden als „Transmutation unedler Materialien in Gold (bzw. Silber), die den Schluss- und Höhepunkt des Opus Magnum darstellt", gleichwohl er sich im Rahmen des „Chymischen Kunstprojekts" – wie noch zu zeigen sein wird – mit dem von ihm angenommenen Reifeprozess der Metalle nach alchemischen Vorstellungen beschäftigt. Eine solche „alchemische Verwendung" des „Projekt-Begriffs" wird Hauptmann unterstellt von Lazardzig (2006a), S. 180, u. demselben (2007), S. 245.

33 Zu dieser Bedeutung des „Kunst"-Begriffes vgl. Grimm, Bd. 11 (1873), Sp. 2683. – Zum Begriff der „Maschine" vgl. auch Lazardzig (2006).

34 WV, Nr. 30a, S. 6. – Zum „Lumen Naturae" vgl. das Kapitel „Von Gottes Wort auf Winzers Berg – Hauptmanns Bemerkungen zum Weinbau".

denken anzuregen. Denn die „Chymici und Medici" kennen sich – so der Dresdner Arztalchemiker – in den „rebus physicis und naturalibus" weit besser aus als jeder andere. Sie seien somit Sachverständige und könnten auch in Bergwerksangelegenheiten wertvolle Hinweise geben.[35]

Warum aber unterbreitet Hauptmann den Marienbergern nur einen theoretischen Ansatz, nicht aber einen konkret-praktischen Vorschlag? Dies erklärt er im Anschluss mit der Befürchtung, dass es seinen Adressaten ob ihrer derzeitigen Not an den (finanziellen) Ressourcen für die praktische Umsetzung seines „Entwurfs" mangeln könnte. Indem er lediglich Andeutungen mache, wolle er – so zumindest sein Vorgeben – verhindern, dass sich Konkurrenten, die Bergleute anderer Städte also, „solcher itzt an die Hand gegebener Mittel zu eigenen Nuzen bedienen möchten".[36] Hauptmann verspricht jedoch, so nötig, „entweder mündlichen [...] oder mit satsamer gründlicher, schrifftlicher, ausführlicher Anleitung und Beschreibung aller Vmbständen [...] wie es nehmlichen in der That anzustellen stünde", weiterzuhelfen.[37]

Zwangsläufig muss sich nun die Frage stellen, warum Hauptmann den Marienbergern seine Überlegungen nicht im persönlichen Gespräch oder handschriftlich mitteilte, sondern sie als Druck erscheinen ließ. Eine mögliche Antwort mag sich aus dem Inhalt des „Chymischen Kunstprojektes" erschließen: Der Dresdner Arztalchemiker formuliert hier grundsätzliche naturkundliche Vorstellungen und Erkenntnisse zu teilweise aktuellen Themen. Er kann somit erwarten, zumindest – wegen der Theorielastigkeit – in Gelehrtenkreisen auf ein breiteres Interesse zu stoßen und sich dort – wie schon mit seinen vorausgegangenen Werken – zu etablieren. Es dürfte ein schöner „Nebeneffekt" gewesen sein, sich durch die Geste an Bürgermeister und Rat von Marienberg deren zukünftiges Wohlwollen wie auch eine „wohlmeinende[...] Nachbarliche[...] Freundschafft"[38] zu sichern.

---

35 WV, Nr. 30a, S. 7.
36 L. c., Vorwort.
37 L. c..
38 L. c..

6.1 ZUM „VINCULUM NATURAE"

Zur Zeit, da Hauptmann sein „Chymisches Kunstprojekt" verfasste, erhitzte die Frage nach der Existenz des sogenannten „horror vacui" die Gemüter: Man war sich nicht einig, ob es eine solche der „Natur zugeschriebene aktive Eigenschaft, vor der Leere zurückzuschrecken"[39], gebe. Während noch René Descartes 1644 in seinen „Principia Philosophia"[40] die Möglichkeit eines Vakuums zu widerlegen versucht hatte, deuteten die Überlegungen und Experimente vor allem eines Evangelista Torricelli,[41] eines Blaise Pascal[42] und eines Otto von Guericke[43] auf das Gegenteil hin, darauf nämlich, dass Erscheinungen, die vormals über den „horror vacui" erklärt worden waren,[44] – ganz nach heutigem Erkenntnisstand – auf der „Wirkung des atmosphärischen Luftdrucks beruhen",[45] auf der – wie sie Guericke (bzw. Schott[46]) bezeichnete – „gravitas aëris".[47]

Es lässt sich zwar nicht eindeutig nachweisen, dass Hauptmann von den Versuchen Torricellis oder Pascals vernommen hatte, zumal er sie in seinem Œuvre nicht erwähnte. Allerdings wusste er, dass „die Vacuisten, das Vacuum zu behaupten, und zu demonstriren, viel und mancherley wege, als durch Wasser, Lufft, Qvecksilber und Feuer gesuchet" hatten.[48] Es läge somit nahe, dass ihm zumindest Torricellis Versuchsanordnung aus dem Jahre 1643 vertraut war. Torricelli hatte zum Nachweis des „Luftdrucks" abweichend von den Versuchen anderer Naturkundler vor ihm keine Wasser-, sondern eine Quecksilbersäule benutzt.[49]

---

39 Vgl. dazu Krafft (1974).
40 Descartes (1644).
41 Zu Torricelli vgl. DSB, Bd. 13 (1981), S. 433-440.
42 Zu Pascal vgl. l. c., Bd. 10 (1981), S. 330-342.
43 Zu Guericke vgl. ADB, Bd. 10 (1879), S. 93; NDB, Bd. 7 (1966), S. 283-286; DSB, Bd. 5 (1981), S. 574-576; Killy, Bd. 4 (2009), S. 508-509.
44 Als Beispiel mag die Funktionsweise der sogenannten „Klepshydra", eines Wasserhebers", dienen. Dieser kann über Löcher im Boden bei einem zunächst geöffneten Hals Wasser aufnehmen. Wird der Hals verschlossen und das Instrument angehoben, so verbleibt das Wasser in der „Klepshydra". Vgl. auch Genz (1994), S. 135-139 u. 146-149; Schütze (2000), S. 74; Genz (2004), S. 19-21.
45 So Krafft (1974), Sp. 1206. – Vgl. weiterhin auch Dijksterhuis (1956), S. 497-510; Hartmann (2001).
46 Bemerkungen zu Schott und Guericke folgen im Anschluss.
47 Krafft (1997), S. 153.
48 WV, Nr. 30a, S. 19-20.
49 Vgl. Krafft (1974), Sp. 1210. – Abgebildet ist die Versuchsanordnung bei Wey/Peters (2002), S. 181.

Mit Sicherheit aber war Hauptmann das von Guericke 1654 auf dem Reichstag von Regensburg durchgeführte und von Kaspar Schott[50] 1657 in der „Mechanica Hydraulico-Pneumatica"[51] beschriebene „Experimentum Novum Magdeburgicum"[52] bekannt; er übernahm sogar die Beschreibung der Guerickeschen Versuchsanordnung aus Schotts Werk in das ein Jahr später erschienene „Chymische Kunstprojekt".[53] Anders als Guericke lehnte er jedoch die Ansicht vom „horror vacui" nicht ab,[54] sondern formulierte sie sogar ausdrücklich: „[U]niversa Natura à vacuo abhorret".[55]

Ausgangspunkt von Hauptmanns Überlegungen bildet das sogenannte „vinculum Naturae dardurch alle Dinge an einander geheffet seyn".[56] Begründet liegt

---

50 Zu Schott vgl. ADB, Bd. 34 (1892), S. 739-740; DSB, Bd. 12 (1981), S. 210-211; Killy, Bd. 10 (1991), S. 375; BBKL, Bd. 9 (1995), Sp. 812-813.

51 Schott (1657).

52 Vgl. dazu Krafft (1997), S. 141. – Guericke führte auf dem Regensburger Reichstag mehrere Experimente durch. Vgl. Krafft (1997), S. 152. Diese werden jedoch nicht alle von Schott beschrieben und somit auch nicht alle von Hauptmann übernommen. – Guericke selbst ließ später ein eigenes Werk über die von ihm durchgeführten Experimente drucken: Seine „Experimenta Nova Magdeburgica" erschienen erst im Jahre 1672. Vgl. Guericke (1672); weiterhin auch Guericke, ed. Schimank (1968). – Bemerkungen zur Entstehungsgeschichte dieses Werkes finden sich bei Krafft (1969).

53 Vgl. WV, Nr. 30a, S. 21-25; weiterhin auch Schott (1657), S. 445-447. – Näheres zu den Gründen, aus denen Hauptmann diese Versuchsanordnung übernahm, auf S. 153-157 dieser Studie. – Hauptmann könnte überdies auch Guerickes Versuche mit den so genannten „Magdeburger Halbkugeln" gekannt haben. So spricht er davon, dass in bestimmten Fällen die Luft „von starcken Pferden nicht mag gezogen werden." Vgl. WV, Nr. 30a, S. 34. Guericke hatte versucht, diese „fest aneinander passende(n) Halbkugeln nach der Evakuierung von Pferden auseinander ziehen lassen." Vgl. Krafft (1997), S. 156-157.

54 Zur hinter den Vorstellungen Guerickes stehenden Philosophie vgl. auch Grant (1969), insbes. S. 53-57; Kauffeldt (1968).

55 WV, Nr. 30a, S. 17.

56 L. c., S. 19. – Der Begriff des „Vinculum Naturae" war bereits vor Hauptmann verschiedentlich verwendet worden, so etwa von Marsilio Ficino und dem im „Wolkensteinischen Wasserschatz" erwähnten französischen Alchemiker Bernard Gilles Penot. Beide gebrauchen ihn jedoch in anderem Zusammenhang: Ficino versteht unter „vinculum naturae totius" die „anima rationalis", die die Mittelstellung zwischen den fünf Seinsstufen einnimmt. Vgl. Stausberg (1997), S. 182. Penot hingegen verwendet den Begriff im Zusammenhang mit alchemischen Prozessen: Hier sei es durchaus möglich, das „Vinculum Naturae" zu lösen: „Ars violenter naturae vinculum frangit." Vgl. Penot (1612), S. 148. – Zu Penot vgl. Olivier (1992-1996); weiterhin Kahn (2007), insbes. S. 110-112. – Ähnlich Penot gebraucht Hauptmann den Begriff des „Bandes der Natur" während seiner Kontroverse mit Georg Detharding: Hier behauptet er, dass „vber solche [klassischen vier] Elementa wol etwas anders zu befinden, welches die festen Bande der Natur durchdringen, brechen, vnd aufflösen kan, nemlichen die [paracelsischen drei] principia, so da vber die Elementa gesetzet, ihre Krafft vnd Würckung neben vnd in ihnen zu bezeugen.". Vgl. WV, Nr. 4, S. 43-44. Eine Auflösung des Bandes ist für ihn hier, anders als im „Chymischen Kunstprojekt", durchaus möglich. Vgl. hierzu auch WV, Nr. 4, S. 7. – Eine ge-

dieses „Band der Natur" für den Dresdner Arztalchemiker schon in der Schöpfung: Gott, dem es als einzigem möglich sei, „aus nichts etwas, und aus etwas wiederumb nichts, oder ein vacuum zu machen",[57] habe die „grosse und schwere Erdkugel", neben den anderen Elementen, im Nichts geschaffen.[58] Von dieser Kugel als dem „ponderosissim[o] Element[o] [...] vor allen andern levioribus corporibus" sei anschließend der Platz „in centro"[59] des Kosmos eingenommen und so das Nichts, das ansonsten „sonder allen Zweifel in die mitten fallen würde", verdrängt worden.[60] Die drei Elemente Wasser, Luft und Feuer hätten hernach ebenfalls, fest aneinander grenzend, ihrem Gewicht nach einen Ort in der Weltordnung beansprucht: Das Wasser sei der Erde gewichen, die Luft dem Wasser und schließlich das Feuer der Luft.[61] Der Himmel „als das purissimum und levissimum corpus aethereum", als die „Quintessenz" oder der „Äther",[62] habe schließlich „das supremum atqve extremum [...] auf Göttlichen Willen" eingenommen.[63] Für Hauptmann kann infolgedessen das Vakuum, ein Nichts, keinesfalls existieren, da seiner Ansicht nach die Erde das Zentrum, der Himmel hingegen die Peripherie der gesamten Weltordnung einnimmt. Dazwischen lehnten sich die drei übrigen Elemente „immer eines auf das andere". Somit müsse

---

nauere begriffsgeschichtliche Untersuchung des „Vinculum Naturae", von dem Hauptmann selbst erklärt, dass es seines „wissens annoch von keinen philosopho berühret, noch viel weniger außgeführet" worden ist, scheint allerdings noch auszustehen. Vgl. WV, Nr. 30a, S. 29. So sind Erwähnungen in der Sekundärliteratur denn auch rar und wenig ausführlich: Ohne Quellen zu nennen, behauptet etwa Krafft (1974), Sp. 1211, der Begriff des „Vinculum Naturae" sei schon vor Hauptmann verwendet worden, verweist aber, als er den Begriff des „Vinculum Naturae" erwähnt, lediglich auf das „Chymische Kunstprojekt" sowie auf Guerickes „Experimenta Nova Magdeburgica". Hier greift der Magdeburger Bürgermeister die Hauptmannschen Vorstellungen auf und versucht, sie zu widerlegen. Weiterhin wird ebenfalls lediglich von dem „in Hauptmanns Berg-Bedencken angeführte[n] 'Vinculum Naturae' und 'Filum Naturae'", nicht aber einem eventuellen Vorgänger bei der Nennung dieses Begriffs gesprochen bei Guericke, ed Schimank (1968), Kommentarteil, S. 270. – Giovanni Pico della Mirandola übrigens erwähnt zwar kein „Vinculum Naturae", versteht aber den Menschen als „vinculum et nodus mundi". Vgl. etwa Müller-Jahncke (1984), S. 103; Müller-Jahncke (1985), S. 40-41. – Zu Pico della Mirandola vgl. BBKL, Bd. 7 (1994), Sp. 579-582.

57   WV, Nr. 30a, S. 17.
58   L. c., S. 35.
59   L. c..
60   L. c., S. 34.
61   L. c., S. 36-37.
62   Vgl. dazu Lumpe (1959), insbes. Sp. 1077-1079; Kurdzialek (1971); Lauer (1986), Sp. 1800; weiterhin auch das Kapitel „Von Gottes Wort auf Winzers Berg – Hauptmanns Bemerkungen zum Weinbau".
63   WV, Nr. 30a, S. 36.

zwangsläufig „alles erfüllet" sein.[64] Erst, wenn Gott die Elemente, und mit ihnen die derzeitige Weltordnung, zerstöre, sei wieder ein „Nichts" denkbar.[65]

Mit dieser Überzeugung erweist sich Hauptmann als Vertreter einer peripatetischen Tradition, in der etwa schon die antiken Pneumatiker Ktesibios,[66] Philon von Byzanz[67] oder Heron von Alexandria[68] gestanden hatten.[69] Gleichzeitig gibt er sich – hier nicht Innovator, sondern Dogmatiker – wie anscheinend alle Gegner der Vorstellung von der Existenz des Vakuums[70] als Verfechter des geozentrischen Systems zu erkennen. Die Erde nimmt für ihn das Zentrum des Kosmos ein. Die Sonne versteht er als einen Teil des „Äthers". Sie befindet sich in die Peripherie.[71]

Im „Vinculum Naturae" sieht Hauptmann nun eben jenes Wirkprinzip, durch das die einzelnen „Elementenschichten" aufeinander haften müssen. Ein Mensch, ja gar ein „Engel oder Teufel",[72] vermöge es nicht, dieses Band zu zerreißen und damit ein „Vakuum" zwischen den einzelnen „Elementenschichten" zu erzwingen. So deklariert Hauptmann das „Vinculum Naturae" zum „ nexus indissolubilis, oder reverà nodus Gordius".[73]

Allerdings lässt sich das „Band der Natur" in den Augen des Dresdner Arztalchemikers, wenngleich auch nicht „in infinitum"[74], so doch in einem Maße anspannen, dass es „einen solchen ungleublichen Gewalt hinter sich hat, daß ihn auch die allerschweresten Cörper und Lasten nachfolgen müssen".[75] Diese Zugwirkung, die man mit dem „Vinculum Naturae" erzielen könne, gedenkt Hauptmann nun für seine Ratschläge an die Bergleute auszunutzen.

---

64 L. c., S. 37-38.
65 L. c., S. 38.
66 Zu Ktesibios vgl. DSB, Bd. 3 (1981), S. 491-492.
67 Zu Philon von Byzanz vgl. l. c., Bd. 10 (1981), S. 586-589.
68 Zu Heron von Alexandria vgl. l. c., Bd. 6 (1981), S. 310-315.
69 Krafft (1974), Sp. 1207; weiterhin auch Dijksterhuis (1983), S. 37-38.
70 Vgl. hierzu etwa Kauffeldt (1968, S. 17), der allerdings keine Namen nannte.
71 Hauptmann spricht davon, dass das „Licht der Sonnen, Mondens und Sternen, dem Feuer [...] gar gerne gewichen" sind. Vgl. WV, Nr. 30a, S. 37. „Licht der Sonnen, Mondens und Sternen" können demzufolge mit dem „Äther" gleichgesetzt werden.
72 L. c., S. 16.
73 L. c., S. 29-30.
74 L. c., S. 31.
75 L. c., S. 13. – Einige „Philosophi" hätten – so Hauptmann weiter – gar behauptet, dass sich, würde das „Vinculum Naturae" nur ausreichend angespannt, „der Himmel selbsten, umb so viel, als es zu seiner erfüllung nöthig hette [...] sich herunter biegen, und hernieder sencken müste." Der Dresdner Arztalchemiker lässt allerdings offen, ob er dem beipflichtet.

6.2 Zur „Wassersnot"

Das erste Grundübel des Bergwerks sieht Hauptmann in der so genannten „Wassersnot", verstanden im bergmännischen Sinne als die „bedrängnis durch zuströmende wasser".[76] Diese „Wasser" unterteilt Hauptmann in die „eingelauffenen Tage-Wassern, welchen aber noch leicht zu verwehren", sowie in die „herfür brechenden Grund-Wassern aus Klüfften und Gängen" als dem größeren Übel.[77]

Er erwähnt zwar, dass bislang schon „allerley Wasserkünste"[78] erfunden worden seien, um das Wasser aus den Gruben zu heben. Allerdings hält er deren Anwendung in der Praxis nicht in jedem Falle für möglich: So spielten etwa Kostenfaktoren nicht nur beim Bau der teilweise sehr teuren Konstruktionen eine Rolle, sondern auch, wenn es in der Folgezeit gelte, diese zu erhalten. Derartige Vorrichtungen würden etwa dadurch ruiniert, dass „die Berck und Metallische Wasser [...] sehr scharff, fressent, etzend, und angreiffend seyn".[79] Überdies müsse man oftmals berücksichtigen, dass sich „Stollen Schächte und Gruben in [...] krümmen und Tieffen" befänden.[80] Somit könne es schwierig, ja gar unmöglich werden, die entsprechenden Gerätschaften zweckmäßig anzubringen oder einzusetzen. Schließlich sei zumeist auch „eine sehr starcke oder gewaltige macht" dazu notwendig, die bislang bekannten Maschinen zu betreiben, und dies, ohne zunächst ein „einziges Wasser zu heben".[81] Da Hauptmann diesen Aufwand im Verhältnis zum damit erzielten Nutzen als viel zu hoch erachtet, muss er folglich den Bergleuten eine alternative, neuartige Lösung anbieten, um das Wasser aus der Tiefe der Gruben ans Tageslicht zu befördern. Diese Lösung bleibt allerdings

---

76 ' So die Definition von Grimm, Bd. 27 (1922), Sp. 2508.
77 WV, Nr. 30a, S. 9.
78 Unter „Wasserkunst" verstand man „im Bergbau eine künstliche Maschine, wodurch die Wasser aus der Grube hundert und mehr Lachter tief gehoben werden, deren sind unterschiedliche, als Taschenwercke, Roßkünste und andere." Vgl. Zedler, Bd. 53 (1747), Sp. 630. – Das „Lachter" als Längenmaß im Bergbau war „das Maß, das ein Mann mit ausgestreckten Armen [...] umfassen [...] konnte." Vgl. Kahnt/Knorr (1987), S. 155-156. – Zur „Wasserkunst" vgl. auch Ludwig (1997). – Selbstredend, dass auch Georgius Agricola in seinem „Bergwerksbuch" solche „Wasserkünste" ausführlich beschreibt. Vgl. Agricola (1580), S. 135-165. – Ein Überblick zumindest über die im 16. Jahrhundert gebräuchlichen Arbeitsgeräte im Bergbau, hierunter auch eine vollautomatische Wasserpumpe, findet sich bei Wilsdorf (1959), insbes. S. 276-279. – Zu den technischen Gerätschaften im Bergbau vgl. auch Paulinyi/Troitzsch (1991), S. 65; Ludwig/Schmidtchen (1992), insbes. S. 50-55.
79 WV, Nr. 30a, S. 12.
80 L. c., S. 10.
81 L. c., S. 11.

wenig konkret. Wie schon zu Beginn des „Chymischen Kunstprojekts" angekündigt, scheint sie lediglich dazu gedacht, zum weiteren Nachdenken anzuregen. Im Mittelpunkt steht dabei das „Band der Natur", das „von sich selbst geschwind nachfolgendes Wasser [...] aus dem untersten centro terrae herauff ziehen" könne.[82] Gegenüber anderen „Wasserkünsten" haben in Hauptmanns Augen diejenigen, die das „Vinculum Naturae" auszunutzen wissen, den Vorteil, dass sie „die aller besten, leichtesten, und aller geringsten an Kosten verbleiben, und auch die allergröste Gewalt hinter sich haben".[83]

Hauptmann stellt zunächst zwei Versuchsanordnungen vor, um diese „Gewalt", das Prinzip also, nach dem die von ihm angedachte Maschine funktionieren müsse, zu demonstrieren.

Zunächst präsentiert er die Versuchsanordnung Guerickes nach Schotts „Mechanica Hydraulico-Pneumatica", von ihm als „Instrumentum Gericianum" bezeichnet. Auch wenn Hauptmann den „horror vacui" verteidigt, so weiß er die von dem „Edle[n] und Hochweise[n] Bügermeister zu Magdeburg" entworfene, mechanische „Luftpumpe"[84] doch „wohl und hoch zu loben"[85]; dies allerdings nicht „ob tentationem vacui, als welches, wie gedacht, wider den höchsten Schöpffer leufft, sondern ob rationem incredibilis violentiae".[86] Hauptmann sieht Guerickes Verdienst also im Beweis der ungeheuren Zugwirkung des „Vinculum Naturae".

Allerdings sei der Magdeburger Bürgermeister damit nicht der erste gewesen. Denn den „Chymici" wäre dieser Beweis, allerdings ohne einen derart großen Kraftaufwand, „längst vor ihm [i. e. Guericke] durchs blosse Feuer",[87] mit ihrem „Instrumentum Chymicorum" gelungen. Sie hätten mit dem Feuer „die Lufft aus [einer] Retorten almählich durchs Wasser heraus destilliret [...], biß so lange sie

---

82 L. c., S. 15-16.
83 L. c., S. 12. – Hauptmann zählt unter diejenigen „Wasserkünsten", die das „Vinculum Naturae" ausnutzen, auch die „Stangen und Pumpen-wercke". Diese leiden in seinen Augen jedoch ebenfalls an den bereits genannten Defiziten. Vgl. l. c., S. 11. – Der Dresdner Arztalchemiker erklärt die Funktionsweise dieser Konstruktionen nicht näher. Abgebildet und beschrieben sind sie allerdings bei Agricola (1580), S. 139-165.
84 Zur Funktionsweise der „Luftpumpe(n)" Guerickes vgl. etwa Krafft (1997), insbes. S. 149-153; Schneider (2002).
85 WV, Nr. 30a, S. 20.
86 L. c., S. 20.
87 L. c., S. 25. – Zur Rolle des Feuers im Rahmen alchemischer Tätigkeiten vgl. auch Goltz/Telle/ Vermeer (1977), S. 69-70.

zur vollen Glut mit der Retorten kommen, daß sie dem Feuer gleich geglüet"[88] und hieraus geschlossen, dass „der aër communis aller heraus und an statt seiner ignitus obhanden seyn müste".[89]

Hauptmann sieht den Unterschied zwischen beiden Methoden nicht nur in der Apparatur und somit in der Vorgehensweise: Hier wird das „Vinculum Naturae" mit Hilfe einer „antlia pneumatica"[90] angespannt, dort mit Hilfe des Feuers. Hauptmann sieht den Unterschied auch im erreichten Resultat: Während nämlich das „Instrumentum Gericianum" noch mit einem „aër communis maximè extensus"[91] gefüllt sei, finde sich im „Instrumentum Chymicorum"[92] eben jener „aër ignitus".

Was aber stellt sich der Dresdner Arztalchemiker unter dem „aër communis" oder unter dem „aër ignitus" vor? Worin besteht seiner Ansicht nach der Unterschied zwischen diesen beiden „Luftarten"?

Im „aër communis" sieht Hauptmann vermutlich – das geht aus dem Begriff hervor – die „gewöhnliche", uns im Alltag umgebende Luft. Sie muss infolgedessen auch anfänglich das jeweils verwendete „instrumentum", sei es das der „Chymici" oder das Guerickes, ausfüllen.

Was der Dresdner Arztalchemiker als „aër ignitus" bezeichnet, erschließt sich allerdings nur schwer. Problematisch ist vor allem das zugrunde liegende „Elemente"-Verständnis. Es wirkt, als seien hier zwei der klassischen Elemente – Luft und Feuer – vereinigt. Auch wenn der Begriff des „aër ignitus" durchaus nicht neu war,[93] gibt Hauptmann im „Chymischen Kunstprojekt" keine Quelle an, aus der er diesen Terminus geschöpft haben könnte.

---

88 WV, Nr. 30a, S. 26.
89 L. c., S. 26.
90 L. c., S. 27.
91 L. c., S. 27. – Ähnlich Hauptmann vertrat auch Guericke die Ansicht, dass Luft „Spannkraft (Elastizität) besitzt". In Guerickes Augen jedoch verdünnt sie sich gleichmäßig und hat deswegen ein Bestreben, „jeden 'leeren' Raum gleichmäßig auszufüllen". Vgl. Krafft (1997), S. 151. Für Hauptmann hingegen existiert dieser „leere Raum" nicht. Die Luft kann diesen folglich nicht gleichmäßig ausfüllen, sondern muss vielmehr sämtlichen Raum, wie sehr dieser auch ausgedehnt sein mag, für sich beanspruchen. Eine Leere „dazwischen" ist unmöglich.
92 WV, Nr. 30a, S. 27.
93 So gebrauchte schon Roger Bacon im Zusammenhang mit der „multiplicatio speciorum" den „aër ignitus"-Begriff. Für ihn ist der „aër ignitus" weder „tantum aer, nec tantum ignis, nec principaliter ignis, sed principaliter aer ignitus tantum". Vgl. Bacon (1750), S. 274. Anmerkungen hierzu, die allerdings nicht zur Klärung des Hauptmannschen „aër ignitus" beitragen können, und die englische Übersetzung der entsprechenden Passage finden sich bei bei Molland (2001), S. 69. – Zu Bacon vgl. DSB, Bd. 1 (1981), S. 377-385.

Ein Hinweis auf das, was sich hinter „aër ignitus" verbergen könnte, findet sich jedoch in den „Weinbau-Irrtümern". Hier erwähnt Hauptmann, dass etwa „Bartholin[us]"[94] das Feuer nicht für ein Element, sondern „pro aëre ignito" gehalten habe.[95] Der Dresdner Arztalchemiker selbst hingegen scheint eine solche Drei-Elemente-Lehre nicht zu vertreten. Nur eine Seite zuvor hat er Girolamo Cardano deswegen kritisiert.[96] Überdies würde eine solche Lehre nicht nur der von ihm vertretenen sphärischen Weltordnung, in der das Feuer als eigenständiges Element an die Luft angrenzt, widersprechen, sondern auch der Funktionsweise des „Instrumentum Chymicorum", bei dem durch das Element „Feuer" das Element „Luft"[97] aus der Retorte getrieben wird.

Insofern muss der „aër ignitus" im „Chymischen Kunstprojekt" etwas anderes sein als in den „Weinbau-Irrtümern", etwas anderes als jenes Bartholinische Feuer, das nicht Element ist. Was jedoch genau Hauptmann in seiner Bergbauschrift unter der „feurigen Luft" versteht, lässt sich aus deren Text heraus nur schwer beantworten. Der Dresdner Arztalchemiker ergeht sich allenfalls in Andeutungen. So mutet der „aër ignitus" als eine Art Substitut des „aër communis" an, den man „ex potentiâ tantummodò naturali"[98] aus der Retorte treiben kann. Seinen Platz nimmt der „aër ignitus" ein. Woher dieser kommt, bleibt allerdings fraglich. Es scheint beinahe, als gehe der „aër ignitus" – in einer Art zumindest partieller „Elementtransmutation" – aus dem Feuer hervor, jedoch ohne selbst Feuer zu sein. Allenfalls mag er Anteile des Feuers an oder in sich haben; schließlich ist er immer noch „aër". Nach Hauptmann kann man ihn sogar – wie den anderen „aër", den „aër communis", zuvor – mit einer zusätzlich an das „Instrumentum Chymicorum" angeschlossenen Guerickeschen Pumpe „aus dem instrumento per ignem prius evacuato ziehen, und [ihn] [...] noch so weit extendiren [...], als der

---

94   Gemeint sein könnte der dänische Anatom Caspar Bartholin. Ein Werk Bartholins, auf das er sich bezog, nennt Hauptmann nicht. – Zu Bartholin vgl. DSB, Bd. 1 (1981), S. 479-481.

95   WV, Nr. 3a, S. 72.

96   Vgl. WV, Nr. 3a, S. 71. Zu Cardanos modifizierter Elementenlehre vgl. Schütze (2000), S. 100-109; weiterhin auch Leinsle (2009), S. 261. – Julius Caesar Scaliger übrigens beschäftigt sich in seinen als Kritik an Caradanos „De Subtilitate" angelegten „Exotericae Exercitationes" mit der Frage: „Quomodo ignis in aere ignito sit". Vgl. Scaliger (1607), S. 67-68. – Zu Scaliger vgl. DSB, Bd. 12 (1981), S. 134-136. – Zum Verhältnis Scaligers zu Cardano vgl. Leinsle (2009). – Hauptmann scheinen Scaligers „Exotericae Exercitationes" nicht unbekannt gewesen zu sein. Im „Scriptum Collisivum" bezieht er sich zumindest auf die „Scaligeri Subtilitates". Vgl. WV, Nr. 8, S. 171.

97   Zumindest in Form des „aër communis".

98   WV, Nr. 30a, S. 27.

Gericius dem aëri non ignito atq[ue] communi [...] gethan hette".[99] Die Retorte sei dann „plena aëris [....] igniti, et qvidem violenter extensus".[100]

In seiner Beschaffenheit scheint der von Hauptmann durch ein „rarior als communis"[101] typisierte „aër ignitus" also auf der einen Seite diesem „aër communis" ähnlich: Beide „Luftarten" lassen sich mit der „antlia pneumatica" – soweit es das „Vinculum Naturae" zulässt – aus einem Gefäß treiben. Auf der anderen Seite müssen sich beide grundlegend voneinander unterscheiden. So lässt sich der „aër communis" durch das Feuer vollständig aus der Retorte ziehen, der „aër ignitus" hingegen nicht. Er nimmt erst, indem der „aër communis" entfernt wird, seinen Platz in der Retorte ein, entsteht sogar mutmaßlich hierdurch. Überdies kann er im Anschluss zusätzlich zum „aër communis", wenn auch nur in begrenztem Maße, selbst aus der Retorte getrieben werden.

Den „aër ignitus" und den Unterschied zwischen beiden „Luftarten" näher zu charakterisieren erlaubt der Text des „Chymischen Kunstprojekts" allerdings nicht. Hauptmanns Ansatz zur Konstruktion einer effektiven, die Zugwirkung des „Vinculum Naturae" bestmöglich ausnutzenden Maschine lässt sich dennoch auf Basis der bisherigen Überlegungen nachvollziehen; er wurde vielmehr bereits erwähnt: Es handelt sich um jene Kombination aus dem „Instrumentum Gericianum" und dem „Instrumentum Chymicorum", die Hauptmann auch als „Instrumentum Chymicorum exaltatum"[102] bezeichnet (vgl. auch Abb. 7).

Mit Hilfe einer solchen Maschine vermag man nach Ansicht des Dresdner Arztalchemikers eine wesentlich größere Kraft als mit dem „Instrumentum Gericianum" oder dem „Instrumentum Chymicorum" alleine zu entwickeln, da sich eben nicht nur der „aër communis" vollständig, sondern anschließend auch noch ein Teil des „aër ignitus" entfernen lasse. Somit könne aus diesem „Instrumentum Chymicorum exaltatum" „dreymahl so viel heraus gezogen"[103] werden wie aus dem „Instrumentum Gericianum" alleine.[104] Das nicht zerreißbare „Vinculum

---

99   L. c., S. 28.
100 L. c..
101 L. c. – „Rarior" ist hier aller Wahrscheinlichkeit nach als „lockerer" oder „dünner" zu übersetzen, nicht jedoch als „seltener". Hauptmann gebrauchte zuvor bereits den Begriff „rarefactus", der relativ eindeutig für „verdünnt", „locker gemacht" steht. Vgl. l. c., S. 27; weiterhin Georges, Bd. 2 (1918), Sp. 2199-2201.
102 WV, Nr. 30a, S. 28.
103 L. c..
104 Dies scheint nur schwer nachvollziehbar, insbesondere, da Hauptmanns Vorschlag zufolge die Guerickeschen „Luftpumpe" im „Instrumentum Chymicorum exaltatum" erst nach dem Feuer zur Anwendung kommt. Warum sollte die Pumpe, nachdem schon Luft entfernt wurde, den

Naturae", auf das Hauptmann seine „aus den untersten örtern hebende und ziehende Wasserkünste"[105] gründet, muss sich folglich auf diese Art und Weise wesentlich stärker anspannen lassen als nur mit Hilfe einer „Luftpumpe" oder des
Feuers. Es taugt somit also dazu, die „aller grösten Lasten" – eben auch das
„Grund-" und „Tage-Wasser" in den Gruben – mit sich zu ziehen.[106] Eine aus diesem Wirkprinzip heraus entwickelte Maschine ist für den Dresdner Arztalchemiker darum wesentlich effektiver als die herkömmlichen „Wasserkünste", „Kette,
Stange [...], Seil oder anders etwas".[107]

Die technische Umsetzung ließ Hauptmann allerdings, wie schon angedeutet,
weitgehend im Dunkeln. Seine Bemerkungen gehen kaum über die Hinweise
hinaus, dass man ein robustes Material, „so nicht zersprenge",[108] verwenden und
das „pistillum [der antlia pneumatica] umb des leichteren Zuges" ölen müsse.[109]
Zwar fügte er dem „Chymischen Kunstprojekt" schematische Abbildungen des
„Instrumentum Gericianum" und des „Instrumentum Chymicorum", nicht aber
des „Instrumentum Chymicorum exaltatum" bei. Die exakte Konstruktion seines
angedeuteten Vorschlags, um der „Wassersnot" Herr zu werden, überließ er ungenannten anderen, vermutlich Ingenieuren.

„aër ignitus" noch einmal „so weit extendiren können, als der Gericius dem aëri non ignito
atq[ue] communi [...] gethan hette"? Vgl. l. c., S. 28.
105   L. c., S. 38.
106   L. c., S. 39.
107   L. c..
108   L. c., S. 27.
109   L. c., S. 39.

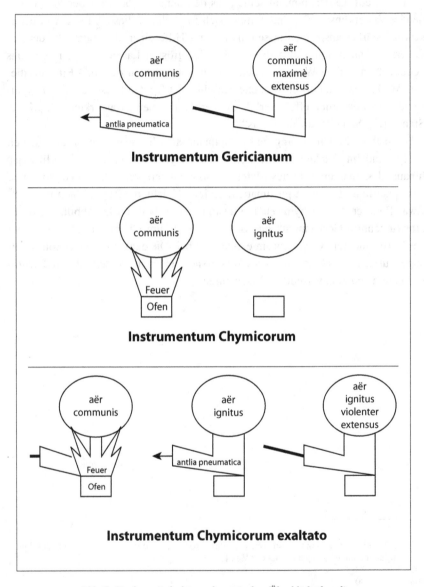

Abb. 7: *Stark vereinfachter, schematischer Überblick über die Funktionsweisen der von Hauptmann vorgestellten „Instrumenta".*

6.3 ZUR „WETTERSNOT"

Das zweite Grundübel des Bergbaus sieht Hauptmann in der so genannten „Wettersnot", die er für „annoch weit ärger" als die „Wassersnot" erachte.[110] Das Verständnis des Begriffs „Wetter" als „schädliche luft im bergwerk"[111] deutet schon an, dass dieser Mißstand für den Dresdner Arztalchemiker in einem „mangel an zum athmen [...] tauglicher [...] luft"[112] besteht, in dem „Kobaltischen, Wißmuhtischen, Realgarischen, und Arsenicalischen Bergkschwaden".[113] Es geht Hauptmann hier also um jene giftigen Dämpfe in den Gruben, von denen die Bergleute oftmals überrascht wurden, und die, wenn sie nicht zum Tode führten, doch bei kontinuierlicher Arbeit unter Tage mit der Atemluft aufgenommen „schwere Dampf-und Brust-Kranckheit oder [...] Bergsucht" verursachten.[114]

Maßnahmen gegen die „Wettersnot" scheinen für den Dresdner Arztalchemiker dennoch eher zweitrangig zu sein. Ihn interessiert zunächst mehr, warum „meistentheils an solchen Orten, da es so gifftiges Wetter hat, die aller reichesten Ausbeuten, zu heben verborgen stehen" und warum die Natur „ihre Edle Schätze allezeit mit etwas widerwertigen Dingen" verwahre.[115] Diese Fragen führen ihn zu einer für Alchemie und Montanwesen in ihrer gegenseitigen Verknüpfung zentralen Problematik, der „generatio metallorum" oder „Metallogenese".[116]

Hauptmann geht davon aus, dass der „Archeus metallicus" dort, wo man jene giftigen Dünste antrifft, „in der vollen und stärcksten Arbeit stehet".[117] In diesem „Archeus metallicus", der wohl dem paracelsischen „Archeus terrestris" entsprechen dürfte,[118] sieht er das Wirkprinzip des von ihm als Alchemiker angenomme-

---

110 L. c., S. 5.
111 So Grimm, Bd. 29 (1960), Sp. 712.
112 L. c., Sp. 758. – Hier wird auch auf Hauptmanns „Chymisches Kunstprojekt" verwiesen. Überdies findet der Name des Dresdner Arztalchemikers im Artikel über den „Wetteraufstand", verstanden als „ausbruch giftiger grubengase", Einzug in Grimms „Wörterbuch". Vgl. l. c., Sp. 716.
113 WV, Nr. 30a, S. 5.
114 L. c., S. 40. – Zur „Bergsucht" vgl. Rosner (1993). – Bemerkungen zu den mit dem „bösen Wetter" verbundenen Problemen finden sich auch bei Suhling (1983), S. 157.
115 WV, Nr. 30a, S. 41.
116 Vgl. dazu Suhling (1986), S. 294.
117 WV, Nr. 30a, S. 48.
118 Bei Hohenheim ist der „Archeus terrestris" „bei der Bildung der 'Stein- und Mergelgeburten' am Werke." Vgl. Nobis (1971), Sp. 500. – Martin Ruland d. J. (1612), S. 53, definiert den „Archeus" als „irrige(n), unsichtbare(n) Geist, der sich absondert, vnd auffsteiget von den corporibus, ist der Künstler, vnd Artzet der Natur, vnd der Natur verborgene Krafft vnd Tugendt."

nen Reifungsprozesses der Metalle. Die Aufgaben des „Archeus" bestehen seiner Ansicht nach darin, zum einen die Metalle „zu finiren, oder puro ab impuro zu seqvestriren, und zu perficiren", zum anderen „gantz neue Adern und Gänge anzusetzen, und zu generiren".[119] Der Dresdner Arztalchemiker selbst beschreibt die Metallogenese zwar nicht näher, sondern lässt statt dessen Johann Walch mit seinem Kommentar zu Johann Grasses[120] „Kleinen Bauern"[121] durch ein längeres Zitat sprechen.[122] Demnach entstehen die Metalle – ganz nach einer unter Alchemikern verbreiteten und etwa auch schon von Ulrich Rülein geäußerten Ansicht[123] – „auß zweyen Dingen, nemblich auß Sulphure vnd Mercurio."[124] Nach Walch, dem Hauptmann hier folgt, werden zunächst „sulphurische" und „mercurialische" „Dünste und Spiritus" aus einem nicht näher definierten „subjectum"[125] durch „die Hitze des Berges" hervorgetrieben, um sich anschließend, nach „gebührliche[r] und langwierige[r] Digestion", abzuscheiden. Wiederhole sich dieser Vorgang ausreichend oft, lagerten sich an die so „zur Fixität" gebrachten „Vapores" weitere „sulphurische" und „mercurialische" Dünste an. Auf diese Art und Weise reiften mit der Zeit die beiden „volkommenen Metallen", Gold und Silber, heran.[126]

Der Hauptmannsche „Bergkschwaden" scheint demzufolge in jenen „sulphurischen" und „mercurialischen" Dünsten zu bestehen. Warum aber sind diese gif-

---

119 WV, Nr. 30a, S. 48.

120 Zu Grasse vgl. Killy, Bd. 4 (2009), S. 377.

121 Zum „Kleinen Bauern" vgl. Lederer (1992), S. 59-174. – Zu Walchs Kommentar vgl. l. c., S. 139-148.

122 WV, Nr. 30a, S. 50-60. – Die von Hauptmann zitierte Passage findet sich in Grasse/Walch (1656), S. 188-197.

123 Suhling (1986), S. 298-299; weiterhin auch Wilsdorf (1966), S. 328-329; Halleux (1974), S. 219.

124 Grasse/Walch (1656), S. 187. – Es mutet etwas seltsam an, dass Hauptmann, ansonsten ein Anhänger der paracelsischen „tria prima"-Lehre, gerade auf Walch als Autorität verweist. Denn Walch vertritt hier die traditionelle, nicht um das „Sal" erweiterte Zwei-Prinzipien-Lehre. Vgl. hierzu etwa Jüttner (1980). Erklären lässt sich dies wohl mit der von Hauptmann praktizierten Eklektik. Wahrscheinlich kamen Walchs Ansichten den seinigen am nächsten. Vgl. hierzu das Kapitel „Von opaken Denkmixturen – Einleitendes zu Hauptmanns Werk". – Dennoch bleibt fraglich, warum der Dresdner Arztalchemiker nicht wenigstens eine kurze Kritik an der Zwei-Prinzipien-Lehre äußert.

125 Hauptmann selbst erwähnt im „Chymischen Kunstprojekt" auch ein „subjectum", das er allerdings mit dem „Mercurius Philosophorum" gleichsetzt. Vgl. WV, Nr. 30a, S. 64-71. Ob sein „subjectum" somit dem Walchschen entspricht, bleibt fraglich. – Ein sonderliches „subjectum" ist überdies Gegenstand von Hauptmanns „Neunundsiebzig Wundern". Vgl. WV, Nr. 35.

126 WV, Nr. 30a, S. 50-52; Grasse/Walch (1656), S. 188-191.

tig? Hauptmann gibt auf diese Frage keine Antwort. Es lassen sich folglich nur Mutmaßungen anstellen:

Der Dresdner Arztalchemiker sieht die „separatio puri ab impuro" als Aufgabe des „Archeus" an. Im Rahmen der „generatio metallorum" muss somit das „Böse", Unreine, vom „Guten", stofflich Reinen, getrennt werden.[127] Bei den giftigen Dünsten könnte es sich nun um eben jenes Unreine handeln, das dem reifenden Metall, dem stofflich Reinen, entwichen ist, dieses aber immer noch umgibt. So würde sich erklären, dass vor allem Gold und Silber als die edelsten Metalle in solch giftigen Ausdünstungen verborgen liegen; denn je vollkommener, je reiner ein Metall ist, desto mehr „Unreines" muss es zuvor von sich gegeben haben.

Welche Möglichkeiten haben aber nun in Hauptmanns Augen die Bergleute, um sich gegen die „gifftigen Bergkschwaden" zu schützen? Wie schon bei der „Wassersnot", so beurteilt der Dresdner Arztalchemiker auch die Maßnahmen gegen die „Wettersnot" als bislang nicht in jeder Hinsicht ersprießlich: Wassereigen, Luft- und Lichtlöcher etwa[128] ließen sich oftmals, insbesondere in den tiefen Schächten, gar nicht erst anbringen, oder allenfalls verbunden mit hohen „Kosten, und bey eines und des andern Menschen Leben".[129] Windfänge könne man – nomen est omen – ohnehin nur anwenden, wenn es windig sei, zumal sie überdies die Gefahr mit sich brächten, dass sie „das böse Wetter [...] durch die gantze Gruben" verteilten.[130]

So sieht Hauptmann erneut Handlungsbedarf. Er weiß mitzuteilen, dass „andere bessere, und nach belieben zu iederzeit practicirliche, dienliche und erfreuliche Wege zu dencken" sind,[131] gegen die „Wettersnot" vorzugehen. Diese Mittel müssen für den Alchemiker Hauptmann notwendigerweise in „Mutter" Natur und ihrer „rechtmeßigen aufrichtigen und unbetrüglichen Tochter Chymia" be-

---

127 Zur „separatio puri ab impuro" vgl. Kühlmann/Telle (2001), S. 284-285.
128 Zu diesen und weiteren „Wettermaschinen", Maschinen also, mit deren Hilfe die giftige durch frische Luft ersetzt werden sollte, vgl. Agricola (1580), S. 164-177; weiterhin Wilsdorf (1959), S. 279-281; Suhling (1983), S. 157.
129 WV, Nr. 30a, S. 80.
130 L. c., S. 88.
131 L. c..

gründet liegen.[132] Allerdings bleibt die Beschreibung der Methoden auch hier, wie angekündigt, wieder wenig konkret.

Eine Möglichkeit im Kampf gegen die „Wettersnot" leitet Hauptmann daraus ab, dass man „gutes Theils weis, worinnen dieser gifftige Bergkschwaden bestehet, [...] auch wie man ein iedes dergleichen gifftiges Mineral an sich selbst in der gantzen substantz von seiner hochschädlichen gifftigen Vnart corrigiren, und [...] binden und beständig machen kan".[133] Aus diesem Wissen heraus werde es möglich, „Gruben, Stollen, und Schächte in Bergwercken von ihren Arsenicalischen Giffte, Mercurialischen brödenden Dämpfen, und ertödtenden Bergschwaden" zu reinigen.[134] Zugrunde liegt erneut der Gedanke der „Separatio puri ab impuro": Das Unreine, Giftige, muss und kann durch bestimmte, hier von Hauptmann nicht näher beschriebene alchemische Prozesse beseitigt werden.[135] Die Luft im Bergwerk wird gut verträglich, die Bergleute können sicher in die Gruben „fahren, und darinnen arbeiten".[136]

Ein weiterer Vorschlag Hauptmanns folgt demselben Prinzip, allerdings nicht im Großen, sondern im Kleinen: Den Arbeitern könnten „antidotalische Mittel [...] gar ad nares zu allen Vberfluß appliciret werden [...], so da die ein oder sich ziehende Lufft von ihren empfangen gifftigen Dünsten oder Arsenicalischen Dämpffen zu corrigiren und zubefreyen gut und beqvem wären".[137] Man nimmt den Dämpfen auf diese Art und Weise also nicht in der gesamten Grube ihre Giftigkeit, sondern mittels präventiv wirkender Arzneien nur dort, wo sie Schaden anzurichten vermögen, nämlich im Körper des Bergmannes.

---

132 L. c. – Zu diesem „Mutter"-„Tochter"-Verhältnis zwischen Natur und Alchemie vgl. Goltz/Telle/Vermeer (1977), S. 67-68; Kühlmann/Telle (2001), S. 53 u. 331; Telle (2003a), S. 10-13. – Das Prinzip der „Imitatio Naturae" spiegelt sich auch in der Inscriptio des Frontispizes zum „Chymischen Kunstprojekt" wider. Hier heißt es: „Ut natura infra sic supra Artista procedit."

133 WV, Nr. 30a, S. 92.

134 L. c., S. 92-93.

135 Hauptmann berichtete zuvor bereits von der ambivalenten Wirkung verschiedener mineralischer Substanzen. So etwa habe das Antimon zwar eine recht große, „angebohrne qvalitatem venenosam", könne aber, richtig zubereitet, „ohne allen Schaden innerlich in den Leib gebrauchet" werden. Vgl. WV, Nr. 30a, S. 74; weiterhin auch „Anhang II – Textproben". Dahinter steht wohl der „wider das galenistische Mischen der Simplizien gerichtete Gedanke, man dürfe Drogen für keine fertigen Heilmittel nehmen", sondern müsse vielmehr eben „purum ab impuro" trennen. Vgl. hierzu Telle (1984), S. 148.

136 WV, Nr. 30a, S. 93.

137 L. c., S. 96.

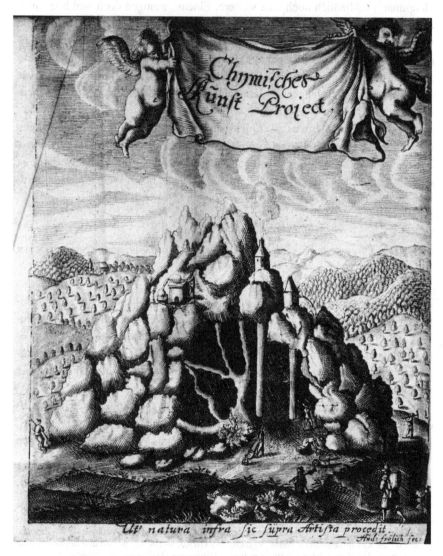

Abb. 8: *Frontispiz zu Hauptmanns*
„Chymischem Kunstprojekt" (Leipzig 1658).

163

Neben diesen beiden Möglichkeiten, der „Wettersnot" Herr zu werden, weiß Hauptmann schließlich noch eine weitere: Einem „wenigen doch wol beqvemen Feuer-und Lufft Zug, so er recht angesetzet würde",[138] müsse der „gifftige Bergkschwaden" aus der Grube heraus folgen. Seinen Platz werde frische, unschädliche Luft einnehmen, so dass der Bergmann anschließend wiederum ohne Gefahr seiner Arbeit nachgehen könne. Das hier auszunutzende Wirkprinzip wäre, wie schon bei der vorgeschlagenen Maßnahme gegen die „Wassersnot", das „Vinculum Naturae".[139]

Hauptmann formulierte es zwar nicht, doch dürfte das von ihm in Grundzügen erdachte „Instrumentum Chymicorum exaltatum" in seinen Augen das effektivste Arbeitsgerät im Kampf gegen die beiden Grundübel des Bergbaus gewesen sein, da es, so jemals konstruiert, sowohl Wasser als auch „böses Wetter" aus der Grube beseitigen könnte.

6.4 DAS „CHYMISCHE KUNSTPROJEKT" IM SPIEGEL MONTANISTISCHER SCHRIFTEN DER FRÜHEN NEUZEIT

Anders als etwa in den meisten weinkundlichen Traktaten[140] waren philosophisch-naturkundliche Bemerkungen in montanistischen Werken durchaus geläufig,[141] darunter auch solche alchemischen Inhalts.[142] Infolgedessen verwundert es nicht, dass das „Chymische Kunstprojekt" im Vergleich mit anderen Bergbauschriften der frühen Neuzeit keine solche „Außerseiter"-Stellung einnimmt wie die „Weinbau-Irrtümer" unter den weinkundlichen Werken.

Dennoch weist Hauptmanns Traktat trotz der eingangs angedeuteten inhaltlichen Bandbreite von Bergbauschriften die ein oder andere Besonderheit auf. Dies ergibt sich schon aus dem Hauptmannschen Vorsatz, keine konkreten

---

138 L. c..
139 L. c..
140 Eine Ausnahme bildet etwa der erste Teil von Johann Rudolph Glaubers „Des Deutschlands Wohlfahrt". Glauber beschäftigt sich hier mit der Verarbeitung des Weins auf der Grundlage alchemisch-naturkundlicher Vorstellungen. So verweist er etwa auf die paracelsischen „tria prima" als Konstituenten des Weins. Vgl. Glauber (1656), hier S. 32; weiterhin Anmerkung 5 im Kapitel „Von Gottes Wort auf Winzers Berg – Hauptmanns Gedanken zum Weinbau."
141 So vertrat etwa auch Georgius Agricola als erklärter Gegner der Alchemie die Ansicht, dass ein guter Bergmann über philosophische Grundkenntnisse verfügen müsse. Vgl. Suhling (1986), S. 293; weiterhin auch l. c., S. 303; Halleux (1974), S. 219-222.
142 Vgl. Suhling (1986), S. 294.

Ratschläge geben zu wollen. Während man etwa in Agricolas „Bergwerkbuch" auf eine Vielzahl bis ins Detail beschriebener und ebenfalls abgebildeter „Künste" gegen die „Wassersnot" und gegen die „Wettersnot" stößt, sind Hauptmanns Bemerkungen in der Tat sehr vage. Wie genau das „Instrumentum Chymicorum exaltatum", die einzige zumindest im Ansatz vorgestellte „Maschine", aussehen soll, bleibt offen; ebenso, wie man dem giftigen Bergschwaden in den Gruben seine Toxizität nehmen kann.

Eine weitere Besonderheit lässt sich aus Hauptmanns Nachsinnen über die Metallogenese ableiten. Zwar mögen die diesbezüglichen Spekulationen des Dresdner Arztalchemikers denjenigen anderer Autoren ähneln. Jedoch fehlen weiterführende Bemerkungen etwa über die Eigenschaften und Fundorte einzelner Metalle, wie man sie – und seien sie auch teilweise „recht dürftig" – im Anschluss an ähnliche philosophische Reflexionen beispielsweise bei Rülein findet.[143] Hauptmann hingegen ergeht sich allenfalls in allgemeinen, verdunkelt-metaphorischen Spekulationen darüber, dass – aber nicht wie – „aus dem aller strengsten Giffte, [...] eine köstliche Artzeney" gemacht werden könne.[144]

Schlussendlich noch einmal zur Existenz des Vakuums: Indem er seine Ansicht von der über das „Vinculum Naturae" begründeten Unabdingbarkeit des „horror vacui" geschickt in das „Chymische Kunstprojekt" einflocht, griff Hauptmann ein wegen der jüngst durchgeführten Guerickeschen Versuche „heißes" Thema auf. Allerdings muss sich somit auch die Frage stellen, ob es tatsächlich das primäre Anliegen des Dresdner Arztalchemikers war, eine Bergbauschrift zu verfassen, oder ob er eine solche nur als Vorwand nutzte, um bei einem an aktuellen naturkundlichen Problematiken interessierten Fachpublikum Aufmerksamkeit zu erregen.

Unabhängig davon, wie die Antwort lauten mag, scheint es, als könnten solche Bemerkungen über das Vakuum wie in Hauptmanns „Chymischem Kunstprojekt" eine singuläre Erscheinung in der montanistischen Literatur der frühen Neuzeit sein.

---

143 Vgl. Darmstaedter (1926), S. 117-120.
144 WV, Nr. 30a, S. 77. – Die in „Anhang II" edierte Textprobe „Hauptmann als Anhänger der 'nova medicina'" zeigt, dass der Dresdner Arztalchemiker etwa das Antimon unter solche Gifte zählte, die man – richtig zubereitet – als hochwirksame Arznei gebrauchen könne.

7 Von Altbekanntem und Neubenanntem – Zu Hauptmanns Korrespondenzen

In seiner an Hauptmanns Grab gehaltenen Leichenpredigt erwähnt Christian Lucius, dass wegen der ausgezeichneten Kenntnisse des Dresdner Arztalchemikers in naturkundlichen Belangen „Herr D[oktor] Petrus Johannes Faber, vornehmer Medicus zu Mompelier in Franckreich, Herr D[oktor] Christophorus Bautzmann, Königlicher Schwedischer Estats-Medicus zu Stade, und viel andere mehr, viel Schrifften mit Ihme [i. e. Hauptmann] gewechselt" hätten.[1] Zwar gibt es – abgesehen von dieser Mitteilung bei Lucius – keine weiteren Hinweise auf die Korrespondenz Hauptmanns mit Christoph Bautzmann.[2] Doch sind einige sowohl an Hauptmann gerichtete, als auch von ihm verfasste Briefe in Druck gegangen. Sie zeugen davon, dass der Dresdner Arztalchemiker in schriftlichem Kontakt mit einem nicht namentlich erwähnten Arzt, weiterhin mit seinem Gegenspieler Georg Detharding sowie mit Balthasar Timäus von Güldenklee,[3] Pierre-Jean Fabre und Athanasius Kircher stand. Neben diesen gedruckten Briefen blieben drei an Kircher gerichtete Autographen Hauptmanns erhalten.[4]

Eine Sonderstellung im Œuvre Hauptmanns kommt den Briefen insofern zu, als es sich bei der „Epistola Praeliminaris" an Pierre-Jean Fabre und einem auf den 28. Februar 1657 datierten Brief an Athanasius Kircher um diejenigen Texte handelt, die seit dem 17. Jahrhundert bis heute von allen Werken Hauptmanns

---

1   Lucius (1675), S. 56. – Christoph Bautzmann, geboren in Erfurt, war zunächst in Hamburg, dann in Otterndorf (Niedersachsen) tätig. 1625 wurde er von Herzog Adolf Friedrich I. von Mecklenburg-Schwerin an dessen Hof nach Schwerin berufen. Seit 1658 war er im Gebiet um Bremen und Verden, überdies zumindest im Jahre 1679 – unterstützt von seinem Sohn, Johann Christoph Bautzmann – als „königlicher Medicus" in Stade tätig. Zu Christoph Bautzmann und seinem Sohn vgl. Jöcher, Bd. 1 (1750), Sp. 870; Panckoucke (1820), S. 69-70.

2   Bautzmann war allerdings einer der sieben Widmungsempfänger des „Scriptum Serium" und wurde somit von Hauptmann zumindest geschätzt.

3   Balthasar Timäus von Güldenklee, geboren im Jahre 1600 in Fraustadt (Posen), studierte in Wittenberg Medizin bei Daniel Sennert. Später war er Bürgermeister in Colberg, dem heutigen Kołobrzeg in Westpommern. Timäus bekleidete seit 1648 auch das Amt des Leibmedicus der schwedischen Königin Maria Eleonora von Brandenburg, der Witwe Gustav II. Adolfs von Schweden. Er starb 1667 in Colberg. Vgl. Jöcher, Bd. 4 (1751), Sp. 1208; ADB, Bd. 38 (1894), S. 352.

4   Diese drei Briefe befinden sich im Archiv der Pontificia Università Gregoriana (PUG) in Rom.

am häufigsten zitiert wurden.[5] Diesen beiden Briefen ist es in erster Linie zu verdanken, dass der Dresdner Arztalchemiker nicht vollkommen dem Vergessen anheim gefallen ist.

7.1 VOM „SAL COMMUNE" – HAUPTMANN UND EIN „VORNEHMER DOCTOR MEDICINAE"

In seinen „Hornhausischen Gnadenbrunnen" berichtet Hauptmann, dass er ein „Sal commune" auf analytischem Wege im Brunnenwasser nachgewiesen habe.[6] Um die Glaubwürdigkeit dieses Befundes zu untermauern, zitiert er, was ihm „den 28. Nov[embris] dieses zu Ende gehenden 1646. Jahres, von Hamburg, durch einen daselbst vornehmen Doctorem Med[icinae] dieses Contenti halber für Versicherung geschrieben" worden war.[7]

Hauptmanns Streben, die Ergebnisse seiner eigenen Untersuchungen zu bekräftigen, unterstützte der anonyme Briefschreiber allerdings nur teilweise. Er berichtet nämlich, dass dem „Physicus zu Lübeck, Herr[n] D[oktor] Meybomius",[8] vom Oscherslebener Stadtschreiber ein sehr altes Privileg, ausgestellt durch einen ehemaligen Bischof zu Halberstadt, gezeigt worden sei. In diesem verpflichte der Bischof die Stadt Oschersleben, „die Saltzbrunnen eine halbe Meile von der Stadt gelegen, auff ihren Kosten zu unterhalten". Zwar existieren nach Ansicht des Anonymus keine weiteren Hinweise darauf, dass sich diese Brunnen an der Stelle befunden hätten, an der nun, im Jahre 1646, die so genannten „Gnadenbrunnen" entstanden waren. Aufgrund der Distanz nach Oschersleben könne man dies jedoch vermuten. In Bezug auf den „Sal commune"-Gehalt beschränkt sich der anonyme Arzt auf die Bemerkung, dass „die meisten Wasser [...] sehr gesaltzen" seien.

Ob Hauptmann diesem „Medicus" eine Antwort zukommen ließ, bleibt, ebenso wie dessen Identität, ungewiss. Mutmaßlich waren die beiden durch keine son-

---

5   Vgl. hierzu das Kapitel „Vom weisen Mann und Scharlatan – Zur Hauptmann-Rezeption".
6   Vgl. hierzu das Kapitel „Vom Unternehmer als Schriftsteller – Zu Hauptmanns balneologischen Werken".
7   WV, Nr. 10, S. 60-61. – Hauptmann gibt lediglich ein kurzes Exzerpt aus diesem deutschsprachigen Brief wieder: Anrede und Grußformeln samt Unterschrift fehlen.
8   Gemeint ist wohl Johann Heinrich Meibom, der seit 1625 als Stadtphyikus und Arzt des Bischofs in Lübeck tätig war. Zu Meibom vgl. ADB, Bd. 21 (1885), S. 188; Hirsch, Bd. 4 (1932), S. 151.

derlich enge Beziehung miteinander verbunden. Denn im Gegensatz zu den schmeichelhaften Worten, mit denen Hauptmann, Timäus und Kircher ihrem jeweiligen Briefpartner Ehre erwiesen, sind die zu Abschluss des Exzerpts von Hauptmann zitierten Worte des anonymen Arztes distanziert gehalten. Sie lauten: „Dienet dieses dem Herrn [Hauptmann] zur Nachricht, so nehme er es an."[9]

7.2 Von zwei „Streithammeln", privat – Hauptmann und Detharding, zum Zweiten

Die Fehde zwischen Hauptmann und Georg Detharding um Agricolas „Aurum potabile" wurde zwar vornehmlich in der Öffentlichkeit durch gedruckte Werke ausgetragen.[10] Jedoch kam es zu Beginn ihres Streits überdies zwischen beiden zu einem zunächst nicht öffentlichen Briefwechsel, aus dem die Widersacher später jeweils eine deutschsprachige Epistel in ihren Pamphleten publizierten.[11]

So findet sich ein Brief Hauptmanns vom 13. Juni 1644 aus Leipzig im 1646 erschienenen „Scriptum Collisivum".[12] Detharding veröffentlichte seine Antwort, ebenfalls aus dem Jahre 1644,[13] 1647 im „Scriptum Illusivum",[14] allerdings nicht vollständig und wortgetreu, sondern „kurtz und summarischer weise".[15] Auch modifizierte der Stettiner Apotheker seinen Brief wohl nachträglich, denn er erwähnt nun Hauptmanns 1644 noch nicht gedrucktes „Scriptum Collisivum".[16]

Inhaltlich unterscheiden sich diese beiden Episteln nicht sonderlich von den sonstigen Streitschriften Hauptmanns und Dethardings. Im Mittelpunkt steht erneut das auf unterschiedlichen naturkundlichen Vorstellungen der beiden Gegenspieler beruhende Verständnis von den Begriffen „Solutio" und „Extractio". Abermals führt Hauptmann insbesondere Paracelsus als Autorität ins Feld, während sich Detharding Hohenheim gegenüber eher kritisch zeigt. Nicht zuletzt be-

---

9   WV, Nr. 10, S. 61.
10 Vgl. hierzu das Kapitel „Von zwei 'Streithammeln' – Zu Hauptmanns Fehde mit Georg Detharding über Johannes Agricolas 'Aurum potabile'".
11 Autographen der Briefe sind nicht überliefert.
12 WV, Nr. 8, S. 7-32.
13 Unterzeichnet ist diese Antwort Dethardings lediglich mit „Datum Alten Stettin 1644."
14 Detharding (1647), S. 29-30.
15 L. c., S. 29.
16 L. c., S. 30.

schimpfen und schmähen sich die beiden Gegner auch in ihren Briefen auf das Heftigste.

Neben diesen in ihren Streitschriften veröffentlichten Schreiben verfassten Hauptmann und Detharding auch Briefe, die vermutlich nie in Druck gelangten. So übermittelte etwa Detharding dem Widerpart seine Stellungnahme zur „Schutzschrift gegen Dethardings Chymischen Irrtum" zunächst und noch vor Hauptmanns Zeilen vom 13. Juni 1644 privat.[17]

Es ist ungewiss, ob ein weiteres Schreiben an Detharding wohl aus dem Jahre 1644,[18] in dem man dem Stettiner Apotheker anscheinend sogar Gewalt androhte, von Hauptmann verfasst wurde. Detharding beschuldigt seinen Gegner zwar nicht direkt, dieses Schreiben aufgesetzt zu haben, erklärt aber, ihm sei „vor wenige Zeit, Ewere [i. e. Hauptmanns] eingebildete Apologie [...] nebest einem unverschuldeten, Groben un-Christlichen, Schändlichen, Tochmäuerschen famos-Brieff, ohn subscription, zugeschicket [worden], darinnen man mich [i. e. Detharding] mit Prügeln [...] drawete".[19] Hauptmann jedoch erwidert, „daß nemlichen ich des jenigen Schreibens, was ihm [i. e. Detharding] etwa mag zukommen seyn, kein Autor bin, auch nicht weiß, was dessen Inhalt gewesen". Er vermutet, dass der Brief von einem Verfasser stammen könnte, „der etwan das Werck gerne befördert gesehen, oder euch [i. e. Detharding] dasselbe aus einer absonderlichen Gewogenheit bey Zeiten hat communiciren wollen".[20]

Die Korrespondenz zwischen den beiden „Streithammeln" beschränkte sich jedoch nicht allein auf den Austausch von Briefen: Detharding etwa ließ Hauptmann ein Exemplar seines „Scriptum Illusivum" zusammen mit einer Goldplatte

---

17 Detharding erwähnt im „Scriptum Illusivum" das „privat-Schreiben" Hauptmanns vom 13. Juni 1644, „welches Er [i. e. Hauptmann] vor diesem auff ein anders, darinnen ich ihme die Errores seiner Ersten Apologiae ein wenig abgemalet, mir zur Andwort werden lassen." Vgl. l. c., S. 28. – Auch Hauptmann führt dieses erste Schreiben Dethardings an. Vgl. WV, Nr. 8, S. 7, 143.

18 Dieses Schreiben ging Detharding zusammen mit Hauptmanns „Schutzschrift gegen Dethardings Chymischen Irrtum" zu, die 1644 erschien. Der Stettiner Apotheker erwähnt es in seinem ebenfalls 1644 verfassten, im „Scriptum Illusivum" gedruckten Brief.

19 Detharding (1647), S. 29.

20 WV, Nr. 8, S. 8. – Im „Scriptum Serium" bestritt Hauptmann nicht nur erneut, Verfasser dieses anonymen Briefes zu sein, sondern bezweifelte sogar die Existenz des Schreibens: Er werde von Detharding „mit einer pur lautern Vnwahrheit beschuldiget, da er [Detharding] mir [Hauptmann] einen Famos-Brieff auffdringen will, deswegen ich auch pag[ina] 8. Collisivi [das 'Scriptum Collisivum'] schon meine Entschuldigung gethan, daß, von welcher Hand ihm derselbe zugeschrieben worden, mir annoch unwissend ist, und weiß ich von denen contentis nicht den geringsten Buchstaben, kan auch nunmehr fast abnehmen, daß es von ihm ein wol all mit ein ander bloß erdichtet Werck seyn möchte." Vgl. WV, Nr. 12, S. 69-70.

zukommen, aus der man nach Agricolas Vorschriften vergeblich ein „Aurum potabile" zu bereiten versucht hatte.[21] Dem Stettiner Apotheker war von Hauptmann bereits zuvor, mit dem Brief vom 13. Juni 1644, die aus Gold gewonnene „fixe Luna" übersandt worden.[22]

Man nutzte das Postwesen im Rahmen der Fehde somit auch dazu, dem Widerpart die jüngst verfassten Werke zukommen zu lassen, und versuchte überdies, durch den Austausch von Substanzen die Richtigkeit der eigenen theoretischen Ausführungen zu untermauern.

7.3 VON ALTEN FREUNDSCHAFTEN – HAUPTMANN UND BALTHASAR TIMÄUS VON GÜLDENKLEE

In engem Zusammenhang mit dem Streit um das „Aurum potabile" steht auch die lateinische Korrespondenz Hauptmanns mit Balthasar Timäus von Güldenklee.[23] Ein Brief Hauptmanns an Timäus sowie dessen Antwort gelangten nachfolgend in Timäus' „Epistolae et Consilia" mehrmals in Druck.[24]

Beide kannten sich, weil sie sich – vermutlich im Sommer 1646 – zeitgleich wegen der kurz zuvor entsprungenen „Gnadenbrunnen" in Hornhausen aufgehalten hatten. Hier war ihre Freundschaft besiegelt worden.[25]

In seinem Brief vom 18. Januar 1649 aus Leipzig entschuldigt sich Hauptmann zunächst dafür, dass er bislang aufgrund seiner Fehde mit Detharding noch keine Zeit gefunden habe, sich für Timäus' Wohlwollen ihm und seinen „Hornhausi-

---

21 Detharding (1647), S. 24.
22 WV, Nr. 8, S. 14-15. – Zu dieser Goldplatte sowie der „fixen Luna" vgl. das Kapitel „Von zwei 'Streithammeln' – Zu Hauptmanns Fehde mit Georg Detharding über Johannes Agricolas 'Aurum potabile'". – Die „fixe Luna" war Gegenstand einer weiteren Korrespondenz Hauptmanns. So merkt der Dresdner Arztalchemiker im „Scriptum Collisivum" an, es sei ihm „solche [Luna fixa] vor kurtz verruckter Zeit von frembder Hand und Ort mit sonderlicher Bitt und Ansinnen überschicket [worden], daß weilen man sie an seinem Orte so weit, wie vor Augen, in der fixität gebracht, daß sie über der [Lunae] Grad gäntzlichen in fixatione gesetzet, aber gleichwol [...] zu der Farbe des [Auri] nicht völlig bringen könnte, [...] ob ich nicht derselben näher zu kommen getrawete? In welchem Stück ich auch dem vielgönstigen Petitori gewillfahret, und wie inliegende Proba gleichsfals oculariter beweiset, ihm dieselbe hinwiderumb gefärbet übersendet". Vgl. l. c., S. 16.
23 Diese Korrespondenz wird erwähnt von Telle (2003), S. 296, Anm. 32.
24 WV, Nr. 31a-e.
25 So spricht Timäus von einer „pactae inter nos ad Hornhusiae fontes amicitiae." Vgl. Timäus von Güldenklee (1677), S. 853.

171

schen Gnadenbrunnen"[26] gegenüber zu bedanken. Allerdings beabsichtige er, dies nun nachzuholen, indem er Timäus sein dem Brief anscheinend beigelegtes[27] „Scriptum Serium" widmete. Hauptmann äußert überdies seine Bereitschaft, sich einem eventuellen Schiedspruch im Streit um das „Aurum potabile" zu beugen, sofern sich Detharding hierzu ebenfalls bereit erklären sollte.[28] Er versichert Timäus seiner innigen Zuneigung und schließt den Brief mit der Bitte an sein Gegenüber, diese Zuneigung zu erwidern.[29]

Timäus antwortete dem „Viro Clariss[ismo] et Doctissimo, D[omi]n[o] AUGUSTO HAUPTMANNO Chymiatro experientissimo" am 1. März 1649 aus Colberg.[30] Auch er entschuldigt sich für seine späte Antwort. Allerdings habe er gehofft, Hauptmann auf einer mit einem „Vir Illustris" unternommenen Reise nach Karlsbad in Leipzig besuchen zu können. Diese Reise musste er jedoch aus nicht genannten Gründen vorzeitig abbrechen.

Timäus bedankt sich nachträglich bei Hauptmann für die Widmung im „Scriptum Serium". Im Gegenzug verspricht er dem Dresdner seine uneingeschränkte Loyalität.[31] Dennoch hält er sich mit einer eindeutigen Stellungnahme zum Streit um das „Aurum potabile" zurück, äußert sich vielmehr betrübt darüber, dass immer noch keine Lösung in Sicht scheint. Ihm sei – so fährt er fort – allerdings zu Ohren gekommen, dass Detharding an einem neuen Werk arbeite[32] und sich in

---

26 Es bleibt unklar, worauf sich Hauptmann hier bezieht. Gewiss ist allerdings, dass Timäus am 24. April 1647 in einem Brief aus Colberg an Hauptmanns Mentor und Freund Johannes Michaelis darum gebeten hatte, ihm ein Exemplar der „Hornhausischen Gnadenbrunnen" zu übersenden. Timäus schreibt hier: „Herrn Augustum Haupt-Mann bitte ich, nomine meo fr[eundlich] zu resalutiren und sein Tractätlein de fontibus soteriis Hornhusiae zu übersenden und daneben zuberichten, ob selbige Brunnen noch im stande und ihre vorige efficaciam haben, verschulde diese Mühwaltungen hinwieder". Vgl. Timäus von Güldenklee (1677), S. 294 [falsche Paginierung; recte: S. 744.] Vielleicht hatte sich Timäus nach der Lektüre anerkennend über Hauptmanns Werk geäußert?

27 Hauptmann fasste zwar nicht explizit in Worte, dass er das „Scriptum Serium" dem Brief beilegte. Allerdings deutet zumindest das verwendete Demonstrativpronomen darauf hin, dass er Timäus dieses im Jahre 1649 erschienene Werk übersandte: Hauptmann spricht – ohne weitere Bemerkungen – von „scriptum hoc meum, quod serium ob causas in ipso opusculo delectas appellare visum est." Vgl. WV, Nr. 31c, S. 853.

28 Hauptmann schreibt: „Quod si et tua quâ polles authoritate et judicio controversiam hanc dirimendam censes, quidem non repugnabo, modò errorem agnoscat adversarius." Vgl. l. c., S. 853.

29 So bittet er Timäus, „tui amantem redama Hauptmannum." Vgl. l. c., S. 853.

30 Timäus von Güldenklee (1677), S. 853-854.

31 So sichert Timäus Hauptmann die „reciproci affectûs constantiam officiorumque quovis loco et tempore praestandorum promptitudinem" zu. Vgl. l. c., S. 853.

32 Vermutlich handelt es sich hierbei um die 1650 erschienene „Auri Invicti Invicta Veritas".

diesem recht sachlich und unvoreingenommen zeige.[33] Weil er Hauptmann jenseits der Kontroverse um das „Aurum potabile" als einen friedliebenden Menschen kennen gelernt habe,[34] zweifle er nun nicht daran, dass auch die Fehde um Agricolas 'Prozess' gütlich gelöst werden könne. Zum Abschluss des Briefes versichert Timäus den Dresdner Arztalchemiker erneut seiner Treue und Freundschaft.

Weitere Zeugnisse von der Beziehung zwischen Hauptmann und Timäus scheinen nicht zu existieren.

7.4 VOM TOD ALS WURM – HAUPTMANN UND PIERRE-JEAN FABRE

Am 3. April 1650 verfasste August Hauptmann in Leipzig einen lateinischen Brief an den von ihm verehrten und oftmals zitierten Mediziner Pierre-Jean Fabre. Unter dem Titel „Epistola Praeliminaris" sollte dieses Schreiben eine Art einleitende Zusammenfassung zu einem größeren Werk bilden, das Hauptmann in naher Zukunft zu publizieren gedachte. Das Autograph übersandte er allerdings gar nicht erst an Fabre, sondern ließ es direkt in Druck geben, vorgeblich, um Probleme bei der postalischen Zustellung zu vermeiden.[35] So erschien die „Epistola Praeliminaris" zum ersten Mal im Jahre 1650 beim Leipziger Verleger und Buchhändler Thomas Matthias Goetze.[36] Sieben Jahre später wurde sie in Hauptmanns „Wolkensteinischem Wasserschatz" erneut abgedruckt.[37]

Mehr noch als manch anderes Werk zeugt auch dieser Brief von Hauptmanns Eklektizismus. Aus verschiedenen Theoriegebäuden entnommene Überlegungen fügte der Dresdner Arztalchemiker oftmals (scheinbar) widersprüchlich oder un-

---

33   Timäus behauptet, vernommen zu haben, dass Detharding „honori aliorum parceret et sine morsu rem ipsam, si aliter fieri non posset, tractaret, nec refractarium deprehendi." Vgl. Timäus von Güldenklee (1677), S. 854.

34   Timäus versichert, Hauptmann als „pacis et concordiae alioquin amantissimum" kennen gelernt zu haben. Vgl. l. c., S. 854.

35   So schreibt Hauptmann: „Lubuit tamen [...] id potius publicè ac per typorum excussionem, qvàm privatim praestare, cum literae manuscriptae, dum per tertiam demúm vel qvartam manum, ad Tuam Aplit[udinem] pertingere habeant nexessum, earumq[ue] unum exemplar in itinere tanto facilè distrahi, deperdi, aut saltem id accidere illis qveat, ut nimis perveniant serò ad Patronum suum, qvod in scriptis, aere exscriptis, non pertimescendum, qvippe qvae vel Bibliopolarum cura, hinc inde disseminantur et copiosè subsunt." Vgl. WV, Nr. 17b, S. 162.

36   WV, Nr. 17a. – Zu Goetze vgl. NDB, Bd. 6 (1964), S. 592; Benzing (1977), Sp. 1145.

37   WV, Nr. 17b.

strukturiert zu einem Ganzen zusammen, das sich dem Leser nur schwerlich erschließt. Doch bietet die „Epistola Praeliminaris" ein treffendes Beispiel dafür,
wie der in der frühen Neuzeit übliche Eklektizismus auch in der „Compositio"
des schon Bekannten den Grundstein für Neues zu legen vermochte.[38]

Schon „ante temporis fermè spatium semestre", also Ende 1649, hatte Hauptmann einen Brief an Fabre gerichtet und den Franzosen hierin zu Arkansubstan-
zen befragt, die „naturae et philosophiae omnesq[ue] sanitatis et divitiarum gaz-
as" in sich enthielten.[39] Eine Antwort scheint allerdings ausgeblieben zu sein.[40]
Da Hauptmann Fabres Schweigen eher dessen „praegnantibus et concatenatis potius negotiis" als einem „denegatae voluntati"[41] ihm gegenüber zuschreibt, un-
ternimmt er mit der „Epistola Praeliminaris" einen weiteren Versuch, den Franzosen zu erreichen. Wegen Fabres Wohlwollen allen „artis Hermeticae cultores"[42]
gegenüber erhofft er sich dieses Mal eine Replik. Wohl auch, um solch eine Erwiderung zu erhalten, lobt Hauptmann Fabres Scharfsinn, Wissen und Erfahrung.
Insbesondere weist er auf zwei Werke des Arztes aus Castelnaudary hin, auf den
„Panchymicus"[43] sowie das „Hydrographum spagyricum".[44]

Von seinem neuen Brief verspricht Hauptmann nicht nur Fabre, sondern gleich
der ganzen Menschheit einen großen Nutzen. Denn hier formuliere er, was bislang noch keiner – zumindest dermaßen deutlich – formuliert habe. Er werde von
neuen Erkenntnissen berichten, die nicht alleine materielle Reichtümer, sondern
vielmehr das menschliche Leben beträfen[45]: Von Erkenntnissen über den Tod als
dem die ganze Menschheit bedrohenden Grundübel.[46]

---

38 Vgl. hierzu auch das Kapitel „Von opaken Denkmixturen – Einleitendes zu Hauptmanns
    Werk".
39 WV, Nr. 17b, S. 163.
40 L. c., S. 160.
41 L. c., S. 161.
42 L. c..
43 L. c.; weiterhin Fabre (1646).
44 WV, Nr. 17b, S. 161; weiterhin Fabre (1639).
45 Hauptmann erklärt, dass er von Dingen berichten werde, „qvae tàm T[uam] Amplit[udinem] ar-
    ridebunt fortean, qvàm humano generi, si non magis, tamen non minus, hoc est scitu maximè
    necessaria erunt, (cum non qvidem divitias, sed divitiis cunctis longè pretiosis qviddam, hoc
    est VITAM Hominis spectent,) sed adhuc nimis in occulto latentia." Vgl. WV, Nr. 17b, S. 164.
46 Hauptmann betont später im Brief an Athanasius Kircher vom 28. Februar 1657, dass sich sei-
    ne Ausführungen nur auf den „natürlichen" – also vor allem krankheitsbedingten –, nicht aber
    auf den gewaltsamen Tod beziehen: „[...] dico naturale: de morte etenim violenta jam mihi nul-
    lum penitus est negotium". Vgl. WV, Nr. 29, S. 202. – Diese Unterscheidung entspricht der
    heutigen zwischen „natürlichem" und „nichtnatürlichem Tod". Vgl. hierzu Madea/Dettmeyer
    (2006), S. 25-32.

Auch wenn Hauptmann dies nicht verbalisiert, scheint er dabei von der Krankheit als Vorstufe des Todes auszugehen. Seiner Ansicht nach sammelt sich der Tod in einer noch näher zu definierenden Form im Körper an und manifestiert sich in der Krankheit als einem ersten, den menschlichen Sinnen zugänglichen Stadium.

In der „Epistola Praeliminaris" versucht Hauptmann nun, die Frage zu beantworten, was der Tod ist, genauer: was sich hinter dem Terminus der „viva mortis imago", der „lebendigen Erscheinung des Todes",[47] verbirgt:

Im Hinblick auf die unter den wissenschaftlichen Autoritäten – so auch bei Fabre – gängige Meinung[48] hatte auch er zunächst die Ansicht vertreten, dass „Mortem nostram tantummodo in excrementiis consistere superfluitatibus"[49], und ausgehend von dieser Überzeugung einige Herstellungsvorschriften für Medikamente entworfen, um diese überschüssigen Exkremente aus dem Körper zu leiten.

Bei der Anwendung musste er jedoch bemerken, dass sich das Befinden eines Kranken auch ohne vorherige Purgation, jedoch mit anderen „ritè adhibitis remediis", manches Mal recht schnell besserte.[50] Er konnte daraus schließen, dass

---

47   Schwierigkeiten bereitet hier die Übersetzung des Begriffs „imago". Da Hauptmann unter dieser „imago" die physische, gegenständliche Manifestation des Todes verstand, erscheint unter den von Georges, Bd. 2 (1918), Sp. 58-60, vorgeschlagenen Begriffen die „Erscheinung" am zutreffendsten.

48   Hauptmann erwähnt hier außer Fabre keine weiteren Personen, sondern verweist lediglich darauf, dass solches „prioribus ex qvibus constat longè". Vgl. WV, Nr. 17b, S. 166.

49   Vgl. WV, Nr. 17b, S. 166. – Unter den „Exkrementen" sind nicht nur Stuhl und Urin zu verstehen, sondern auch, was „durch den Speichel, und Speyen, Gall, Rotz, Ohren-Schmaltz, und Schweiß wieder ausgeschafft und abgetrieben wird." Vgl. Zedler, Bd. 8 (1734), Sp. 2325. – Auch Fabre – so Hauptmann – gehe in seinem Werk von einem Überfluss der Exkremente als Todesursache aus. Der Dresdner Arztalchemiker nennt zwar keine Passage aus Fabres Œuvre, könnte sich aber etwa auf einen Abschnitt aus dem 1624 in Toulouse erschienenen und ihm bekannten „Palladium Spagyricum" (hier in der deutschen Übersetzung aus dem Jahre 1713) bezogen haben. Fabre postuliert hier, dass die „Natur der Vegetabilien" nur überleben könne, wenn sie durch ihresgleichen ernährt werde: „Dieses gleiche Ding aber kan das andere gleiche Ding [i. e. die Natur der Vegetabilien] zu seiner Nahrung nicht an sich ziehen, ohne daß es zugleich mit dem Gleichen ein Ungleiches attrahire [...]. Und [...] muß solches mit der Zeit schwach werden, so daß es von dem Ungleichen überwunden wird, wovon der Tod entsteht. Die Natur oder die in denen Vegetabilien und andern Dingen incorruptible Seele der Welt [...] findet sich von denen Excrementen, womit es angefüllet ist, beschweret". Vgl. Fabre, Bd. 2 (1713), S. 697-698. – Überdies wird in Fabres Augen das „tägliche Fieber" – nach Hauptmanns Ansicht als Krankheit auch eine Vorstufe des Todes – dadurch verursacht, dass die Exkremente „unsern lebhafften Geist bekriegen." Vgl. Fabre, Bd. 1 (1713), S. 909.

50   Hauptmann spricht hier lediglich von „collectis [...] variis atqve atrocissimis nonnunqvam morborum circumstantiis, symtomatibusq[ue], qvae tamen ritè adhibitis remediis exemplò fermè cedunt, etiamsi nulla excrementorum evacuatio praeceserit". Es scheint ihm also gelungen zu

Krankheit nicht – oder zumindest nicht in jedem Fall – von überschüssigen Exkrementen verursacht wird. Deswegen entwickelte er eine eigene Theorie, mit der er die klassische Vorstellung von Krankheit als einem Ungleichgewicht der Säfte und dem Tod als deren natürliche Folge zwar nicht über Bord wirft, sich aber dennoch auf bislang kaum betretenes Neuland begibt: Hauptmann erklärt den Tod, die Antithese des Lebens, zum Lebewesen, zum – wie er es später im „Wolkensteinischen Wasserschatz" bezeichnen wird – „Ens Reale"[51]: „Mors pariter, ac ipse homo, in corpore vivit".[52]

Für die Genese dieses Lebewesens nimmt er eine Art Lebensprinzip-Körper-Dualismus an. So erhalte der Tod sein Leben – entsprechend zeitgenössisch-astromedizinischer Vorstellungen[53] – erst durch einen ungünstigen Einfluss der Gestirne, wie er vor allem in regnerischen und stürmischen Zeiten vorherrsche.[54] Seinen Körper hingegen empfange der Tod – hier greift Hauptmann humoralpathologische Vorstellungen auf – aus der Verderbnis der Säfte, für die der Dresdner Arztalchemiker sowohl den Begriff der „corruptio humorum"[55] als auch den der „putredo"[56] verwendet.[57]

Hauptmann führt mehrere Beispiele aus dem Alltag an, um seine Behauptung zu stützen, dass sich Leben – hier in Form des Todes und seiner Vorstufen – aus der Verderbnis der Säfte entwickeln könne. So ließe sich beobachten, wie etwa

---

sein, einige Krankheiten als Vorstufen des Todes einstweilen zu besiegen; bislang vermochte er es jedoch – wie er im Folgenden weiter ausführt – trotz hervorragender Medikamente nicht, den einmal in den menschlichen Körper gedrungenen Tod vollständig auszulöschen. Vgl. WV, Nr. 17b, S. 166.

51 WV, Nr. 29, S. 187-189. – Dieses „Ens Reale" sei – so führt Hauptmann seine Gedanken auf Basis der Heiligen Schrift weiter aus – „durch des Teuffels Neid [...] in die Welt gekommen, [...] durch die Sünde ist der Todt in die Welt gekommen, der Todt aber ist durch alle Menschen hindurch gedrungen, dieweil sie alle gesündigt haben." Vgl. l. c., S. 187-188. Diese Textpassage ist ediert in „Anhang II – Textproben".

52 WV, Nr. 17b, S. 173.

53 Vgl. dazu Leven (1997), S. 37.

54 Hauptmann erklärt so, dass der Tod sein „vitam desuper ex influentiis syderum adseqvitur adversis". Vgl. WV, Nr. 17b, S. 174.

55 L. c.. – Hauptmann scheint die „excrementa" gemäß der gängigen Vorstellung als Resultat der „corruptio humorum" anzusehen, denn später behauptet er, der Tod erhalte „ex subtilissimo excrementi genere corpus suum minutulum." Vgl. l. c., S. 178.

56 L. c., S. 177.

57 Für den Salzalchemiker Hauptmann ist ein „Sal excrementitius" unabdingbar an der „corruptio humorum" beteiligt. Es bleibt allerdings im Dunkeln, inwieweit das Salz im Rahmen des „corruptio"-Prozesses im Einzelnen wirkt. WV, Nr. 17b, S. 174. – Den Begriff des „Sal excrementitius" verwendete Hauptmann übrigens später auch in seinen „Neunundsiebzig Wundern". Vgl. WV, Nr. 35a, S. 66.

aus Schleim oder Blut, aber auch aus dem Schweiß als menschlicher Absonderung verschiedene Arten von Kleintieren entstünden:[58] Ein Gedanke, der sich auf die von Aristoteles geprägte, in der frühen Neuzeit noch maßgebliche Lehre von der Urzeugung, der „generatio spontanea", stützt, der zufolge niedere Lebewesen „spontan durch Kochung [...] aus Schlamm, Fäulnis, Verwesung", aus nicht organischer Materie also, entstehen können.[59] Vor allem Pseudo-Paracelsus scheint Hauptmann in dieser Ansicht beeinflusst zu haben, denn der Dresdner Arztalchemiker verweist auf den Traktat „De Natura Rerum"[60], in dem Pseudo-Hohenheim einen engen Zusammenhang zwischen „generatio" und „putrefactio" annimmt.[61]

Hauptmann sieht die verschiedenen, von ihm genannten krankheitsverursachenden „insecta" als „Mortis qvaedam [...] species" an.[62] Den Tod selbst beschreibt er als „omnium minutissima et fermè invisibilis [...] bestiola, atqve infensissimus vermiculus",[63] der sich vor allem durch seine „acutissimos et eroden-

---

58 So schreibt Hauptmann: „Nonne ex viscoso sudoris humore, etiam extra corpus generantur varii generis lendes, atq[ue] pediculi, morpiones, plactulae, petalae, seu pessulatae. Nonne ex crassis alvi excrementis in corpore nascuntur Ascarides, ex pituitoso humore lumbrici, diversissimae speciei, teretes, lati, et alii? Cridones sive Dracunculi, blattae, tineae, vari, et vermiculi illi corrodentes in morbillis scabie et pustulis, Cyrones sive Acari, qvos Germani *die Reitlisen* appellitare solent, qviq[ue] cicatrices causant atq[ue] exedunt, ex ichore et seroso humore propullulant". Vgl. WV, Nr. 17b, S. 177.
59 Vgl. Toellner (2001), Sp. 490-491. – Die „generatio spontanea" wurde so als Ursache der „Entstehung von Eingeweidewürmern oder Insekten angenommen, die aus – nicht beachteten – Maden an einem Fleischstück oder Kadaver ausschlüpften." Vgl. Hoppe (1976), S. 218. – Zur „generatio spontanea" im 17. Jahrhundert vgl. auch Mendelsohn (1971). – Die Begriffe „Fäulnis" und „Verwesung" sind nach heutiger Ansicht nicht synonym zu verwenden. „Fäulnis ist [...] ein bakteriell-heterolytisch ablaufender Gewebsabbau auf reduktiver Grundlage". Im Gegensatz hierzu „ist die Verwesung ein trockener Prozess auf oxidativer Grundlage." Vgl. Madea/Dettmeyer (2006a), S. 92-93.
60 WV, Nr. 17b, S. 177; weiterhin Paracelsus, ed. Huser, Teil 6 (1590), S. 2-362.
61 Vgl. Pagel (1982), S. 115-117.
62 WV, Nr. 17b, S. 177.
63 L. c., S. 178. – Schon im Alten Ägypten existierte die Vorstellung vom Wurm als Krankheitsursache. Vgl. Diepgen (1949), S. 34. – Weiterhin hatte auch Athanasius Kircher – ähnlich Hauptmanns Vorstellungen – bereits 1646 in seiner „Ars Magna Lucis et Umbrae" vom „sanguine febrientium verminoso" gesprochen. Vgl. Kircher (1646), S. 834. – Überdies war von Hauptmanns Bekanntem Johannes Agricola in dessen „Chirurgia Parva" ein „Wurm an den Fingern" erwähnt worden, der „einen grawsamen Schmertzen, vnd so ein gefährliches Geschwür erwecket, [...] es ist ein wahrhafftiger lebendiger Wurm, welcher an den Fingern, vnnd sonderlich auß einer putrefaction gebohren wird, vnnd so er nun gebohren ist, so fangen die Wurtzeln der Nägel an zu schweren, brennen vnd lauffen auff, vnnd naget als ein Holtzwurm, vnd wann er nicht getödtet wird, so wird das Geschwür groß vnd fället mit der Zeit das gantze Glied hinweg". Vgl. Agricola (1646), S. 551-552. Diese Passage wird auch erwähnt von Waldschmidt/Hannemann (1697), S. 37.

tes [...] dentes, atq[ue] stimulos"[64] auszeichne. Dieses Würmchen, das man sogar mit optischen Instrumenten kaum wahrnehmen könne,[65] halte sich zunächst an seinem „sede originali" auf, der bei Nieren, Hüfte und Leisten liege.[66] Hier vermehre es sich, um dann seine Brut in andere, widerstandsfähigere[67] Regionen des Körpers auszusenden und diese mit seinen Zähnen und Stacheln zugrunde zu richten. Sogar die Knochen seien vor dem „corrosivo dente" des Todes nicht sicher.[68]

Hauptmann selbst will die „viva mortis imago" im Kopf und auf der Zunge kranker Menschen beobachtet haben. Insbesondere auf der Zunge niste sie sich besonders gerne ein[69] und vertreibe hier wegen eines von ihr produzierten und als Schutz verwendeten, zähflüssigen Schleims sämtlichen Geschmack und Appetit[70]: Ein Indiz dafür, dass jemand vom Tode befallen sei.

64　Vgl. WV, Nr. 17b, S. 173. – Auch Fabre, der einen Zusammenhang zwischen Fäulnis und Würmern annahm, kannte diese „dentes" der „vermiculi". Er konstatiert in seinem „Hercules Pio-Chymicus", dass Bäume „der Fäulung und denen Zähnen der Würmer nicht entgehen" könnten. Vgl. Fabre, Bd. 2 (1713), S. 14. – Es scheint allerdings, als habe Fabre die „vermiculi" nicht als Krankheitsauslöser gesehen. So verweist auch Singer (1913), S. 9, leider ohne Quellenangabe, darauf, dass Fabre einige Jahre vor Hauptmanns „Epistola Praeliminaris" „set forth a new view of the reprodution of corruptions in the form of fevers." Hauptmann sei jedoch mit seiner Ansicht, „that fevers were caused by minute animalcules", wesentlich weiter gegangen.

65　Hauptmann spielt hier auf die ersten Mikroskope an, die seit Ende des 16. Jahrhunderts in Gebrauch waren. Vgl. Bayer (1944); Gerlach (2009), S. 1-48. Vermutlich arbeitete der Dresdner Arztalchemiker also schon im Jahre 1650 mit einem Mikroskop, auch wenn er ein Zeugnis seiner mikroskopischen Untersuchungen in Form einer Abbildung erst sieben Jahre später im Brief an Athanasius Kircher vom 28. Februar 1657 gab.

66　Hauptmann spricht vom „sede originali qvae circa renes, ischium, et inguina est." Vgl. WV, Nr. 17b, S. 173.

67　Hauptmann erklärt, der Tod sende „suas turmas [...] ad robustiores corporis partes." Vgl. l. c., S. 173. Er ging also davon aus, dass sich der Tod zunächst in den Weichteilen als denjenigen Körperregionen einnistet, in denen ihm bei seiner Vermehrung wenig Widerstand entgegengesetzt wird. Sobald seine Abkömmlinge dann eine entsprechend große Zahl erreicht haben, können sie in Hauptmanns Augen auch dorthin ausschwärmen, wo größere Hindernisse bei der Vernichtung des menschlichen Körpers zu überwinden sind.

68　L. c., S. 174.

69　Hauptmann erklärt, dass „unam atq[ue] alteram jam vivam Mortis imaginem, in cujusdam probi hominis capite et lingua, (in qua fixissima, si semel nidificat, tenet illa sedem) deprehenderem". Vgl. l. c., S. 166-167. – Die Vorstellung von Würmern als „Krankheitsindikatoren" auf der Zunge des Menschen war nicht neu. So berichtet der Medizinhistoriker Max Neuburger noch im Jahre 1901, dass „noch vor gar nicht so entlegenen Zeiten die Lyssa [i. e. die Raserei] von einem giftigen Wurm unter der Zunge [...] her geleitet wurde". Vgl. Neuburger (1901), S. 11.

70　WV, Nr. 17b, S. 169.

Er habe – so Hauptmann weiter – unter Zuhilfenahme verschiedener Medikamente wie einer sehr wirksamen „Aqua[e] Ptarmica[e]"[71] versucht, die „Todeswürmchen" zu vernichten. Mit Hilfe dieses Wassers sei es ihm gelungen, den Schleim – und mit ihm den Tod – nicht nur aus dem Kopf, sondern auch aus dem Großteil der übrigen Glieder des Patienten zu treiben. Da der Tod allerdings in der Regel „cladem sui generis" wahrnehme, ziehe er sich, bis alle Gefahr vorüber sei, „ad extremas corporis [...] partes, et [...] in locum suum originalem" zurück.[72] In diesen äußeren Regionen des Körpers könne auch die wirksamste „Aqua Ptarmica" ihre Wirkung nicht vollständig entfalten. Hauptmann vermochte deswegen die „viva mortis imago" auf diese Weise nicht auszulöschen.[73]

Auch Aderlass und Schröpfen erwiesen sich in der ärztlichen Praxis als ebenso wenig erfolgversprechend. Müsse man sich allerdings zwischen beiden entscheiden, so rät der Dresdner Arztalchemiker zum Schröpfen, denn dabei werde das Blut aus den äußeren Partien des Körpers abgeleitet, „ad qvas partes Natura alià, qvicqvid vitiosi est, ablegare solet".[74] Solche Schadstoffe ließen sich durch das Schröpfen nicht nur aus dem Körper entfernen. Auch folge ihnen das reinere Blut aus dem Inneren nach. Beim Aderlass hingegen verhalte es sich umgekehrt: Indem man das reinere Blut aus dem Inneren ableite, werde es durch das schädliche aus den äußeren Körperpartien ersetzt.[75]

Darüber hinaus habe er – so Hauptmann weiter – Patienten mit Sudorifera[76] und Diuretika behandelt,[77] mit Cathartica alle vier Säfte des Körpers gereinigt[78] und sich überdies an Topika, darunter einem „in officinis nostris ignotum [...] emplastrum",[79] versucht. Doch waren auch diese Bemühungen, trotz zeitweiliger Teilerfolge, vergeblich: „Verùm haec omnia particulariter tantum procedunt, nec malum ipsum hac via radicitus tollere valent."[80]

---

71 Unter „Ptarmica" verstand man „Niesenmachende Artzeneyen". Vgl. Zedler, Bd. 29 (1741), Sp. 1093.
72 WV, Nr. 17b, S. 168.
73 L. c., S. 169.
74 L. c., S. 170.
75 L. c., S. 170-171.
76 L. c., S. 169-170.
77 L. c., S. 171.
78 L. c., S. 170.
79 L. c., S. 172.
80 L. c., S. 173. – Im „Wolkensteinischen Wasserschatz" erklärt der Unternehmer Hauptmann allerdings, dass das Badewasser aufgrund seiner Inhaltsstoffe „die Mölben in den Haaren, Niße, Leuse, allerhand sorten, und arten, auf dem Heupte, und Leibern, auch dahero nohtwendig allerhand arten Gewürme in dem Leibe, Gliedern und Geäder des Menschen, wenn es meßig mit in-

Man könne dem Tod allerdings entgegen treten, indem man die Atemluft ver-
bessere.[81] Die Effektivität dieser Maßnahme begründet Hauptmann mit seiner
Ansicht, dass die Luft eine vom „Spiritus Mundi" erfüllte, unsichtbare Speise
sei. Je nach ihrer Zusammensetzung habe sie das Potential, einem lebendigen Organismus zu schaden oder zu nützen.[82] Ihre Wirkung hänge davon ab, ob sie ein
„magnum et summè noxium miasma"[83] enthalte, das sich an seinem scharfen
Geruch[84] erkennen lasse: Wenn das „Miasma" in der Luft vorhanden sei, so schade diese dem Menschen und nähre den lebendigen Tod. Sei die Luft hingegen
frei vom „Miasma", nähre sie den Menschen, schade jedoch dem lebendigen
Tod. Hauptmann sieht es infolgedessen als sinnvolle Maßnahme an, die (mias-
matische) Luft zu reinigen. Wenn der Mensch sie anschließend einatme, habe
dies zur Folge, dass „Mors illa viva, statim ita obstupescit, ut tanqvam exsangvis,
et qvasi semimortua in corpore jaceat, et morsicare hinc penitus ferme supersede-
at".[85]

Dem Leser stellt sich allerdings wegen Hauptmanns vager Bemerkungen die
Frage, ob das „Miasma" auch zur Entstehung der „Todeswürmchen", so etwa zur
„corruptio humorum", beiträgt, oder ob es erst wirken kann, sobald diese „vermiculi" lebendig sind. Überdies führt Hauptmann nicht aus, ob und wie sich unterschiedliche Krankheiten durch das „Miasma" erklären lassen, ob in seinen Augen
etwa unterschiedliche Arten von „Miasmen" existieren. Es bleibt schließlich un-

---

nerlich gebrauchet würde, [...] tödtet item allerhand böse faule umb sich fressende Geschwür,
nomos, ulcera phagedaenica, böse und gemeine Krätze, Ansprung und friesel, so meisten theiles alle auch kleine Gewürme in sich haben, und denen die es nicht gleuben, in microscopicis
instrumentis sichtiglich und lebendig zeigen kan, so in gemein von uns Teutzschen Reitlisen,
von denen Medicis und latinis aber Cyrones sive acori genennet, und also definiret werden".
Vgl. WV, Nr. 29, S. 154.

81   Hauptmann verwendet den Begriff „corrigere". Vgl. WV, Nr. 17b, S. 175.

82   L. c., S. 175-176.

83   L. c., S. 175. – Unter dem Terminus „Miasma" verstand man eine „krankheitsverursachende
Luftverschmutzung", die bis zur Ära der Bakteriologie als Ursache der Entstehung und Aus-
breitung von Krankheiten angenommen wurde. Vgl. Keil (1993); Leven (1997), S. 34-36;
Eckart (2009), S. 209.

84   Hauptmann spricht in diesem Zusammenhang nicht nur von „odor", sondern gebraucht auch
den Begriff „fracedo". Dieser geht anscheinend auf Johann Baptista van Helmont zurück und
bedeutet soviel wie „a power to cause rotting or fermentation". Vgl. Newman/Principe (2002),
S. 145. In der deutschen Übersetzung von Helmonts „Tumulus Pestis" aus dem Jahre 1681
wird die „fracedo" mit einer „Verdufftheit" gleichgesetzt. Vgl. Helmont (1652), S. 873 u. derselbe (1681), S. 278. Hauptmann kannte den „Tumulus Pestis": Er erwähnt ihn in seinem
„Chymischen Kunstprojekt". Vgl. WV, Nr. 30a, S. 93; weiterhin Anm. 163 dieses Kapitels.

85   WV, Nr. 17b, S. 175-176.

klar, wie es zu deuten ist, dass Hauptmann von „occultissimo [...] miasmate, qvod ipsum ex vera et ipsissima vivae mortis imagine profluere arbitror",[86] spricht: Ist das „Miasma" als „cibus"[87] des Todes gleichzeitig an der Entstehung der „viva mortis imago" beteiligt? Hat man sich hier gar eine Art Kreislauf vorzustellen?

Ungeachtet solch offener Fragen erweist sich Hauptmann, der in der Literatur immer wieder als einer der Begründer der Lehre vom „Contagium animatum"[88], als „Contagionist" also, bezeichnet wurde,[89] hier eindeutig als „Miasmatiker".[90] Den Begriff „Contagium" erwähnt er in der „Epistola Praeliminaris" nicht. Lediglich ein einziges Mal spricht er von „contagiosa illa aeris inspiratio".[91] Er bezieht sich hiermit jedoch nicht auf krankheitsauslösende Partikel, sondern auf die vom „Miasma" durchdrungene und somit augenscheinlich eine Ansteckung verursachende Luft.

Indes scheint es, als habe Hauptmann mit seiner aller Wahrscheinlichkeit nach neuartigen Doktrin von der „viva mortis imago" den Weg für die Lehre vom „Contagium animatum" zu bereiten geholfen: Auch wenn er nicht – wie etwa Girolamo Fracastoro[92] vor ihm – von (unbelebten) Partikeln als Krankheitsüberträgern ausging,[93] waren in seinen Augen die „vermiculi" als „vivae mortis imagi-

---

86 L. c., S. 165.
87 L. c., S. 176.
88 Jakob Henle, Professor für Anatomie und der Entdecker der nach ihm benannten „Henleschen Schleife", sollte später ein „Contagium" definieren als „ein im Verlauf einer Krankheit von dem kranken Körper ausgeschiedener (ich [i. e. Henle] sage nicht, wie man sich gewöhnlich ausdrückt, in dem kranken Körper erzeugter) Stoff, der, auf Gesunde übertragen, dieselbe Krankheit in ihnen hervorbringt." Vgl. Henle (1910), S. 17. – Zu Henle vgl. DSB, Bd. 6 (1981), S. 268-270; Eckart/Gradmann (2006), S. 162-163.
89 Vgl. hierzu Kapitel „Vom weisen Mann und Scharlatan – Zur Hauptmann-Rezeption."
90 In Herders „Conversations-Lexikon", Bd. 1 (1854), S. 203, sieht man den wesentlichen Unterschied zwischen „Contagium" und Miasma darin, „daß das Miasma nicht das Produkt eines mit dem angesteckten Organismus gleichnamigen oder wenigstens physiologisch ähnlichen ansteckenden Organismus ist." – Die Grenzen zwischen „Contagionisten" und „Miasmatikern" waren allerdings fließend. So etwa erklärt Leven (1997), S. 34, dass der „eigentliche Unterschied zwischen 'Contagionisten' und 'Miasmatikern' [...] mehr in der Gewichtung der als pestauslösend erachteten Faktoren, als im Grundsätzlichen [lag]. Was die eine Denkschule als Hauptfaktor betrachtete – etwa die Ansteckung – war für die andere Seite immerhin ein Ko-Faktor."
91 Vgl. WV, Nr. 17b, S. 175.
92 Zu Fracastoro vgl. DSB, Bd. 5 (1981), S. 104-107.
93 Fracastoro hatte in seinen „De contagionibus et contagiosis morbis et eorum curatione libri III." (1546) eine Ansteckungstheorie postuliert, die in der Gelehrtenwelt einiges Aufsehen erregen sollte: Der in Verona geborene Arzt nahm an, dass sich eine Infektion im Gegensatz zu einem reinen Gift selbst vervielfältigen könne. Antike, atomistische Vorstellungen insbesondere

nes" doch ursächlich für Infektionen verantwortlich. Hauptmann vertrat somit zwar nicht die Lehre vom belebten „Contagium" oder Krankheitsüberträger, wohl aber – als einer der ersten[94] – diejenige vom belebten Krankheitsauslöser.[95]

Zum Beschluss der „Epistola Praeliminaris" schließlich verspricht der Dresdner Arztalchemiker, seine rudimentären Bemerkungen in einem dem Brief folgenden Traktat mit dem Titel „Meditatio Mortis Naturalis et ejusdem imaginis verae" weiter auszuführen.[96] Von Fabre, der „inter modernos, et eminentiores philosophos, Chymicos, atq[ue] Medicos [...] facilimè principem tenet locum",[97] erbittet er sich ein Urteil über seine neuartige Theorie. Wenn der Franzose diese für gut befinde, sei der Impetus zum Verfassen des geplanten Werkes für ihn, Hauptmann, nur umso größer.[98]

---

des Lukrez aufgreifend, ging Fracastoro von kleinen, infektiösen und unbelebten Teilchen, den „seminaria", aus. Übertragen etwa durch Kontakt zwischen zwei Personen waren diese „seminaria" oder „contagia" in seinen Augen dazu befähigt, im Körper des Infizierten eine „putrefactio" und damit Krankheit auszulösen. Zwar war die Vorstellung von „Samen" als Krankheitsursache bereits in der Antike gelegentlich diskutiert worden. Fracastoro scheint allerdings der erste gewesen zu sein, der diesen Gedanken ausarbeitete und systematisierte. Vgl. Singer (1913), S. 3-7; Leven (1997), S. 33-38; Eckart (2009), S. 111-113. Zu Lukrez vgl. DSB, Bd. 8 (1981), S. 536-539.

94 So etwa hatte schon der römisch-antike Universalgelehrte Marcus Terentius Varro behauptet, die Malaria sei auf unsichtbare Tierchen zurückzuführen. Vgl. Schönfeld (1948), S. 142; Sallmann (1976), insbes. S. 217. – Zu Varro vgl. DSB, Bd. 13 (1981), S. 588-589. – Auch der Name Girolamo Cardanos könnte mit dem Vorschlag in Verbindung gebracht werden, „that the seeds of disease are truly living, and reproduce their kind after the manner of minute living animals". Vgl. Singer (1913), S. 4; weiterhin Brorson (2006), S. 73. Weitere Untersuchungen zu Cardanos Verdiensten um eine Erklärung der durch Lebewesen bedingten Pathogenese scheinen allerdings noch auszustehen.

95 Der in der Literatur häufig gebrauchte Terminus „Pathologia animata" ist somit durchaus zutreffend. Zurückgehen könnte er auf den gleichnamigen Traktat von Hauptmanns Freund und Mentor Christian Lange d. J.. Vgl. Lange (1688), S. 1-698. – Es erscheint darüber hinaus entsprechend der im 17. Jahrhundert noch kaum ausgereiften Systematik gerechtfertigt, den Begriff der „Pathologia animata" mit dem der „Wurm-Pathologie" gleichzusetzen. Vgl. etwa Fabricius (1754), 271. – Wohl aufgrund der noch relativ geringen Möglichkeiten differenzierter Beobachtung durch die ersten Mikroskope verwendete Hauptmann den Begriff der „vermiculi" für Kleinstlebewesen allgemein, und nicht nur für Würmer im heutigen Sinne. Dafür spricht auch, dass der Dresdner Arztalchemiker die Termini „insectae" und „vermiculi" synonym gebrauchte. Vgl. zu dieser Problematik auch Hünemörder (1998).

96 Hauptmann entwirft in seinem Brief sogar ein vorläufiges Titelblatt. Vgl. WV, Nr. 17b, S. 179.

97 L. c., S. 180.

98 Der Dresdner Arztalchemiker verkündet Fabre in barock-theatralischer Manier, wenn er, Hauptmann, es erreichen könne, „ut me aliqva duntaxat vel privata vel publica, etiamsi tribus tantum consisteret verbis, responsione dignum judicares, me profectò instar Columbi in vastissimo atq[ue] prorsus ignoto mari errantem, ad opus hoc Hérculeum assumendum [...] longè alacriorem reddes". Vgl. l. c..

Zwar ist es ungewiss, ob der von Hauptmann versprochene Traktat jemals erschien,[99] doch darf vermutet werden, dass dem Dresdner Arztalchemiker eine Antwort Fabres nicht zuging. Denn noch im 1657 erschienenen „Wolkensteinischen Wasserschatz" bemerkt Hauptmann, dass er bislang keine Replik auf die „Epistola Praeliminaris" erhalten habe,[100] und ein Jahr später, 1658, starb Fabre in Castelnaudary.

7.5 VON MIKROSKOPISCHEN BEOBACHTUNGEN – HAUPTMANN UND ATHANASIUS KIRCHER

Sieben Jahre nach der „Epistola Praeliminaris", inhaltlich jedoch an diese anknüpfend, verfasste Hauptmann am 28. Februar 1657 in Dresden einen ersten Brief an den Jesuiten und international bekannten Universalgelehrten Athanasius Kircher.[101] Kircher antwortete ihm am 20. Juli desselben Jahres aus Rom. Es folgten zwei weitere Schreiben Hauptmanns aus Dresden, eines vom 15. Dezember 1657[102] sowie eines vom 30. November 1658.[103] Die Korrespondenz zwischen Dresden und Rom erfolgte in lateinischer Sprache.[104]

Zu Beginn des Briefes vom 28. Februar 1657 hebt Hauptmann die „per totum orbem decantatissima humanitas [...] cum applausu famae" Kirchers hervor.[105] Dieser Ruhm erfüllt ihn mit der Zuversicht auf eine Antwort. So erbittet er sich von Kircher – wie zuvor schon von Fabre – eine Beurteilung seiner Ansichten

---

99 Vgl. hierzu die Bemerkungen zu WV, Nr. 64.

100 So schreibt Hauptmann in seinem ersten Brief an Athanasius Kircher vom 28. Februar 1657: „Adjuvit tamen [...] effectissimè istam hactenus de hâc vivâ mortis imagine aliqvid publici juris faciundi negligentiam Is, cujus celebratissimo deq[ue] Rep[ublica] Spagyrica optimè merito ac immortali consecraveram Nomini ipsam [...] praeliminarem epistolam". Vgl. WV, Nr. 29, S. 192.

101 WV, Nr. 39, Fol. 13^r-16^v.

102 L. c., Fol. 17^r-18^v.

103 L. c., Fol. 11^r-12^v. – Neben den im Archiv der Pontificia Università Gregoriana (PUG) in Rom verwahrten Autographen Hauptmanns zeugt der „Wolkensteinische Wasserschatz" von diesem Briefwechsel. Der Dresdner Arztalchemiker ließ hierin seine erste Epistel an Kircher wie auch dessen Antwort abdrucken. Vgl. WV, Nr. 29, S. 190-206 u. 247-251.

104 Fletcher (1969), S. 264-265, gibt im Rahmen der von ihm bearbeiteten medizinischen Korrespondenz Kirchers einen kurzen, inhaltlichen Überblick über die drei Autographen Hauptmanns. Auf den Brief Kirchers an Hauptmann vom 20. Juli 1657, der nicht als Autograph überliefert scheint, geht er allerdings nicht ein. – Auf Fletchers Bemerkungen verweisen auch Strasser (1995), S. 62, und derselbe (2005), S. 215 u. 217.

105 WV, Nr. 29, S. 190.

über die „lebendige Erscheinung des Todes". Zu diesem Zwecke legt er dem Brief an den Jesuiten die „Epistola Praeliminaris" als Grundfeste seiner Überlegungen bei.[106]

Dadurch entmutigt, dass ihm von Fabre bisher keine Antwort zugegangen war, zudem auch aus Furcht vor Kritik an seiner noch unfertigen Theorie, habe er – so Hauptmann – seine Gedanken zu diesem Thema bislang zwar öffentlich nicht weiter ausgeführt, sie aber wohl für sich geschliffen und sogar in der Praxis zu nutzen gewusst.[107] Immer wieder gedrängt „à cordatioribus et excellentissime celebratis Viris",[108] allen voran von Christian Lange d. J.[109] und Johannes Michaelis,[110] habe er sich nun endlich dazu durchgerungen, sein Vorhaben wieder aufzunehmen.

Er sieht seine Ansichten gestützt durch den 1652 erschienenen Traktat „Febris Maligna Puncticularis"[111] Pietro de Castros[112] und würzt seinen Brief so mit einer Vielzahl an Aphorismen aus diesem Werk des in Venedig tätigen Arztes.[113] Castro hatte beispielsweise mit Verweis auf Kircher behauptet, „qvod nuper ars micros-

---

106 So übersandte Hauptmann Kircher „perlibandam hanc Epistolam DE VIVA MORTIS IMAGINE praeliminarem [...], qvae cardinem et caput totius rei, qvam accuratâ lance à Viris magnis insuper ponderatam velim, qvamve egomet qvoq[ue] librare intendo, dexteritati tuae proponet juxtim atq[ue] exponet." Vgl. l. c., S. 191.

107 Hauptmann erklärt, „tacito potius, ac furtivo, ut sic dicam, scrutinio excelsam interim et multifaciendam rei dignitatem mecum saltim excolere, imò et cum felicissima in praxi Medicâ commodo luculentoq[ue] qvamplurimorum aegrotantium emolumento in usum traducere non destiti". Vgl. l. c., S. 192.

108 L. c., S. 192.

109 Lange hatte wohl anscheinend versprochen, sich dieses Gegenstandes gemeinsam mit Hauptmann anzunehmen. So schreibt der Dresdner Arztalchemiker: „Christianus Lange [...] mihi pollicitus fuit, unito mecum labore, calamo solertiâ et nomine materiam saepius nominatam se perseqvuturum." Vgl. l. c., S. 193.

110 Hauptmann zitiert ein in deutscher Sprache verfasstes Schreiben Michaelis' vom 25. Mai 1656 mit dem folgenden Wortlaut: „Sonst melde ich hiermit, daß mich ein guter Freund berichtet, wie zu Neapolis er mit einem vortreflichen Indigatore Naturae, Herren Thoma Cornelio Consectino [sic!] in Discurs gerathen, der viel schöne paradoxa und singularia de venis lacteis, usu epatis, splenis fellisq[ue], item de generatione vermium proponiret. In causis morborum kehme Er allerdings mit dem Herrn D[octor] [i. e. Hauptmann] überein, wolte seine Sachen ad oculum demonstriren, solte auch diesen Sommer zu Neapolis verleget werden, welches ich zur Nachricht berichten wollen, etc." Vgl. l. c., S. 194. – Zum in Neapel als Professor für Medizin und Mathematik tätigen Thomas Cornelius [Consentinus] vgl. Jöcher, Bd. 1 (1750), Sp. 2065 u. 2106.

111 Castro (1652). – Als „febres puncticulares" wurden nicht-pestilenzialische Fieber bezeichnet, die etwa mit dem „Englischen Schweiß" identisch sein konnten. Vgl. Eckart (2009), S. 113.

112 Zu Castro vgl. Jöcher, Bd. 1 (1750), Sp. 1765; Hirsch, Bd. 1 (1929), S. 854.

113 Vgl. WV, Nr. 29, S. 196-199.

copica detexit, vermibus scatere minutissimis sangvinem malignè febricitantium".[114]

Um die Glaubwürdigkeit eines noch zu veröffentlichenden Traktates über sein Wolkensteinisches Warmbad[115] zu erhöhen, hofft Hauptmann nun, Kircher als „autoritas" für sich gewinnen zu können. Er wünscht sich, den „Wolkensteinischen Wasserschatz" gleichsam einem „simulacro qvodam pulcherrimo"[116] mit einem Antwortschreiben des Jesuiten auf seinen Brief zu schmücken. In diesem bittet er Kircher darum, ihm einige „vermiculos minutissimos", die er mit einem Mikroskop in Blut und Milch zu beobachten vermochte, näher zu bestimmen. Er vermutet, dass es sich hierbei um dieselben „insectae" handeln könnte, die er zuvor bereits von der mit der Skabies (Krätze) befallenen menschlichen Haut abgeschabt habe.[117] Überdies erinnerten ihn diese „vermiculi" durch ihre „permultas [...] easq[ue] oblongas post tergum caudas" auch an die sogenannten „Mölben",[118] die im Käse entstünden. Hauptmann will seine Vermutung von dem im Umgang mit dem Mikroskop erfahrenen[119] Kircher abgesichert wissen. Daher fügt er die Skizze eines solchen Würmchens mit „6 Füßen, [...] mit 4 Widerhaken versehen"[120] bei.[121] Es bleibt indes fraglich, ob er damit tatsächlich – wie häufig

---

114 L. c., S. 196. – Zwischen dem Erscheinen der „Epistola Praeliminaris" 1650 und dem Zeitpunkt, da Hauptmann seinen ersten Brief an Kircher verfasste, war neben Castros „Febris Maligna Puncticularis" die „Oberservationum Microscopicarum Centuria" des französischen Arztes und Chemiaters Pierre Borel in Den Haag herausgegeben worden. Auch hier ist die Rede von Würmern im Blut an fieberhaften Erkrankungen leidender Patienten. Borel merkt so zu seiner dritten Beobachtung an: „Certò etiam refertur, in sanguine febricitantium vermes reperiri: non semel historias de vermibus per vulnera venarum elapsis; sed haec intelleguntur de copia innumerabilia vermiculorum, quae, cum adsit humorum putredo; non rationi contrariantur, cumque idem de lacte asseratur: quare versimile est idem in omni re, dum putrefit, contingere, si animadvertatur." Vgl. Borel (1656), S. 8. – Zu Borel vgl. DSB, Bd. 2 (1981), S. 305-306. – Hauptmann erwähnt die „Oberservationum Microscopicarum Centuria" jedoch im Gegensatz zu Castros „Febris Maligna Puncticularis" gegenüber Kircher nicht, obwohl er sie gekannt zu haben scheint: Im „Wolkensteinischen Wasserschatz" verweist er auf Borels Traktat. Vgl. WV, Nr. 29, S. 184. Es scheint allerdings möglich, dass er die „Oberservationum Microscopicarum Centuria" erst nach dem 28. Februar 1657, jedoch vor der Fertigstellung seines „Wolkensteinischen Wasserschatzes" las.
115 Des „Wolkensteinischen Wasserschatzes" also.
116 WV, Nr. 29, S. 199.
117 Solche „insectae" würden – so Hauptmann – gemeinhin „acori seu Cyrones", auf deutsch „Reitliesen" genannt. Vgl. l. c., S. 200.
118 L. c..
119 Vgl. hierzu etwa Belloni (1985), S. 60; Leven (1997), S. 66.
120 So die Beschreibung der Hauptmannschen Skizze durch Wichmann (1786), S. 9.
121 WV, Nr. 29, S. 200; im Autographen: WV, Nr. 39, Fol. 14ᵛ.

in der Sekundärliteratur behauptet[122] – die erste Abbildung der Krätzmilbe lieferte.[123]

Hauptmann hält die beobachteten niederen Lebewesen unter anderem verantwortlich für die Symptome der „febres puncticulares": Indem sie die Kapillaren
durchbohrten, verursachten sie den Austritt von Blut aus diesen Gefäßen und somit die entsprechenden Hautreaktionen.[124] Allerdings vertritt der Dresdner Arztalchemiker die Ansicht, dass nicht nur beim Kranken, sondern vielmehr bei jedem Menschen das Blut „vermiculis evidenter scate[t]."[125]

---

122 So etwa bei Friedman (1942), S. 14; Bayer (1944), S. 32; Fletcher (1969), S. 264, und demselben (1969a), S. 158.

123 Zweifel an dieser Behauptung ergeben sich vor allem aus zweierlei Gründen: Zum einen erklärt Hauptmann selbst, dass er das abgebildete Würmchen „in sanguine et lacte" beobachtet
habe, und dass es solchen „vermiculi", die man auf der Haut an der Krätze erkrankter Patienten
finde, ähnele, nicht aber zwangsläufig mit diesen identisch sein müsse. Zum anderen bietet unter morphologischen Gesichtspunkten vor allem die Anzahl der Beine Anlass zur Skepsis, ob es
sich hier um eine Skizze der Krätzmilbe handelt: Auch wenn man im Autograph zumindest auf
der linken Körperhälfte vier Beine erkennen kann, so besitzt das im Druck abgebildete Tier
beidseits eindeutig nur drei Beine. Krätzmilben verfügen jedoch – nach einem sechs-Bein-Lar-
venstadium – in den beiden Nymphenstadien sowie als Imago über vier Beinepaare. Vgl. etwa
Hof/Dörries (2009), S. 572 u. 582. – Die Anzahl der Beine in Verbindung mit „the ovoid body
form (rather than a subspherical one of Sarcoptes scabiei), the very long hysterosomal setae [=
Borsten]" veranlasst Colloff (2009), S. 137, dann auch zu der adäquaten Vermutung, dass es
sich bei dem von Hauptmann skizzierten Gliederfüßler wohl eher um „a free-living, larval
acaroid or glycophagoid mite, possibly a species of Tyrophagus, Glycyphagus or Lepidogly-
phus" handeln könnte. – Zu berücksichtigen ist bei derlei Spekulationen jedoch immer, dass die
frühen Mikroskope vor van Leeuwenhoek „nur vergleichsweise schwache Vergrößerungen" erreichten und somit heutzutage eine zweifelsfreie Identifikation des damals Gesehenen kaum in
jedem Falle möglich ist. Vgl. Breidbach (2005), S. 989. – Zu van Leeuwenhoek vgl. DSB, Bd.
8 (1981), S. 126-130. – Eindeutig falsch ist übrigens die Behauptung von Geiges/Burg (2005),
S. 41, dass die erste gedruckte Abbildung der Krätzmilbe von Thomas Moffett aus dem Jahre
1634 stamme. Die beiden Autoren beziehen sich auf eine Abhandlung des Hannoveraner Arztes
Johann Ernst Wichmann, die „Ätiologie der Krätzmilbe". Sie übernehmen, um Moffetts angebliche Abbildung zu beschreiben, genau jenen Wortlaut, mit dem von Wichmann die Hauptmannsche Skizze charakterisiert worden war. Zu Moffett hatte Wichmann lediglich angemerkt,
dass dieser im „Theatrum Insectorum" die Krätzmilben „so treffend, daß sie sich nicht verken-
nen lassen", beschrieben habe. Hauptmann hingegen sei „der erste, der eine Zeichnung von
diesen Krätzmilben [...] liefert." Vgl. Wichmann (1786), S. 7-9. – Zu Wichmann vgl. ADB, Bd.
42 (1897), S. 313. – Zu Moffett vgl. DSB, Bd. 9 (1981), Sp. 440-441. – Im Kapitel „De Syroni-
bus, Acaris, Tineisque animalium" von Moffetts posthum veröffentlichten „Theatrum Insectorum" findet sich in der Tat keine Abbildung der Krätzmilbe. Vgl. Moffett et al. (1634), S.
266-269.

124 So geht Hauptmann davon aus, dass „ex eodem insectorum censu illos vermiculos [...], qvi ex
febribus puncticularibus, et iisdem confinibus vasa capillaria, ut cum Anatomicis loqvar, perfo-
diunt, atq[ue] sic una cum sangvinis extravasatione maculas puncticulares, petechias, purpu-
ram, et his consimilia exanthemata inducere possunt, ita solent." Vgl. WV, Nr. 29, S. 200.

125 L. c., S. 201.

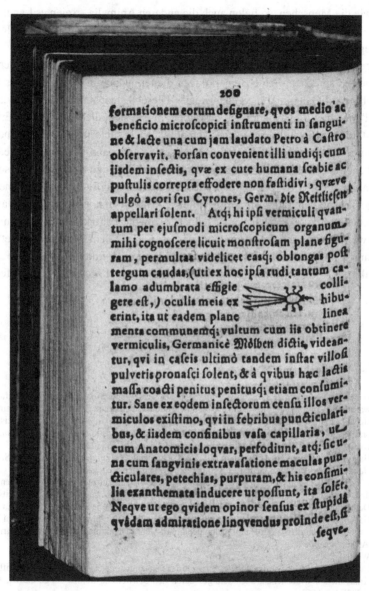

Und wie die Menschen, so fielen auch die anderen Animalia – seien es Landtiere, Fische oder Vögel – diesen „vermiculi" zum Opfer. Mehr noch: Sogar das Reich der Vegetabilia sei nicht gefeit gegen die Verwurmung.[126]

Gegen Ende des Briefes kommt Hauptmann überdies auf den Kampf wider die Würmer zu sprechen. Seine Bemerkungen dienen jedoch in erster Linie als Seitenhieb gegen Galen und die Galenisten.[127] Diese vermöchten es nicht, die „vermiculi" aus den Eingeweiden zu vertreiben, da sie sich allenfalls auf die Erfahrung stützten, jedoch ihr praktisches Handeln[128] nicht hinterfragten.[129] Ein „bonus et naturae lumine oppidò illustratus Medicus"[130] hingegen sei in der Lage, die Würmchen durch geschickt angewandte „Bezoardika"[131] zu töten oder sie, so sie sich in die äußeren Körperregionen flüchten sollten, langfristig von den inneren, lebensnotwendigen Organen fernzuhalten.[132] Hauptmann erwähnt den Namen „Paracelsus" hier zwar nicht, da er jedoch zuvor die Fähigkeiten der Galenisten angezweifelt hatte, scheint es möglich, dass er sich mit dem „naturae lumine" auf das paracelsische „Licht der Natur" bezog.[133] Weil er überdies als wirksame „Bezoardika" solche „ex Mineralibus, Antimonio scilicet et Mercurio [...] confecta"

---

126 Hauptmann verzichtete allerdings vorgeblich aus Platzgründen darauf, weiter auszuführen, warum „ad ipsum interitum parata arborum, fruticum, herbarum, florum, radicum, semium, atq[ue] omnium fermè specierum, qvae in pantopoliis pharmacopoliisqve (exceptis paucissimis praesertim tamen mineralibus) ad conservandam sanitatem nostram ac profligandos morbos continentur, verminatio ad oculum declarari posset". Vgl. l. c., S. 202.

127 Hauptmann spricht von „Galenus, et [...] ejus [...] asseclae, atq[ue] discipuli". Vgl. l. c., S. 202.

128 Hauptmann erklärt diese medizinische Praxis der Galenisten nicht näher.

129 L. c., S. 203. – Hauptmann äußert sich an dieser Stelle also erneut zu seinen Vorstellungen über den richtigen naturkundlichen Erkenntnisgewinn. Anders als im Rahmen des Streits mit Detharding jedoch benutzt er hier weder den Begriff der „experientia" noch den der „ratio". Gegenüber Kircher spricht er von „peritiâ" und „cognitio". Vgl. hierzu auch das Kapitel „Von zwei 'Streithammeln' – Zu Hauptmanns Fehde mit Georg Detharding über Johannes Agricolas 'Aurum potabile'".

130 WV, Nr. 29, S. 204.

131 Unter „Bezoardika" wurden solche Arzneimittel verstanden, „welche dem Gifft und gifftigen Kranckheiten widerstehen, auch selbiges durch den Schweiß austreiben". Vgl. Zedler, Bd. 3 (1733), Sp. 1663.

132 WV, Nr. 29, S. 204.

133 Vgl. zum Begriff des „Lumen Naturae" auch das Kapitel „Von Gottes Wort auf Winzers Berg – Hauptmanns Bemerkungen zum Weinbau".

nennt,[134] Arzneien also, die sich im Rahmen der „nova medicina" etabliert hatten,[135] lässt sich vermuten, dass er unter dem „bon[o] et naturae lumine oppidò illustrat[o] Medic[o]" einen den paracelsischen Maximen folgenden Arzt wie sich selbst verstand.

Nach diesem Exkurs über den Nutzen verschiedener Medizinkonzepte beim Ringen mit den Würmern bittet Hauptmann Kircher erneut um eine Beurteilung der von ihm vertretenen Theorie über Krankheit und Tod, sowie darüber hinaus, zum „particeps" an einem von Kircher entworfenen Mikroskop gemacht zu werden.[136] Er beschließt seinen Brief, indem er Kircher ein langes Leben wünscht.[137]

Kircher antwortete dem „Excellentissimus Vir"[138] Hauptmann fast ein halbes Jahr später, am 20. Juli 1657. Wegen gesperrter Handelswege und des eingeschränkten Zugangs zu den Städten habe die Zustellung von Hauptmanns Brief relativ lange gedauert. Immerhin sei dieser unbeschadet bei ihm, Kircher, angekommen. Dies wäre – so der aus dem im Vorjahr von der Pest heimgesuchten Rom[139]

---

134 Als Beispiele nennt Hauptmann das „Bezoardikum simplex", das „Bezoardikum solare", Pierre-Jean Fabres „Sudoriferum maximum" und das „Antimonium diaphoreticum". Vgl. WV, Nr. 29, S. 203. – Herstellungsvorschriften für diverse „Antimonia diaphoretica", für ein „Bezoardikum solare" und für ein „Bezoardicum animale simplex" finden sich bei Zedler, Bd. 2 (1732), Sp. 568-571 sowie demselben, Bd. 3 (1733), Sp. 1673-1674 und l. c., Sp. 1666.

135 Zum Wandel des Arzneischatzes mit und nach Paracelsus, insbesondere zur Rolle des Antimons, vgl. Schneider (1961), insbes. S. 210-211; derselbe (1982); Müller-Jahncke/Friedrich (1996), insbes. S. 65-66; Marxer (2000), insbes. S. 11-13.

136 Hauptmann erklärt, sich glücklich zu schätzen, wenn „ejusmodi instrumenti optici, qvod Te inventorem veneratur, et cujus beneficio ejusmodi minutissima clarè accurateq[ue] dignosci possunt, particeps fieri possim." Vgl. WV, Nr. 29, S. 204. Aus dem Kontext geht nicht eindeutig hervor, was Hauptmann hier unter „particeps" versteht, ob er Kircher also darum bittet, ihm ein solches „instrumentum opticum" zu senden, oder ob er lediglich Hinweise zu dessen Konstruktion und Gebrauch wünscht. So ist es auch ungewiss, ob Hauptmann Kirchers „Ars Magna Lucis et Umbrae" kannte und sich auf ein Mikroskop aus diesem Werk bezog. Möglich scheint dies jedoch: In der „Ars Magna Lucis et Umbrae" hatte Kircher zwar schon Hinweise zu Konstruktion und Gebrauch entsprechender optischer Instrumente gegeben; indes fehlt die Abbildung eines der von ihm vorgestellten Mikroskope. Am Rande der entsprechenden Passage ist vermerkt: „Deest figura". Vgl. Kircher (1646), S. 834-835.

137 WV, Nr. 29, S. 205.

138 L. c., S. 247.

139 Zur Pest von 1656 vgl. Winkle (2005), S. 483.

schreibende Jesuit – keineswegs selbstverständlich, da Briefe aus Angst vor der Ansteckung häufig vom Essig beschädigt[140] oder gar verbrannt würden.[141]

Kircher erklärt, aus dem Schreiben vom 28. Februar Hauptmanns „humanitas" erkannt zu haben und sich zum Dresdner wie durch „abdito magnetismi latentis raptu" hingezogen zu fühlen.[142] Denn Hauptmann spräche ihm mit seiner Theorie über die „viva mortis imago" aus der Seele. Davon zeuge nicht zuletzt das von ihm, Kircher, während der Pest in „longo clausurae recessu"[143] verfasste „Scrutinium Physico-Medicum Pestis".[144] Hierin pflichtet er den Ansichten des Dresdners bei. Um dies zu untermauern, umreißt er in seinem Brief an Hauptmann einige wesentliche inhaltliche Aspekte des noch nicht gedruckten Werkes: Auch er erklärt die „putredo" zur Ursache der Pest, geht dabei allerdings weiter als Hauptmann, da er unmittelbar den Begriff der „Contagio"[145] verwendet, die in seinen Augen durch den „effluxus" unzähliger Würmer sowie beinahe unsichtbarer Atome erfolgt.[146] Bestätigt sieht sich der Jesuitenpater in den Beobachtungen einiger Ärzte und Chirurgen. Demnach wimmelt es sowohl prae- als auch postmortem in aufgeplatzten Geschwulsten und Ulzera von unzähligen, nur mit ei-

---

140 So sollte nach Vorschrift der römischen Seuchenärzte die Atemluft etwa durch einen mit Essig getränkten Schwamm filtriert werden. Vgl. l. c., S. 484.

141 L. c..

142 WV, Nr. 29, S. 247.

143 L. c., S. 248.

144 Vgl. Kircher (1658). – Dieses Werk Kirchers wurde 1659, von Hauptmanns Freund Christian Lange d. J. mit einem Vorwort versehen, in Leipzig erneut herausgegeben. Vgl. Kircher (1659). – Zum „Scrutinium Physico-Medicum Pestis" vgl. auch Strasser (1995) u. derselbe (2005).

145 WV, Nr. 29, S. 248.

146 Kircher behauptet, im „Scrutinium Physico-Medicum Pestis" zu beweisen, dass „incognitam illam contagionis vim, nil aliud, qvàm innumerorum vermium atq[ue] ad instar atomorum insensibilium [...] effluxum" sei. Vgl. l. c., S. 248. – An dieser Passage lässt sich – wie auch bei Hauptmann – das für den frühneuzeitlichen Eklektizismus typische Neben- und Miteinander verschiedener Denkströmungen erkennen. So greifen etwa die (nicht nur) von Hauptmann vertretene Theorie von den Würmern als Krankheitsursache und atomistische Vorstellungen ineinander. Kircher nimmt überdies Anleihen bei Fracastoro, indem er bemerkt, dass sich die in die Fasern von Kleidern, Lumpen und Leinentücher eingedrungenen „seminaria luis" „per fomitem" vermehren. Fracastoro war von drei verschiedenen Möglichkeiten der Übertragung einer Infektion ausgegangen: Eine erste bestand im direkten Kontakt zweier Menschen, eine zweite geschah über eine Entfernung hinweg. Die dritte Art der Ansteckung konnte – und dies scheint Kircher aufzugreifen – „per fomitem" erfolgen. Hierunter verstand Fracastoro eine Art „Trägersubstanz", die, wie etwa Holz oder Kleidung, die „seminaria" zu bewahren vermochte. Vgl. hierzu Winslow (1944), S. 146; DSB, Bd. 5 (1981), S. 107; Leven (1997), S. 37. – Der Begriff der „Lues" ist an der entsprechenden Stelle bei Kircher wohl nicht mit „Syphilis", sondern mit „Pest" zu übersetzen. Zuvor hatte der Jesuitenpater zumindest von „Pestis" gesprochen. Vgl. hierzu auch Leven (1997), S. 38.

nem „vitro lenticulari aut microscopico" wahrnehmbaren „vermiculi".[147] Aus solchen empirischen Erkenntnissen kann er ableiten – Kircher spricht hier von einer „suscepta analogia"[148] –, dass die Würmchen nicht nur für die Pest, sondern für alle Krankheiten verantwortlich sind. Im Rahmen der so genannten „magna metamorphosin" verwandeln sich in seinen Augen sogar die Vegetabilia nach und nach in verschiedene Arten solcher „insecta".[149]

Schließlich vertritt auch er – wie schon Hauptmann zuvor in seinem Brief – die Ansicht, dass die Gesamtheit der Animalia nicht gegen die „verminatio" gefeit sei.[150] Allerdings habe Gott – so Kircher – den Tieren einen „instinctus naturalis"[151] als Schutzmechanismus gegen ihren durch die Würmchen bedingten Untergang anvertraut. Einen solchen Mechanismus sieht er etwa in der Rotation eines Esels auf staubigem Feld oder dem Suhlen einer Sau in schlammiger Grube. Den Sinn und Zweck dieses instinktiven Verhaltens erklärt er damit, dass die hierbei durch die Hautporen eintretenden nitrosischen und aluminosischen „Spiritus" den „vermiculi" Einhalt zu gebieten vermöchten. Alles Weitere zu diesem Thema solle Hauptmann dem „Scrutinium Physico-Medicum Pestis" entnehmen.[152]

Abschließend fordert Kircher seinen Dresdner Briefpartner dazu auf, sich nicht durch Spötter von seinem Vorhaben abbringen zu lassen, sondern den Traktat über die „viva mortis imago" unbedingt zu verfassen und herauszugeben. Er versichert Hauptmann seiner Hochachtung und verspricht, ihm ein Exemplar des „Scrutinium Physico-Medicum Pestis" zu übersenden, sobald dieses gedruckt sei. Den Brief unterzeichnet er als „Excellentiae Tuae Servus humilimus ATHANASIUS KIRCHERUS".[153]

---

147 WV, Nr. 29, S. 248-249.
148 L. c., S. 249.
149 Kircher spielt hier vermutlich auf die an Verwesungsprozessen beteiligten höheren Lebewesen wie etwa Würmer an. Vgl. l. c., S. 249-250. – Auch Hauptmann hatte in seinen „Weinbau-Irrtümern" ein Beispiel für eine solche „transmutatio" aus dem Reich der Vegetabilia in das der Animalia gegeben. Der Rückstand eines destillierten Löffelkraut-Extraktes sei, nachdem er, Hauptmann, ihn länger habe stehen lassen, „fast lebendig, vnd zu grossen dicken Maden, fast Fingergliedslang, vnd halb so dick geworden". Vgl. WV, Nr. 3a, S. 90.
150 WV, Nr. 29, S. 249-250.
151 L. c., S. 250.
152 L. c., S. 251.
153 L. c..

Wiederum beinahe ein halbes Jahr später, am 15. Dezember 1657, schrieb Hauptmann erneut aus Dresden an Kircher. Mit dem Brief scheint er ein Exemplar seines kürzlich erschienenen „Wolkensteinischen Wasserschatzes" nach Rom übersandt zu haben.[154]

Zunächst äußert Hauptmann sein Bedauern über die in der italienischen Kapitale wütende Pest, zeigt sich indes umso erfreuter darüber, dass ihn Kirchers Brief vom 20. Juli dennoch erreicht hat.[155]

Die folgenden Zeilen schwelgen in barocker Manier von überschwänglichen Höflichkeitsbekundungen. So rühmt Hauptmann den „Nomen Magnum", die „animi promtitudo" des Jesuiten wie auch die „elegantia" von dessen Schriften.[156] Der Dresdner Arztalchemiker zeigt sich insbesondere darüber erfreut, dass Kirchers Ansichten mit seinen eigenen Vorstellungen übereinstimmten, ihre beiden Werke – Kirchers „Scrutinium Physico-Medicum Pestis"[157] und sein anscheinend inzwischen vollendeter Traktat „Viva Mortis Imago"[158] – sich allenfalls in den Titeln, nicht jedoch inhaltlich unterschieden.[159] Die Worte des Jesuiten sieht er somit gleichsam als „pocula mellis" ihm gegenüber.[160]

Hauptmann hält es für dringend notwendig, dass jeder „Physicus" oder „Medicus" sich Gedanken über den Tod und dessen „imago" macht. Denn nur so werde es möglich, die menschliche Gesundheit entweder zu schützen oder wiederherzustellen.[161]

Der Dresdner Arztalchemiker weiß zwar darum, dass bislang „multi multa de peste"[162] geschrieben haben, erachtet jedoch keine dieser unzähligen Theorien als

---

154 So bittet Hauptmann darum, dass Kircher ihm „lumine chartam hanc atq[ue] thermas hic meas transmissas intuere". Vgl. WV, Nr. 39, Fol. 18^r.
155 L. c., Fol. 17^r.
156 L. c..
157 Da das „Scrutinium Physico-Medicum Pestis" erst 1658 erschien, konnte Hauptmann das ihm von Kircher versprochene, „cupidé" erwartete Exemplar noch nicht erhalten haben.
158 Hauptmann scheint diesen Traktat in der Tat vollendet zu haben, denn in seinem Brief erklärt er, keinen größeren Wunsch zu haben, „qvàm ut nostram hanc mortis imaginem insimul absolutam reddere." Vgl. l. c.; weiterhin die Bemerkungen zu WV, Nr. 64 in „Anhang I - Bibliographie raisonnée".
159 So behauptet der Dresdner Arztalchemiker, dass sich beide Werke „non nisi solo titulo nonnihil discrepans in contro autem ac meditullio suo plenè planeq[ue] convenient; qvod etenim Tibi scrutinium de peste Physico-Medicum, id mihi vivae mortis imaginem insigne, iunctim verò omnem corruptionis excellentiam definire animatam vermiculorum pullaginem, seu centralem qvantam eorum congregationem placuit." Vgl. WV, Nr. 39, Fol. 17^r.
160 L. c..
161 L. c., Fol. 17^r-17^v.
162 L. c., Fol. 17^r; weiterhin Fletcher (1969), S. 265.

uneingeschränkt zutreffend. Johann Baptista van Helmont ragt – insbesondere wegen seiner Ansichten zu dem die Pest verbreitenden „Miasma" – in Hauptmanns Augen „inter hos Scriptores omnes" heraus.[163] Doch auch der Flame habe die erst jüngst durch die Verdienste der Mikroskopie sichtbar gewordene „putredo verminosa" nicht als Ursache der Pest erkannt.[164]

Hauptmann paraphrasiert im Folgenden von Kircher und ihm bereits Gesagtes und führt es weiter aus. So erklärt er die Würmer nicht nur zur Ursache dafür, dass Hirsche ihre Geweihe abstoßen,[165] sondern geht vielmehr – der in der vorbakteriologischen Ära verbreiteten Ansicht von der „Ubiquität" niederer Lebewesen folgend[166] – von einem solchen Überfluss an Würmern auf dem gesamten Erdkreis aus, „ut magis propterea sit mirúm, qvod â nativitatis nostrae ac ortus cunabilis non statim verminosae huius tyrannidi omnes insimul succumbere cogamur."[167] Die Würmer nähmen sogar die vier Elemente – Feuer, Luft, Wasser und Erde – ein. So sei etwa die Luft dergestalt erfüllt von den „vermiculi" oder „insectae", dass nicht einmal eine Freifläche von der Größe eines Fingernagels gefunden werden könne, ja mehr noch, sogar den Glanz der Sonne vermöchten diese „bestiolae" zu verdunkeln.[168]

Hauptmann führt anschließend noch zwei im Kampf gegen die „vermiculi" wirkungsvolle Substanzen an: Mit Verweis auf Michael Sendivogius' Traktat „De Sulphure"[169] erklärt er, dass das Salz vor der Fäulnis geschützt und selbst auch zu konservieren in der Lage sei. Somit biete es Schutz vor den Würmern.[170] Weiter-

---

163 Hauptmanns Ansicht nach hat Helmont so etwa treffend berichtet von der „sobolem pestiferi miasmatis in occulta qvadam qvalitate ac malignâ fracedine, per qvam humorum corruptio et eius flamma veluti accenditur." Vgl. WV, Nr. 39, Fol. 17ʳ. Der Dresdner Arztalchemiker nennt zwar kein Werk Helmonts, könnte sich aber wiederum auf dessen „Tumulus Pestis" beziehen. Vgl. Helmont (1652), S. 827-894. Vgl. weiterhin Anm. 84 dieses Kapitels sowie Singer (1913), S. 7-8.

164 WV, Nr. 39, Fol. 17ʳ.

165 L. c., Fol. 17ᵛ.

166 Vgl. hierzu Eckart (2009), S. 211 u. 213.

167 L. c.

168 Hauptmann geht davon aus, dass „hoc äeris elementum innumerabilibus vermiculorum insectorumq[ue] multiformium legionibus ita scatere, ut ne latum qvidem ungviculum tantilli spaty vacuitas abysdem non occupata reperiatur, imò et Solis fulgor hinc etiam obscuraret." Vgl. WV, Nr. 39, Fol. 17ᵛ.

169 Sendivogius (1616).

170 Hauptmann gibt sich also hier erneut als Salzalchemiker zu erkennen.

hin könne auch der wahre „Mercurius Philosophorum" das Leben vor dem Untergang, dem Tod also, bewahren.[171]

Zwar falle ihm noch Vieles mehr ein, was er Kircher berichten könne, doch wolle er dessen Geduld für den Augenblick nicht weiter strapazieren. Deswegen entbietet er dem Jesuiten seine besten Wünsche und hofft darauf, dass dieser nicht davon ablasse, „benivolam erga me voluntatem [...] haud gravatim conservare."[172]

Im „Post Scriptum" erklärt Hauptmann schließlich, den von Kircher bereits im „Oedipus Aegyptiacus"[173] angekündigten „Mundus Subterraneus"[174] mit „magnâ [...] desidery flagrantiâ" zu erwarten.[175]

Es ist ungewiss, ob Kircher auf Hauptmanns Schreiben antwortete. Hauptmann zumindest erwähnt in seinem vermutlich letzten Brief an den Jesuitenpater, in Dresden datiert auf den 30. November 1658, keine Replik aus Rom.

Dieser dritten, sehr kurzen Epistel an Kircher legte Hauptmann ein Exemplar seines „Chymischen Kunstprojektes"[176] bei. Im „Post Scriptum" ersucht er seinen Briefpartner um ein Urteil über dieses soeben, im Jahre 1658, veröffentlichte Werk.

Weiterhin bittet Hauptmann Kircher, ihm ein Exemplar des „Scrutinium Physico-Medicum Pestis" zukommen zu lassen. Dieses sei – so habe er gehört – mittlerweile erschienen.[177] Erneut verherrlicht der Dresdner Arztalchemiker den Je-

---

171 Hauptmann spricht von „„verus ille ac genuinus Philosophorum [Mercur]ius dulcis ac vitae, vitam videlicet dulci ac heroico subsidio ab interitu vindicans." Vgl. WV, Nr. 39, Fol. 18ʳ.

172 L. c..

173 Beim „Oedipus Aegyptiacus" (1652-54) handelt es sich um Kirchers „Hauptwerk zur Orientalistik". Vgl. Killy, Bd. 6 (2009), S. 420.

174 Der „Mundus Subterraneus" erschien erst acht Jahre später, 1665, in Amsterdam. Vgl. Kircher (1665).

175 WV, Nr. 39, Fol. 18ʳ.

176 Hauptmann nennt den Titel zwar nicht, spricht aber vom beigefügten Werk als einer „philosophiam qvandam in gratiam boni publici nuper à me excogitam, qvomodo videlicet istis obstaculis remorisq[ue] in negotio metallico ac fodinis cum frúctu útendi, ex lumine naturae obviam iri commodiusculè qveat." Vgl. l. c.. Diese Umschreibung deutet darauf hin, dass es sich bei dem beigelegten Werk um das „Chymische Kunstprojekt" handelte, in dem sich Hauptmann mit den „allergrösten Hauptmängel[n] des Bergckwercks" beschäftigt. Vgl. WV, Nr. 30a.

177 Fletcher (1969), S. 264, behauptet, diese Epistel „records HAUPTMANN's tremulous satisfaction with the Scrutinium". Aus Hauptmanns Brief geht jedoch hervor, dass der Dresdner Arztalchemiker das Werk Kirchers bislang noch nicht gelesen hatte, sondern dieses vielmehr erst zu erhalten begehrte. So schreibt Hauptmann: „Qvantoperè Scrutiny tui Physico-Medici de peste desiderio adhuc teneor ac veluti crucior calamo hoc condignè vix expri mere qveo." Und wei-

suitenpater, der im Unterschied zu den meisten Naturkundigen seinen Anhängern nicht nur Oberflächlichkeiten – „cortices tantùm et qvisqvilias" – entdecke, sondern ihnen „obstrusiorem doctrinae medullam et centrales rerum causas effectissimè omninò" offenbare.[178] Hauptmann rühmt den „candor" Kirchers, der „splendidissimum Solem veluti in fronte gerit".[179] Er wünscht dem Polyhistor ein langes Leben und gelobt ihm zum Abschluss des Briefes Treue bis ins Grab.[180]

Wiederum ist es ungewiss, ob er eine Antwort von Kircher erhielt und überdies, ob ihm das gewünschte Werk übersandt wurde: In Hauptmanns nach dem Brief vom 30. November 1658 verfassten und auch überlieferten Œuvre erwähnte der Dresdner Arztalchemiker seinen Briefpartner nur noch einziges Mal, in den „Neunundsiebzig Wundern".[181] Doch auf Kirchers „Scrutinium Physico-Medicum Pestis" kam er – ebenso wie auf seine eigene Theorie von der „viva mortis imago" – weder hier noch an anderer Stelle jemals wieder zu sprechen.

---

ter, „ut unico saltem Exemplari laudati thematis ab eruditissimâ solertia Tua elaborati, qvod typis expressum iam inaudivi et eiusdem properatâ transmissione flagrantissimo huic voto". Vgl. WV, Nr. 39, Fol. 11ʳ.

178 L. c..
179 Fletcher (1969), S. 265, unterstreicht, dass Hauptmann hier „reverts from the calculating observer and launches into an elaborate comparison of KIRCHER's greatness within the 'republica naturala' [sic!] with the dazzling, peerless splendour of the sun within the firmament."
180 Er sei „T[uae] Excell[entissimae] addictiss[imus] ad urnam usq[ue]". Vgl. WV, Nr. 39, Fol. 11ʳ.
181 WV, Nr. 35a, S. 45. Vgl. hierzu auch „Anhang I - Bibliographie raisonnée".

TEIL C – WIRKUNG

8 Vom weisen Mann und Scharlatan – Zur Hauptmann-Rezeption

8.1 Im Fadenkreuz von Lob und Kritik – Hauptmann in den Augen seiner Zeitgenossen

In Zedlers „Universal-Lexikon" wird Hauptmann 1735 als „berühmter Chemicus" bezeichnet.[1] Heutzutage zwar gelegentlich noch erwähnt, kann von einer „Berühmtheit" kaum noch die Rede sein. Wie aber sah es im 17. Jahrhundert aus, jenem Centennium, in dem Francis Bacon die moderne Naturwissenschaft begründete und in dem neuartige Lebens- und Krankheitskonzepte wie etwa die kartesianische „Lebensmechanik" eine allmähliche Abkehr von humoralpathologischen Vorstellungen verheißen sollten?[2] War Hauptmanns Name seinen Zeitgenossen – und wenn, welchen Zeitgenossen – ein Begriff?

Schon die Tatsache, dass mehrere Werke des Dresdner Arztalchemikers in der „Bibliotheca Realis Medica" des Bibliographen Martin Lipen[3] aufgeführt werden,[4] lässt vermuten, dass es sich bei Hauptmann um eine im 17. Jahrhundert – zumindest in Fachkreisen – nicht gänzlich unbekannte Persönlichkeit handelte. Während Lipen jedoch einige Schriften des Dresdners lediglich nannte, lobten oder kritisierten andere Autoren sowohl deren Inhalt als auch die Person Hauptmanns.

So findet sich in den Werken Christian Langes d. J. immer wieder der Gedanke, dass Krankheiten von Kleinstlebewesen verursacht werden.[5] Hauptmann als seinen vermutlich besten Freund und Protegée erwähnt der Leipziger Mediziner mehrfach und verständlicherweise nur im besten Licht: Lange, der selbst etwa die Masern auf „vermiculi" zurückführt,[6] musste sich von Hauptmanns Ansich-

---

1   Zedler, Bd. 12 (1735), Sp. 838.
2   Vgl. zu dieser Entwicklung etwa Eckart (2009), S. 119-147.
3   Zu Lipen vgl. ADB, Bd. 18 (1883), S. 725-726.
4   Lipen nennt „Bilis Ejusque Usum", „Curatio Calculi Humani", „De Acidulas Egranas Usurpandi Modo", die „Weinbau-Irrtümer" und den „Wolkensteinischen Wasserschatz". Vgl. Lipen (1679), S. 71, 75, 146, 479 u. 491.
5   Vgl. hierzu auch Singer (1913), S. 11.
6   So statuiert Lange etwa: „[...] ut pestis, sic et consequenter morbillorum [...] seminaria sive contagiosae propagationis (morbillis enim laborantes verminosos halitus expirare certissimum putamus, licet illi nisi dispositum corpus inveniant, novam sedem occupare ac figere nequeant)

ten über die „putredo animata" als Infektionsursache gestützt sehen. So verweist er etwa auf die auch von Athanasius Kircher geschätzten Ansichten Hauptmanns zur „viva mortis imago"[7] und erklärt in einem „Pathologia Animata" betitelten Traktat: „Vermes generari in corpore nostrô et omnibus ejudem partibus, jam indubitatum est".[8]

Lange hebt in seinem Œuvre überdies Hauptmanns schriftstellerisch-naturkundliche Leistungen in den „Weinbau-Irrtümern"[9] und dem „Chymischen Kunstprojekt"[10] hervor. Insbesondere lobt er Hauptmanns Erfahrung und dessen – oftmals mit ihm, Lange, gemeinsam durchgeführte – praktische Tätigkeiten als Chemiater. So spricht er von „Mei D[ominis] D[octoris] Augusti Hauptmanni profunda peritia",[11] von „Excellentissimo Chymico D[omi]n[o] D[octori] Hauptmanno"[12] oder von „Hauptmanno meo, dexterrimi in scrutandis et feliciter assequendis Naturae arcanis judicii Viro".[13]

Die eigenen Verdienste Langes zusammen „cum Augusto Hauptmanno, sagacissimi ingenii Viro atque Contubernali" werden überdies von Georg Franck in dessen Vorwort zu Langes „Opera Omnia" aus dem Jahre 1688 gewürdigt.[14]

Weiterhin eigneten zwei Neffen Langes jeweils eine an der Universität Leipzig absolvierte Prüfung Hauptmann als dem Freund ihres Onkels zu: Zum einen widmete Christian Ephraim Lange[15] seine unter dem Vorsitz von Gottfried Petritz[16] gehaltene „Dissertatio Philologica De Lucis Seu Nemoribus Sacris" neben dem

---

modum [...] hâc morbi foetiditate inficere valeant". Vgl. Lange (1688a), S. 99.

7   L.,c., S. 90.

8   Lange (1688), S. 22. – Es ist unklar, wann Lange dieses Werk verfasste: Es erschien erst posthum im Jahre 1688. Auf dem Titelblatt ist zu lesen: „Opus diu desideratum post obitem demum AUTORIS editum". – Lange führt in der „Pathologia Animata" nicht jede der von ihm vorgestellten 71 Krankheiten explizit auf „vermiculi" oder „animalcula" zurück, sondern geht vielmehr davon aus, dass „Corruptionem sequitur generatio; Generatio, inquam, tàm morbi ipsius, quàm sanitatis pristinae". Vgl. l. c., S. 2.

9   Lange (1688a), S. 125.

10   L. c., S. 128.

11   L. c., S. 46.

12   L. c., S. 52; weiterhin l. c., S. 63, 65, 72, 77, 83, 85, 90, 107. – Lange (1688a), S. 90, entspricht Lange/Macasius (1660), Fol. A4[r].

13   Lange (1688), S. 570.

14   L. c., Vorwort.

15   Christian Ephraim Lange war der Sohn des Bruders von Christian Lange d. J., des Theologen Samuel Lange, und der Catharina Margaretha Lange, einer Tochter des Buchhändlers Matthias Goetze. Goetze hatte 1646 Hauptmanns „Scriptum Collisivum" verlegt. Vgl. Roth, Bd. 6 (1970), R 5184 u. R 5399. – Zu Matthias Goetze vgl. NDB, Bd. 6 (1964), S. 591-592; Benzing (1977), Sp. 1145.

16   Zu Petritz vgl. Zedler, Bd. 27 (1741), Sp. 1129.

seit 1665 als Oberhofprediger in Dresden wirkenden Martin Geier dem „Nobilissimo, Amplissimo, Excellentissimo atq[ue] Experimentissimo D[omi]N[o] AUGUSTO Hauptmann, Medicinae Doctori famigratissimo et Practico apud Dresdenses longè felicissimo."[17] Zum zweiten dedizierte Johann Centurio Macasius[18] seine unter dem Vorsitz von Leonhard Behr[19] gehaltene Lizentiaten-Prüfung „De Gonorrhoea" neben dem Hauptmann-Gönner Johannes Michaelis dem „D[omi]N[o] AUGUSTO HAUPTMANN Med[icinae] Doctori Celeberrimo, Practico Felicissimo Atq[ue] Chymiatro Ingeniosissimo".[20]

Auch Christian Johann Lange als weiterer Neffe Christian Langes d. J. nennt Hauptmann in seinen zum Teil posthum von Augustus Quirinus Rivinus veröffentlichten Werken. In der „Historia Medica"[21] erfasst er „Augustus Hauptmannus, Germanus Dresdens[is] Chymiae et Med[icinae] Doct[oris], in utraque Practicus", und zählt überdies einige wenige von Hauptmanns Schriften auf.[22] Weiterhin verweist Lange im „Collegium Chymicum"[23] auf die von Hauptmann im „Wolkensteinischen Wasserschatz" und in den „Hornhausischen Gnadenbrunnen" vorgestellten Methoden zur Analyse des Wassers[24] sowie schließlich – in seiner Disputatio „De ANTHELMINTICIS"[25] – auf die dem „Wolkensteinischen Wasserschatz" beigefügte „Epistola Praeliminaris".[26] Ansonsten scheint Christian Johann Lange den Dresdner Arztalchemiker nicht als außergewöhnliche medizinisch-naturkundliche Autorität erachtet zu haben. Sogar in den Kapiteln „De Vermibus", „De Scabie" oder „De Febribus" seiner

---

17 Petritz/Lange (1670), Fol. A1ᵛ. – Es existieren mehrere Ausgaben dieses Werkes. Die Widmungen an Geier und Hauptmann finden sich jedoch nur im Exemplar VD17 14:651167P.

18 Zu Johann Centurio Macasius vgl. Anm. 149 im Kapitel „Zwischen Dresden, Leipzig, Montpellier, Wittenberg und Wolkenstein – Stationen eines Lebens"

19 Zu Behr vgl. Anm. 54 im Kapitel „Zwischen Dresden, Leipzig, Montpellier, Wittenberg und Wolkenstein – Stationen eines Lebens"

20 Behr/Lange (1662), Fol. A1ᵛ. – Es existieren zwei Ausgaben dieses Werkes. Die Widmungen an Michaelis und Hauptmann finden sich jedoch nur im Exemplar VD17 14:692760L.

21 Lange (1704), Teil 1, S. 5-52.

22 L. c., S. 45. Lange nennt hier den „Wolkensteinischen Wasserschatz", eine „Disputatio Inauguralis de calculo humano", die „Sciagraphia Nova Artis Chymiae" und die „Epistola Praeliminaris". Es bleibt allerdings unklar, ob er sich auf die „Generatio Calculi Humani" oder aber die „Curatio Calculi Humani" bezieht.

23 Lange (1704), Teil 1, S. 491-686.

24 L. c., S. 500.

25 L. c., Teil 3, S. 283-293.

26 L. c., S. 285.

„Praxis Medica"[27] führt er Hauptmann – anders als etwa seinen Onkel oder Pierre-Jean Fabre – nicht an.

Bei Athanasius Kircher stand Hauptmann in hohem Ansehen. Wie schon ihrer beider Korrespondenz bezeugt, schätzten sie sich gegenseitig. Und wie Hauptmann auch in seinem sonstigen Œuvre Kircher immer wieder als Autorität nennt,[28] so würdigt auch dieser in seinen gedruckten Werken den Briefpartner aus Dresden. In dem „in der Medizingeschichte immer wieder diskutierten Beitrag Kirchers zur Frage der Pest und ihrer Ursachen",[29] dem „Scrutinium Physico-Medicum Pestis",[30] verweist der Jesuitenpater darauf, dass „Augustus Hauptmann nobilis Saxoniae Medicus" bereits in seinem Buch „De Viva Mortis Imagine"[31] von den aus der „putredo" hervorgegangenen Würmern im menschlichen Körper berichtet hatte.[32]

Erneut rekurriert Kircher hierauf in seinem von Hauptmann bereits am 15. Dezember 1657 erwarteten,[33] jedoch erst 1665 erschienenen „Mundus Subterraneus".[34] In diesem Werk erwähnt der Jesuitenpater überdies den „Wolkensteinischen Wasserschatz",[35] dem Hauptmann seinen ersten Brief an Kircher sowie dessen Antwort beigefügt hatte.[36]

---

27 L. c., Teil 2, S. 3-176, hier S. 31-32, 42-43, 81-102.

28 Vgl. hierzu „Anhang I - Bibliographie raisonnée".

29 So Strasser (1995), S. 55.

30 Auch in diesem Vorwort ehrt Lange seinen Freund Hauptmann als „Chymiatrum in dijudicandis inveniendisq[ue] arcanis ut sagacissimum ita felicissimum." Vgl. Kircher (1659), Vorwort; ebenso in derselbe (1671), Vorwort. In der deutschen Übersetzung von 1680 fehlt dieses Vorwort. Vgl. Kircher (1680).

31 Zur Frage, ob es sich dabei um die „Epistola Praeliminaris" oder den angekündigten Traktat „De Viva Mortis Imagine" handelt, vgl. die Bemerkungen zu WV, Nr. 64.

32 Kircher (1659), S. 93. Die deutsche Übersetzung der entsprechenden Passage findet sich in Kircher (1680), S. 66-67.

33 WV, Nr. 39, Fol. 18[r].

34 Bei Kircher heißt es: „Scripsit non ita pridem Augustus Hauptmannus libellum de viva mortis imagine, in quo luculenter demonstrat, omnes morbos ex putredine malignante exortos, suam ex verminosa substantia originem habere". Vgl. Kircher (1665), Bd. 2, S. 108.

35 Kircher schreibt im Kapitel „De Thermis": „Wolchensteinenses in Misnia, de quibus doctè sanè et eleganter Idiomate Germanico scripsit insignis Medicus Augustus Harptman [sic!], quem consule." Vgl. l. c., Bd. 1, S. 264. Insgesamt nennt Kircher in diesem Kapitel 45 deutsche Bäder. Der einzige von ihm hierbei erwähnte Personenname ist jedoch derjenige Hauptmanns, obwohl es sich bei dessen Traktat über das Wolkensteinische Bad nicht um die einzige bis dato verfasste Monographie über ein von Kircher aufgeführtes Bad handelt. So hatte etwa der in Oppenheim wirkende Arzt Philipp Weber über die „Thermae Wisbadensis" geschrieben. Vgl. Weber (1636). – Zu Weber vgl. Jöcher, Bd. 4 (1751), Sp. 1838.

36 Vgl. hierzu das Kapitel „Von Altbekanntem und Neubenanntem – Zu Hauptmanns Korrespondenzen".

Auch Johann Marcus Marci von Kronland, Professor für Medizin in Prag und Leibarzt der Kaiser Ferdinand III. und Leopold I.,[37] schien Hauptmanns Ansichten über die „viva mortis'imago" zu schätzen. Im Kapitel „De viva mortis imagine seu verminatione" seiner „Philosophia Vetus Restituta" zitiert Marci aus Hauptmanns „Epistola Praeliminaris".[38] Darüber hinaus macht er auf den Briefwechsel Hauptmanns mit Kircher aufmerksam.[39] Diese Korrespondenz hatte er letzterem gegenüber in einem Brief aus Frankfurt am Main vom 19. August 1658 bereits erwähnt.[40]

Der Brief Hauptmanns an Kircher vom 28. Februar 1657 wurde auch in der Lizentiatenprüfung von Tobias, Thomas, Michael, Joel und Dieter Hannemann unter dem Vorsitz des Kieler Botanik- und Anatomieprofessors Wilhelm Ulrich Waldschmidt[41] wegen der von dem Dresdner Arztalchemiker als Ursache von Hautausschlägen postulierten „vermiculi" angesprochen.[42] Waldschmidt und seine Studenten führen nicht nur Exantheme auf Würmer zurück, sondern beispielsweise auch Lähmungen[43] oder Schlaganfälle.[44] Diese Meinung dürfte ganz in Hauptmanns Sinn gewesen sein. Der Dresdner Arztalchemiker hatte schließlich die „vermiculi" zur Ursache jeglichen natürlichen Todes und damit mutmaßlich auch aller Krankheiten erklärt.

Darüber hinaus scheint auch der Polyhistor Daniel Georg Morhof[45] mit Hauptmanns Namen vertraut gewesen zu sein. Er erwähnte in seinem „Polyhistor, Literarius, Philosophicus Et Practicus" das Werk „Aug[usti] Hauptmanni Mors viva, in vermem eam transformant".[46]

---

37 Zu Marci vgl. ADB, Bd. 20 (1884), S. 301-302; DSB, Bd. 9 (1981), S. 96-98; NDB, Bd. 16 (1990), S. 119-120.
38 Marci (1662), S. 466.
39 L. c., S. 465.
40 PUG, Fondo Gesuitico 557, Fol. 99. Entnommen aus Fletcher (1969), S. 265. Erwähnt auch von Strasser (1995), S. 62-63.
41 Zu Waldschmidt vgl. ADB, Bd. 40 (1896), S. 724; Hirsch, Bd. 5 (1934), S. 826.
42 Waldschmidt/Hannemann (1697), S. 33. – Der Brief an Kircher wird hier fälschlicherweise als „de viv[a] mort[is] Imag[ine]" betitelt. Aus dem von ihnen hier wiedergegebenen Inhalt geht jedoch hervor, dass sich Waldschmidt und seine Studenten auf Hauptmanns Schreiben an Kircher bezogen.
43 L. c., S. 13.
44 L. c., S. 15.
45 Zu Morhof vgl. ADB, Bd. 22 (1885), S. 236-242; NDB, Bd. 18 (1997), S. 127-128; Killy, Bd. 8 (2010), S. 326-328.
46 Morhof (1747), S. 435; weiterhin auch l. c., S. 439. – Zu Grunde gelegt wurde hier allerdings die wahrscheinlich ergänzte Ausgabe des „Polyhistor, Literarius, Philosophicus Et Practicus" aus dem Jahre 1747. – Zur Überlieferungsgeschichte dieses Werke vgl. NDB, Bd. 18 (1997), S.

Ebenfalls eher am Rande bezeichnete Georg Hieronymus Welsch, Arzt in Basel,[47] Hauptmann zusammen mit Christian Lange d. J. als Begründer der „Pathologia animata", der Theorie von der „viva mortis imago" sowie derjenigen von der „putredo animata".[48]

Weiterhin erwähnte Sebastian Wirdig, seit 1655 als Professor für Medizin in Rostock tätig,[49] mit Verweis auf Kircher, jedoch ohne Hauptmann zu nennen, in seiner 1673 erstmalig in Hamburg erschienenen „Nova Medicina Spirituum" eine „Aër vermiculosus, die faule Luft, welche voller Würme, Würmerchen" sei.[50]

Ebenso bemerkte Werner Rolfinck, Professor für Anatomie, Chirurgie und Botanik in Jena, dass einige Naturkundler eine „mordicandi, et purgandi vim attribuunt VERMICULIS quibusdam, qui in aceto nasci, et microscopio adhibito, natare videntur."[51]

Paul Amman, späterer Professor für Physiologie und Botanik in Leipzig,[52] zeigte sich 1673 in seiner „Paraenesis ad Discentes" nicht mit der Ansicht einverstanden, dass alle Krankheiten auf die Würmer zurückzuführen seien, gar der Tod selbst ein Wurm wäre. Wenngleich er die „Pathologia animata" zwar nicht für gänzlich abwegig, sondern vielmehr durch die Errungenschaften der Mikroskopie prinzipiell für nachweisbar erachtet, spottet er doch: „[O]mnes morbos à vermibus derivare, [...] vel ex hoc capite mortem ipsam vermem appellare, et potissimùm scripturae locis abuti: Tod, wo ist dein Stachel: Verminosi profecto judicii est indicium."[53]

127-128; Killy, Bd. 8 (2010), S. 326-328.

47   Zu Welsch vgl. ADB, Bd. 41 (1896), S. 681.

48   Welsch (1674), S. 364.

49   Zu Wirdig vgl. Zedler, Bd. 57 (1748), Sp. 1082; Hirsch, Bd. 5 (1934), S. 967; Recke/Napiersky, Bd. 4 (1832), S. 535-537. (Mein Dank für seine Mithilfe gilt Herrn Jürgen Strein/Buchen.)

50   Hier in deutscher Übersetzung. Vgl. Wirdig (1707), S. 58. – Hauptmann hatte in seinem zweiten Brief an Athanasius Kircher die gesamte Luft als von „vermiculi" erfüllt erklärt. Vgl. hierzu S. 193 dieser Studie.

51   Rolfinck (1676), S. 141.

52   Zu Amman vgl. ADB, Bd. 1 (1875), S. 402.

53   Amman (1673), S. 130; zitiert auch bei Stolle (1731), S. 536. – Hauptmanns Name fällt zwar in diesem 14., mit „De Vermium Generatione" überschriebenen Kapitel von Ammans „Paraenesis ad Discentes" nicht. Vgl. Amman (1673), S. 127-130. Allerdings hatte der Dresdner Arztalchemiker im „Wolkensteinischen Wasserschatz" aus 1. Korinther 15,55 zitiert: „Der Todt ist verschlungen in den Sieg, Todt wo ist dein Stachel, Helle wo ist dein Sieg!" Vgl. WV, Nr. 29, S. 188; weiterhin „Anhang II – Textproben". Somit dürfte wohl eindeutig sein, auf wen sich Amman bezieht.

Georg Wagner, Doktor der Theologie und „philosophica Adjunctus" an der Universität Wittenberg sowie späterer Superintendent in Zahna (Sachsen),[54] und sein Student Johannes Rengel stimmten ebenfalls nicht mit Hauptmann überein. Sie scheinen bis auf den heutigen Tag die einzigen zu sein, die nicht auf medizinischer, sondern auf theologisch-philosophischer Basis den Kern von Hauptmanns „Epistola Praeliminaris" thematisierten, das, was der Dresdner als „Hactenus inauditae et in cognitae"[55] bezeichnet hatte: „Mors pariter, ac ipse homo, in corpore vivit".[56] Während der zweiten Hälfte ihrer unter dem Titel „Mors Mortua" gedruckten Prüfung widerlegen sie, was ein von ihnen nicht namentlich genannter „Autor" 1650 in der „Epistola praeliminaris, Tractatui de viva mortis imagine mox edendo consecrata, et eadem hodie opusculo de Thermis Anno 1657. conscripto, quoq[ue] inserta" behauptet hatte. In insgesamt 15 Punkten versuchen Wagner und Rengel, Hauptmanns neu postulierte Doktrin von der „viva mortis imago" zu entkräften. Sie vertreten die Ansicht, dass

> „Vita enim perficit vivens; contra verò Mors idem destruit: Et vita essentialiter est esse viventis; Mors verò est Non-esse viventis. Partim â subjecto, quod est vivens, scilicet corpus naturale. Vita formaliter consistit in unione corporis et animae; Mors verò in non-unione seu solutione corporis et animae."[57]

Die Vorstellung, dass der Tod ein Lebewesen sei, musste für sie somit undenkbar sein.

Sehr kritisch äußerte sich gleichermaßen Georg Wolfgang Wedel, Professor für Medizin in Jena,[58] über Hauptmann. Wie Wagner und Rengel, doch entsprechend seiner Profession wiederum unter naturkundlichen Gesichtspunkten, vertritt auch er die Meinung: „Mors non est animata." Hauptmanns Ansichten lehnte er ab. Denn „[a]liud ex sacris et physicis notum est, ex quibus vivamus et moriamur, quod quidem hoc loco latius non dispiciemus. Lusus sunt haec ingenii, et nimis [...] seu impropriè dicuntur."[59] Wedel bezieht sich auf Hermann Conring. Der

---

54 Zu Wagner vgl. Jöcher, Bd. 4 (1751), Sp. 1771.
55 WV, Nr. 29, S. 179.
56 L. c., S. 173.
57 Wagner/Rengel (1661), Fol. A1[r].
58 Zu Wedel vgl. ADB, Bd. 41 (1896), S. 403 (im Artikel „Ernst Heinrich Wedel"); DSB, Bd. 14 (1981), S. 212-213.
59 Wedel (1692), S. 242. – Wedel geht jedoch ebenfalls davon aus, dass gewisse Krankheiten „a vermibus et verminosa putredine" verursacht werden könnten: So etwa „[i]n infimo ventre, ut summatim comprehendamus eos cardialgiae, dolores, tormina, [...] inappetentia, salivatio, nau-

hatte zusammen mit seinem – von Wedel nicht erwähnten – Studenten Theophil Matthäus in dessen Dissertation „De Peste" behauptet: „Nec tamen verminosam illam putredinem propterea ab eodem Kirchero accurate dictam esse credimus [...]. Perinde nimirum illud [...] ab alio quopiam ridicule viva mortis imago in scenam est producta."[60] Hauptmanns Name fällt bei Conring und Matthäus zwar nicht, doch scheint es eindeutig, auf wen beide im Jahre 1659 anspielten.

Antoni van Leeuwenhoek, der Vater der Mikroskopie, bewahrte „trotz seiner Entdeckung der Bakterien im Zahnschleim [...] größte Zurückhaltung" darin, „weitgehende Schlüsse für die Aetiologie der Infectionskrankheiten zu ziehen". Vielmehr vertrat er die Ansicht, „dass die kleinsten Blutgefäße viel zu enge sind, um die Thierchen hindurchlassen zu können."[61] In einem Brief an die Royal Society vom 1. Februar 1664 aus Delft schrieb Leeuwenhoek etwa:

> „Saepe mihi contingit, dum de generatione fieret sermo, ut mihi objiceretur, unde vermes in corporibus hominum et animalium orientur, qua in re mihi hactenus satisfacere non potui. Videns ergo anguillas in corpore suo habere vermes similes iis qui ejiciuntur ex corpore humano, consilium cepi conservandi viscera piscis cujusdam marini."[62]

Leeuwenhoek scheint Hauptmann nicht erwähnt zu haben.

Im Werk des Arztes und Polyhistors Christian Franz Paullini[63] hingegen spielten die Ansichten Hauptmanns eine nicht unbedeutende Rolle.[64] Paullini hielt Hauptmann für einen „subtilissimi ingenij Virum".[65] Mit Hauptmanns – wie auch Kirchers und Langes – Vorstellungen von Würmern als Krankheits- und Todesursache stimmte er überein. In seiner erstmals 1696 erschienenen, oft als „monströ-

---

sea, durities ventris. In medio lipothymia, syncope, febres putridae verminosae, [...] pleuritis [...]; In supremo frequentissimè epilepsia, vertigo, deliria, melancholia, affectus soporosi et c[etera]." Vgl. l. c., S. 239. Auf der anderen Seite behauptet er jedoch: „Pestis non oritur ex animatâ putredine." Vgl. l. c., S. 240.
60   Conring/Matthäus (1659), B3ᵛ.
61   Neuburger (1901), S. 24, 58.
62   Leeuwenhoek (1695), S. 402.
63   Zu Paullini vgl. ADB, Bd. 25 (1887), S. 279-281; Metze (1966); Killy, Bd. 9 (2010), S. 115-116. – Von Metze (1966), der sich ausführlicher mit Paullinis Werk beschäftigt, wird Hauptmann nicht erwähnt.
64   Paullini stand in Kontakt mit Kircher. Vgl. ADB, Bd. 25 (1887), S. 279-281. Es scheint also möglich, dass Paullini durch den Jesuitenpater auf Hauptmann aufmerksam wurde.
65   Paullini (1703), S. 2.

ses Machwerk des medizinischen Barocks"[66] gescholtenen „Heilsamen Dreckapotheke" spricht er in diesem Zusammenhang gar von der „lebendige[n] Fäule oder göldne[n] Pathologiam animatam".[67]

Um seine Ansichten zu untermauern, verweist Paullini immer wieder auf die Korrespondenz Hauptmanns mit Kircher wie auch auf die „Epistola praeliminaris" und den „Wolkensteinischen Wasserschatz".[68] Nicht zuletzt vertritt auch er die Ansicht, dass „mors haeret in lingua [...] ita certè est. Satis enim superque ibidem cum effectu adspexit Hauptmannus."[69]

Paullini äußerte sich weiterhin anerkennend über Hauptmanns Leistungen beim Entwurf von Arzneimitteln: Die „Aqua Ptarmica"[70] des Dresdners sei sehr wirkungsvoll.[71] Ebenfalls zollte er den mikroskopischen Verdiensten Hauptmanns, insbesondere der (vermeintlichen) Abbildung der Krätzmilbe, seinen Respekt.[72]

---

66 Friedrich/Müller-Jahncke (2005), S. 378.
67 Paullini, ed. Scheible (1847), S. 15. – Es ist nicht gesichert, dass Paullini vom Streit Hauptmanns mit Detharding wusste. Sollte er jedoch mit dieser Fehde vertraut gewesen sein, wäre es durchaus möglich, dass ihn das unter anderem aus Knabenharn, einer menschlichen Ausscheidung also, zubereitete „Aurum potabile" zu den Herstellungsvorschriften der in der „Heilsamen Dreckapotheke" präsentierten Arzneien aus Exkrementen inspirierte.
68 Paullini (1685), S. 169, 171, 180, 187, 191, 202 u. 225; derselbe (1695), S. 70; derselbe (1703), S. 70-71, 116, 171, 173, 180 u. 185-187. – Paullini zitiert die „Epistola Praeliminaris" wie auch die Briefe Hauptmanns an Kircher und Kirchers an Hauptmann aus dem „Wolkensteinischen Wasserschatz". Vgl. etwa Paullini (1685), S. 191. Die hier von Paullini angegebenen Seitenzahlen stimmen mit denen der Briefe in den im „Wolkensteinischen Wasserschatz" abgedruckten Fassungen überein. Überdies führt Paullini auch weitere Passagen aus dem 1657 erschienenen Werk Hauptmanns an. So etwa zitiert er eine Stelle, an der Hauptmann erklärt hatte, dass die Würmer einen Juckreiz zu erzeugen vermögen. Vgl. derselbe (1685), S. 202; WV, Nr. 29, S. 208. – In seinem Traktat „De Lumbrico Terrestri Schedisma" erwähnt Paullini, auch wenn der mit seinem sonstigen und dem Œuvre Hauptmanns vertraute Leser dies vermuten könnte, den Dresdner Mediziner nicht. Vgl. Paullini (1703a).
69 Paullini (1703), S. 185.
70 Zur „Aqua Ptarmica" vgl. das Kapitel „Von Altbekanntem und Neubenanntem – Zu Hauptmanns Korrespondenzen".
71 Paullini spricht von der „Aqua ptarmica Hauptmanni ex re quadam vivae morti gratissima, et adhuc alia inimicissima, tantae erat efficaciae, ut in nares attracta primùm fermé totaliter evanesceret, postmodum nares paullatim clarissima aqua ita fluere faciebat, ut gutta tanquam è gutturnio post guttam excideret." Vgl. Paullini (1703), S. 186. – Auf die von Hauptmann in der „Epistola Praeliminaris" genannten Arzneimittel kommt Paullini auch in der „Heilsamen Dreckapotheke" zu sprechen. Er schreibt hier: „Was sind Bezoardische oder Giffttreibende Dinge [...] anders, als solche, die den Würmen der lebhafften Fäule widerstehen? Wie solches der scharffsinnige, weltbelobte Jesuit Athanasius Kircher, mein, solang er lebte, sehr werther Freund, nebst Augusto Hauptman [...] sonnenklar bewiesen hat." Vgl. Paullini, ed. Scheible (1847), S. 15.
72 Paullini (1685), S. 191; derselbe (1703), S. 71, 116.

Diese Abbildung wurde auch von Filippo Buonanni,[73] einem Schüler Athanasius Kirchers, in seinen „Observationes Circa Viventia" erwähnt.[74] Buonanni sollte später neben Hauptmann und Kircher als Mitbegründer der „Pathologia animata" angesehen werden.[75]

Der Arzt und Professor für Botanik in Leipzig Michael Ettmüller[76] hingegen verwies in seinen „Observationes Medicae", denen auch drei Abbildungen von Milben beigefügt sind,[77] nicht auf Hauptmann. Dabei verwendeten sowohl Ettmüller als auch Hauptmann sehr ähnliche Termini für die von ihnen beobachteten „vermiculi".[78]

Ebenso führte der italienische Arzt Giovan Cosimo Bonomo[79] Hauptmann nicht an, als er die Krätzmilbe 1687 in einem Brief an seinen Lehrer Francesco Redi beschrieb.[80] Wegen dieses Briefes wurde Bonomo in der Folgezeit oftmals in einem Atemzug mit Hauptmann genannt.[81]

Und auch Samuel Hafenreffer, Professor für Medizin in Tübingen,[82] erwähnte Hauptmann in seinem „Nosodochium" nicht,[83] obwohl sein Name gleichermaßen

---

73   Zu Buonanni vgl. DSB, Bd. 1 (1981), S. 591-592.
74   Buonanni (1691), S. 287. Hierauf verweist auch Fürstenberg (1861), S. 23.
75   So bei Fürstenberg (1851), S. 11; Baerensprung (1859), S. 23.
76   Zu Ettmüller vgl. ADB, Bd. 6 (1877), S. 400-401.
77   Ettmüller (1682) u. derselbe (1682a). – Ettmüller und Hauptmann wurden deswegen verschiedentlich in einem Atemzug genannt, so bei Hebra (1860), S. 418; Fürstenberg (1861), S. 13; Bloch (1905), S. 432; Oudemans (1926), S. 302; Rosen (1958), S. 295; Janier (1994), S. 367.
78   Bei Ettmüller heißt es: „Alii longe a Crinonibus seu Cirones, vermiculi scilicet minuti, quasi pediculares, in pustulis serosis prurientibus, sub cuticula manuum imprimis et pedum, subsistentes. Germanis Seuren, item Reitliesen vocari solent." Vgl. Ettmüller (1682a), S. 317. Hauptmann sprach zuvor ganz ähnlich von „insectis, qvae ex cute humana scabie ac pustulis correpta effodere non fastidivi, qvaeqvae vulgò acori seu Cyrones, Germ[anice] die Reitliesen appellari solent. Vgl. WV, Nr. 29, S. 200. Fürstenberg (1861), S. 212, verweist deswegen darauf, dass Ettmüller – wie Hauptmann – die Krätzmilben als „Reitliesen" bezeichnet hatte.
79   Zu Bonomo vgl. DSB, Bd. 2 (1981), S. 291.
80   Bonomo (1692). – Bonomo spricht hier, Hauptmann ganz ähnlich, von „Vermibus qui in recenti Caseo nascuntur". Vgl. l. c., S. 42. Hauptmann hatte in seinem ersten Brief an Kircher „vermiculis [...], qvi in caseis ultimò tandem instar villosi pulveris pronasci solent" erwähnt. Vgl. WV, Nr. 29, S. 200. – Redi als Gegner der „generatio spontanea" erwähnt Hauptmann in seinem Traktat „De Animalculis Vivis" übrigens nicht. Vgl. Redi (1708).
81   So bei Rosen von Rosenstein (1768), S. 410; Jäger (1775), S. 58; N. N. (1788), S. 346; Wilson (1850), S. 612; Küchenmeister (1855), S. 382; Fürstenberg (1861), S. 23; Langheinz (1863), S. 129; N. N. (1863), S. 670; Vierordt (1903), S. 664; Bloch (1905), S. 432; Diepgen (1949), S. 307-308; Peiper (1951), S. 223; Rosen (1958), S. 295; Bradford (2004), S. 187.
82   Zu Hafenreffer vgl. Jöcher, Bd. 2 (1750), Sp. 1313-1314.
83   Hafenreffer (1660).

gelegentlich zusammen mit demjenigen Hauptmanns in der Sekundärliteratur über die Krätze fällt.[84]

Der Kompilator und Polyhistor Johannes Praetorius[85] verwies in seinem „Anthropodemus Plutonicus" zur näheren Bestimmung der von Hauptmann für die (vermeintliche) Krätzmilbe verwendeten Begriffe „Cyrones, acori, Reilisen [sic!]"[86] auf dessen „Wolkensteinischen Wasserschatz".[87]

Vertraut mit diesem Werk Hauptmanns war auch der Publizist und Romancier Eberhard Werner Happel.[88] Er erinnert im vierten Band seines „Spanischen Quintana" daran, dass Hauptmann von an einem Kropf leidenden Frauen „in dem Meißnischen Flecken Thorand"[89] berichtet hatte.[90]

Der „Wolkensteinische Wasserschatz" erregte im 17. Jahrhundert jedoch nicht nur wegen der (vermeintlich) ersten Abbildung der Krätzmilbe oder der Theorie vom Tod als Wurm Aufmerksamkeit. In erster Linie als Badetraktat konzipiert, wurde er auch als solcher diskutiert.[91]

Christian Lehmann etwa bezog sich in seinem „Historischen Schauplatz der Merkwürdigkeiten" ausführlicher auf den „Wolkensteinischen Wasserschatz" als eines der informativen Werke über das Wolkensteinische Warmbad.[92] Lehmann berichtet – ohne sie zu werten – über die Ergebnisse von Hauptmanns Analysen

---

84   So bei Fournier (1816), S. 192; Raspail (1832), S. 2; Ritter (1838), S. 552; Jäger (1854), S. 101; Küchenmeister (1855), S. 382; Fürstenberg (1861), S. 43; Kleinhans (1864), S. 156; Bloch (1905), S. 430.

85   Zu Praetorius vgl. ADB, Bd. 26 (1888), S. 520-529; NDB, Bd. 20 (2001), S. 667-668; Killy, Bd. 9 (2010), S. 312-315.

86   Praetorius (1666), S. 452.

87   Praetorius verweist überdies auf den „Wolkensteinischen Wasserschatz", um zu belegen, „daß sonsten Kobald eine species Bergwercks heisset". Vgl. Praetorius (1666), S. 378.

88   Zu Happel vgl. ADB, Bd. 10 (1879), S. 551-552; Schuwirth (1908); NDB, Bd. 7 (1966), S. 644-645; Killy, Bd. 4 (2009), S. 653-655.

89   Gemeint ist vermutlich die sächsische Kleinstadt Tharandt.

90   Happel (1686), S. 268. – Hauptmann hatte den Kropf mit Verweis auf die paracelsische „tria prima"-Lehre vor allem auf das Trinkwasser zurückgeführt, „als die viel Saltzes in sich führen, auch die andern zwey principia [...] meist verloren haben". Vgl. WV, Nr. 29, S. 51. – Der „Wolkensteinische Wasserschatz" als Quelle Happels wird erwähnt von Schuwirth (1908), S. 137.

91   Matthias Zimmermann, der „H[eiligen] Schrifft D[octor], Pfarrern, Superintendenten und Dom-Predigern in Meissen", erwähnt Hauptmann und den „Wolkensteinischen Wasserschatz" in seiner Predigt „Wolkensteinischer Badesabbath" nicht. Vgl. Zimmermann (1671). – Zu Zimmermann vgl. Jöcher, Bd. 4 (1751), Sp. 2109-2110. – Zimmermanns noch zu Lebzeiten Hauptmanns erschienener „Wolkensteinischer Badesabbath" wurde später von Köhler (1791), Vorwort, in einem Atemzug mit dem „Wolkensteinischen Wasserschatz" genannt.

92   Lehmann (1699), S. 231.

zu den Inhaltsstoffen des Badewassers[93] und fügt seinen Bemerkungen eine Abbildung der Eisen- und Silbergänge um den Brunnen bei,[94] die trotz leichter Modifikationen der von Hauptmann im „Wolkensteinischen Wasserschatz" entworfenen Skizze[95] annähernd entspricht.

Überdies unterrichtete Lehmann seine Leser über Historisches, etwa darüber, dass Hauptmann und Heinrich Schrey das Bad 1656 erworben und „mit grossen Unkosten an köstlichen Gebäuden und Privilegien, absonderlich mit einem Jahrmarckt am Tag Mariä Heimsuchung wieder erhoben" hatten.[96]

Neben Lehmann verwies auch der Arzt Eberhard Melchior[97] in seiner „Hydrologia Brevis" 1694 häufig auf den „berühmten Chimiat[rum] Hauptmann[um]".[98] So habe er, Melchior, das Wasser der Bad Schwalbacher Mineralquellen unter anderem nach Hauptmanns Analysemethoden – allerdings ohne Erfolg – untersucht.[99] Insbesondere verwirft Melchior Hauptmanns theoretische, in den balneologischen Traktaten geäußerte Ansichten. So etwa kann er die Meinung des Dresdner Arztalchemikers nicht teilen, dass die Eigenschaften des Wassers auch von der Beschaffenheit des zuvor durchflossenen Gesteins – insbesondere von den sich darin befindlichen Metallen – abhänge.[100]

Weil in Melchiors „Hydrologia Brevis" auch „Herr Doct[or] Hauptmann seel[ig] weiland berühmter Medicus und vortreflicher Philosophus per ignem, als mein treugewesener Praeceptor[...] ziemlich stringiret" worden sei,[101] sah sich Caspar Heinrich Schrey 1696, zwei Jahre nach deren Erscheinen, zur Verteidigung seines verstorbenen Mentors veranlasst. In seinem Traktat „Thermarum Contenta" widerlegte er Melchiors Ansichten vor allem auf Grundlage von

---

93 L. c., S. 228-229.
94 L. c., S. 229.
95 WV, Nr. 29, S. 146.
96 Lehmann (1699), S. 228. – Hauptmann wird von Lehmann weiterhin erwähnt auf S. 238-239 u. 459-460.
97 Melchior wird erwähnt von Jöcher, Bd. 3 (1751), Sp. 393.
98 Melchior (1694), S. 105; weiterhin l. c. S. 55; 107-110 u. 220.
99 Melchior musste bei der von ihm durchgeführten Analyse nach Hauptmanns Vorgaben die Erfahrung machen, „daß das jenige was in einem Dinge nicht ist, solches auch vom selben nicht könne geschieden werden". Vgl. l. c., S. 105-106.
100 Melchior vertritt die Ansicht, „obschon die Wasser durch Metallische Gurren lauffen, auch wohl einige Ramenta Metallica mit schleppen, so folget doch noch nicht, daß sie den Wassern einige Krafft mittheilen, anders müssen die Wasser, welche gut gedigen Geld [sic!] mit sich führen, von grossen Kräfften seyn, daß aber dergleichen Flüsse es sehr viel in der Welt gebe, so gedigen Gold mit sich führen, ist gantz gewiß [...], daß aber solche Flüsse sonderbahre Kräffte haben solten, davon habe noch nie nichts gehöret noch gelesen". Vgl. l. c., S. 109.
101 Schrey (1696c), S. 4.

Hauptmanns Badeschriften.[102] So argumentiert er etwa gestützt auf den „Wolkensteinischen Wasserschatz",

> „daß allezeit, sonderlich wo warme Bäder seyn, entweder gar nahe, oder doch nicht
> weit davon Cörperliche mineralische und metallische Adern und Gänge etc[etera]
> und im Gegentheil wo solche nicht verhanden, so wird sich auch kein Warmbad
> oder Wasser von besondern Kräfften [...] befinden."[103]

In Schreys Augen ist Hauptmann somit keineswegs ein – wie angeblich von Melchior behauptet – „Vir severus ac taciturnus", der sich „durch Prahlen und novitäten [...] groß zu machen gesinnet gewesen" sei,[104] sondern vielmehr eine unbedingte Autorität.

Deutlich wird dies auch in zwei anderen Werken Schreys, die ebenfalls im Jahre 1696 erschienen, dem „Neugefaßten Wolkensteinischen Wasserschatz"[105] und dem „Ortus Sterilitatis et Abortus".[106] Im „Neugefaßten Wolkensteinischen Wasserschatz",[107] dem er Hauptmanns „Admonition an Badegäste" beifügt,[108] verweist Schrey nicht nur auf Hauptmanns „Wolkensteinischen Wasserschatz",[109]

---

102 In den „Thermarum Contenta" fällt der Name Hauptmanns immer wieder. Vgl. l. c., S. 4-6, 8-13, 15-16, 19-22, 29, 32-33, 44, 47, 49-50, 56, 66, 68 u. 71-72.
103 L. c., S. 21.
104 L. c., S. 21-22. – In Melchiors „Hydrologia Brevis" findet sich eine entsprechende Passage auf der von Schrey angegebenen Seite 110 allerdings nicht. Vgl. Melchior (1694), S. 110.
105 Schrey (1696).
106 Schrey (1696b). – Beim „Neugefaßten Wolkensteinischen Wasserschatz" in der ebenfalls 1696, allerdings nicht in Frankfurt an der Oder, sondern in Leipzig erschienenen Ausgabe handelt es sich um eine nicht zeilen- und zeichengetreue Ausgabe von Schreys „Ortus Sterilitatis et Abortus" (keine Titelausgabe!). Mit dem „Neugefaßten Wolkensteinischen Wasserschatz" (Frankfurt an der Oder) hat sie – abgesehen vom Titel – nichts gemein. Vgl. Schrey (1696); derselbe (1696a); derselbe (1696b).
107 Schon der Titel des „Neugefaßten Wolkensteinschen Wasserschatzes" spielt auf Hauptmanns „Wolkensteinischen Wasserschatz" an. Dennoch handelt es sich hier um ein eigenständiges Werk Schreys, in dem dieser – ähnlich Hauptmann, doch wesentlich weniger ausführlich - auf die Vorzüge des Bades eingeht. Schrey zählt auch verschiedene Arzneien auf, die er bei Kuren im Warmbad zusätzlich für hilfreich erachtet und berichtet von Krankenheilungen, die durch das Bad erfolgt waren. Vgl. Schrey (1696).
108 WV, Nr. 34b. – Schrey (1996) erwähnt seinen Mentor Hauptmann im „Neugefaßten Wolkensteinischen Wasserschatz" überdies auf S. 16, 19, 28, 36, 39-41 u. 44-49.
109 So geht Schrey nur sehr kurz auf die Geschichte des Bades ein. Zwar könne man aus „[...] annoch übrigen Kirchen-Reliqvien, alten Chronicken und andern Archiven nun, [...] gantz leicht mit vielen Gründen das Alterthum unsers Bahdes erweisen, wenn man nicht Kürtze halber, auch da solches schon von Herr D[octor] Hauptmann seel[ig] in dessen weitläufftigen Tractat von diesen Warmenbahde geschehen, von neuen anhero zu setzen es vor unnöthig erachtete." Vgl. l. c., S. 5.

sondern stellt seinen Mentor gleich in eine Reihe mit Autoritäten wie Leonhard Thurneisser, Martin Ruland d. Ä. und Johann Göbel, die „aus vielfältiger und langwieriger experienz"[110] über das Warmbad geschrieben hätten.[111] Gleich mehrfach erwähnt Schrey den großen Nutzen der von Hauptmann erdachten Medikamente, so etwa der „Tinctura Antimonii"[112] oder des „Clystir liqvor".[113]

Schließlich preist Schrey diese Medikamente[114] – wie auch erneut Hauptmanns „vielfältige experienz"[115] – in seinem Traktat „Ortus Sterilitatis et Abortus". In dieser Abhandlung versucht er, eine Antwort auf die Frage zu finden, „[o]b und wie Unfruchtbarkeit und allzufrühzeitig Gebähren, so von Zauberey herkömmet, durch unser Wolckensteinisches Frauen-Bad, als sonst sterilitas und abortus, curiret werde?"[116] Hauptmann selbst habe im Übrigen – so Schrey – das aus dem Badewasser „gebrauene Bier contra abortum [...] vorlängst schon gut befunden [...], auch in sterilitate das Bad externè sehr dienlich".[117]

Anders als von Schrey erntete Hauptmann von Friedrich Salchmann, „Badeschriftsteller des 17. Jahrhunderts und einer der tüchtigsten lutherischen Landpfarrer aller Zeiten",[118] Kritik wegen einer seiner balneologischen Schriften, der „Hornhausischen Gnadenbrunnen".

In seinem „Historischen Bericht von den Gesundbrunnen" hatte Salchmann bereits 1646 – ein Jahr vor Hauptmann also – mitgeteilt, dass der wichtigste der Brunnen von mehreren Schulkindern entdeckt worden sei. Die Nachbarin eines der Knaben habe, von diesem über den Fund unterrichtet, ihrem an Fieber erkrankten Schwiegersohn von dem Brunnenwasser zu trinken gegeben. Dieser sei anschließend genesen.[119] Hauptmann hingegen hatte in seinen „Hornhausischen Gnadenbrunnen" abweichend von Salchmanns Bemerkungen erklärt, dass zu-

---

110 Schrey (1696), S. 23.
111 Vgl. hierzu das Kapitel „Vom Unternehmer als Schriftsteller – Zu Hauptmanns balneologischen Werken".
112 L. c., S. 33.
113 L. c., S. 32. – Weitere Angaben zu Indikation und Verwendung dieser Medikamente finden sich in der von Schrey 1692 posthum herausgegebenen „Kleinen Chymischen Hausapotheke" Hauptmanns. Vgl. WV, Nr. 36.
114 Vgl. etwa Schrey (1696b), S. 103.
115 L. c., S. 112.
116 L. c., Titelblatt. Hierbei verweist Schrey im Übrigen häufig auf den „Malleus Maleficarum" Heinrich Kramers.
117 Schrey (1696b), S. 114. – Weitere Erwähnung findet Hauptmann l. c., S. 102, 104, 110, 113 u. 115.
118 ADB, Bd. 30 (1890), S. 208.
119 Salchmann (1646), S. 5-6.

nächst ein Schäfer auf die Brunnen aufmerksam geworden, anschließend eine alte Frau von ihren Lähmungen und Unterleibsbeschwerden durch das Brunnenwasser genesen sei. Der Dresdner Arztalchemiker stützte seine Aussagen auf den Bericht eben jener alten Frau.[120]

In der Fortsetzung seines „Historischen Berichts von den Gesundbrunnen", der „Continuatio Prima", wendet sich Salchmann nun gegen Hauptmann:

> „Daß aber der Autor eines Tractätleins, dessen Titul: Sedula gratiosorum fontium qvi Hornhusi, pervestigatio. In relatione historica, fürnehmlich von dem Vrsprung vnd Anfang des ersten, nemlich des Haupt-Brunnens, weit vnd viel anders berichtet, als was ich in meinem ersten Bericht davon angeführet, vnd sich auff Mündliche Aussage einer alten Frawen hiesigen Orts beruffet, solches sol sich niemand irren lassen."[121]

Er, Salchmann, hingegen habe erfahren, dass

> „dieses Weib [...] niemahlen einiger, vielweniger zweyer Krücken sich gebraucht. Sondern, weil sie ein kurtzes Bein, an einem Stecken, vnd zwar über Land vnd Feld gehen, vnd ihre Geschäffte verrichten können, vnd mitnichten so kümmerlich, wie er fürgiebet, kriechen dürffen."[122]

Außerdem stellt Salchmann auch Hauptmanns Ansicht in Frage, dass an dem Ort, „da vnsere Sund-Brunnen, hiebevor Saltz-Brunnen gewesen seyn".[123] Vielmehr hätten dort zuvor „Ställe vnd Schewren gestanden",[124] ja man kenne gar die Stelle, an der die vermutlich von Hauptmann gemeinte

> „Saltz Quelle für sich dieser Zeit erzeuget, aber niemahlen zum vollkommenen Saltz-Brunn gelanget, maßen die noch biß auff den heutigen Tag daselbst zu sehen [...]. Es ist aber solcher Orth über eine gute halbe Meile von Hornhausen, Daher denn schwerlich zu vermuthen, daß vnsere Brunnen etwas davon participiren solten, Doch lasse ich hievon einem jeden seine Meynung."[125]

---

120 WV, Nr. 10, S. 23-32.
121 Salchmann (1647), S. 242.
122 L. c., S. 242-243.
123 L. c., S. 243. – Vgl. weiterhin das Kapitel „Von Altbekanntem und Neubenanntem – Zu Hauptmanns Korrespondenzen".
124 Salchmann (1647), S. 243.
125 L. c., S. 244.

Salchmann deckt allerdings in seinem „Historischen Bericht von den Gesundbrunnen" nicht auf, wer der Autor des von ihm angesprochenen „Tractätleins"
war.

Auch der Polyhistor Johann Georg Lairitz[126] kannte Hauptmanns Traktat aus
dem Jahre 1647. Er merkt allerdings lediglich am Rande an, dass der „Herm[eti-
cae] Med[icinae] Cultor [...] Aug[ustus] Hauptmann[us]" über die „Hornhausischen Gnadenbrunnen" geschrieben habe.[127]

Neben Hauptmanns balneologischen Schriften war auch der Streit um das
„Aurum potabile" Gegenstand der öffentlichen Diskussion. Diese Fehde spielte
sich nicht nur zwischen Hauptmann und Detharding ab, sondern zog weitere
Kreise.

So scheint es möglich, dass auch Johann Rudolph Glauber von der Leipzig-
Stettiner Auseinandersetzung um das Trinkegold wusste und diese kommentierte.
Georg Detharding zumindest behauptete, dass Glauber, „ob er wol viel in seinen
Schrifften, auff Saltz hält, [...] dennoch [...] diesen unsern streitigen modum Ex-
trahendi Tincturam Auro [Agricolas], außdrücklich unter die Notas und Kennzeichen einer betrieglichen Tinctur" setze.[128] Und in der Tat schreibt Glauber, ohne
allerdings Namen zu nennen, in seinem erstmalig 1646 in Amsterdam[129] erschienenen Traktat „De Auri Tinctura":

> „Andere aber betriegen sich selbsten vnd andere vnwissend, in deme sie einen
> Gold-Kalck machen, solchen durch sonderbahre Spiritus vnd Menstrua zu extrahi-
> ren vermeinen. Aber selbsten nicht wissen, daß jhre Spiritus welche sie lang auff
> dem Gold-Kalck stehen haben, sich von der Wärme, von eigener Natur roht, färben,
> solchen sie denn abgiessen, vnd für ein Aurum Potabile darreichen. [...] Vnd ist die
> Vhrsach solcher röthe, (welches sie nicht verstehen,) ein Sal Volatile Urinosum, es

---

126 Zu Lairitz vgl. ADB, Bd. 17 (1883), S. 528; NDB, Bd. 13 (1982), S. 421.
127 Lairitz (1687), S. 14. – Johannes Andreas Stisser, Professor für Medizin in Helmstedt, der –
 wie Hauptmann schon vor ihm – das Brunnenwasser ebenfalls untersuchen sollte, erwähnte
 den Dresdner Arztalchemiker im Übrigen nicht. Vgl. Stisser (1689). – Zu Stisser vgl. Jöcher,
 Bd. 4 (1951), Sp. 845-846.
128 Detharding (1650), S. 58[II] [Hochgestellte, römische Ziffern machen die fehlerhaft-doppelte Paginierung deutlich]. – Detharding spielt hier auch auf die von Glauber vertretene Salzalchemie
 an. Vgl. dazu Telle (2009), S. 465. – Es scheint möglich, dass in dieser Passage eine Kritik am
 Paracelsisten Glauber mitschwingt, der zwar „die galenischen Arzneimittel nicht völlig ver-
 warf, obgleich er die chemiatrischen Medikamente vorzog." Vgl. Priesner/Figala (1998) S.
 150.
129 Die Seitenangabe Dethardings, der diese Passage zitiert, stimmt mit derjenigen der Ausgabe
 aus dem Jahre 1650 überein. Vgl. Detharding (1650), S. 58[II] -59[II].

werde gleich von dem Urin selbsten, oder Sale Armoniaco, Tartaro, Cornu Cervi, Capillis, oder anderen Dingen bereitet, welches so es einen Sulphur antrifft, solchen in seiner Farb erhöhet".[130]

Eine solche Bereitung des „Aurum potabile" erinnert an den von Agricola vorgeschlagenen und von Hauptmann verfochtenen 'Prozess'.

Weiterhin adressierte Detharding selbst zwei seiner Werke, den „Chymischen Probierofen" wie auch „Notwendige Antwort und Gegenbericht", nicht unmittelbar an Hauptmann, sondern an Johannes Agricola, durch dessen Ansichten über die richtige Herstellung des „Aurum potabile" der Streit ausgelöst worden war.

Im vermutlich 1645 fertiggestellten, doch erst 1648 in einer überarbeiteten Fassung erschienenen „Chymischen Probierofen"[131] griff Detharding nicht nur jene Vorschrift zur Bereitung des Trinkegoldes an, sondern gleich „alle Proceße und Handgriffe, die in Johannis Agricolae [...] Commentarijs und Notis, über

---

130 Glauber (1650), S. 25. – Der siebte Teil von Glaubers „Pharmacopoea spagyrica" ist übrigens den Fragen gewidmet, „wie auß dem Vrin deß Menschen der Philosophorum secrete sal Armoniacum zu bereiten [ist], vnd waß für Vnglaubliche Dinge darmit in Medicina vnd Alchimia außzurichten" sind. Vgl. Glauber (1667), Titelblatt.

131 Interessant in diesem Zusammenhang sind verlags- und urheberrechtliche Fragen: Detharding behauptet 1647 im „Scriptum Illusivum", dass jeweils ein fertiggestelltes Exemplar seines „Chymischen Probierofens" und von Georg Kirstens „Adversaria et Animadversiones" „zusammen in einem packet, H[errn] Matthiae Götzen, Buchhändlern zu Leipzig, alß mit dem ich dieser Schrifften halber contrahiret, vor zweyen Jahren zugefertiget worden; Kräfftiger massen verwerffen vnd annuliren, dergestalt vnd also. Daß wir von zeit der Abschickung [...], Solche geschriebene Sachen, sie mögen ins künfftige von H[errn] Matthia zu Leipzig, oder von seinem Sohn, H[errn] Thoma Matthia, den Götzen, zu Franckfurt am Moen, oder von deren Consorten verlegt, zum Druck befordert worden seyn, noch hinfüro befördert werden, oder nicht, vom ersten Buchstaben [...] bis auff den letzen Buchstaben [...] eine jede zeile [...], für die unserigen mit nichten erkennen wollen noch können, sondern halten dieselben Sampt vnd sonders, gleichsam à toto conjuratorum grege, davon sich die H[errn] Verleger so leicht haben einnehmen lassen, für verfälscht vnd gantz corrupt." Nicht nur seien so die beiden Werke zwei Jahre lang zurückgehalten worden, sondern Hauptmann habe auch ein Exemplar zumindest des „ Chymischen Probierofens" „durch untrewe Hand, entweder der Verleger selbst, oder durch andere, [...] zugeschoben und zugestecket" bekommen. Vgl. Detharding (1647), S. 133-136. Ganz abwegig erscheint diese Anklage nicht, zumal Hauptmann den „Chymischen Probierofen" bereits 1646 im von just jenem Matthias Goetze verlegten „Scriptum Collisivum" mehrfach erwähnt – im Gegensatz zu den „Adversiones et Animadversiones". Vgl. WV, Nr. 8, S. 7, 44, 114, 123, 129, 130, 143,147, 148, 150 u. 168. – Zu Kirsten und den „Adversiones et Animadversiones" vgl. S. 218 dieser Studie. – Detharding trat im Übrigen von seinem Vertrag mit Goetze zurück. Der „Chymische Probierofen" erschien 1648 bei Jeremias Mamphras. Zu Mamphras vgl. Benzing (1977), Sp. 1208. – Allerdings scheint der Stettiner Apotheker die ursprüngliche Fassung von 1645 noch überarbeitet zu haben, denn er erwähnt beispielsweise sein erst 1647 erschienenes „Scriptum Illusivum". Vgl. Detharding (1648), S. 29.

Johan[nis] Poppij Chymische Medicin enthalten" sind.[132] Es scheint schon fast selbstverständlich, dass Detharding auch hier auf seinen „Antagonisten A. H."[133] und Agricolas „Procurator und Wortführer Augustus Hauptmann"[134] zu sprechen kommt, wenngleich er vorgibt,

> „serram Calumniandi mit ihnen [Hauptmann und Agricola] keines weges allhie reciprociren, bedenckend, daß ich ein Christ sey, dem nicht gebühret, böses mit bösem zu vergelten, sondern alle unverdiente schmähe und schelt-Wort mit gedult zu ertragen".[135]

Der Stettiner Apotheker hielt sich zumindest gegenüber Hauptmann[136] mit seinen Äußerungen tatsächlich zurück. Er widersprach lediglich – wie auch schon in seinen anderen Werken – dessen in seinen Augen falschen naturkundlichen Vorstellungen.[137]

Um 1648 reagierte Detharding überdies mit seinem „Notwendige Antwort und Gegenbericht" betitelten Traktat[138] auf eine „[e]hrenrhürige, lästerliche schmäh- und Lügen-Schrifft, mit welcher [...] Agricola [...] ihn[...] wider alle Christliche Liebe und Billigkeit beleget hat".[139] Gegenstand ist natürlich auch hier unter an-

---

132 Detharding (1648), Titelblatt.
133 L. c., S. 2. – Zur Abkürzung „A. H." vgl. auch die Bemerkungen zu WV, Nr. 2.
134 Detharding (1648), S. 28.
135 L. c., Vorwort, S. 37.
136 Die Schmähungen gegenüber Agricola in Dethardings „Chymischen Probierofen" – wie auch später in seiner „Notwendigen Antwort und Gegenbericht" – sind hier nicht wiedergegeben, sofern nicht auch Hauptmann von ihnen betroffen ist.
137 Vgl. etwa Detharding (1648), S. 2, 7, 13, 28.
138 Dieses Werk muss um das Jahr 1648 entstanden sein, da Detharding hierin zum einen auf sein 1647 erschienenes „Scriptum Illusivum" verweist, ihm jedoch schon der Titel von Hauptmanns erst 1649 publiziertem „Scriptum Serium" bekannt ist, auf das er allerdings noch warte. Vgl. Detharding (ca. 1648), S. 4 u. 16.
139 Detharding (ca. 1648), Titelblatt. – Detharding reagiert hier auf Agricolas „Notwendige, abgezwungene Schutzschrift und Ehrenrettung" aus dem Jahre 1648. Vgl. Agricola (1648); weiterhin Agricola, ed. Humberg (2000), S. 1377. Der Stettiner Apotheker handelt in insgesamt 39 Paragraphen „alle und jede Calumnien [ab], so D[octor] Agr[icola] wider mich in seiner Chartecken gantz unbesonnener weise außgegossen, zusammen gefasset, ihm wiederumb anheim gesendet und in seinen unverschämten Busen zurück geschoben haben, weil sie aber unerhöret grob, und seinem Magen nicht wol verdaulich, daß auch nicht wenig zu befürchten, er möchte im hinab schlingen dran sticken, wil ich solche ihm zugefallen cum lotio pueri destilliren, und einen spiritum, den er an staat eines Aquaevits trincken kan, draus verfertigen, und also in seinen dürren Halß gießen, wil er grati odoris gratiâ, von seinem Zibetho occidentali, id est Kühedreck, was dazu thun, per me licebit." Vgl. Detharding (ca. 1648), S. 2-3. Detharding stellt hierbei jeweils zunächst die entsprechenden Behauptungen Agricolas vor, um sie dann in einer

derem die Kontroverse mit Hauptmann, der nach Aussage Agricolas das „scriptum Elisivum gantz sobriè und ohn alle Calumnien refutiret haben" soll.[140] Jeder aber – so Detharding –, der das „Scriptum Collisivum" gelesen habe, müsse anderer Meinung sein. Wie schon in seinen unmittelbar an Hauptmann adressierten Schriften stellt der Stettiner Apotheker wiederum die wissenschaftliche Argumentation von Agricolas „getreuem Vorfechter und Mandatarius"[141] in Frage; er spricht von Hauptmanns „schändlicher verachtung, des besten fulcri veritatis der Experientz, wobey dann omnes injuriarum formulae mit eingeschoben worden",[142] wie auch von dessen „ignorantz, dummen-und groben-Esels-Verstand".[143] Anders als im „Chymischen Probierofen" also wird Hauptmann hier von Detharding erneut mit heftigen, teilweise obszön-kreativen Kalumnien belegt. So fordert der Stettiner Apotheker Agricola, nicht ohne seinen verhassten Widersacher Hauptmann einzubeziehen, dazu auf: „Bekehret euch demnach, bekehret euch H[err] Schwager! wo nicht, so werdet ihr mit ewern Hauptmann nicht in den Schoß Abrahae, sondern dem Teuffel in den Arsch (in ewer phrasis) fahren!"[144] Und er fragt, auf das Menstruum aus Urin wie auch auf Hauptmanns biblische Fundierung der Zerstörbarkeit des Goldes anspielend, voller Spott:

> „Behüte Gott, was wird mein Schwager endlich auß der Seiche machen wollen; ich halte dafür, er wird noch endlich den Pißpot auff eine Seule sätzen, mit Augusto und seinen adhaerenten, wie die Kinder von Israel, umb das Kalb herumb tantzen!"[145]

Überdies belächelt Detharding hämisch, dass sein Widerpart – den Tatsachen zu diesem Zeitpunkt entsprechend – „nicht beweibet" sei.[146]

Wie der Apotheker im „Chymischen Probierofen" und in „Notwendige Antwort und Gegenbericht", so zog auch der Stettiner Medizinprofessor und königliche Leibarzt Georg Kirsten in seinen „Adversaria et Animadversiones" aus dem Jahre 1648 zwar vornehmlich gegen Agricola und dessen „Kommentare zu

---

„Andwort" zu widerlegen.
140 L. c., S. 6.
141 L. c., S. 12.
142 L. c., S. 11.
143 L. c., S. 15.
144 Detharding bezeichnet Agricola oftmals voller Spott als „Herrn Schwager". Vgl. l. c., S. 20.
145 L. c., S. 17.
146 L. c..

Popps Chymischer Medizin", darüber hinaus ebenfalls gegen die „Chirurgia parva"[147] zu Felde. Dabei läßt auch er, der Detharding als „vir Praestantissimus, et Artis Pharmaceaticae, rerumq[ue] Chymicarum peritissimus"[148] bezeichnet, dagegen von „Paracelso, und der von ihm angesponnenen Secta"[149] mit Verachtung spricht, Hauptmann nicht unerwähnt.

So spielt er zum einen – wie Detharding davon ausgehend, dass das Gold „nur durch die subtilen menstrua in subtilissimas [sic!] atomos zerleget wird"[150] – auf den Streit um das „Aurum potabile" an, inbesondere wenn er den „ridiculu[m] Hauptmannu[m]", des „Agricolaei Idoli animosus propugnator",[151] als „Worthabende[n] Bürgermeister, und newlich erwehlte[n] Alterman der Chymistischen und Goldmacherischen Zunfft"[152] oder auch als „unwürdigen vorfechter des geheimen Welt Daemonij, und Satyrischern Natur Jägers, wie auch Protonatro [sic!], des Goldmachrischen Bundes"[153] bezeichnet.

Zum anderen hält er die medizinischen Leistungen Hauptmanns, des „Studiosus zu Wittenberg, der alle Morgen zum Fenster hinaus gekuckt",[154] für äußerst fragwürdig: Hauptmann hatte sich in seinen „Hornhausischen Gnadenbrunnen" – die Kirsten zufolge „in Comate vigiliti" entstanden sind[155] – die Heilung einer Frau, die 36 Jahre zuvor an den Pocken erblindet war, nur durch eine „divina potentia" erklären können.[156] Kirsten hingegen sieht keine göttliche Macht am Werk. Er deutet die Rekonvaleszenz der Patientin – nicht ohne einen ironischen Seitenhieb gegenüber Hauptmann – ganz rational: „Die Frau hat die Bocken im Auge gehabt, und darüber entweder eine Narben, oder Nagelfell bekommen, welches im Heilbrunnen curiret worden. Ergo curatio est miraculosa. Ist das nicht schön?"[157]

Anders als Hauptmann geht Kirsten auch nicht von einer „Inconstantia Naturae" aus: „Da ich denn billich [...] ursache habe, die mir auch anzeigen, das eben

---

147 Agricola (1643).
148 Kirsten (1648), Fol. E4ᵛ-F1ʳ.
149 L. c., S. 17.
150 L. c., S. 80-81.
151 L. c., S. 171.
152 L. c., S. 93.
153 Kirsten (1648), S. 174. – „Protonatro" lies „Pronotario".
154 L. c., S. 241.
155 L. c., S. 171.– Kirsten kannte also nicht nur Hauptmanns „Aurum potabile"-Streitschriften.
156 WV, Nr. 10, S. 50.
157 Kirsten (1648), S.172.

die qualitates, die vor 2000. Jahren in den plantis observiret worden von den alten Medicis, et Botanicis, anitzo noch darinnen verhanden".[158]

Zu diesem Thema gab Kirstens Student Johann Buntebart im Jahre 1650 seinen unmittelbar gegen Hauptmann gerichteten Traktat „Vindiciae pro Naturae Constantia" heraus. Das Vorwort verfasste Kirsten, der sich hier erneut über den „Poliarchum Chymicum Dresdensem"[159] mokiert. Er spottet nicht nur über Hauptmanns undurchsichtige Studiensituation, sondern behauptet, wiederum mit Bezug auf den von ihm geschätzten Detharding: „Si qvisqvam calumniandi fuit autor; si ullus injuriarum sparsit seminia, aut sordes unqvam evomuit, Hauptmannus is est, in omnibus suis chartis et pagellis."[160]

Buntebart selbst versuchte in seinem Werk, gestützt etwa auf Jan Jonstons „Naturae Constantia",[161] Hauptmanns Ansichten zur „Inconstantia Naturae" in insgesamt 66 Thesen zu widerlegen. Dabei bezieht er sich sowohl auf die „Weinbau-Irrtümer"[162] als auch auf die „Hornhausischen Gnadenbrunnen"[163] und das „Scriptum Serium".[164] In Buntebarts Augen kann von einer abnehmenden Wirkung der Natur als des göttlichen Waltens in der Welt[165] keine Rede sein. Dagegen spreche etwa, dass die Natur – und hier schlägt er Hauptmann mit dessen eigenen Worten – „nihil faciat frustra, sed semper benè agat [...] quia benigna mater sit, qvae ubiq[ue] ubi malum aliquod invenit, quantum possibile est, remedium quoque ponat, ad conservationem sui semper [...] intenta."[166] Im Gegensatz zu Detharding und Agricola ergeht sich Buntebart allerdings nicht in Kalumnien, sondern argumentiert auf einer rein sachlich-fachlichen Ebene.

---

158 L. c., S. 96. – Kirsten verweist hier auf Hauptmanns „Weinbau-Irrtümer", die er also ebenfalls gelesen hatte. – Es erscheint gut möglich, dass Hauptmann sich durch diese Ansicht Kirstens dazu veranlasst sah, sich ein Jahr später, 1649, im „Scriptum Serium", erneut zur „Inconstantia Naturae" zu äußern. Vgl. WV, Nr. 12, S. 22-25. Zumindest kannte er, als er das „Scriptum Serium" verfasste, Kirstens „Adversaria et Animadversiones". Vgl. l. c., S. 86-99. – Kirsten erwähnt Hauptmann in den „Adversaria et Animadversiones" auch an anderer Stelle. Vgl. Kirsten (1648), S. 94,97, 141 u. 173-175.

159 Kirsten (1650), Fol. B1ᵛ.

160 L. c. – Nicht nur Kirsten verspottet Hauptmann in den „Vindiciae pro Naturae Constantia". Der Dresdner Arztalchemiker wird auch in einer von „RUDIGER Tummerteuffel" unterzeichneten Widmung am Ende des Traktates als „creperae favens Chymiae" gescholten. L. c., Fol. E4ᵛ.

161 Jonston (1634).

162 Buntebart (1650), Fol. E3ᵛ.

163 L. c., Fol. E2ᵛ.

164 L. c., Fol. C2ᵛ.

165 Vgl. das Kapitel „Von Gottes Wort auf Winzers Berg – Hauptmanns Bemerkungen zum Weinbau".

166 Buntebart (1650), Fol. E4ᵛ; WV, Nr. 3a, S. 138.

Weiterhin nahm man auch Anstoß an Hauptmanns im „Chymischen Kunstprojekt" gegen Otto von Guericke geäußerte Ansicht, dass das Vakuum „in hâc vitâ von keinem Menschen, ja von keinem Engel oder Teufel zu geben müglichen stehet".[167] Guericke, der ein Exemplar von Hauptmanns Bergbauschrift besaß,[168] äußert sich verständlicherweise kritisch über diejenigen,

> „die gegen diese [Magdeburgischen] Versuche etwas geschrieben haben, und zwar bevor sie sie gesehen und kennengelernt haben. Zu ihnen gehört Herr August Hauptmann, Doktor der Heilkunde [...] in seinem 1658 zu Leipzig gedruckten 'Bergbedencken' [...]. Aber auf diesen und andere Ergüsse etwas zu entgegnen, halten wir für überflüssig. Denn den Versuchen ist mehr Glaubwürdigkeit beizumessen als der Unwissenheit, die vorurteilsvoll mit Hirngespinsten den Naturerscheinungen entgegenzutreten pflegt."[169]

Schon zuvor hatte Guericke den Dresdner Arztalchemiker in seinen Briefen an Kaspar Schott erwähnt. So liest man in einem Brief vom 30. Dezember 1661 aus Magdeburg:

> „Auch Herr Hauptmann, Doktor der Arzneiwissenschaft in Leipzig, hat eine kleine Abhandlung, dem Stadtrat von Freiberg gewidmet, herausgegeben [i. e. das 'Chymische Kunstprojekt'], der er einen kurzen Inbegriff von Eurer Hochwürden 'Magdeburger Versuch' [i. e. der entsprechende Exzerpt aus Schotts 'Mechanica hydraulico-pneumatica'] eingefügt hat. Weil er die Sache aber recht wenig zutreffend auffaßt, gelangt er zu einem verkehrten Urteil. Und falls der Rat von Freiberg dem Vorschlag dieses Mannes folgt, wird er vergeblich bauen und die Erfahrung machen, daß das eingebildete Band der Natur [i. e. das von Hauptmann angenommene 'Vinculum Naturae'] schließlich zu zerreißen ist."[170]

Später, am 10. Mai 1662, schreibt Guericke, ebenfalls aus Magdeburg:

---

167 WV, Nr. 30a, S. 16; weiterhin auch Schiebold (1963), S. 85, Anm. 52, sowie das Kapitel „Zwischen Alchemie und Technik – Zu Hauptmanns Bergbauschrift".

168 Guericke, ed. Schimank (1968), Kommentarteil, S. 162. – Als von Guericke erwähnte „Quelle für aktuelle Fragen der neuen Naturwissenschaft (Physik) neben den astronomischen Problemen" wird Hauptmanns „Chymisches Kunstprojekt" auch genannt von Krafft (1978), S. 172.

169 Guericke, ed. Schimank (1968), Textband, S. 136; weiterhin auch Schiebold (1963), S. 63. Zur entsprechenden lateinischen Fassung der Erstausgabe vgl. Guericke (1672), S. 122. Eine weitere deutsche Übersetzung finden sich in Guericke, ed. Dannemann (2002), S. 103.

170 Guericke, ed. Schimank (1968), Kommentarteil, S. 30. Die lateinische Fassung findet sich bei Schott (1664), S. 53.

„Es begeht also in seiner zu Leipzig 1658 herausgegebenen Abhandlung Herr Dr. August Hauptmann einen Irrtum, wenn er S[eite] 38 schreibt, es gebe eine gewisse unlösbare Fessel oder ein Band in der Natur, 'daß gleichsam immer eines an dem anderen hange und sich daran anhalte, damit kein vacuum inzwischen ihren Cörpern gegeben werde oder auch gegeben werden könne. Auf welches starcke vinculum Naturae nun seine aus den untersten Örtern hebende und ziehende Wasserkünste firmiter gegründet und angestellet werden mögen und sollen' usw. Aber Erfahrung und Wirklichkeit werden etwas ganz anderes lehren und werden erkennen lassen, daß es solch ein Band der Natur nicht gibt".[171]

Es erscheint sogar möglich, dass sich Guericke erst durch Hauptmanns „Chymisches Kunstprojekt dazu veranlasst sah, seine „Experimenta Nova Magdeburgica" zu verfassen.[172]

Neben Guericke besaß auch der Schäferdichter Jakob Schwieger[173] ein Exemplar des „Chymischen Kunstprojekts".[174] Weiterhin kannte der Lehrdichter und Historiker Christian Hoffmann[175] die Bergbauschrift des Dresdner Arztalchemikers: Hoffmann verweist in seinem 1659 verfassten „Reichensteinischen Goldnen Esel" auf Hauptmanns Überlieferung eines Exzerptes von Johann Walchs „Kommentar zum kleinen Bauern".[176]

Schließlich war der Name „Hauptmann" sogar dem Sekretär der Royal Society, Henry Oldenburg, ein Begriff. Oldenburg erklärte am 6. März 1660, den Dresdner Arztalchemiker gegenüber Robert Boyle erwähnt zu haben.[177]

Hauptmann und seine Ansichten mögen im 17. Jahrhundert somit sicherlich umstritten gewesen sein. Die – lobenden wie kritischen – Äußerungen über das

---

171 Guericke, ed. Schimank (1968), Kommentarteil, S. 44.
172 So erklärt Schimank als Herausgeber einer ins Deutsche übersetzten Edition von Guerickes „Neuen Magdeburger Versuchen" aus dem Jahre 1968, es ergäbe sich aus „Guerickes eigenen Mitteilung im Vorwort von seinen 'Experimenta Magdeburgica', daß er ursprünglich nicht beabsichtigte, selbst etwas über seine Versuche und die aus ihnen abgeleiteten Schlüsse zu veröffentlichen; er hielt anfangs das von Schott darüber Berichtete für ausreichend. Dann aber hätten die unterschiedliche Beurteilung der Möglichkeit oder Unmöglichkeit eines Vakuums und die darüber geäußerten, bisweilen höchst absonderlichen Anschauungen – ihm schwebe dabei wohl Hauptmanns 'Bergbedenken' vor – ihn zur Änderung seines Standpunktes veranlaßt." Vgl. l. c., S. 207.
173 Zu Schwieger vgl. ADB, Bd. 33 (1891), S. 443-447; Lohmeier/Lohmeier (1975); Killy, Bd. 10 (1991), S. 465-466.
174 Lohmeier/Lohmeier (1975), S. 132.
175 Zu Hoffmann vgl. Killy, Bd. 5 (2009), S. 517.
176 Hoffmann (1674), Fol. A4^r.
177 Oldenburg, ed. Hall/Hall (1965), S. 357-358. – A. Rupert und Marie Boas Hall nehmen im Textkommentar wiederum Bezug auf Hauptmanns „Chymisches Kunstprojekt".

Werk des Dresdner Arztalchemikers von auch in wissenschaftlichen Kreisen bedeutenderen Zeitgenossen zeugen jedoch davon, dass er eine prominente Persönlichkeit war.

8.2 IMMER NOCH UMSTRITTEN – HAUPTMANN IM 18. JAHRHUNDERT

Nicht weniger umstritten waren Hauptmanns Ansichten auch im 18. Jahrhundert, dem von verschiedenen Medizinkonzepten wie dem Hoffmannschen „Biomechanismus" oder dem Stahlschen[178] „Animismus", aber auch von sich entwickelnden solidarpathologischen Vorstellungen geprägten Centennium der Aufklärung.[179]

Weiterhin gab es diejenigen, die den Dresdner Arztalchemiker als Autorität ansahen. Davon zeugt, dass relativ lange Passagen aus zwein seiner Werke – den „Weinbau-Irrtümern" und dem „Chymischen Kunstprojekt" – wegen ihrer vorgeblich immer noch aktuellen Inhalte zitiert wurden:

Der Obersalzinspektor Heinrich August Fischer hielt die über 100 Jahre alten Vorschläge des „redlichen Naturforschers"[180] Hauptmann in dessen „Weinbau-Irrtümern" insbesondere zum Beschneiden der Reben für äußerst überzeugend.[181] Leider nur kenne kaum noch ein Leser dieses Werk Hauptmanns. Denn vor allem die darin geäußerten naturkundlichen Überlegungen seien schon beim Erscheinen des Buches den „meisten Menschen, besonders denen Wintzers-Leuten gar zu hoch und unverständlich gewesen",[182] so dass die „Weinbau-Irrtümer" weitestgehend dem Vergessen anheim gefallen wären.[183] Um sie ihres praktischen Nutzens wegen wieder der Öffentlichkeit zugänglich zu machen, ließ Fischer im

---

178 Zu Stahl vgl. ADB, Bd. 35 (1893), S. 780-786; DSB, Bd. 12 (1981), S. 599-606; Eckart/Gradmann (2006), S. 309-310.

179 Vgl. zu dieser Entwicklung etwa Eckart (2009), S. 157-175.

180 Fischer (1765), S. 60.

181 L. c., S. 35-36.

182 L. c., S. 36. – Diese Passage bei Fischer zeugt davon, dass Verständnisschwierigkeiten bei manchem Text des Dresdner Arztalchemikers auch schon im 17. und 18. Jahrhundert existierten. Vgl. hierzu das Kapitel „Von opaken Denkmixturen – Einleitendes zu Hauptmanns Werk".

183 Immerhin wurden die „Weinbau-Irrtümer" auch im 18. Jahrhundert in mehreren bibliographischen Werken genannt. So bei Müller (1780), S. 106; Boehmer (1787), S. 587. – Bei Münchhausen (1766), S. 101, werden die „Weinbau-Irrtümer" als „von besondern Feldern [sic!] bey dem Weinbau" bezeichnet.

Jahre 1765 einen Teil aus Hauptmanns Werk in seiner „Ökonomischen Abhandlung vom Weinbau" abdrucken.[184]

Wie Fischer sich der „Weinbau-Irrtümer", so nahm sich der in Oelsnitz geborene Mediziner Christoph Heinrich Keil[185] des „Chymischen Kunstprojekts" an.[186] Er zitiert in seinem „Compendiösen Philosophischen Handbüchlein"[187] eine längere Passage über die „generatio metallorum" und die mit dieser verbundenen Entstehung der giftigen Dämpfe im Bergbau.[188] Diesen Abschnitt zieht er zur Legitimation der Alchemie als „herrlicher Wissenschaft" heran. Denn Hauptmann habe hiermit – so Keil – der Welt zeigen wollen, „daß die Alchymia Grund hat, ob sie wohl mit vieler Gefährlichkeit umgeben" sei.[189]

Das „Compendiöse Philosophische Handbüchlein" wurde im 18. Jahrhundert noch mehrfach aufgelegt.[190] Auch Hauptmanns Gedanken zum Bergbau, die sich somit – zumindest in den von Keil übernommenen Auszügen – einer gewissen Beliebtheit zu erfreuen schienen, wurden auf diese Art und Weise weiter verbreitet.[191]

Mit den wundersamen Eigenschaften der Metalle hatte sich Hauptmann jedoch nicht nur im „Chymischen Kunstprojekt", sondern auch in seinen posthum und anonym veröffentlichten „Neunundsiebzig Wundern" beschäftigt.[192] Der in Leip-

---

184 WV, Nr. 3b.
185 Auf dem Titelblatt seines „Compendiösen Philosophischen Handbüchleins" bezeichnet sich Keil selbst als „Phil[osophiae] et Med[icinae] Doct[or] wie auch Phys[icus] Ordinari[us] der Stadt und Sechs Aemter Wunsiedel". Vgl. Keil (1736). Zu Keil vgl. auch Meusel (1778), S. 229.
186 Vgl. hierzu auch Telle (2003), S. 297. – Wie die „Weinbau Irrtümer" schien sich auch das „Chymische Kunstprojekt" keiner sonderlichen Bekanntheit zu erfreuen. Ein Exemplar dieses Werks, das sich im Besitz der HAB Wolfenbüttel befand – vermutlich dasjenige, das auch heute noch dort gelesen werden kann –, wurde zwischen 1714 und 1799 nur ein einziges Mal, am 1. April 1728 an den Rat Lorenz Hertel, ausgeliehen. Vgl. hierzu Raabe (1989), S. 182; dieselbe (1989a), S. 185.
187 Vgl. WV, Nr. 30b.
188 Vgl. hierzu das Kapitel „Zwischen Alchemie und Technik – Zu Hauptmanns Bergbauschrift". – In der von Keil wiedergegebenen Passage findet sich im Übrigen auch Hauptmanns Zitat aus Walchs „Kommentar zum kleinen Bauern", auf das zuvor bereits Christian Hoffmann verwiesen hatte.
189 Keil (1736), S. 77.
190 WV, Nrn. 30c-d.
191 Erwähnt wird Hauptmanns „Chymisches Kunstprojekt" darüber hinaus auch bei Boehmer (1789), S. 208, und Jacobsson (1795), S. 176 (hier als „wie wunderlich Gold und Silber gediegen in der Erde wächst. Leipzig 1658").
192 Zur Verfasserfrage vgl. die Bemerkungen zu WV, Nr. 35a. – Telle (2003), S. 296-297, nennt übrigens im Rahmen der „Sermo Philosophicus"-Rezeption die „Neunundsiebzig Wunder" unmittelbar im Anschluss an das „Chymische Kunstprojekt".

zig tätige Alchemiker Johann Ludolph Jäger[193] würdigte in seinen anonym erschienenen „Memorabilia Bismuthi"[194] den Verfasser dieses Werkes, da sich dieser in den Untersuchungen des Wismuts und seiner Erze „besonders hervorgethan" hätte.[195] Auch könnten die „Neunundsiebzig Wunder" dem Leser mit ihren Erkenntnissen über den „Mercurialgeist" „guten Theils Satisfaction" geben.[196] Insbesondere was die „Vitrificatio" angehe, habe „kein Autor [...] eine beßre und gründlicher ausgeführte Betrachtung angestellet, als diejenige ist, welche man in [...] 79. Wundern [...] antriffet."[197]

Der Mineraloge und Metallurg Johann Friedrich Henckel[198] hatte die „Neunundsiebzig Wunder" bereits zuvor, im Jahre 1725, zur Beantwortung der Frage, was unter dem Begriff „Magnesia" zu verstehen sei, herangezogen.[199] So wolle „der Autor der 79. Wunder [...] vorgeben, die Magnesia sey bei allen Metallen, spüre dermassen die Wetter-Veränderungen, daß man dieselbige mit Recht den Wetterstein nennen könne."[200]

Henckel, der um den Dresdner Arztalchemiker als Verfasser dieses Werks nicht wusste,[201] führte überdies – kurz nachdem er die „Neunundsiebzig Wunder" erwähnt hat – eine Passage aus dem „Wolkensteinischen Wasserschatz" an, um zu

---

193 Zu Jäger vgl. Poggendorff (1863), Sp. 1186.

194 Die „Memorabilia Bismutho" erschienen unter dem Namen „J. L. ab Indagine". Jäger wurde als Verfasser ermittelt über Poggendorff (1863), Sp. 1186. – Jägers Pseudonym erinnert an Johannes (ab) Indagine, einen Astrologen und Physiognom des ausgehenden 15. und beginnenden 16. Jahrhunderts. Vgl. ADB, Bd. 14 (1881), S. 67-68; NDB, Bd. 10 (1974), S. 168-169.

195 Jäger (1782), S. 34-35.

196 L. c., S. 56. Vgl. hierzu auch Telle (2003), S. 296-297.

197 Jäger (1782), S. 170. – Hauptmann hatte in den „Neunundsiebzig Wundern" in opaker Sprache beschrieben, wie, um aus Gold den „Lapis Philosophorum" zu gewinnen, das höchste der Metalle durch Feuer in den „Glaß-Grad" umgewandelt (vitrifiziert) werden sollte. Vgl. WV, Nr. 35a, S. 53-59. – Jäger erwähnt die „Neunundsiebzig Wunder" auch ansonsten mehrfach. Vgl. Jäger (1782), S. 19, 38-39, 60, 72, 82, 86-87, 91-94, 100, 115, 171 u. 180.

198 Zu Henckel vgl. ADB, Bd. 11 (1880), S. 760-761; NDB, Bd. 8 (1969), S. 515-516; DSB, Bd. 6 (1981), S. 259-260.

199 Henckel versucht an der entsprechenden Stelle zu verdeutlichen, wie „vieldeutig die Nahmen derer Mineralien" sind. Vgl. Henckel (1725), S. 93. „Magnesia" sollte demzufolge nicht einfach, wie etwa in Zedlers „Universal-Lexikon", als „Wismuth" übersetzt werden. Vgl. Zedler, Bd. 19 (1739), Sp. 378.

200 Henckel (1725), S. 92. – Henckel erwähnt die „Neunundsiebzig Wunder" auch an anderer Stelle. Vgl. Henkel (1725), S. 94 u. 96.

201 Henckel hielt Caspar Heinrich Schrey für einen möglichen Verfasser der „Neunundsiebzig Wunder". Hierauf sollte später auch Johann Ludolph Jäger verweisen. Vgl. Henckel (1725), S. 94; Jäger (1782), S. 19.

untermauern, dass man mit großer Wahrscheinlichkeit in der Nähe des Warmbades Kobalt- und auch Wismutvorräte finden könne.[202]

Auf Hauptmanns Beschreibung des Gesteins in der Umgebung des Wolkensteinischen Bades machte weiterhin der unbekannte Verfasser der „Neuen Sammlung von unterirdischen Schätzen, Höhlen und Gängen" mit den Initialen „C. E. F." aufmerksam.[203]

Der Arzt Johann Friedrich Zückert[204] verwies in seiner „Systematischen Beschreibung aller Gesundbrunnen und Bäder Deutschlands" sowohl auf die „Hornhausischen Gnadenbrunnen" als auch auf den „Wolkensteinischen Wasserschatz".[205] Zückert beschäftigte sich mit den in Hornhausen geschehenen, von Hauptmann berichteten Wunderkuren[206] und dem Inhalt des Briefes, den Hauptmann von einem „vornehmen Doctor Medicinae" erhalten hatte.[207] Er bezeichnete Hauptmann allerdings fälschlicherweise als einen der „bey diesem [Hornhausischen] Brunnen bestellte[n] Aerzte."[208] Über das Wolkensteinische Bad wusste er darüber hinaus mitzuteilen, dass es zu „Hauptmanns Zeiten [...] von neuem eingefasset, und mit bessern Anstalten versehen worden" sei.[209]

Hauptmann und seine Verbindungen zum Wolkensteinischen Bad wurden überdies und insbesondere von drei Autoren aufgegriffen, die sich ihrerseits wiederum mit dem Warmbad beschäftigten, vom Wolkensteinischen Pastor Gottfried

---

202 Henckel (1725), S. 95.
203 Hauptmann habe demzufolge im „Wolkensteinischen Wasserschatz" berichtet, „daß um dasselbe Bad auf dem Gebürge herum bunte Stücke Marmor, Carniolen, Jaspides, Amethisten, und gantze Muscheln voller spitzig-gewachsener Diamanten [...] heimlich gesucht und weggeschleppet worden." Vgl. C. E. F. (1756), S. 331-332.
204 Zückert bezeichnet sich selbst als „der Artzneygelahrtheit (Doctor), der Römischkaiserlichen Akademie der Naturforscher und der Churmaynzischen Akademie nützlicher Wissenschaften (Mitglied)". Vgl. Zückert (1768), Titelblatt.
205 L. c., S. 128 u. 308.
206 L. c., S. 129.
207 L. c., S. 130; weiterhin das Kapitel „Von Altbekanntem und Neubenanntem – Zu Hauptmanns Korrespondenzen".
208 Vgl. Zückert (1768), S. 129. – Hauptmann war in Hornhausen vermutlich niemals als Arzt tätig. Als er im Jahre 1646 das Wasser der „Gnadenbrunnen" untersuchte, hatte er sein Medizinstudium bei Weitem noch nicht beendet.
209 L. c., S. 308.

Müller[210], vom Chemnitzer „Amts- und Landphysicus" Gottwald Schuster[211] sowie von Friedrich Wilhelm Köhler, der als Pastor in Eibenstock tätig war.[212]

Gottfried Müller hebt in seinen 1721 erschienenen „Thermae Wolkensteinenses" nicht nur Hauptmanns Bemühungen um die Wiedererrichtung des Warmbades hervor.[213] Er zählt fernerhin die drei Schriften Hauptmanns über die Thermen auf[214] und gibt von diesen – wie nach ihm auch Gottwald Schuster – die „Admonition an Badegäste" wieder.[215] Ebenfalls übernimmt er sehr frei – ähnlich Christian Lehmann vor ihm – die von Hauptmann skizzierte Abbildung der Eisen- und Silbergänge um den Brunnen.[216] Der Dresdner Arztalchemiker stellt für ihn durchaus eine verlässliche Autorität dar. Deswegen zitiert Müller auch in seiner den „Thermae Wolkensteinenses" beigefügten „Bergpredigt" häufig aus Hauptmanns Werken. Hier verweist er etwa auf die von Hauptmann durchgeführten Analysen des Badewassers und das dahinter stehende naturphilosophische Gedankengebäude.[217] Jedoch treten dabei auch des Pastors Schwierigkeiten mit Hauptmanns Sprache zu Tage. So hätte er, Müller, es sich gewünscht, daß „der wertheste Mann [i. e. Hauptmann] entweder nicht so schwehre Chymische Worte gebrauchen, oder alle, die seine Worte lesen, einen völligen Chymischen Verstand haben möchten."[218]

Ähnliche Probleme mit Hauptmanns Sprache hatte auch Gottwald Schuster. In seiner „Thermologia Wolkensteinensis" aus dem Jahre 1747 bemängelt er, dass

---

210 Als solchen bezeichnet sich Müller auf dem Titelblatt seiner „Thermae Wolkensteinenses".
      Vgl. Müller (1721). – Es ist nicht eindeutig, ob es sich bei Müller um den später in Marienborn
      (Wetterau) lebenden Bischof handelt. Vgl. NDB, Bd. 18 (1997), S. 469-470. In der NDB werden
      weder Müllers Tätigkeit als Wolkensteinischer Pastor noch seine „Thermae Wolkensteinenses" erwähnt.

211 Zu Schuster vgl. ADB, Bd. 33 (1891), S. 102; Hirsch, Bd. 5 (1934), S. 170.

212 Köhler (1791), Titelblatt.

213 Müller (1721), S. 132 u. 298-299.

214 L. c., Vorwort.

215 WV, Nrn. 34c-d. – Auch Friedrich Wilhelm Köhler übernahm Hauptmanns Baderegeln, allerdings
      nur in sehr groben Zügen als eine Art Inhaltsangabe und ohne weiter kenntlich zu machen,
      auf wen diese ursprünglich zurückgehen; statt 13 bei Hauptmann sind es bei ihm allerdings
      14 Regeln. Vgl. Köhler (1791), S. 92-96.

216 Müller (1721), S. 206.

217 So erwähnt Müller Hauptmann noch mehrfach. Vgl. Müller (1721), S. 172, 193-194, 199,
      204-205, 210-211, 214, 217, 225, 229, 251, 256, 272, 283, 288 u. 306; derselbe (1721a), S. 48,
      110-112 u. 135-136.

218 Müller (1721), S. 195. – Im Anschluss zitiert Müller eine längere Passage aus dem „Wolkensteinischen
      Wasserschatz" über den „Spiritu Universi, Sale Naturae oder Hermetico", „unter
      der Hoffnung, wenn es unter vielen nur einer verstehet, es werde derselbe denen andern eine
      Hülffe thun, und den Verstand erleichtern." Vgl. l. c., S. 195-196.

der „Wolkensteinische Wasserschatz" „nach damahligen principiis etwas dunckel und undeutlich geschrieben, sich auch hiernechst sehr rar gemacht hat, und nicht mehr zu haben ist."[219]

Auch ansonsten zeigt sich Schuster bei der Beurteilung von Hauptmanns Schriften über das Wolkensteinische Bad kritisch. Er bezweifelt unter anderem die Genauigkeit von Hauptmanns Analysemethoden, kommt vielmehr zu dem Schluss, dass „die wesentlichen Principia unsers Wassers weder von GOBELIO, noch von HAVPTMANN, gründlich eruiret und erwiesen worden" seien.[220] Obwohl er seiner „Thermologia Wolkensteinensis" die Hauptmannsche „Admonition an Badegäste" beifügt, kann er der dort gegebenen Empfehlung, das Badewasser zu trinken, nur bedingt zustimmen: Geholfen habe dies zwar bei denjenigen, „die ihre noch gute und starcke Eingeweide haben [...], aber bey denen solche bereits geschwächet, jedesmahl mehr geschadet, als genützet".[221]

Auf der anderen Seite jedoch gesteht Schuster Hauptmann – verglichen mit Caspar Heinrich Schrey und Gottfried Müller als denjenigen, die nach ihm über das Warmbad geschrieben hätten – „das gröste Lob" zu.[222]

Friedrich Wilhelm Köhlers „Historische Nachrichten vom warmen Bade" aus dem Jahre 1791 schließlich stellen eine Art „Best-of" der zuvor erschienenen Werke über das Wolkensteiner Bad von Göbel, Zimmermann,[223] Schrey, Müller und Schuster, aber eben auch von Hauptmann dar. Köhler äußert ihnen allen gegenüber schon im Vorwort seine Hochachtung:

> „Da in diesen Schriften, von denen die meisten eine Seltenheit worden, und sich vergriffen haben, die Bestandtheile, Natur und Eigenschaften dieses warmen Bades nach dem Urtheil erfahrner Aerzte richtig dargestellet, die Würkungen desselben bey verschiedenen Kranckheiten angezeiget, und die nöthigen Verhaltensregeln bey dem Gebrauch desselben ertheilet worden, so hat man um desto sicherer einen Auszug aus denselben verfertigen, und selbigen, nachdem er von einem hiesigen geschickten Arzt geprüft worden, desto zuversichtlicher darlegen können."[224]

---

219 Schuster (1747), Vorwort.
220 L. c., S. 41. – Zu Göbel vgl. das Kapitel „Vom Unternehmer als Schriftsteller – Zu Hauptmanns balneologischen Werken".
221 Schuster (1747), S. 63.
222 L. c., Vorwort. – Schuster erwähnt Hauptmann überdies noch mehrfach. Vgl. l. c., S. 11, 22-40, 44-45, 47, 53, 55, 59-60, 64, 86, 99 u. 110-111.
223 Zu Zimmermann vgl. Anm. 91 dieses Kapitels .
224 Köhler (1791), Vorwort.

In den „Historischen Nachrichten vom warmen Bade" steht, wie sich schon dem Titel entnehmen lässt, die Geschichte des Wolkensteinischen Bades im Vordergrund. Köhler gibt diese unter anderem basierend auf Hauptmanns Angaben aus dem „Wolkensteinischen Wasserschatz" wieder.[225] Er hebt aber auch die eigenen Verdienste des Dresdner Arztalchemikers als Besitzers der Thermen – zusammen mit Heinrich Schrey – hervor, so etwa die Instandsetzung des maroden Bades,[226] das vom Kurfürsten erwirkte Braurecht[227] sowie das Privileg, jährlich an Mariae Himmelfahrt einen Jahrmarkt abhalten zu dürfen.[228]

Anders als in den Werken Müllers, Schusters und Köhlers steht das Wolkensteinische Bad zwar nicht im Mittelpunkt des vom Jenaer Medizinprofessor Michael Alberti[229] verfassten „Tentamen Lexici Realis Oberservationum Medicarum". Dennoch nimmt Alberti auch Hauptmanns „Wolckensteinisches Rad [sic!]" in seine Übersicht über verschiedene hydrometrische Instrumente auf.[230] Er bezieht sich hier – dies legt zumindest die von ihm angegebene Seitenzahl nahe – vermutlich auf eine von Hauptmann abgebildete und beschriebene Wasserwaage zur Bestimmung der – im heutigen Terminus – „Wasserdichte".[231]

Darüber hinaus zollte man auch im 18. Jahrhundert den mikroskopischen Observationen des Dresdner Arztalchemikers Anerkennung. Insbesondere die Abbildung des von Hauptmann beobachteten und skizzierten „vermiculus" wurde vielfach angeführt. So erklärte etwa der Hannoveraner Arzt Johann Ernst Wichmann schon im Inhaltverzeichnis seiner „Ätiologie der Krätze": „Die Entdeckung von Insecten in der Krätze ist nicht neu. Moufet im vorigen Jahrhunderte in England, Hauptmann in Deutschland reden schon davon."[232] Überdies könnte auf Wichmann die Behauptung zurückgehen, Hauptmann sei der erste gewesen,

---

225 L. c., S. 4, 8, 16, 19, 20 u. 23.
226 L. c., S. 12, 33 u. 40.
227 L. c., S. 62.
228 L. c., S. 63. – Köhler erwähnt Hauptmann auch an anderer Stelle. Vgl. l. c., S. 57-59.
229 Zu Alberti vgl. ADB, Bd. 1 (1875), S. 214-215.
230 Alberti (1727), S. 208.
231 WV, Nr. 29, S. 26-28. Vgl. weiterhin auch S. 127 dieser Studie. – Außerdem wird der „Wolkensteinische Wasserschatz" von erwähnt von Grimm (1770), S. 37, und Schramm (1744), Sp. 2370.
232 Wichmann (1786), Inhaltverzeichnis. – Mit „Moufet" bezieht sich Wichmann auf Thomas Moffet. Vgl. hierzu auch Anm. 123 im Kapitel „Von Altbekanntem und Neubenanntem – Zu Hauptmanns Korrespondenzen".

„der eine Zeichnung von diesen Krätzmilben, mit 6 Füßen, freylich durch damalige Microscope vergrößert, mit 4 Wiederhaken versehen etc. liefert."[233]

Auch Nils Rosen von Rosenstein, als Professor für „Historia naturalis" in Uppsala tätig,[234] würdigte Hauptmanns Verdienste um die Erforschung der Krätze.
Diese Krankheit – so Rosen von Rosenstein –

> „kömmt von lebendigen kleinen Insecten oder Milben [...] her [...]. Dieses ist nicht
> eine aus Kurzweil angenommene Meynung, sondern gründet sich auf die Erfah-
> rung. August Hauptman, Bonomo, Schwiebe und andere glaubwürdige Männer ha-
> ben mehrmals, zu verschiedenen Jahres-Zeiten, bei Leuten ungleichem Alter und
> Geschlechte, welche mit der Krätze gewesen sind, dies untersucht, und solche
> Thiergen auf der Haut selber [...] gefunden".[235]

Diese Passage sollte 1792 beinahe wortwörtlich in einen Artikel der Zeitung
„Der Anzeiger" übernommen werden.[236] Es scheint jedoch fraglich, ob es sich –
wie verschiedentlich behauptet[237] – bei Samuel Hahnemann, dem Begründer der
Homöopathie,[238] um den Verfasser handelt.[239]

Ein anonymer Autor, vermutlich ein britischer Arzt, führte – wie Hauptmann
zuvor – ebenfalls mikroskopische Untersuchungen durch. Er analysierte – wohl
im Jahre 1788[240] – die Flüssigkeit, die er den Pusteln eines an der Krätze erkrankten Patienten entnommen hatte. Das Ergebnis läßt ihn zwar an den Beob-

---

233 Wichmann (1786), S. 9.
234 Zu Rosen von Rosenstein vgl. Hirsch, Bd. 4 (1932), S. 877-878.
235 Rosen von Rosenstein (1768), S. 409-411. Verwiesen wurde hierauf später auch von Jäger
     (1775), S. 58 und Fürstenberg (1861), S. 34. – Der Student Johann Jacob Schwiebe hatte je-
     doch in der unter dem Vorsitz von Augustus Quirinus Rivinus gehaltenen Prüfung „De Pruritu
     Exanthematum Ab Acaris" die „Scabies" allenfalls am Rande erwähnt. Vgl. Rivinus/Schwiebe
     (1722), S. 23; weiterhin S. 231 dieser Studie.
236 B./Hahnemann (1792).
237 So bei Langheinz (1863), S. 129-130; N. N. (1863), S. 670; Bradford (2004), S. 187.
238 Zu Hahnemann vgl. ADB, Bd. 10 (1879), S. 374-378; NDB, Bd. 7 (1966), S. 513-514; DSB,
     Bd. 6 (1981), S. 17-18; Killy, Bd. 4 (2009), S. 604.
239 In der Zeitung „Der Anzeiger" ist am angegebenen Ort zwar die entsprechende Passage unter
     einer Überschrift „Antwort" zu lesen. Jedoch ist der entsprechende Abschnitt mit „B." unter-
     zeichnet. Erst der nachfolgende „Zusatz", in welchem der Name „Hauptmann" nicht genannt
     wird, stammt mit Sicherheit von Hahnemann, der sich hier allerdings auch mit der Krätze be-
     schäftigt. Vgl. B./Hahnemann (1792). – Auch in einschlägigen Hahnemann-Bibliographien ist
     nur der „Zusatz", nicht jedoch die „Antwort" unter Hahnemanns Publikationen aufgeführt. Vgl.
     Schmidt (1988), S. 22; derselbe (1989), S. 20.
240 Der Anonymus beschreibt seine Beobachtungen in einem auf den 20. Januar 1788 datierten
     Brief.

achtungen Hauptmanns und anderer zweifeln, doch verwirft er diese nicht vollkommen:

> „From not finding any animalcules in these trials, I am induced to infer, that either the representations of [...] Bonomo, Rosen [...], August Hauptman [...] et c[etera] are microscopical deceptions, or that the animals, the cause of this disorder, were not seen in my experiment from [...] different causes."[241]

Hauptmanns Ansicht, dass die von ihm beobachteten „vermiculi" den „natürlichen Tod" – und als dessen Vorläufer die Krankheiten – verursachen, hatte schon unter Zeitgenossen die Gemüter erhitzt. Folglich verwundert es nicht, dass der Name des Dresdner Arztalchemikers von den nachfolgenden Generationen ebenfalls mit dieser „Wurm-Pathologie" oder „Pathologia animata" in Verbindung gebracht wurde.[242] Erwähnt seien der Leidener Arzt, Chemiater und Botaniker Hermann Boerhaave[243], dessen Schüler, der Berner Polyhistor und Lehrdichter Albrecht von Haller[244], sowie der Pariser „Wurm-Doktor"[245] Nicolas Andry de Bois-Regard.[246] Mitunter wurde Hauptmann als Begründer der „Pathologia animata" angesehen,[247] oftmals aber auch gleichermaßen neben anderen – wie etwa

---

241 So führt der Anonymus etwa „the cold air, and almost instantaneous coagulation of the matter depriving them [i. s. die 'animalcula'] of motion" an. Vgl. N. N. (1788), S. 346.

242 Hauptmann wird wegen seiner Ansichten zur „Pathologia animata" und der „viva mortis imago" etwa erwähnt bei Schütz (1716), S. 108, und Falck (1741), S. 271.

243 Boerhaave/Haller (1751), S. 608. – Zum niederländischen Arzt, Chemiater und Botaniker Boerhaave vgl. DSB, Bd. 2 (1981), S. 224-228.

244 Haller (1758), S. 631. – Zum Mediziner, Naturforscher und Lehrdichter Haller vgl. ADB, Bd. 10 (1879), S. 420-427; NDB, Bd. 7 (1966), S. 541-548; DSB, Bd. 6 (1981), S. 61-67; Killy, Bd. 4 (2009), S. 614-617.

245 Enigk (1986), S. 14.

246 Andry de Bois-Regard (1750), S. 39-40. – Zu Andry de Bois-Regard vgl. D'Amat (1936); Eckart/Gradmann (2006), S. 10. – Andry de Bois-Regard erklärt in seiner erstmalig 1700 in Paris erschienenen „Génération des Vers": „Plusieurs Auteurs attribuent aux vers la cause de fiévre maligne, Kircher [...] et Hauptman [...] pretendent qu'elles ne viennent presque jamais que de-là [...]. Je n'examineray point icy si ce sont des fiévres malignes qui donnent occasion à la generation des vers, ou si ce sont des vers qui causent les fiévres malignes; je diray seulement que dans les dernieres qui coururent, je trouvais pas de meilleur moyen, pour guerir les malades que je traitois, que de les gouverner par rapport aux vers, je leur en faisois rendre un fort grand nombre, aprés quoy ils guerissoient par l'usage de quelques cordiaux [...]." Vgl. Andry de Bois-Regard (1750), S. 95. – Andry de Bois-Regard scheint sich allerdings später über seine in der „Génération des Vers" geäußerten Ansichten – und somit auch über diejenigen Hauptmanns oder Langes d. J. – voller Spott geäußert zu haben. Vgl. Sticker (1926), S. 88-89.

247 So bei Stolle (1731), S. 533; Kestner (1740), S. 380; Jöcher, Bd. 2 (1750), Sp. 1407; Fabricius (1754), S. 271; Busch (1794), S. 52.

Athanasius Kircher und Christian Lange d. J. – als Vertreter dieser Lehrmeinung genannt.[248]

Diesbezüglich verfocht der Leipziger Professor für Pathologie und Botanik Augustus Quirinus Rivinus ähnliche Ideen wie Hauptmann. Er behauptet in der „Disputatio De Morbis Animatis":

> „De scrupulosa tamen Etymi evolutione minus soliciti, indigitabimus tantum, veni-
> re nobis hoc nomine omne illud, quod homini praeter naturam accidit, et à causa vi-
> vente, vermibus puta bestiolisque omnis generis, vel in corpore productis, vel ab
> extra in caute admissis, producitur, animatur quasi et fovetur."[249]

Rivinus verweist darauf, dass Hauptmann „non incongrue" in seinem Brief an Kircher vom 28. Februar 1657 „vermiculi" als Ursache von Hautausschlägen vermutet hatte.[250]

Überdies unterzog sich der Student Johann Jacob Schwiebe im Jahre 1722 bei Rivinus einer Lizentiatenprüfung mit dem Titel „De Pruritu Exanthematum Ab Acaris". Hier wird Hauptmann schon im Vorwort als Autorität genannt.[251] Denn Rivinus und Schwiebe führen – ähnlich dem Dresdner Arztalchemiker in der „Epistola Praeliminaris" – Hautausschläge auf „vermiculi" bzw. „Acari"[252] zu-rück. Beide machen weiterhin – wie Rivinus schon zuvor in der „Disputatio De Morbis Animatis"[253] – darauf aufmerksam, dass Kircher im „Mundus Subterra-neus" Hauptmann und seine Beobachtungen erwähnt hatte.[254]

---

248 So bei Fürstenau (1727), S. 143; Bierling (1756), S. 230; Wichmann (1786), S. 3, 8-9.
249 Rivinus (1705), S. 670.
250 L. c., S. 677. – Rivinus betitelt den Brief an Kircher fälschlicherweise als „de viv[a] mort[is] Imag[ine]". Inhaltlich bezieht er sich jedoch mit Sicherheit auf diesen, und nicht auf die „Epis-tola Praeliminaris". Diese Verwechslung war zuvor bereits Waldschmidt/Hannemann (1697), S. 33, unterlaufen. Vgl. hierzu Anm. 42 dieses Kapitels. – Hauptmann wird von Rivinus auch an anderer Steller erwähnt. Vgl. Rivinus (1705), S. 687.
251 Vgl. Rivinus/Schwiebe (1722), Fol. A2^{r}-A2^{v}.
252 Es scheint allerdings fraglich, ob man den Terminus „Acarus" im heutigen Sinne schon mit „Milbe" übersetzen kann. Eine Systematisierung von Kleinstlebewesen war 1722 noch nicht weit genug fortgeschritten, so dass der Begriff „Acarus" von Rivinus und Schwiebe vermutlich weiter gefasst war.
253 Rivinus (1705), S. 675.
254 Rivinus/Schwiebe (1722), S. 15. – Die entsprechende Passage aus Kirchers „Mundus Subterra-neus" ist wiedergegeben in Anm. 34 dieses Kapitels. – Rivinus veröffentlichte darüber hinaus auch eine mit seinem Studenten J. E. Heimburger gehaltene Prüfung über die Galle. Ähnlich Hauptmann in der „Bilis Ejusque Usus" wird hier in drei Teilen „De Natura Bilis", „De Gene-ratio Bilis" und „De usu Bilis" diskutiert, Hauptmann jedoch nicht erwähnt. Vgl. Rivinus/Heimburger (1688). Zum Vergleich: Hauptmanns Doktorprüfung ist untergliedert in

Auch dem Begründer der modernen Taxonomie, dem als Botaniker und Professor für Medizin in Uppsala tätigen Carl von Linné,[255] war der Name Hauptmanns im Zusammenhang mit der „Pathologia animata" ein Begriff. Gemeinsam mit seinem Studenten Johannes C. Nyander behauptet er in einer Arbeit über „Exanthemata viva":

> „Morbi CONTAGIOSI in eo, plerumque, omnes inter se conveniunt, [...] quod in
> Scabie et Dysenteria manifesta fuerint oculis: VIDIT illa [i. e. die 'animalcula viva']
> in MORBILLIS Langius, in PESTE Kirkerus, in SIPHILITIDE (Limacum similia)
> Hauptmannus".[256]

Allerdings befürwortete Linné die Ansichten dieser drei Naturforscher nicht uneingeschränkt. So heißt es – wenngleich hier keine Namen fallen – im fünften Teil des über 100 Jahre nach den Schriften Hauptmanns, Langes d. J. und Kirchers entstandenen „Natursystems" unter der Überschrift „acarus exulcerans":

> „Es ist bekannt, daß es schon Aerzte gegeben habe, die alle Krankheiten, besonders
> den Ausschlag, als Masern, Blattern, Venuskrankheit, Petechien und dergleichen,
> bloß den Thierchen aus dem Milbengeschlecht zugeschrieben haben, allein der Ritter [i. e. Linné] selbst ist der Meinung, daß man hier zu weit gehen könne, und wir
> [i. e. der Herausgeber Philipp Ludwig Statius Müller] pflichten ihm bei. [...] Ja, wir
> halten die Fäulniß todter Körper, und die Entstehung der Würmerarten in selbigen,
> in mancherley Rucksicht vor nichts anders, als für eine Auflösung und Ausbrüthung
> solcher Eyerchen, die wir vielleicht in unserm ganzen Leben, als Theile die zu unserm Körper gehören, herumgetragen haben."[257]

Der Naturforscher Christian Gottlieb Kratzenstein[258] war Hauptmanns Ansichten gegenüber ebenfalls kritisch eingestellt:

„CAPUT I. Exhibens Bilis Naturam ac constitutionem", „CAPUT II. Ostendens Bilis insignem usum, virtutem atq[ue] necessitatem" und „CAPUT III. Declarans enormia Bilis tàm excedentis, quàm deficientis incommoda, sed et addens Medendi seu medium obtinendi salutaria remedia, atq[ue] haec omnia brevissimis." Vgl. WV, Nr. 26.

255 Zu Linné vgl. DSB, Bd. 8 (1981), S. 374-381.

256 Linné/Nyander (1757), S. 5.

257 Linné, ed. Müller (1775), S. 1052. – Zum Professor für Naturgeschichte Philipp Ludwig Statius Müller vgl. ADB, Bd. 22 (1885), S. 668-669.

258 Zu Kratzenstein vgl. ADB, Bd. 17 (1883), S. 57-61; NDB, Bd. 12 (1980), S. 677-678.

> „Siehet man aus diesen Umständen gleich, daß die Würmer zu allerhand seltsamen
> Kranckheiten Gelegenheit geben können, so würde man doch ohnstreitig der Sache
> zu viel thun, wenn man alle Kranckheiten des menschlichen Cörpers von den Wür-
> mern herleiten wolte, wie Hauptmann in seiner Pathologie es gethan."[259]

Dennoch musste Kratzenstein dem Dresdner zugestehen, dass man die „vermiculi" „bey vielen Kranckheiten antrift, wo man sie nicht gesucht hätte."[260]

Elias Camerarius, Professor für Medizin in Tübingen,[261] nannte Hauptmann in
diesem Zusammenhang zwar nicht. Doch auch er äußert sich skeptisch gegenüber der Vorstellung, dass „animalcula" alle Krankheiten verursachen, und hält
es für notwendig, hier von Fall zu Fall zu unterscheiden. Solange solche „animalcula" aber etwa durch mikroskopische Beobachtungen nachgewiesen werden
könnten, wäre es durchaus rational, sie für Krankheitserreger zu halten.[262]

Nach Aussage des Berliner Arztes Ernst Gottfried Kurella, der gegen die „Kor-
ruption unter d[en] Ärzten"[263] anzugehen versuchte, war „Aug[ust] Hauptmann
der erste, welcher auf die Gedanken gerieth die Medicin zu reformiren, und er
bildete sich ein, daß er die Ursache aller Krankheiten nicht besser, als in der putredine animata antreffen würde."[264] Kurella erbringt nun den „Beweis daß die
Ausschläge nicht von Würmern entstehen".[265] Denn auch wenn er

---

259 Kratzenstein (1748), S. 40. Hierauf verweist auch Fürstenberg (1861), S. 172.
260 Kratzenstein (1748), S. 40.
261 Zu Camerarius vgl. ADB, Bd. 3 (1876), S. 719.
262 Camerarius (1721), S. 199-200, schreibt: „Et quid dicemus de animalculis in putredine disposi-
     tionum morbosarum à tot scriptoribus quaesitis, an causas illa dicemus, an producta mor-
     borum? utrumque obtinebit pro diversitate casuum. Transeant quae de peste, et animato ejus
     miasmate alii, alii de animalculis in variolis, Lue Venerea, scabie, aliisque affectibus pro causa
     genuina allegandis, hisque eorum morsibus, ac puncturis, seu rosionibus adscribendis operosè
     aequè ac speciosè solent deducere; id saltem caret controversia, non repugnare rationem illo-
     rum experientiae, qui in sanie, pure, cruore, sed vidisse animalcula atque observasse proin put-
     redinem talem animatam asserunt, cum ferè nullibi non inque ipso dentium muco Lewenhoeki-
     us detexerit myriades animalculorum, qualia vel in acetrimo piperis infuso vitam et aquirere et
     protrahere prolixè docet, qui omninò videndus." – Zu Leeuwenhoeks Beobachtungen vgl. S.
     206 dieser Studie.
263 Zu Kurella vgl. NDB, Bd. 13 (1982), S. 321.
264 Kurella (1750), S. 7; weiterhin l. c., Vorwort.
265 L. c., Titelblatt.

„zugeben wollte, daß bei allen und ieden Arten von Ausschlägen Würmer gegenwärtig sein könnten (welches doch wider die tägliche Erfahrung offenbar streitet); so ist doch nimmermehr zu erweisen, daß die Würmer eher als die Ausschläge selbst, da seyn sollten, sondern jene sind viel eher als die Würckungen von diesen anzusehen.“[266]

Hauptmanns Name fand überdies Eingang in Friedrich August Webers[267] „Leben, Taten und Meinungen des D. J. Peter Menadie", eine bissige Satire über das marode Universitätssystem:[268] Weil sich der (fiktive) Assessor der medizinische Fakultät zu Drachenhayn Carrebovius[269] schon anderthalb Jahrhunderte vor den „beiden vortreflichen Doctoren August Hauptmann und Sebastian Würdig"[270] die Ursachen der Krankheiten nicht anders – etwa durch eine Verstimmung der Seele – erklären konnte, wurde er „ein Wurmpatholog, und das in so hohem Grade, daß dem guten Hauptmann und Würdig mit Recht kein andres Verdienst in der Sache bleibt, als das Verdienst getreuer Nachbeter des Carrebovius."[271] Es steht zu vermuten, dass Weber Lehrmeinungen wie diejenige der „Wurm-Pathologen" nicht als seriös betrachtete.

Auch Heinrich Lohalm Meier, Doktor der Medizin und „Braunschweig-Lüneburgische[r] Land-Medic[us] in Lüneburg"[272], äußerte sich abwertend über Hauptmanns Vorstellungen. Er behauptet, der Dresdner Arztalchemiker wäre Robert Fludds[273] Ansicht zugetan gewesen, dass alle Krankheiten

---

266 L. c., S. 14.
267 Zu Friedrich August Weber vgl. Hirsch, Bd. 5 (1934), S. 865; DLL, Bd. 28 (2008), Sp. 504-505.
268 Der ungebildete Schuhmacher Peter Menadie war im Jahre 1774 von der Medizinischen Fakultät der Universität Greifswald zum Doktor der Medizin promoviert worden. Friedrich August Weber, Arzt und Komponist aus Heilbronn, nahm dies zum Anlass, um anonym in einer an der fiktiven Universität Drachenheyn angesiedelten Satire das Bildungssystem zu karikieren. Vgl. Michelsen (1962), S. 95; Alvermann (2007), S. 97. – Bei Alvermann sind einige Angaben falsch oder unvollständig. So handelt es sich bei „Leben, Taten und Meinungen des D. J. Peter Menadie" um ein vier-, und nicht um ein dreibändiges Werk. Weiterhin scheint Alvermann die Verfasserschaft Webers nicht bekannt gewesen zu sein.
269 Weber (1777), S. 101.
270 Zu Wirdig vgl. S. 204 dieser Studie.
271 Weber (1777), S. 101.
272 Meier (1704), Titelblatt. – Einschlägige Lexika enthalten keine weiteren Informationen zu Meier.
273 Zu Fludd vgl. DSB, Bd. 5 (1981), S. 47-49.

„böse Geister [seien], die [...] mit denen Winden aus ihren Oertern heraus getrieben werden, und alsdenn die menschlichen Leiber anfallen, und deren Vestung einnehmen [...], nachdem sie in demselben eine bequemere Herberge und Wohnung für ihnen antreffen.“[274]

Dem widersprach der Lyriker und Historiker Gottlieb Stolle[275] berechtigter Weise in seiner „Anleitung zur Historie der Medizinischen Gelahrtheit“. Für ihn hatte es den Anschein,

„daß der Herr D[oktor] Meyer von des D[oktor] Hauptmanns Schrifften niemals müsse etwas gelesen haben, sondern daß er vermuthlich durch den Nahmen der pathologiae animatae sich dahin verleiten lassen, als wären bey diesem systemate, wie bey dem Fluddischen, die bösen Geister pro caussis [sic!] morborum ausgegeben worden.“[276]

Stolle hebt vielmehr Hauptmanns Verdienste um die „pathologia animata“ hervor. Diese hätten „auch andere, sehr geschickte Männer [...] als eine sinnreiche, und durch die microscopischen [...] observationes noch mehr gegründete Erfindung angenommen [...].“[277] Allerdings muss er eingestehen, „von dem Leben dieses berühmten Chemici nichts weiter melden [zu können], als daß er 1607. zu Dreßden gebohren, zu Leipzig studiret, und in seinem [sic!] patria 1674. den 21. Decemb[ris] in einem Alter von 67. Jahren gestorben.“[278]

---

274 Meier (1704), S. 60-61. – Meier, der sich auf Fludds „Meteorum Insalubrium Mysterium“ bezieht, erachtet diese von Fludd und angeblich Hauptmann vertretene Ansicht für absurd: „Es ist nicht nöthig, allhie diese paradoxe Meynung zu widerlegen, denn erstlich würde es die Enge dieses paragraphi nicht leiden, und nachgehendes ist zur Gnüge zu ersehen, was von ihr zu halten, aus dem schlechten applausu, den sie absonderlich bey Gelehrten gefunden.“ Vgl. l. c., S. 61-62; weiterhin Fludd (1682).
275 Zu Stolle vgl. ADB, Bd. 36 (1893), S. 408-409; Killy, Bd. 11 (1991), S. 222.
276 Stolle (1731), S. 534. – Stolle behauptet gar, dass er sich kaum habe „des Lachens entbrechen können, weil ich in dieser gantzen Passage fast keine Zeile angetroffen, die mit der Wahrheit accordirte.“ Denn weiterhin sei es falsch, dass Hauptmann „bey den Gelehrten keinen Beyfall erhalten“ und darüber hinaus „sein Buch de morte viva heraus gegeben“ habe. Er selbst zumindest hält es – mit Verweis auf Paullini und Wedel – für äußerst fragwürdig, dass dieses Buch jemals gedruckt wurde. Vgl. l. c., S. 534-535. – Zur Existenz des Traktats „De Viva Mortis Imagine“ vgl. die Bemerkungen zu WV, Nr. 64.
277 Stolle (1731), S. 533.
278 L. c. – Stolle beruft sich bei diesen Angaben zu Hauptmanns Leben auf Christian Johann Langes „Historia medica“. Vgl. S. 201 dieser Studie.

Viel mehr als Stolle wissen sowohl die Einträge in Zedlers „Universal-Lexikon"[279], Iselins „Historisch-geographisch-allgemeinem Lexikon"[280] als auch in Kestners „Medizinischem Gelehrten-Lexikon"[281] und Jöchers „Gelehrten-Lexikon"[282] über Hauptmanns Leben und Werk nicht zu berichten.[283] Hier finden sich allenfalls einige spärliche Anmerkungen über Hauptmanns Studium in Leipzig und seine Freundschaft mit Christian Lange d. J.. Von Hauptmanns Schriften werden bei Zedler und Iselin neben dem „Wolkensteinischen Wasserschatz" und der ebenfalls in diesem – zumindest zum Teil – enthaltenen Korrespondenz Hauptmanns mit Kircher und Fabre als weiteres Werk nur die „Weinbau-Irrtümer" genannt. Kestner fügt dem immerhin – mit Verweis auf die „Bibliotheca Riviniana"[284] – Streitschriften mit Georg Detharding,[285] die „Hornhausischen Gnadenbrunnen"[286] und das „Chymische Kunstprojekt"[287] hinzu.[288] Jöcher schließlich erwähnt darüber hinaus die Traktate „De Acidulas Egranas Usurpandi Modo", „Bilis Ejusdem Usus",[289] die „Schutzschrift gegen Dethardings Chymi-

---

279 Zedler, Bd. 12 (1735), Sp. 838-839. – Immerhin fußt der Artikel über die „Gesund-Brunnen zu Hornhausen" zu großen Teilen auf Hauptmanns „Hornhausischen Gnadenbrunnen", auch wenn diese wiederum im Eintrag über Hauptmann nicht erwähnt werden. Vgl. Zedler, Bd. 10 (1735), Sp. 1309-1317.

280 Iselin, Bd. 3 (1742), S. 1054.

281 Kestner (1740), S. 380-381.

282 Jöcher, Bd. 2 (1750), Sp. 1407.

283 Zumindest Zedler, Iselin und Kestner berufen sich auf Stolle. Bei Zedler und Iselin unterscheiden sich die Einträge über Hauptmann im Übrigen nur orthographisch. In Dunkels „Historisch-kritischen Nachrichten" hingegen wird Hauptmann nicht erwähnt, wahrscheinlich, weil hier insbesondere über diejenigen Gelehrten berichtet wird, die „in der allerneuesten Ausgabe des Jöcherischen Allgemeinen Gelehrten-Lexicons entweder gänzlich mit Stillschweigen übergangen, oder doch mangelhaft und unrichtig angeführet werden". Vgl. Dunkel (1753-1760). [Das Zitat ist dem Titelblatt des ersten Bandes entnommen.]

284 Bei der „Bibliotheca Riviniana" handelt es sich um den Katalog der Bibliothek des Augustus Quirinus Rivinus. Vgl. Hermann (1727). – In Kestners „Medizinischem Gelehrten-Lexikon" findet sich überdies der Verweis, dass auch die „Weinbau-Irrtümer" in der „Bibliotheca Riviniana" genannt werden. Vgl. l. c., S. 655; weiterhin Kestner (1740), S. 381.

285 Diese Streitschriften werden in Kestners „Medizinischem Gelehrten-Lexikon" nicht einzeln beim Namen genannt. Die „Bibliotheca Riviniana" schien jedoch von Hauptmanns Traktaten im Rahmen des Streits um das „Aurum potabile" nur das „Scriptum Collisivum" zu besitzen, von den Werken, mit denen sich Detharding an dieser Fehde beteiligte, hingegen keines. Vgl. Hermann (1727), S. 535.

286 L. c., S. 99.

287 L. c., S. 674.

288 In der „Bibliotheca Riviniana" sind weiterhin ein Exemplar des „Wolkensteinischen Wasserschatzes", der Dissertation „Bilis Ejusque Usus" und des „Chymischen Kunstprojekts" angeführt. Vgl. l. c., S. 105-106, 285 u. 674.

schen Irrtum",[290] „Streit Schrifften mit Johann Buntebart de naturae constantia"[291] sowie die „Kleine Chymische Hausapotheke". Damit ist jedoch auch seine Erfassung der Schriften Hauptmanns nicht vollständig.[292]

Abschließend noch einmal der Tod als Wurm, oder vielmehr der Wurm als Tod: Denn trug nicht auch der Staatssekretär mit Namen Wurm in Friedrich Schillers 1784 uraufgeführtem Drama „Kabale und Liebe" die Mitverantwortung am Tod der Protagonisten Luise und Ferdinand?

8.3 Im Wesentlichen nichts Neues – Hauptmann im 19. Jahrhundert

Im 19. Jahrhundert, dem Centennium des zellularpathologischen Krankheitskonzeptes Rudolf Virchows[293] und der aufkeimenden, etwa mit den Namen Louis Pasteurs[294] oder Robert Kochs[295] verbundenen wissenschaftlichen Bakteriologie[296], sorgten Hauptmanns Ansichten kaum noch für Aufsehen. Man erwähnte den Dresdner Arztchemikers zumeist nur noch am Rande. Einige seiner Werke wurden gelegentlich erfasst, so die „Weinbau-Irrtümer",[297] die „Hornhausischen Gnadenbrunnen",[298] die „Epistola Praeliminaris",[299] die „Generatio Calculi Hu-

---

289 Diese Dissertationsschrift Hauptmanns wird auch erwähnt von Panzer (1765), S. 685, und Haller (1774), S. 451.

290 Jöcher scheint nicht bekannt gewesen zu sein, dass Hauptmanns „Schutzschrift gegen Dethardings Chymischen Irrtum" zu den Streitschriften mit Detharding zählt.

291 Jöcher, Bd. 2 (1750), Sp. 1407.

292 Vgl. hierzu „Anhang I – Bibliographie raisonnée".

293 Zu Virchow vgl. DSB, Bd. 14 (1981), S. 39-44; Eckart/Gradmann (2006), S. 332-333.

294 Zu Pasteur vgl. DSB, Bd. 10 (1981), S. 350-416; Eckart/Gradmann (2006), S. 252-253.

295 Zu Koch vgl. NDB, Bd. 12 (1979), S. 251-255; DSB, Bd. 7 (1981), S. 420-435; Eckart/Gradmann (2006), S. 193-195.

296 Vgl. zu dieser Entwicklung etwa Eckart (2009), S. 188-218.

297 Weber (1803), S. 349; Reich (1860), S. 241.

298 So bei Ploucquet (1808), S. 109; Radlach (1893), S. 61. – Auch wenn sich Radlach in seinem Aufsatz mit Comenius beschäftigt, erwähnt er Hauptmann wegen des „Wunderbaren", das dieser über die Hornhausischen Gnadenbrunnen berichtet hatte. Ob Comenius selbst Hauptmann oder dessen Werk kannte, bleibt fraglich. In einem von Radlach (1893), S. 69-72, wiedergegebenen Brief erwähnt Comenius zwar die Hornhausischen Quellen, nicht jedoch das Werk des Dresdner Arztalchemikers.

299 So bei Ploucquet (1809), S. 118, 159.

mani"[300] sowie die „Curatio Calculi Humani",[301] die Schrift „De Acidulas Egranas Usurpandi Modo",[302] der „Wolkensteinische Wasserschatz",[303] die „Admonition an Badegäste"[304] und der Traktat „An den Badeverlästerer".[305] Ihr Inhalt interessierte jedoch nur vereinzelte Gelehrte.

Wiederum erregte Hauptmanns Ansicht von den Ursachen der Krankheiten
Aufmerksamkeit. So galt der Dresdner Arztalchemiker entweder als „der eigentliche Schöpfer der pathologia animata"[306] oder – neben etwa Christian Lange d.
J. und Athanasius Kircher – als deren Mitbegründer.[307] Jedoch erfuhr diese medizinische Doktrin kaum noch eine differenzierte Betrachtung.

Einerseits konnte sie so als „[s]ehr widersprechend, und größtentheils sehr un-
philosophisch" abgetan,[308] folglich auch als „Kuriosum" beurteilt werden,[309] oder

---

300 L. c., S. 170. – Die „Generatio Calculi Humani" ist hier nur unter dem Namen Christian Lan-
     ges d. J. erfasst, obwohl es sich bei dem in Druck gegangenen Werk um eine unter Langes und
     Hauptmanns Namen erschienene Prüfung handelte. Vgl. WV, Nrn. 16a-b.
301 So bei Ploucquet (1808), S. 170. – Die „Curatio Calculi Humani" ist hier nur unter dem Namen
     Hauptmanns erfasst, obwohl es sich bei dem in Druck gegangenen Werk um eine unter Christi-
     an Langes d. J. und Hauptmanns Namen erschienene Prüfung handelt. Vgl. WV, Nrn. 24a u.
     24b.
302 So bei Hoffmann (1815), S. 320; N. N. (1837), S. 1001; Sommer (1842), S. 24; Melion (1847),
     S. 75, 148. – Lautner (1820), S. 107-108, weiß immerhin, dass Christian Lange d. J. die Heil-
     wasser des Egerbrunnes mit so gutem Erfolg angewendet hatte, „dass er sich dadurch veran-
     lasst fühlte, [...] sie zum Gegenstande einer öffentlichen Prüfung zu bestimmen; welche er an
     der Akademie zu Leipzig am 9. May 1651 mit August Hauptmann, aus Dresden, gehalten hat-
     te." Allerdings bleibt fraglich, ob es sich tatsächlich um eine Prüfung, oder lediglich um eine
     öffentliche Disputation handelte. Vgl. hierzu S. 14 dieser Studie.
303 So bei Ploucquet (1808), S. 109 u. 150; Hoffmann (1815), S. 407; Osann (1832), S. 722; N. N.
     (1837), S. 1134. – Philippe/Ludwig (1855), S. 440-441, nennen den „Wolkensteinischen Was-
     serschatz" im Übrigen als Quelle für ein hierin überliefertes Zitat aus Thurneissers „Zehn Bü-
     cher von den Wassern".
304 So bei Schmieder (1898), S. 75.
305 So bei Hoffmann (1815), S. 407; Schmieder (1898), S. 75.
306 Baerensprung (1859), S. 23; weiterhin vgl. Busch (1817), S. 109; Donndorff (1817), S. 393;
     Donndorff (1818), S. 315 u. 572. – Bei Woodward (1879), S. 369, heißt es darüber hinaus:
     „Whence it appears that HAUPTMANN attributed various diseases besides scabies to minute
     animal parasites. In this he preceded KIRCHER [...] who was well acquainted with his labors,
     and cites with price the tract above mentioned [i. e. der vermeintliche 'Tractatus de viva mortis
     imagine'].“
307 Raspail (1845), S. XXXIV u. XXXVI-XXXVII; Sleurs (1858), S. 17; Hebra (1860), S. 417;
     Fürstenberg (1861), S. 11.
308 Remer (1824), S. 327. – Der Historiker Julius August Remer hielt Hauptmanns Ansicht, dass
     die Würmer alle Krankheiten verursachten, für ebenso unwissenschaftlich wie Fludds Vorstel-
     lung, dass die bösen Geister hierfür verantwortlich seien. Vgl. hierzu auch Anm. 274 dieses
     Kapitels. – Zu Remer vgl. ADB, Bd. 28 (1889), S. 198.
309 Hirsch (1893), S. 138. – Der Medizinhistoriker August Hirsch hielt Hauptmann und Lange für
     die Begründer der „Pathologia animata", die „[h]öchst wunderliche Schilderungen derartiger,

man beanstandete die „mangelnde genaue Beschreibung dieser sogenannten Würmer".[310] In diesem Zusammenhang enthielt sich auch der Dresdner Stadthistoriker Johann Christian Hasche[311] einer gewissen Kritik gegenüber Hauptmann nicht:

> „Es wird nicht leicht eine Albernheit seyn, die nicht irgend einmal ein Gelehrter glaubte und vertheidigte. Daher gehört nun wohl August Hauptmann, ein Dresdner, der 1674 starb, alle Krankheiten der Menschen in Würmern suchte und daher eine eigene Wurmpathologie (Krankheitslehre) lehrte. Er war ein Thor, aber doch kein Feind der Wissenschaften und Aufklärung wie der Phantaste Paracelsus, der Beförderer des Aberglaubens aller Art, mit seinen astronomischen Talismans, magischen Ringen, alchymistischen Geheimnissen und Arzeneyen."[312]

Andererseits wurde Hauptmanns Ansicht vom Wurm als Krankheits- und Todesursache 1895 – wohl aufgrund der aktuellen wissenschaftlichen Erkenntnisse auf dem Felde der Bakteriologie – zur „Idee, welche die Medicin der Gegenwart beherrscht",[313] erklärt. Auch würdigte der als Medizinprofessor vor allem in Marburg tätige Johann Christian Friedrich Karl Heusinger von Waldenegg,[314] dass die Vorstellungen von den „animalcula" als Krankheitsursache „sont basées sur des observations en quelques maladies et sur leur analogie avec d'autres."[315] Heusinger zählt in diesem Zusammenhang Hauptmann neben Moffett, Kircher, Bonomo und Linné zu den „grands médecins dès la plus haute antiquité".[316]

Ebenso wurde das Verdienst Hauptmanns, über die (vermeintliche) Krätzmilbe geschrieben,[317] ja gar als erster eine – wenngleich sicher nicht vollkommene[318] –

---

von ihnen aufgefundener niedriger Lebewesen in verschiedenen Flüssigkeiten und Geweben des menschlichen Körpers [...] als Beweise für diese Theorie" mitteilten.

310   Jördens (1801), S. 3-4.
311   Zu Hasche vgl. Stanislaw-Kemenah (2006).
312   Hasche (1819), S. 250.
313   Proksch (1895), S. 345.
314   Zu Heusinger von Waldegg vgl. ADB, Bd. 50 (1905), S. 293 (unter Johann Friedrich Christian Karl von Heusinger).
315   Heusinger von Waldegg (1847), S. 586.
316   L. c., S. 399.
317   So bei Galès (1812), S. 11; Angelstein (1851), S. 497; Küchenmeister (1855), S. 382; Fürstenberg (1861), S. 11; Woodward (1879), S. 369.
318   So sei die Abbildung Ettmüllers, „obschon noch unvollkommen, doch bedeutend grösser und besser als die von Hauptmann" gewesen. Vgl. Fürstenberg (1861), S. 13; weiterhin Fournier (1816), S. 192; Hebra (1860), S. 417-418. Auf Fournier verweist auch Fürstenberg (1861), S. 47.

„Zeichnung von diesen Krätzmilben mit 6 Füssen, mit 4 Wiederhaken versehen"[319], angefertigt zu haben, immer wieder hervorgehoben.[320]

Weiterhin gaben Hauptmanns Bemühungen um das Wolkensteinische Bad gelegentlich Anlass zur nachträglich positiven Bewertung des auch als „Vater des Bades" bezeichneten[321] Dresdner Arztalchemikers: So etwa die zahlreichen und kostspieligen Wiederaufbaumaßnahmen nach dem Dreißigjährigen Krieg[322] oder der vermutlich von ihm um das im Badehaus aufbewahrte Kruzifix in Auftrag gegebene Schriftzug.[323]

Schließlich wurden auch vereinzelt Fragmente aus Hauptmanns balneologischen Schriften aufgegriffen, so etwa die Passage aus dem immerhin als „eine der besten ältern Brunnenschriften"[324] über das Warmbad gewürdigten „Wolkensteinischen Wasserschatz", in der Hauptmann von den Gesteinen in der Umgebung der Thermen berichtet hatte.[325]

---

319 Ritter (1838), S. 552. – Zur Formulierung von Wichmann vgl. auch S. 228-229 dieser Studie. – Ritter irrt allerdings, wenn er erklärt, Hauptmann habe die (vermeintliche) Krätzmilbe 1650 in einem Brief an Kircher abgebildet. Der Brief an Kircher stammt aus dem Jahre 1657. Diese fehlerhafte Angabe fand sich zuvor bereits bei Simon (1830), S. 71.

320 So bei Raspail (1845), S. 371-372; Martiny (1847), S. 427; Wilson (1850), S. 612; Jaeger (1854), S. 22; Devergie (1857), S. 561 u. 587; Fürstenberg (1861), S. 11; Kleinhans (1864), S. 156. Auf Devergie und Martiny verweist auch Fürstenberg (1861), S. 47, 124. Auf Wilson bezieht sich auch Hohnbaum (1844), S. 324. – Der französische Mediziner und Staatsmann François-Vincent Raspail behauptet übrigens noch im Jahre 1835, obwohl ihm Hauptmann ein Begriff ist, die erste Abbildung der Krätzmilbe wäre 1682 in den „Acta Eruditorum" erschienen. Er nennt hier den Namen Ettmüller allerdings noch nicht. Vgl. Raspail (1835), S. 2; weiterhin auch S. 208 dieser Studie. Zehn Jahre später hingegen weiß Raspail von Hauptmanns erster Abbildung der (vermeintlichen) Krätzmilbe sowie, dass diejenige aus dem Jahre 1682 von Ettmüller stammt. Er merkt an: „La note d'Ettmuller n'était rien moins que propre à faire sensation, quand celle d'Hauptmann était inaperçue." Vgl. Raspail (1845), S. 172. – Zu Raspail vgl. DSB, Bd. 11 (1981), S. 300-302. – Hauptmann wird im Zusammenhang mit der Krätzmilbe auch erwähnt von Lanquetin (1859). Dieses Werk wurde nicht eingesehen. Lanquetin erwähnt aber anscheinend nur, dass Hauptmann „fait la description du sarcopte de la gale". Vgl. Fürstenberg (1861), S. 160.

321 Schmieder (1898), S. 73.

322 L. c., S. 73.

323 Vgl. Steche (1885), S. 31. Auf Steche verweist auch Schmieder (1898), S. 74. – Diese Inschrift hatte bereits Christian Lehmann erwähnt. Vgl. hierzu S. 17 dieser Studie. Allerdings behauptet Steche – im Gegensatz zu Lehmann –, dass Hauptmann diesen Schriftzug im Jahre 1645 habe anfertigen lassen. Diese Angabe erscheint unwahrscheinlich, da Hauptmann – 1645 noch Student – das Bad erst 1656 zusammen mit Heinrich Schrey erwarb.

324 Schumann (1826), S. 309.

325 N. N. (1836), S. 8. Vgl. hierzu auch Anm. 203 dieses Kapitels.

Der Theologe Heinrich Andreas Pröhle[326] schließlich gab zwar die Geschichte von der Entdeckung der Hornhausischen Gnadenbrunnen nach Hauptmann wieder,[327] erachtete Hauptmanns Angaben aber nicht für sonderlich vertrauenerweckend. Er beruft sich lieber auf den hiervon abweichenden Bericht Salchmanns,[328] da dieser, „unter dessen Leitung die Badeanstalt hauptsächlich gestanden, von der Sache am Besten unterrichtet sein musste."[329] So ist für ihn auch Hauptmanns Ansicht fragwürdig, dass dort, „wo der Gesundbrunnen entstanden, früher ein Salzbrunnen gewesen sei".[330] Auch hier hält Pröhle es lieber mit seinem „Gewährsmanne, dem Pastor Salchmann".[331] Er lieferte somit eines der wenigen auf Textkenntnis beruhenden Zeugnisse für die kritische Hauptmann-Rezeption im 19. Jahrhundert.

Zum Abschluss erneut der Tod als Wurm: In Richard Wagners 1876 uraufgeführter Oper „Siegfried" allerdings war dem Wurm vielmehr selbst der Tod bestimmt. Denn den, der „nun als Wurm den Hort bewachte, Fafner, den letzten Riesen – fällte ein rosiger Held."[332]

8.4 LETHE ODER MNEMOSYNE? – HAUPTMANN HEUTE

In der Literatur des 20. und beginnenden 21. Jahrhundert als einer Zeit der stetigen Weiterentwicklung der (Natur-)Wissenschaften etwa durch die Begründung der antibakteriellen Therapie oder auch der Virologie[333] wurde Hauptmann zwar ebenfalls zumeist nur am Rande erwähnt. Dennoch scheint es, als habe das Interesse an seinem Œuvre gegenüber dem 19. Jahrhundert wieder etwas zugenommen.

Erneut wurden Hauptmanns gemeinsame Verdienste mit Heinrich Schrey um das Wolkensteinische Warmbad gewürdigt.[334] So findet sich in einer Festschrift

---

326 Zu Pröhle vgl. ADB, Bd. 26 (1888), S. 631.

327 Pröhle (1850), S. 84-85.

328 Vgl. hierzu S. 212-213 dieser Studie.

329 Pröhle (1850), S. 84.

330 L. c., S. 85; weiterhin WV, Nr. 10, S. 60-61.

331 Pröhle (1850), S. 85.

332 Wagner (1981), S. 705.

333 Vgl. zu dieser Entwicklung etwa Eckart (2009), S. 248-268.

334 So von N. N. (1952), S. 61-65; Barth/Zühlke (1985), S. 41; Günther/Krüger (2000), S. 29-34; Fuchsloch (2003), S. 120. – Es ist jedoch falsch, dass die Periode, während derer das Bad in Hauptmanns und Schreys Besitz blieb, wie von Barth/Zühlke (1985), S. 41, behauptet, von

zur 750-Jahresfeier der Stadt Wolkenstein ein mit „Blütezeit unter Dr. med. Augustus Hauptmann und Amtsschösser Caspar Heinrich Schrey" überschriebenes Kapitel.[335] Auch geben Günther und Krüger in ihrer Studie aus dem Jahre 2000 einen kurzen Auszug aus den ersten überlieferten Baderegeln für Wolkenstein, Hauptmanns „Admonition an Badegäste", wieder.[336]

Das Warmbad floriert übrigens noch heute. Im Internet wirbt es für sich als die „älteste und wärmste Heilquelle Sachsens". Hauptmann und Schrey bleiben zwar ungenannt, doch wird das von ihnen akquirierte „Braurecht für das aus Quellwasser gebraute Badebier" auf der Homepage erwähnt.[337] Auch eine „Wasseranalyse" findet sich hier. Wenngleich bei dieser – durchgeführt nach heutigem Stand der Technik – etwa die Leitfähigkeit und der pH-Wert ermittelt wurden,[338] darf man den Dresdner Arztalchemiker wohl trotzdem als den Pionier der Analyse des Wolkensteinischen Badewassers betrachten. Weiterhin werden auf der Homepage von „Warmbad" sogar – wie schon von Hauptmann – „Trinkkuren mit dem 'staatlich anerkannten Heilwasser'" empfohlen.[339]

Neben Hauptmanns ökonomischen Bemühungen um das Wolkensteinische Bad wurde auch seine Studie über die „Hornhausischen Gnadenbrunnen" gewürdigt, da der Dresdner Arztalchemiker mit dieser „nach intensiven Beobachtungen vor Ort eine wertvolle Untersuchung" verfasst habe. Die „umfangreichste Darstellung zu den Wunderquellen" aber stamme mit dem „Historischen Bericht von den Gesundbrunnen" sowie der „Continuatio Prima" von Salchmann.[340]

Wegen der ersten, noch unvollkommenen Abbildung der (vermeintlichen) Krätzmilbe im Brief an Athanasius Kircher – zumeist zitiert aus dem „Wolkensteinischen Wasserschatz"[341] – wurde der Hauptmann auch im 20. und beginnen-

---

1656 bis 1728 währte. Denn nach Hauptmanns Tod im Jahre 1674 verstarb auch Heinrich Schrey am 10. Juni 1706. Allerdings blieb Warmbad noch bis 1728 im Besitz von Schreys Nachkommen. Vgl. Günther/Krüger (2000), S. 36-38.

335   N. N. (1952), S. 61. – Man verwechselte hier allerdings Caspar Heinrich Schrey mit seinem Vater Heinrich Schrey.

336   Günther/Krüger (2000), S. 17-19.

337   Quelle: http://www.warmbad.de/tradition_zukunft.cfm [Abruf 07. Februar 2011].

338   Quelle: http://www.warmbad.de/wasseranalyse.cfm [Abruf 07. Februar 2011].

339   Quelle: http://www.warmbad.de/trinkbrunnen.cfm [Abruf 07. Februar 2011]. – Gottwald Schuster hingegen hatte am Nutzen solcher Trinkkuren gezweifelt. Vgl. S. 227 dieser Studie.

340   Kühne (2008), S. 75. – Die Spitzen Salchmanns gegen Hauptmanns „Hornhausische Gesundbrunnen" werden jedoch nicht erwähnt. Vgl. hierzu S. 212-213 dieser Studie. – Hauptmann, der 1646/47 noch studierte, wird von Kühne übrigens als „Leipziger Mediziner" bezeichnet.

341   Auf das Autograph verweisen lediglich Fletcher (1969), S. 264 und derselbe (1969a), S. 158. Fletcher beruft sich mit der Behauptung, Hauptmanns Skizze sei die erste der Krätzmilbe ge-

den 21. Jahrhundert wiederholt erwähnt[342] und seine Skizze erneut, auch mit dem sie begleitenden Text,[343] wiedergegeben. Zwar auch als „more like caricature than an attempt at accurate representation of the parasite" gescholten,[344] ziert sie gar einen Bucheinband.[345] Gleichzeitig erkannte man Hauptmanns Verdienste um die im 17. Jahrhundert noch neuartige Mikroskopie[346] sowie seine Bemühungen um eine möglichst realitätsgetreue Darstellung des von ihm Gesehenen an.[347]

Weiterhin wurde mehrfach darauf verwiesen, dass der auch fälschlicherweise als „Leipziger Professor" betitelte[348] Hauptmann die Würmer als Krankheitsursache angesehen habe.[349] Sein Name fiel mehrfach im Zusammenhang mit der „Pa-

---

wesen, auf Mettler/Mettler (1947), S. 252.

342 So bei Forsius (ohne Datum); Vierordt (1903), S. 664; Oudemans (1926), S. 294; Friedman (1947), S. 202-205, 207 u. 212; Peiper (1951), S. 223; Rosen (1958), S. 295; Hoeppli (1959), S. 45 u. 47; Green (1989), S. 126; Janier (1994), S. 367; Sebastian (1999), S. 8. – Übergangen wird Hauptmanns Skizze von Winkle (2005), S. 1059-1060 u. 1480. Allerdings findet sich hier, sowie bei Winkle (1989), S. 372 u. 388, und demselben (2004), S. 218, ein kurzer Auszug aus dem „Wolkensteinischen Wasserschatz", in dem Hauptmann erklärt, dass das Badewasser die Krätze abzutöten vermöge. Die wiedergegebenen Textpassagen wie auch die Literaturverzeichnisangabe entsprechen einander in allen drei genannten Werken. – Winkles Zitat aus dem „Wolkensteinischem Wasserschatz" wurde auch übernommen von Greßhöner (2004), S. 19. (Mein Dank gilt Frau Kristine Greßhöner/Paderborn, die mir ihre Seminararbeit zur Verfügung stellte.) – Oudemans gibt eine sehr exakte Übersicht über alle Passagen im „Wolkensteinischem Wasserschatz" einschließlich der hier abgedruckten Briefe, in denen Hauptmann ein allem Anschein nach den Milben (Acari) zuzuordnendes Tier erwähnt. Dabei spricht er auch die Hauptmann-Rezeption etwa bei Paullini oder Buonanni an. Vgl. Oudemans (1926), S. 30, 170, 190, 220, 292, 302, 303, 311, 470 u. 472. Die „Epistola Praeliminaris" wird in diesem Zusammenhang auch angeführt bei Oudemans (1913), S. 52-53. – Keine Erwähnung findet Hauptmann hingegen bei Cumston (1924). Hier wird Bonomo als Entdecker von „Acarus scabiei" genannt.

343 So bei Oudemans (1926), S. 294; Friedman (1947), S. 204; Hoeppli (1959), Anhang, Plate 2; Winkle (1989), S. 371; Colloff (2009), S. 138. – Hauptmanns Abbildung der vermeintlichen Krätzmilbe ist spiegelverkehrt wiedergegeben bei Winkle (2004), S. 215.

344 Friedman (1947), S. 204.

345 Vgl. Colloff (2009).

346 So bei Flemming (1937), S. 240; Bayer (1944), S. 32; Mettler/Mettler (1947), S. 252. – Gerlach (2009) hingegen nennt Hauptmann in seiner „Geschichte der Mikroskopie" nicht.

347 So heißt es etwa bei Friedman (1947), S. 205, Hauptmanns Abbildung verdiene „sympathetic criticism; particularly because of the manner in which the four posterior bristles are represented. Anyone who, through the microscope, has watched the female stalk about on a glass slide will recall the manner in which its posterior bristles drag behind her like the trailing ermine of a dowager. Hauptmann's representation of these bristles at least indicates an honest attempt to depict them as he saw them."

348 Dessauer (1945), S. 350.

349 So bei Neuburger (1901), S. 24-26; Manninger (1904), S. 26; Bloch (1905), S. 430; Winslow (1944), S. 150; Berg (1957), S. 45; Enigk (1986), S. 14; Strasser (1995), S. 62; Brorson (2006), S. 73; Wootton (2006), S. 125, 132. Auch in der Rezension von Pagel (1902) über Neuburger

thologia animata"[350], als deren Begründer[351] oder Vertreter – neben etwa Lange,[352] Fabre,[353] Rivinus[354] und Kircher[355] – er angesehen wurde.

Die Urteile über seine diesbezüglichen Verdienste fielen allerdings nicht einhellig aus: Auf der einen Seite etwa bemerkt Schönfeld, Hauptmann habe „über das Ziel hinausschießend" erklärt, dass „'Morbos omnes et mortem a vermibus esse'."[356] Ebenfalls kritisch wurde geäußert, dass der Dresdner Arztalchemiker sowie Fabre und Lange als „Hauptvertreter" der „Pathologia animata" zwar auf dem richtigen Wege gewesen seien, dass sie jedoch „nicht bei der ruhigen empi-

---

  (1901) fällt Hauptmanns Name. – Von Manninger (1904), S. 26, wird Hauptmann fälschlicherweise als Mitherausgeber von Kirchers „Scrutinium Physico-Medicum Pestis" bezeichnet. – Berg (1957), S. 46, zitiert Hauptmann nach Kirchers „Mundus Subterraneus".

350 Problematisch sind in diesem Zusammenhang Begriffe wie diejenigen der „transmisión microbiana" oder des „Contagium animatum". Vgl. Paredes Borja (1963), S. 329; N. N. (1982), S. 104. Vgl. hierzu auch S. 182 dieser Studie.

351 So bei Aschoff/Diepgen (1936), S. 26.

352 So bei Neuburger (1901), S. 24-26; Hopf (1902), S. 31; Neuburger (1903), S. 63; Manninger (1904), S. 26; Bloch (1905), S. 430; Rabl (1909), S. 36; Sticker (1926), S. 72; Hirsch, Bd. 3 (1931), S. 664; Dessauer (1945), S. 350; Schönfeld (1948), S. 143; Diepgen (1949), S. 308; Sonck (1959), S. 16-17; Sallmann (1976), S. 223; Fletcher (1981), S. 110; Winkle (2005), S. 1311. – Neuburger (1901) bezeichnet Christian Johann Lange, den Neffen Christian Langes d. J., als Mitbegründer der „Pathologia animata". Zu finden ist diese Angabe später auch bei Neuburger (1903), S. 63, Flemming (1937), S. 240, und Schönfeld (1948), S. 143. – Nach Flemming (1937), S. 240, heißt Christian Johann allerdings – wohl versehentlich, denn das Todesjahr 1701 ist richtig – „Chr. Jos. Lange". – Es scheint fraglich, dass Christian Johann Lange mit Hauptmann zusammenarbeitete, wie von Neuburger (1901), S. 26, behauptet, alleine schon, weil Lange zum Zeitpunkt von Hauptmanns Tod erst 19 Jahre alt war. Ihre Kooperation kann somit allenfalls von sehr kurzer Dauer gewesen sein. – Schönfeld (1948), S. 143, erklärt gar, dass Christian Johann Lange als „Freund" Hauptmanns das Vorwort zu Kirchers „Scrutinium Physico-Medicum Pestis" verfasst habe. Christian Johann Lange war allerdings 1659 gerade einmal vier Jahre alt. Das Vorwort stammt eindeutig von Christian Lange d. J..

353 So bei Sticker (1926), S. 72; Diepgen (1949), S. 308; Paredes Borja (1963), S. 329. – Die Ansicht, Fabre sei ein Mitbegründer der „Pathologia animata" gewesen, ist allerdings mit Vorsicht zu genießen. Sie wurde zumindest nicht am Werk Fabres begründet. Vgl. auch das Kapitel „Von Altbekanntem und Neubenanntem – Zu Hauptmanns Korrespondenzen".

354 So bei Hopf (1902), S. 31; Neuburger (1903), S. 63; Dessauer (1945), S. 350.

355 So bei Neuburger (1901), S. 24-26; Hopf (1902), S. 31; Neuburger (1903), S. 63; Sonck (1959), S. 16-17; Paredes Borja (1963), S. 329; Sallmann (1976), S. 223; Volcy (2004), S. 88; Winkle (2005), S. 1311; Bonastra Tolós (2006), S. 44. – Auch auf die Korrespondenz Hauptmanns mit Kircher, deren Inhalt Fletcher (1969), S. 264-265, auf Basis der Autographen Hauptmanns wiedergibt, wird mehrfach verwiesen. Vgl. Fletcher (1969a), S. 158; N. N. (1982), S. 104; Strasser (1995), S. 55; derselbe (2005), S. 215. – Es ist allerdings schwierig zu beurteilen, wer von beiden, Hauptmann oder Kircher, früher richtungsweisend formuliert hat, dass die „vermiculi" Krankheiten verursachen könnten, wenn nicht gar müssten: Kircher spricht zwar bereits 1646 in seiner „Ars Magna Lucis et Umbrae" vom „sanguine febrientium verminoso", führt diese Gedanken jedoch nicht weiter aus. Vgl. Kircher (1646), S. 834. Hauptmann hingegen äußert noch vor Erscheinen des „Scrutinium Physico-Medicum Pestis" im Jahre 1658 seine

rischen Forschung [blieben], sondern [...] sich ihrer Phantasie [überließen] und [...], so weit sie überhaupt das Mikroskop benutzten, das [sahen], was sie sehen wollten."[357] Schließlich wurde Hauptmann sogar unter die „doctors doing harm since Hippocrates" eingereiht.[358]

Auf der anderen Seite jedoch konzedierte man Hauptmann – gerade im Hinblick auf den naturkundlichen Erkenntnisstand um 1650 –, dass, obgleich seine

> „language was obscure, his knowledge slight and his attitude credulous, he really added a new conception to science, and must be regarded as one of the founders, though but a humble one, of modern pathology. He exercised a small, though definite, influence on the generation that immediately followed him."[359]

Die Aussage, dass die „Pathologia animata" auf Paracelsus basiere,[360] ist indes fraglich und lässt sich vermutlich eher dem Kult um Hohenheim zuschreiben. Dennoch scheint es nicht falsch, wenn Hauptmann im Zusammenhang mit der „Pathologia animata" als „begeisterter Anhänger Hohenheims"[361] oder als „Paracelsist"[362] bezeichnet wird. Immerhin hatte er in der „Epistola Praeliminaris" (Pseudo-)Hohenheim als Autorität genannt und sich in seinem Brief an Kircher vom 28. Februar 1657 herablassend über Galen und die Gale-

---

Vorstellungen 1650 in der „Epistola Praeliminaris" und 1657 in seinem ersten Brief an Kircher. Kircher verweist deswegen im „Scrutinium Physico-Medicum Pestis" ja sogar auf den Dresdner Arztalchemiker. Vgl. S. 202 dieser Studie. Insofern kann man annehmen, dass Hauptmann einen gewissen Einfluss auf Kircher ausgeübt hatte, der Jesuit die Thesen des Dresdners stützte und dieser sich folglich von Kircher bestätigt sah. Vgl. Torrey (1938), S. 266 u. 271; Winslow (1944), S. 147; Fletcher (1981), S. 110; Strasser (1995), S. 62. – Entgegen Winkle (2005), S. 1311, trifft es nicht zu, dass Hauptmann und etwa Pietro de Castro erst nach der Publikation von Kirchers „Scrutinium Physico-Medicum Pestis" Würmer im Blut Kranker gesehen haben wollen, denn Hauptmanns und Castros Werke über die krankheitsverursachenden „vermiculi" erschienen vor 1658. Vgl. dazu auch das Kapitel „Von Altbekanntem und Neubenanntem – Zu Hauptmanns Korrespondenzen".

356 Schönfeld (1948), S. 143. – Es ist nicht hinreichend gesichert, dass dieser Ausspruch tatsächlich auf Hauptmann zurückgeht. Vgl. hierzu die Bemerkungen zu WV, Nr. 64.
357 Diepgen (1949), S. 308.
358 Vgl. hierzu Wootton (2006), S. 125 u. 132. – Wootton verweist darauf, dass Hauptmann „was the first appeal to the microscope in this context [i. e. der pathologia animata]."
359 Singer (1913), S. 9.
360 Diepgen (1949), S. 308.
361 L. c..
362 Sticker (1926), S. 72. – Sticker bezeichnet Hauptmann, Fabre, Lange und Georg Franck, den Herausgeber von Langes „Opera Omnia", darüber hinaus auch als „spagyrische Ärzte", die ihre „spagyrischen Arzneien, Hoffnungen und Versprechungen unter geheimnisvollen Bezeichnungen mehr priesen als kundgaben." Vgl. l. c., S. 88-89.

nisten geäußert. Allerdings führen diejenigen Autoren, die Hauptmann mit Paracelsus in Verbindung bringen, diese Textstellen nicht an.

Die mit der „pathologia animata" in Zusammenhang stehenden Werke Hauptmanns erzeugten, wenngleich zumeist nicht näher beleuchtet, also auch im 20. und beginnenden 21. Jahrhundert noch eine gewisse Resonanz.

Die „Weinbau-Irrtümer" hingegen fanden weniger Beachtung. Zwar wurden sie gelegentlich noch erfasst,[363] jedoch allenfalls als eine von Heinrich August Fischer vor dem Vergessen gerettete, „zum Teil recht aufschlußreiche Abhandlung" geschätzt.[364]

Ein größerer rezeptionsgeschichtlicher Erfolg war dem „Chymischen Kunstprojekt" beschieden, nicht nur, weil sich der Dresdner Arztalchemiker hier auf den „Sermo Philosophicus" gestützt hatte,[365] oder wegen des im Titel enthaltenen „Projekt"-Begriffs,[366] sondern insbesondere im Hinblick auf Hauptmanns Kritik an dem von Guericke postulierten Vakuum.[367] So merkte man etwa an, der Dresdner Arztalchemiker als „gewandte[r] Verteidiger der scholastischen Wissenschaft"[368] habe „die geheiligten Traditionen des Mittelalters gegen die fort-

---

363   So bei Bassermann-Jordan, Bd. 3 (1923), S. 1255; Weinhold (1963), S. 412; demselben (1973), S. 393; Schöne (1976), S. 119-120.

364   Weinhold (1973), S. 3; weiterhin l. c., S. 162.

365   Vgl. hierzu Telle (2003), S. 295-296.

366   Lazardzig (2006), S. 180. – Lazardzig bildet allerdings nur Andreas Fröhlichs Frontispiz zu Hauptmanns „Chymischem Kunstprojekt" ab, ohne bei seiner Erklärung des Begriffs „Projekt" näher darauf einzugehen, was dieser bei Hauptmann bedeutet. – Zu Andreas Fröhlich vgl. Thieme/Becker, Bd. 12 (1916), S. 509. – Ebenso wenig hilfreich ist Lazardzigs Hinweis, man solle zur „alchemischen Verwendung des [Projekt-]Begriffes" Hauptmanns „Chymisches Kunstprojekt" zu Rate ziehen. Vgl. Lazardzig (2007), S. 245, Anm. 14. Denn Hauptmann verstand unter einem „Projekt" einen „Entwurf", gebrauchte den Begriff demzufolge nicht „alchemisch". Vgl. dazu das Kapitel „Zwischen Alchemie und Technik – Zu Hauptmanns Bergbauschrift".

367   So bei Shippen/Daugherty (1949), S. 29. – Wegen dieser Kritik Hauptmanns scheint die Formulierung von Krafft (1974a), S. 801, Hauptmann habe 1657 „die mit der Erfindung der Luftpumpe verbundenen Versuche über den leeren Raum [...] veröffentlicht", beinahe zu neutral. Dennoch ist sie zutreffend, da Hauptmann mit seinem Auszug aus Schotts „Mechanica Hydraulico-Pneumatica" im „Chymischen Kunstprojekt" die Experimente Guerickes der Öffentlichkeit zugänglich machte. Überdies hatte der Dresdner Arztalchemiker nicht diese Versuche kritisiert, sondern vielmehr Guerickes Ansicht von der Existenz eines Vakuums. Er bezeichnete Guericke ja sogar als „Hochweise". Vgl. WV, Nr. 30a, S. 20. – Unter den rezeptionsgeschichtlichen Zeugnissen zu Guerickes Experiment wird das „Chymische Kunstprojekt" auch genannt von Krafft (1997), S. 143, Anm. 12.

368   Schiebold (1963), S. 62. – Hauptmann wird hier an die Seite anderer Gelehrter gestellt, die den „ganzen Schulapparat als Grundlage ihrer Bildung" beherrschten, so etwa an die des Athanasius Kircher, des italienischen Mathematikers Niccolò Zucchi oder des englischen Naturkundlers und Jesuiten Francis Line. Vgl. l. c. – Zu Zucchi vgl. DSB (1981), Bd. 14, S. 636-637. – Zu

schrittlichen Ideen verteidigen" müssen.[369] Die Reaktion Guerickes in seinen „Experimenta Nova Magdeburgica"[370] auf Hauptmanns Negation des Vakuums hingegen wurde gar überschwänglich als „ein Ereignis der Geistesgeschichte" begrüßt.[371]

Doch trotz der Einwände gegen Guerickes theoretische Ansichten trifft die Behauptung zu, dass Hauptmann als „einer der ersten versuchte [...] aus der ersten wissenschaftlichen Veröffentlichung von Guerickes Forschungsergebnissen bei Kaspar Schott [...] Nutzen zu ziehen".[372] Denn obgleich er, der ausgehend von der Existenz des „Vinculum Naturae"[373] diejenige des Vakuums bestritt, andere naturphilosophische Grundvorstellungen als Guericke vertrat, versuchte Hauptmann, dessen Experimente „für die Wetterhaltung in den Schächten des Bergbaureviers um Freiberg zu nutzen."[374] In diesem Zusammenhang ist es zwar richtig, dass der Dresdner Arztalchemiker „in der Realität keine technisch brauchbare Konstruktion ausführen" konnte.[375] Doch hatte Hauptmann gar nicht beabsichtigt, die Anleitung zum Bau einer konkreten Maschine zu geben. Die Überlegungen im „Chymischen Kunstprojekt" sollten lediglich zum weiteren Nachdenken anregen.[376] Weiterhin ist es unzutreffend, dass Hauptmann als Anhänger der Doktrin vom „horror vacui" „von richtigen Grundvorstellungen" ausging.[377]

Dem „Chymischen Kunstprojekt" wurde überdies ein Zeitschriftenartikel gewidmet, jedoch nicht wegen der hierin geäußerten Kritik an Guericke: Ein Dr. G. Bornemann aus Chemnitz hatte in der Bibliothek seines Vaters ein Exemplar von Hauptmanns Bergbauschrift als „ein kleines in Schweinsleder gebundenes Buch" gefunden. Bornemann, der über Hauptmann allenfalls wusste, dass dieser ein Mediziner und – zusammen mit Schrey – Besitzer des Wolkensteinischen Warmbades war, gibt in einem Artikel der Zeitschrift „Glückauf"[378] nun nicht nur das Titelblatt von Hauptmanns Bergbauschrift wieder. Er zeichnet auch – mit gele-

---

Line vgl. Reilly (1962).
369 Schiebold (1963), S. 62.
370 Vgl. S. 220 dieser Studie.
371 Gerlach (1967), S. 104.
372 Schneider (2002a).
373 Im Zusammenhang mit der „Vinculum Naturae"-Lehre fällt Hauptmanns Name bei Guericke, ed. Schimank (1968), Kommentarteil, S. 45, 263 u. 270; Krafft (1974), Sp. 1207 u. 1211.
374 Schneider (2002a).
375 L. c..
376 Vgl. hierzu das Kapitel „Zwischen Alchemie und Technik – Zu Hauptmanns Bergbauschrift".
377 So Schneider (2002a).
378 Bornemann (1901); erwähnt auch von Laue (1903), S. II, 251.

gentlichen Kommentaren etwa zu Guerickes Experimenten oder der Alchemie am kurfürstlich-sächsichen Hof – deren Inhalt nach.

Bornemann hält es für nicht unangemessen, dass sich Hauptmann als Naturkundler und Mediziner über den Bergbau äußerte. Denn schließlich seien

> „die Fortschritte der Probierkunst, Bergwissenschaft und Mineralogie auch sonst zu einem guten Teile durch Chemiker und in der Chemie erfahrene Mediziner veranlaßt worden [...]; auf dem Gebiete der Naturwissenschaften waren damals sogar Juristen tätig und Alchemie [...] betrieb eigentlich jedermann."[379]

Die in diesem Exzerpt mitschwingende Skepsis gegenüber der alchemischen Praxis gibt Bornemann auch zu erkennen, nachdem er einen kurzen Abschnitt aus dem von Hauptmann überlieferten „Sermo Philosophicus" wiedergegeben hat. Sein Kommentar zu diesem „Gedichte eines Ungenannten" fällt recht eindeutig aus:

> „Man sieht, ganz nach dem Rezept: 'ein vollkommener Widerspruch ist gleich geheimnisvoll für Weise, wie für Thoren', in Wahrheit einfacher Unsinn. Aber Hauptmann gefällt sich sehr darin und redet noch viele Seiten lang weiter über solche und ähnliche alchemistische Weisheiten. Es erklärt sich das aus der Zeit. Hatte doch die Alchemie in Kursachsen einen besonders günstigen Boden gefunden".[380]

Bornemann, der den praktischen Nutzen des „Chymischen Kunstprojektes" für „offenbar recht gering" erachtet, schließt seinen Artikel mit einem kurzen Urteil über Hauptmann:

> „Aber das Buch zeigt uns den Autor immerhin als einen vielseitig gebildeten Mann, der sich ernstlich in alles vertieft hat, was damals Naturwissenschaft hieß, der sich um die Erwerbszweige der Gegend gekümmert hat, in der er lebte, und der den Anschauungen seiner Zeit gegenüber nicht ohne eigenes Urteil da steht [...]. In der schweren Zeit nach dem dreißigjährigen Kriege, in dem einsamen Städtchen Wolkenstein, vielleicht sogar in dem noch entlegeneren Warmbade selbst lebend, hat Hauptmann fern von den Mittelpunkten geistiger Thätigkeit doch nicht aufgehört, weiter zu streben nach wissenschaftlicher Erkenntnis; er hat sich bemüht, seine Mit-

---

379 Bornemann (1901), S. 178-179. – Welch – ironischer Weise – zutreffende Aussage, bedenkt man, dass Hauptmann vormals Jura studiert hatte.

380 L. c., S. 180. – Bornemann hatte somit Schwierigkeiten, die opake Sprache nicht nur des „Sermo"-Verfassers, sondern auch – wie zuvor schon etwa Heinrich August Fischer, Gottfried Müller oder Gottwald Schuster – diejenige Hauptmanns zu verstehen.

menschen aufzuklären und zu erneuter Thätigkeit nach arbeitlähmender Zeit des großen Krieges anzuspornen. Das geschieht allerdings mit etwas Eitelkeit und viel Unklarheit: aber dies ist durchaus zeitgemäß und kann unserem Autor nicht zu besonderer Last gerechnet werden: Hauptmann ist zwar kein bedeutender, aber wie es scheint, ein tüchtiger Mann gewesen."[381]

Einige Worte noch zum Streit um Johannes Agricolas „Aurum potabile", der zunächst – während eines dem Tode Dethardings folgenden Zeitraumes von rund 250 Jahren – kaum noch interessiert zu haben scheint. In der Sekundärliteratur des 20. und beginnenden 21. Jahrhunderts hingegen finden sich wieder gelegentliche Verweise auf die Existenz dieser Fehde, sei es auch nur in Form einer mehr oder minder vollständigen Übersicht über die von Hauptmann und Detharding verfassten Pamphlete.[382]

Das „Aurum potabile" – wenn auch wohl nicht nach Agricolas Vorschriften aus Hirschhorn-Salz, Branntwein und Urin zubereitet – erregt auch heute noch Aufmerksamkeit. Der Homepage des „LIFE-TESTinstitut" (Privatinstitut zur Lebens- und Informations-Feld-Erforschung) in Mundigen zufolge ist es „modernen Alchemisten" gelungen, das „Trinkegold" herzustellen:

> „Im Laufe eines mehrmonatigen Prozesses wurde aus reinem Gold eine Flüssigkeit, die verblüffenderweise keinerlei Goldspuren mehr enthält und daher völlig ungiftig ist. Dabei mutet die Herstellung für heutige Chemiker tatsächlich recht seltsam an: Das Gold wird zermalen [sic![383]], mit Flüssigkeiten vergoren, mit Säuren traktiert und immer wieder destilliert. Die Reste werden zu Asche verbrannt, das Lösliche herausgespült und gemeinsam mit der anderen Flüssigkeit aufs Neue destilliert. Das Ganze monatelang und streng nach den Rhythmen von Sonne und Mond."

Eindeutig ist anscheinend das Ergebnis verschiedener Untersuchungen des „LIFE-TESTinstitutes". Das Gesamturteil lautet: "energetisch sehr gut".[384] Umso

---

381 L. c., S. 180-181. – Es ist allerdings falsch, dass Hauptmann unentwegt „fern von den Mittelpunkten geistiger Thätigkeit" lebte. So wurde er etwa erst 1660, zwei Jahre nach Erscheinen des „Chymischen Kunstprojektes", mit der Durchführung von Amadeus Friedliebs 'Prozess' in Dresden betraut, hielt sich also durchaus auch noch in größeren geistigen Zentren auf, nachdem er das Wolkensteinische Bad bereits erworben hatte. Vgl. hierzu das Kapitel „Zwischen Dresden, Leipzig, Montpellier, Wittenberg und Wolkenstein – Stationen eines Lebens."

382 So bei Ferguson, Bd. 1 (1906), S. 206-208; Ferchl (1937), S. 123; Lüdtke (1986), S. 77-78; Agricola, ed. Humberg (2000), S. 1370-1371 u. 1379; Telle (2003), S. 296.

383 Vielleicht eine Anspielung darauf, dass dem Gold nach Agricolas Vorschrift die „Farbe" entzogen werden soll?

384 Quelle: http://www.life-testinstitut.de/news5.htm [Abruf: 04. Januar 2011].

erfreulicher, dass man dieses „Aurum potabile" auch über einen Zweitanbieter beim Online-Versandhandel „amazon.de" erwerben kann, zum stolzen Preis von immerhin 135,00 Euro für 30 Milliliter.[385]

Schlussendlich erneut der Tod als Wurm: Im Internetzeitalter hielt diese Theorie schließlich auch Einzug in die Belletristik. In Dan Browns Roman „Diabolus" ist von einem Wurm die Rede, der sich als Superlativ eines Computervirus' im Datenwust verbreitet, um diesen wahllos zu zerstören: „Keine komplexen Strukturen, nichts als Instinkt [...]. Mehr ist da nicht. Primitivität, tödliche Primitivität."[386] Welcher Leser erinnert sich hier nicht gleich an die Hauptmannschen „vermiculi", die im Blut ausschwärmen, um alles Leben zu vernichten?

---

385 Quelle: http://www.amazon.de/Aurum-Potabile-Alchemisten-alkoholische-Tropfeinsatz/dp/ B002P4PWV6/ ref=sr- _1_1?ie=UTF8&qid=1295535165&sr=8-1 [Abruf: 04. Januar 2011]. Mein Dank für den Hinweis auf dieses „Aurum potabile" gilt Herrn Nicolai Hartwig/Malsch sowie Herrn Manuel Kamenzin/Heidelberg.
386 Brown (2010), S. 454.

ZUSAMMENFASSUNG

August Hauptmann, geboren 1607 in Dresden, begann zunächst in Wittenberg das Studium der Rechte. Nach einem Aufenthalt in Montpellier und der Rückkehr nach Wittenberg wechselte er in Leipzig – vermutlich ohne juristischen Abschluss – zur Medizin und wurde 1653 promoviert. Anschließend wirkte er in seiner Heimatstadt Dresden als ein der paracelsischen Tradition verbundener Arzt und behandelte seine Patienten mit teilweise selbst erdachten Medikamenten etwa auf Antimonbasis. Im Jahre 1656 erwarb Hauptmann zusammen mit Heinrich Schrey das heute noch existierende Warmbad im erzgebirgischen Wolkenstein. Gemeinsam mit Schrey baute er die im Dreißigjährigen Krieg verwahrlosten Thermen wieder auf und setzte sich bei Kurfürst Johann Georg II. zumeist erfolgreich dafür ein, Privilegien für das Bad zu erhalten. Auch in Wolkenstein behandelte er als Arzt seine Kurgäste. Hauptmann betätigte sich überdies seit 1660 als Alchemiker im kurfürstlich-sächsischen „Geheimen Laboratorium" in Dresden: Johann Georg II. hatte ihn mit der praktischen Durchführung eines von Amadeus Friedlieb, dem Direktor des Laboratoriums, beschriebenen 'Prozesses' transmutationsalchemischen Inhalts beauftragt. Nach längerer Krankheit verstarb Hauptmann im Jahre 1674.

Sein überwiegend in deutscher Sprache verfasstes Œuvre weist den Dresdner Arztalchemiker als einen naturkundlich vielseitig interessierten Fachbuchautor aus. Hauptmann hinterließ Schriften weinkundlichen, balneologischen wie auch montanistischen Inhaltes und widmete sich medizinischen, alchemischen und naturphilosophischen Fragestellungen. Insgesamt gelangten zumindest 37 Werke des Dresdner Arztalchemikers in Druck; darunter befinden sich auch mehrere Beiträge zu Leichenpredigten und weiteren Festschriften. Einige Texte erschienen, teils auszugsweise, in mehreren Ausgaben und wurden auch unter fremdem Namen in Veröffentlichungen anderer Autoren gedruckt. Der Dresdner Arztalchemiker konnte überdies als Verfasser der erstmals im Jahre 1690 anonym erschienenen „Neunundsiebzig Wunder" sowie eines nur unter den Initialen „A. H. Dr." publizierten Beitrags in Johannes Agricolas „Kommentaren zu Popps Chymischer Medizin" identifiziert werden.

Neben den Drucken ließen sich mehrere Autographen ermitteln, so drei Briefe an Athanasius Kircher, mehrere Ersuche an Kurfürst Johann Georg II. und diverse von Hauptmann unterzeichnete Empfangsbestätigungen aus dem „Geheimen Laboratorium". Bei einigen weiteren Texten allerdings, die dem Dresdner Arztalchemiker zugeschrieben wurden, bleibt durchaus zweifelhaft, ob sie jemals erschienen oder von Hauptmann verfasst wurden.

In seiner weinkundlichen Schrift, den „Weinbau-Irrtümern", erklärt Hauptmann sein komplexes, theologisch geprägtes, aber auch von der klassischen Vier-Elemente-Lehre und den paracelsischen „tria prima" beeinflusstes Verständnis von „Natura". Vordergründig an Winzer gerichtet, vermutlich jedoch an ein Gelehrtenpublikum adressiert, leitet der Dresdner Arztalchemiker hieraus Ratschläge zum Zurückschneiden und Düngen der Weinstöcke ab.

Im Anschluss an grobianische Redetraditionen erweist sich Hauptmann in einem mehrere Jahre währenden Wortgefecht mit dem Stettiner Apotheker Georg Detharding als wahrer „Streithammel". Er verteidigt hier eine Vorschrift des Arztes Johannes Agricola, der aus metallischem Gold unter Zuhilfenahme von Urin, Weingeist und Hirschhorn eine Wunderarznei, ein „Aurum potabile", bereiten wollte. In seiner Argumentation stützt sich Hauptmann vor allem auf die „autoritas" von Paracelsus und den Paracelsisten, während Detharding etwa auf Daniel Sennert oder Angelus Sala als Mittler zwischen traditioneller und neuer Medizin verweist und der „experientia" als Mittel des Erkenntnisgewinns den Vorzug vor der „autoritas" gibt. Von Interesse sind im Rahmen dieser Auseinandersetzung auch gewisse Äußerungen Hauptmanns, die toposhaft von einer herablassend-verächtlichen Einstellung gegenüber Apothekern und der gängigen Apothekenpraxis zeugen.

Zu Hauptmanns balneologischem Werk zählen eine universitäre Gelegenheitsschrift, ein Traktat über die 1646 in Hornhausen entsprungenen „Gnadenbrunnen" sowie drei auch mit unternehmerischen Hintergedanken verfasste Publikationen über das Wolkensteinische Warmbad, darunter eine Sammlung von dreizehn Baderegeln. Mit seinen praktischen Untersuchungen der Inhaltsstoffe des Wassers trug der Dresdner Arztalchemiker dazu bei, eine moderne Mineralquellenanalyse zu etablieren, die sich nicht mehr alleine auf die menschlichen Sinne verlässt, sondern die auf der Grundlage chemischer Erkenntnisse mit Hilfe von Fällungsreaktionen durchgeführt wird. Zwar erklärt sich Hauptmann die Heilkraft des Wassers zum Teil noch durch göttlichen Einfluss, sieht jedoch auch die mineralischen und metallischen Bestandteile zwingend an der Wirkung beteiligt.

In seiner Bergbauschrift, dem „Chymischen Kunstprojekt", bestreitet Hauptmann in peripatetischer Tradition die Existenz des vor allem durch die Versuche

Otto von Guerickes im öffentlichen Interesse stehenden Vakuums. Er begründet seine Ansicht über das „Vinculum Naturae", ein Wirkprinzip, durch das die ihrem Gewicht nach im Kosmos angeordneten Elemente aneinander haften müssten und somit kein „Nichts" zwischen sich duldeten. Dieses „Band der Natur" ließe sich bei der von Hauptmann nur schemenhaft angedeuteten Konstruktion einer Maschine ausnutzen, mit der man das Wasser aus den Bergwerken heben und weiterhin auch die aus der „generatio metallorum" resultierenden giftigen Dünste beseitigen könne.

Hauptmanns Korrespondenzen sind insbesondere wegen der gegenüber Pierre-Jean Fabre und Athanasius Kircher geäußerten pathogenetischen Ansichten von Interesse. Der Dresdner Arztalchemiker verwob humoralpathologische und astromedizinische Vorstellungen mit der aristotelischen Lehre von der „generatio spontanea", um gegenüber Fabre seine mutmaßlich neue Lehre von der „viva mortis imago" bruchstückhaft zu formulieren. Hauptmann hielt den Tod wie scheinbar auch Krankheiten als dessen Vorstufe für Würmer, für lebendige Wesen also. Zwar erfolgt in seinen Augen eine Ansteckung nicht über solche „vermiculi", sondern über ein nicht belebtes „Miasma". Dieses allerdings versteht Hauptmann lediglich als Krankheitsüberträger. In den vom „Miasma" genährten Würmern hingegen sieht er die tatsächlichen, lebendigen Krankheitsauslöser. So erklärt er später gegenüber Kircher, dass die „vermiculi" etwa verantwortlich für die Symptome der „febres puncticulares" seien. Zwar mögen derartige Vorstellungen des Dresdner Arztalchemikers heute zum Teil absurd anmuten, doch waren sie nicht ausgereift, und Hauptmann selbst versprach, sie weiter auszuführen: Ein Vorhaben, das möglicherweise scheiterte. Dennoch scheint es, als habe Hauptmann mit seiner Theorie von der „viva mortis imago" geholfen, modernen Konzepten von belebten Krankheitserregern den Weg zu ebnen. Die in einem Brief an Kircher skizzierte Abbildung eines „vermiculus" bezeugt überdies, dass Hauptmann mit einem Mikroskop arbeitete und sich somit einer im 17. Jahrhundert neuen naturwissenschaftlichen Methode des empirischen Erkenntnisgewinns bediente.

Unter seinen Zeitgenossen, aber noch im 18. Jahrhundert war Hauptmann insbesondere wegen seiner Doktrin von der „viva mortis imago" sowie der oftmals für die erste Abbildung der Krätzmilbe erachteten Skizze des „vermiculus" wissenschaftshistorisch bedeutsamen Persönlichkeiten wie Daniel Georg Morhof, Christian Franz Paullini, Filippo Buonanni, Hermann Boerhaave, Albrecht von Haller, Gottlieb Stolle oder Carl von Linné ein Begriff. Weiterhin erregte der

Dresdner Arztalchemiker mit seinen Badetraktaten Aufmerksamkeit. Und auch im 19., 20. und beginnenden 21. Jahrhundert wurde Hauptmann gelegentlich erwähnt, wenngleich konkret Inhaltliches aus seinen Werken kaum bekannt scheint.

Die Urteile über die Verdienste des Dresdner Arztalchemikers im Spiegel der Zeit fielen widersprüchlich aus. Während die einen seine Theorien und Methoden in Frage stellten, zollten die anderen seinem Wirken Achtung. In jedem Fall aber wurden Hauptmanns unternehmerische Verdienste um das Wolkensteinische Bad lobend anerkannt.

ANHÄNGE

ANHANG I – BIBLIOGRAPHIE RAISONNÉE

In der „Bibliographie raisonnée" werden alle Werke August Hauptmanns verzeichnet. Unter den Autographen sind auch die Texte aufgeführt, die Hauptmann nicht selbst verfasste, die sich aber durch seine Unterschrift oder die Unterschrift einer von Hauptmann bevollmächtigen Person mit dem Dresdner Arztalchemiker verknüpfen. Erwähnte, jedoch nicht überlieferte Manuskripte von gleichzeitig gedruckten Werken Hauptmanns wurden nur dann aufgenommen, wenn belangvollere Unterschiede zwischen Autograph und Druck existieren.

Bei den **Drucken** (und – soweit möglich – den **Dubia und Errata**) richtet sich die chronologische Reihenfolge nach dem Druckjahr der Erstausgabe. Eine Nummer sowie eine Kopfzeile ist den einzelnen Schriften vorangestellt. Ausschlaggebend für die Nummernvergabe ist das Jahr der Erstveröffentlichung. Bei mehreren Ausgaben folgt der Nummer ein Buchstabe. Nachdrucke werden im Anschluss an die jeweilige Erstveröffentlichung verzeichnet. In der Kopfzeile findet sich der normalisierte Kurztitel; es folgen Druckort, Drucker oder – wenn nicht angegeben – Verleger, Druckjahr und – in eckigen Klammern – die Sprache des Werks/Beitrags.

Das **Haupttitelblatt** wird vollständig wiedergegeben. „sz" erscheint als „ß", „&" als „et". Umlaute sind als „ä", „ö" bzw. „ü" notiert, Nasalstriche und Ligaturen aufgelöst. Unterschiedliche Formen von „r" und „s" werden ebenso wie unterschiedliche Schriftgrößen und -arten (Fraktur und Antiqua) nicht berücksichtigt. Bei graphischer Gleichheit sind die Majuskeln „I" und „J" einheitlich als „I", „U" und „V" als „V" wiedergegeben. Auch horizontale Striche über „u" bzw. „U" bzw. Akzente über „q" werden vernachlässigt. Ein senkrechter Strich macht den Zeilenfall kenntlich. Vor und nach jedem senkrechten Strich ist jeweils ein Leerzeichen eingefügt. Mehrere auf einander folgende Leerzeichen hingegen sowie solche vor Virgeln[1] und Kommata werden vernachlässigt. Eine Wiedergabe graphischer Elemente erfolgt nicht. Die Auflösung von Abbreviaturen – einschließlich römischer Ziffern wie „D" für „Decem" im Monatsnamen „De-

---

1 Virgeln sind nur hier und bei der Textwiedergabe in den folgenden Anhängen II bis IV als solche notiert. Ansonsten wurden sie im Rahmen dieser Studie durch Kommata ersetzt.

cember" – sowie alchemischer Zeichen ist durch eckige Klammern gekennzeichnet.

Die **Kollation** gibt Format und Umfang des Druckes an. Die Anzahl nicht nummerierter Blätter/Seiten ist dabei durch eckige, diejenige weißer Blätter/Seiten durch runde Klammern kenntlich gemacht. Um die Anzahl nummerierter Blätter/Seiten sind keine Klammern gesetzt.

Die einzelnen **Exemplare** sind nach Orten der besitzenden Bibliotheken in alphabetischer Reihenfolge aufgelistet. Ein Anspruch auf Vollständigkeit wird nicht erhoben. Die jeweilige/n Signatur/en sowie eventuelle Anmerkungen zu dem entsprechenden Exemplar folgen in runden Klammern. Eingesehene Exemplare sind durch ein „*", Exemplare, deren Titelblatt transkribiert wurde, durch ein „+" gekennzeichnet. Bei im 17. Jahrhundert gedruckten Werken ist eine VD17-Nummer angegeben.

In einem abschließenden **Kommentarteil** wird auf die Besonderheiten des Werkes hingewiesen, insbesondere auf formale (z. B. Bemerkungen zur Gliederung) und inhaltliche (z. B. die Nennung erwähnter Personen) Eigenarten. Nicht berücksichtigt werden Bibelzitate, Namen aus der antiken Mythologie sowie Personen, die in der von Hauptmann zitierten Literatur genannt werden. Die Namen sind in der heute üblichen Form erfasst. Wird nur der Nachname einer Person erwähnt und ist eindeutig, auf wen sich Hauptmann bezieht, so wurde/n der Vorname und/oder Namenszusätze stillschweigend ergänzt. Ist es hingegen nicht eindeutig, so findet/n sich ein vermutlicher Vorname und/oder Namenszusätze mit einem Fragezeichen in eckige Klammer gesetzt. Verweist Hauptmann in seinem Text sowohl auf den Titel als auch auf den Verfasser eines Werkes, ist im Kommentar dieser „Bibliographie raisonnée" nur der Verfasser aufgeführt. Zitiert der Dresdner Arztalchemiker zusätzlich eine längere Passage, wird hierauf aufmerksam gemacht und somit auch der Titel des Werks genannt. Bleibt der Verfasser hingegen bei Hauptmann ungenannt, so kann folgerichtig nur auf das entsprechende Werk verwiesen werden.

Die **Autographen** sind – wie die Druckwerke – in chronologischer Reihenfolge aufgeführt und mit einer Nummer versehen.

In der Kopfzeile findet sich ein Titel, der den Inhalt möglichst knapp wiedergibt, gefolgt von Angaben zu Entstehungsort und -jahr des Manuskriptes sowie – in eckigen Klammern – der Sprache.

Angaben zum **Fundort** schließt sich eine kurze **inhaltliche Erläuterung** an.

Um von den einzelnen Schriften Hauptmanns ein möglichst vollständiges, dabei aber gleichzeitig möglichst kompaktes Bild zu geben, sind Unterschiede in der Darstellung – so etwa in der Breite zusätzlicher Bemerkungen zu Entstehung und Inhalt – durchaus beabsichtigt. Hierbei wurde auch die Ausführlichkeit eventueller Bemerkungen zu dem jeweiligen Werk in „Teil B" dieser Studie berücksichtigt.

VERZEICHNIS DER WERKE AUGUST HAUPTMANNS (WV) – NUMMERNÜBERSICHT

DRUCKE

1
Fragen an Johannes Avenarius.

2
Beitrag zum zweiten Teil von Johannes Agricolas „Kommentaren zu Popps Chymischer Medizin" 1639.

3a
„Weinbau-Irrtümer" 1642.

3b
„Weinbau-Irrtümer" 1765.

4
„Schutzschrift gegen Dethardings Chymischen Irrtum" 1644.

5a
Kondolenz anlässlich des Todes von Sigismund Finckelthaus 1644.

5b
Kondolenz anlässlich des Todes von Sigismund Finckelthaus 1644a.

6
Beitrag in „De Abortu Considerationes" 1644.

7
Beitrag in „Lugubria" 1645.

8
„Scriptum Collisivum" 1646.

9

Beitrag in „Geistliche Schleuder Davids" 1646.

10

„Hornhausische Gnaden-Brunnen" 1647.

11

Beitrag in „Der gerechten Seelen seliger Zustand" 1648.

12

„Scriptum Serium" 1649.

13a

Kondolenz anlässlich des Todes von Christian Schürer 1649.

13b

Kondolenz anlässlich des Todes von Christian Schürer 1649a.

14

Kondolenz anlässlich des Todes von Johannes Caspar Schilter 1649.

15

Beitrag zu „Guter Freunde Trostworte" 1649.

16a

„Generatio Calculi Humani" 1650.

16b

„Generatio Calculi Humani" 1650a.

17a

„Epistola Praeliminaris" 1650.

17b

„Epistola Praeliminaris" 1657.

18a

Beitrag im „Mitleiden über das Ableben Henning Schürers" 1650.

18b

Beitrag im „Mitleiden über das Ableben Henning Schürers" 1651.

19

Beitrag in „Cupressus Funerea" 1650.

20

Beitrag in „Klage- und Trostgedichte" 1650.

21

Beitrag in „De Potestate Ac Obligatione" 1650.

22a

„De Acidulas Egranas Usurpandi Modo" 1651.

22b

„De Acidulas Egranas Usurpandi Modo" 1688.

23

Beitrag in „Wohlmeinende Glückwünschung" 1651.

24a

„Curatio Calculi Humani" 1652.

24b

„Curatio Calculi Humani" 1688.

25

Beitrag in „Göttliche Leitung an Peter Conradt Stolberg" 1652.

26

„Bilis Eiusque Usus" 1653.

27

Beitrag in „Glückwünschende Gedanken" 1654.

28

Beitrag in „Letzte Ehrenbezeugung" 1654.

29

„Wolkensteinischer Wasserschatz" 1657.

30a

„Chymisches Kunstprojekt" 1658.

30b

„Chymisches Kunstprojekt" 1736.

30c

„Chymisches Kunstprojekt" 1748.

30d

„Chymisches Kunstprojekt" 1768.

31a

Ein Brief „De Auro Potabili" in den Korrespondenzen Balthasar Timäus von Güldenklees 1665.

31b

Ein Brief „De Auro Potabili" in den Korrespondenzen Balthasar Timäus von Güldenklees 1677.

31c

Ein Brief „De Auro Potabili" in den Korrespondenzen Balthasar Timäus von Güldenklees 1677a.

31d

Ein Brief „De Auro Potabili" in den Korrespondenzen Balthasar Timäus von Güldenklees 1691.

31e

Ein Brief „De Auro Potabili" in den Korrespondenzen Balthasar Timäus von Güldenklees 1715.

32

Beitrag in der „Kur der willigen Patienten" 1662.

33

„An den Badeverlästerer" 1673.

34a

„Admonition an Badegäste" ca. 1673.

34b

„Admonition an Badegäste" 1696.

34c

„Admonition an Badegäste" 1721.

34d

„Admonition an Badegäste" 1747.

35a

„Neunundsiebzig Wunder" 1690.

35b

„Neunundsiebzig Wunder" [1600 ?].

35c

„Neunundsiebzig Wunder" 1717.

35d

„Neunundsiebzig Wunder" 1725.

35e

„Neunundsiebzig Wunder" 2001.

36

„Kleine Chymische Hausapotheke" 1692.

37

„Sciagraphia Nova Artis Chymiae"

AUTOGRAPHEN

38

Kaufurkunde über das Wolkensteinische Bad. 1656.

39

Drei Briefe an Athanasius Kircher. 1657-1658.

40

Hauptmanns Affirmation des Bestallungsbriefs zur Durchführung von Friedliebs 'Prozess'. 1660.

41

Bitte an Kurfürst Johann Georg II. um das Braurecht für das Wolkensteinische Bad. Vermutlich 1660.

42

Bitte an Kurfürst Johann Georg II. um Land mit den dazugehörigen Teichen. Vermutlich 1662/63.

43

Bestätigung über den Empfang von 50 Reichstalern Besoldung. 1664.

44

Bestätigung über den Empfang von Labormaterialien und Geld. 1664.

45

Instruktion zum Kauf von Laborgerätschaften. 1664.

46

Belege aus dem „Geheimen Laboratorium" über die Abgabe von Kohle. 1665.

47

Bitte an Kurfürst Johann Georg II. um das Privileg, einen Jahrmarkt abhalten und Waren verkaufen zu dürfen. Vermutlich 1667.

48

Bitte an Kurfürst Johann Georg II. um eine Abschrift eines Berichtes des Amtmannes David Müller. 1667.

49

Schreiben an den Amtmann David Müller wegen eines von ihm erstellten Gutachtens. Vermutlich 1667.

50

Erneute Bitte an den Kurfürst Johann Georg II. um das Privileg, einen Jahrmarkt abhalten und Waren verkaufen zu dürfen. 1667.

51

Klage über den Versuch, den Badebesitzern Viehtrift und Weiden der Tiere zu verbieten. Vermutlich 1671.

52

Bitte an den Kurfürst Johann Georg II., die Viehtrift und Weiden der Tiere zunächst während einer Übergangszeit zu genehmigen. 1672.

53

Bitte an Kurfürst Johann Georg II. um die Errichtung einer Kirche für die Badegäste. 1673.

54

Eingeständnis Hauptmanns, zusammen mit Heinrich Schrey an einer Auseinandersetzung mit dem Wolkensteinischen Amtmann Hans Meyer verantwortlich zu sein. 1674.

55
Ein Traktat über die „materia universalissima".

56
Observationen.

57
Ein Traktat über Öfen.

DUBIA UND ERRATA

58a
„Wolkensteinischer Wasserschatz" 1637.

58b
„Wolkensteinischer Wasserschatz" 1654.

58c
„Wolkensteinischer Wasserschatz" 1657a.

58d
„Wolkensteinischer Wasserschatz".

59
„Rectum Judicium" 1649.

60
Ein Traktat über das Bad in Wiesbaden 1657.

61a
„Admonition an Badegäste" 1686.

61b
„Admonition an Badegäste" 1696a.

62a

„Collectanea Curiosa de Bismutho" 1718.

62b

„Collectanea Curiosa de Bismutho". [Manuskript.]

62c

„Collectanea Curiosa de Bismutho" 2001.

63

„Chymisches Kunstprojekt" 1756.

64

„De Viva Mortis Imagine".

65

„Streitschriften mit Johann Buntebart über die Naturae Constantia".

66

„Insignes aliquot viticulturae errores".

DRUCKE

1
Fragen an Johannes Avenarius. Wittenberg: Christian Thamms Erben 1630 [Latein].

JOHANNIS AVENARI | Eloqventiae Profess[oris] publ[ici] | SELECTARUM | JURIS JUSTINIANEI | QVAESTIONUM | DISPVTATIONES XX. In inclutâ Electorali ad Albim Academiâ jam | denuò propositae. | WITTEBERGAE | Typis haeredum CHRISTIANI THAM[i]. | ANNO M D C XXX.

8°, (2) Bl., [1], (1) S., [3] Bl., 247, (1) S.
Expl.: Berlin SBB (42 an: Schoepp. 441), */+ Dresden SLUB (Jus.Rom.B. 390.d,misc.1).
VD17-Nr.: VD17 14:632569Y.

S. 9-20: 20 vor allem familienrechtliche Fragen des Jurastudenten Hauptmann zum „Jus Justinianei" an den Wittenberger Professor Johannes Avenarius sowie Avenarius' Antworten.

2
Beitrag zum zweiten Teil von Johannes Agricolas „Kommentaren zu Popps Chymischer Medizin". Leipzig: Gregor Ritzsch 1639 [Latein].

Ander Theil | Joannis Agricolae P[hilosophiae] et M[edicinae] D[octoris] | Commentariorum, Notarum, Observationum et | Animadversionum in | JOHANNIS POPPII | Chymische Medicin, | Darinnen alle Proceß mit Fleiß examiniret, von den Ir- | rungen corrigiret, vnd mit etlich hundert newen Processen, | geheimen Hand-Grieffen/ aus eigener Erfahrung ver- | mehret vnd illustriret, | Auch der rechte vnd wahrhafftige Gebrauch der | Artzneyen/ mit etlich hundert Historien, | verificiret. | Darneben was in Chirurgiâ vnd Alchymiâ oder transmutatione | metallorum damit zu verrichten/ gründlichen | offenbahret. | Allen Standes-Personen/ Medicis, Chirurgis, Chymi- | cis, Balbirern/ Feld-Scherern/ Roß-ärtzten/ Goldschmie- | den/ vnd allen Haus-Wirthen hochnützlich zu lesen | vnd zu gebrauchen. | Hipp[ocrates] de Elegantiâ. | Oportet sapientiam transferre ad medicinam, et medicinam ad sa- | pientiam. Medicus enim Philosophus est DEO aeqvalis. | Mit Röm[isch] Käyserl[icher] Maj[estät] vnd Churf[ürstlich] Sächs[ischen] Privilegiis. | Leipzig/ | In Verlegung Thomae Schürers S[eeligen] Erben/ vnd Matthiae Götzen. | Gedruckt bey Gregorio Ritzschen/ im Jahr 1639.

8°, (1) Bl., [1], (1), [13], (1), 999, (1) S., [40], (1) Bl.

Expl.: Berlin SBB (Jm 2100-2), */+ Dresden SLUB (Chem.210-2), Glasgow Andersonian Library (Young Collection), Göttingen SUB (8 MED CHEM 92/29), Halle ULB (Uf 1801 (2)), Jena ThULB (4 Med.XXII,18b :2), Kiel UB (MK 8217-2), Kopenhagen Königliche und Universitätsbibliothek (4° Enk. Læ-gemidler), Paris BIUM (5180 MAGASIN; Mf n° 2317 MAGASIN), Paris BnF (TE131- 80), Wien ÖNB (70.E.9 Alt Prunk), Wolfenbüttel HAB (21.2.1 Med.), Zürich ZB (Md F 20).

VD17-Nr.: VD17 23:290569A.

Fol. b3^v: Beitrag eines „A. H. Dr." vom 29. November 1638.

Georg Detharding verwies 1645 in seinem „Scriptum Elisivum" auf diesen Text: Er spricht von einem „Künstlichen HIEROGLYPHICO [...], welches Ein L. L. Cultor und spagyricae Artis Amator A. H. Dr. vor den andern Theil D[octoris] Agricolae commentariorum gesetzet."[2] „L. L." kann als „Legum"aufgelöst werden.[3] Dies schon deutet auf einen Jurastudenten als Verfasser hin.

Auch verteidigte Hauptmann Agricola später vehement gegenüber Detharding, während Agricola einen Beitrag zu Hauptmanns „Weinbau-Irrtümern" beisteuerte, auf deren Titelblatt sich der Dresdner Arztalchemiker – dem Beitrag zum zweiten Teil der „Kommentare zu Popps Chymischer Medizin nicht unähnlich – als „V[triusque] I[uris] [Cultor], et spagyricae artis [amator]" bezeichnet. Somit scheint es sehr wahrscheinlich, dass es sich bei Hauptmann um den Verfasser des „HIEROGLYPHICUM" im zweiten Teil von Agricolas „Kommentaren zu Popps Chymischer Medizin" handelt, zumal er dies im „Scriptum Collisivum" implizit zu erkennen gibt: So konzediert er Detharding, dass dieser bei

---

2   Detharding (1645), Fol. D3^r.
3   Cappelli (1996), S. 204.

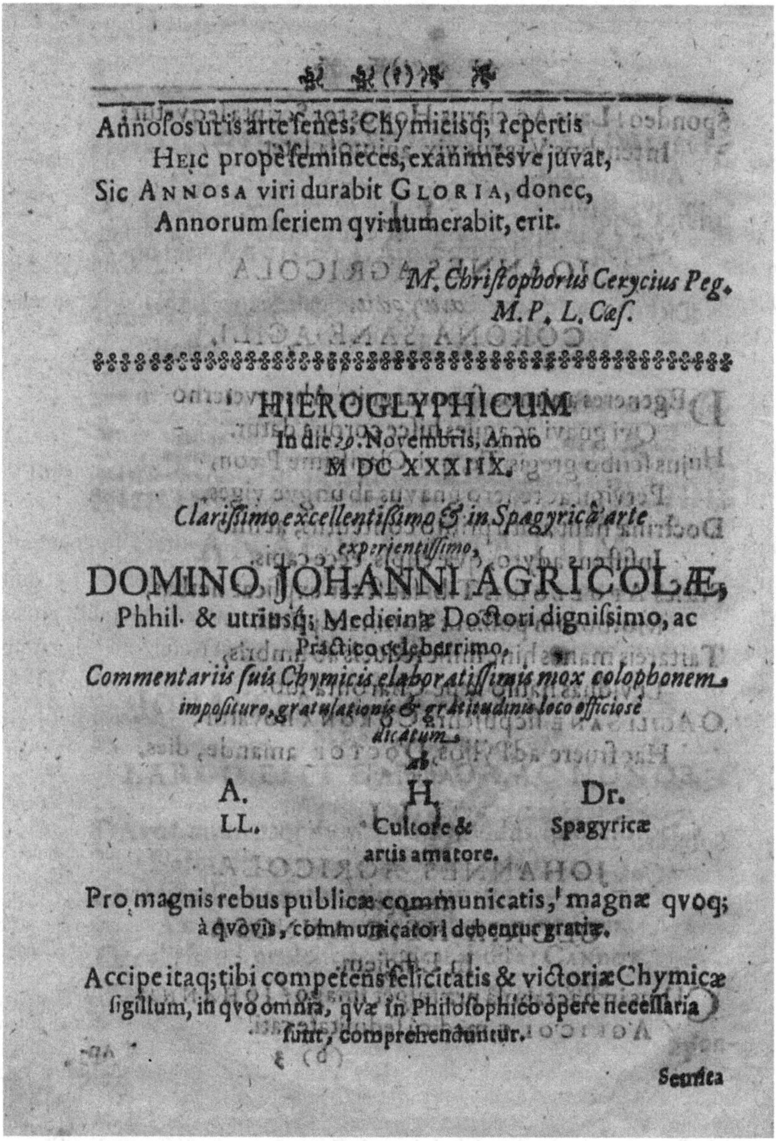

※ ※(†)※ ※

Annofos ut is arte fenes, Chymieisq; repertis
Heic prope femineces, exanimesve juvat,
Sic ANNOSA viri durabit GLORIA, donec,
Annorum feriem qvi numerabit, erit.

M. Chriftophorus Cerycius Peg.
M. P. L. Cæf.

❊❊❊❊❊❊❊❊❊❊❊❊❊❊❊❊❊❊❊❊❊❊❊❊❊❊❊❊❊❊❊❊❊❊❊❊❊❊

HIEROGLYPHICUM
In die 29. Novembris, Anno
M DC XXXIIX.

Clarißimo excellentißimo & in Spagyrica arte
experientißimo,

DOMINO, JOHANNI AGRICOLÆ,

Phhil. & utriusq; Medicinæ Doctori dignißimo, ac
Practico celeberrimo,

Commentariis fuis Chymicis elaboratißimis mox colophonem
impofituro, gratulationis & gratitudinis loco officiose
dicatum
ab

A.   H.   Dr.
LL.   Cultore &   Spagyricæ
     artis amatore.

Pro magnis rebus publicæ communicatis, magnæ qvoq;
à qvovis, communicatori debentur gratiæ.

Accipe itaq; tibi competens felicitatis & victoriæ Chymicæ
figillum, in qvo omnia, qvæ in Philofophico opere neceffaria
futir, comprehenduntur.

Seurica

Abb. 10: Hauptmanns Beitrag im zweiten Teil von Johannes Agricolas
„Kommentaren zu Popps Chymischer Medizin" (Leipzig 1639).

„dem Hieroglyphico Chymico in parte secundâ Comm[entarii] D[omini] D[octoris] Joh[annis] Agric[olae] in Poppium [...] auch sonderlich sein peracutum, expeditum, velox, praecox et versatile ingenium, cujus acies incredibilis et tàm penetrans, ut mucronis est, erwiesen [hat].“[4]

In der 1686 in Nürnberg erschienenen Ausgabe der „Kommentare zu Popps Chymischer Medizin“ fehlen die zu Beginn des zweiten Teils der Ausgabe aus den Jahren 1638/39 abgedruckten Beiträge, so auch derjenige Hauptmanns.[5]

In der von Humberg edierten Ausgabe der „Chymischen Medizin“ (Iserlohn 2000) wurde ebenfalls auf die Wiedergabe der „dem zweiten Band vorangestellten Gedichte befreundeter Gelehrter“ verzichtet.[6]

3a
„Weinbau-Irrtümer“. Nürnberg: Wolfgang Endter d. Ä. 1642 [Deutsch].

Insignes aliquot | VITICULTURAE | ERRORES | Eximis naturae fundamentis, | et tribus ejusdem regnis, secun- | dum verae Philosophiae trutinam, | et mirae Chymiae Cynosuram | deducti atq[ue] detecti. | Das ist: | Vberauß grosse | Weinbaws-Irrthumbe/ | Auß den innersten Gründen | der Natur/ vnd deroselben dreyen Rei- | chen/ nach der waaren Philosophischen | Richtschnur/ | vnd wundersamen Chymi- | schen Winckelmaß heraußgesuchet | vnd eröffnet | Von |

---

4   Vgl. Nr. 8, S. 116. – Humberg war zwar die freundschaftliche Beziehung Agricolas zu Hauptmann und Johannes Michaelis, einem der anderen Beiträger zu dem zweiten Teil der „Kommentare zu Popps Chymischer Medizin“, bekannt. Dennoch wusste er die Initialen, hinter denen sich aller Wahrscheinlichkeit nach Hauptmann verbirgt, nicht einzuordnen. So erklärt er lediglich, dass Agricolas Werk die „Gedichte der Gelehrten Heinrich Boezo, Andreas Rivinus, Johannes Michaelis, Johann Ittig und Christoph Cerycius, außerdem ein Rätselgedicht auf den 29. November 1638 – vielleicht das Erscheindungsdatum des ersten Bandes –, unterzeichnet A. H.“ vorangestellt seien. Vgl. Agricola, ed. Humberg (2000), S. 1376.

5   Der erste Band der „Kommentare zu Popps Chymischer Medizin“ (1638) endet mit dem „Tractatus de Vitriolo“. Diesem müssten sich in der stark überarbeiteten Ausgabe von 1686 folglich die Beiträge etwa von Johannes Michaelis oder von „A. H. Dr.“ aus dem zweiten Teil der „Weitere Kommentaren zu Popps Chymischer Medizin“ (1639) anschließen. Dies ist jedoch nicht der Fall. Vielmehr folgt hier auf den „Tractatus de Vitriolo“ der „Tractatus de Antimonio“. Vgl. Agricola (1686), S. 564. – Auch zu Beginn der beiden Bände der Neuauflage sind die Beiträge nicht abgedruckt. Vgl. Agricola (1686) u. derselbe (1686a). – Zur Überarbeitung der Neuauflage vgl. auch den Kommentar zu Agricola, ed. Humberg (2000), S. 1376.

6   Humberg begründet allerdings nicht, warum er auf eine Wiedergabe dieser Beiträge verzichtet. Vgl. auch die Vorbemerkungen zu Agricola, ed. Humberg (2000), S. 8.

Augusto Hauptmann Dresd[ensis] V[triusque] I[uris] | Cultore, et spagyricae artis amatore. | Nürnberg/ | In Verlegung Wolffgang Endters. | M. DC. XXXXII.

8°, (10), [1], (1), [12], 151 S.

Expl.: Breslau UB (471023), * Erlangen-Nürnberg UB (H00/CMR-VI 48 b), Frankfurt a. M. UB (8° T. 193.1915), Gotha FLB (Math 8° 01150/01 (02)), Göttingen SUB (8 OEC I, 2083), Greifswald UB (520/Ke 415 adn6), Moskau Russische Staatsbibliothek (IV-нем. 8°), */+ München BSB (Enc. 189; Beibd. 1), Nürnberg Stadtbibliothek (Var. 206 8°), Straßburg National- und Universitätsbibliothek (Consultation Salle 5 G.119.840), Stuttgart WLB (Gew.oct.K.1044; Mikrofiche-Ausgabe: MC Gew.oct.K.1044), Wolfenbüttel HAB (462.55 Quod. (1)) [vgl. Bircher A6 (1987), S. 328-329: Nr. A 4791].

VD17-Nr.: VD17 39:119100G.

Fol. 6ʳ: Titelblatt.

Fol. 7ʳ: **Widmungen** an Johannes Michaelis, Johannes Agricola, Christian Lange d. J..

Fol. 7ᵛ-Fol. 10ᵛ: Allgemeine **Beweggründe** Hauptmanns für das Verfassen der „Weinbau-Irrtümer":

Personen: Fol. 8ᵛ: Kaiser Friedrich I. Barbarossa; Fol. 10ʳ: Johannes Agricola.

Fol. 11r: **„Ad Lectorem":** Begründung des häufigen Gebrauchs der lateinischen Sprache, ohne deren Kenntnis das Werk aber trotzdem verständlich sei.

Fol. 11ᵛ-12ᵛ: Beiträge von David Auerbach, Johannes Agricola, August Buchner.

S. 1-151: **Hauptmanns Traktat:**

Personen: S. 14: Artephius; der „Autor Novi Luminis" [Michael Sendivogius]; Johann Heinrich Alsted; S. 20: Anaxagoras; Anaximander; Anaximenes; Diogenes; Platon; Zenon von Kition; Epikur; Empedokles; Paracelsus; Hermes Trismegistus; S. 33: Michael Sendivogius; Robert Fludd; S. 33, 86: Pierre-Jean Fabre; S. 34: Heinrich Nolle; S. 37, 46: Johann Arndt; S. 52-56, 65: Johannes Mathesius; S. 54: Galen; S. 56: Girolamo Cardano; S. 62: Basilius Valentinus; S. 67, 98: Aristoteles; S. 70: Nicolaus Solea [dessen „Bergwerkschatz" „von Georgio Claremontano fälschlicher Weise vor dem 1. Theil deß Basilij Testaments außgegeben worden, wie solcher sein Betrug ehes-

tes von Herrn Doctore Joh[annes] Agricola wird Weltkündig gemacht werden"[7]];
S. 71: Girolamo Cardano; S. 72: [Caspar ?] Bartholin und andere Neoteriker; S.
103: [Georg ?] Bachmann; S. 108: M[agister] Spiegel, „gewesene(r) Probst zu
Kemberg"; S. 128: Johann Walch; S. 134: Johannes Gigas.

3b
„Weinbau-Irrtümer". Dresden u. Leipzig: [Ohne Drucker] 1765 [Deutsch].

Oeconomische Abhandlung | von | gründlich bessern | und einträglichern |
Weinbergsbau, | nebst angefügter | Churfürstl[ich] Sächs[ischer] Weingebürgs- |
Ordnung de Anno 1588. | von | H[einrich] A[ugust] F[ischer]. | Dreßden und
Leipzig. | 1765.

8°, [1], (1), [1], 112, [11] S. [Zwar sind die ersten drei Seiten nicht paginiert, jedoch bei der weiteren Seitenzählung erfasst, so dass die letzte paginierte Seite
mit „115" überschrieben ist.]

Expl.: Berlin HU UB (1966 A 361), Berlin SBB (Ox 4700; evtl. Kriegsverlust), Dresden SLUB (Oecon.E.448), Freiburg UB (S 9353), Gotha FLB (Math
8° 01347/02), Halle ULB (Pon Vf 788), Jena ThULB (8 Cam.V,23(3) und 8
Math.V,23(2)), Kopenhagen Königliche und Universitätsbibliothek (124, 420
02634), Leipzig UB (Ökon.1180), Stuttgart WLB (Gew.oct.18), */+ Tübingen
UB (Eg 282).

S. 37-59: Ein Exzerpt aus den „Weinbau-Irrtümern".
Heinrich August Fischer hatte Hauptmanns „Weinbau-Irrtümer" „in so viel und
langen Jahren nur einmal bey andern Piecen angebunden angetroffen".[8] Einen
möglichen Grund hierfür sah er darin, dass dieses Werk

---

7 Im Jahre 1600 zunächst mit dem Titel „Ein Büchlein von dem Bergwergk" unter dem Namen
Nicolaus Soleas in Zerbst erschienen, wurde der „Bergwerkschatz" 1618 a. M. anonym in
Frankfurt von Elias Montanus verlegt. Von Georgius Claremontanus 1626 in Jena fälschlicherweise als erster Teil von „Fratris Basilii Valentini Benedicter Ordens. Letztes Testament und
Offenbahrung der him[m]lischen und irrdischen Geheimnüß" veröffentlicht, fand er als solcher
auch Einzug in den zweiten Band der ab 1677 häufig verlegten „Chymischen Schriften" des
fiktiven Benediktinermönchs Basilius Valentinus. Vgl. hierzu Fritz (1929), S. 136-139.
8 Fischer (1765), S. 36.

„damahliger Zeit weniger Liebhaber gefunden [hat], weil dessen Haupt-Vortrag aus denen Principiis Phisicis et Chymiae zuweit hergehohlet, und also denen meisten Menschen, besonders denen Wintzers-Leuten gar zu hoch und unverständlich gewesen [ist].“[9]

Deswegen teilt Fischer „daraus nur so viel mit, als nunmehro da alle dergleichen Wissenschaften gründlicher und deutlicher bekannt geworden, gantz wohl verstanden werden könen und dieses lautet pag[inis] 96 seq[uentiis]“.[10] Er gibt auf den folgenden Seiten ein Exzerpt wieder, das in den „Weinbau-Irrtümern“ (Nr. 3a) auf den Seiten 96 bis 144 zu finden ist. Dabei formulierte er allerdings Vieles um und ließ einige Texte fallen. Insbesondere mied er auf diese Art und Weise Hauptmanns Latinismen.

4
„Schutzschrift gegen Dethardings Chymischen Irrtum“. Nürnberg: Wolfgang Endter d. Ä. 1644 [Deutsch].

APOLOGIA | Et | Lucida quorundam de Ex- | cell[ntis] JOHANNIS AGRICOLAE, | PHIL[osophiae] et U[triusque] M[edicinae] D[octoris] auro potabili, | Chymicorum errorum à D[omi]n[o] Dethardingio | Pharmacopolâ commissorum remonstratio, | ex infallibili naturae et Chymiae | fonte prolata. | Das ist: | Schutzschrifft/ | vnd klärliche Beweisung/ | etlicher wegen Herrn Johannis A- | gricolae/ der Philosophiae vnd beyder Artz- | neyen vornehmen Doctoris, auro potabili, von | Herrn Detthardingen Apotheckern begangenen | Chymischen Irrthumen/ auß den vnbetrüglichen | Brunnen der Natur vnd Chymischen | Kunst fürgestellet. | Durch | AUGUSTUM Hauptmann/ | Dres[densis]. | Nürnberg/ | In verlegung Wolffgang Endters. | Anno M. DC. XLIV.

8°, [1], (1), 98, [1] S.
Expl.: */+ Karlsruhe BLB (87 B 76422) [fehlende Seiten: 69-72] [vgl. Stöckinger/Telle (1997), S. 122: Nr. 213], London British Library (1033.f.30.

---

9   L. c..
10   L. c., S. 36-37.

(1.)), + Nürnberg Stadtbibliothek (angebunden an Var. 206. 8°) [gelesen wurden nur die im Exemplar der BLB Karlsruhe fehlenden Seiten].

VD17-Nr.: VD17 75:700741U.

Erster Angriff Hauptmanns auf Georg Detharding im Rahmen ihres Streits um Johannes Agricolas „Aurum potabile"; Reaktion auf Dethardings „Kurzen Diskurs vom Auro Potabile". Die Namen Dethardings und Agricolas sind im Folgenden nicht aufgeführt.

Fol. 1ʳ: **Titelblatt.**

S. 1-12: **Widmung** an Johann Klosse **und Vorwort:**

Personen/Werke: S. 2: Joseph du Chesne; Hali [Haly Abbas. 'Alī ibn al-'Abbās al-Maǧūsī' ?]; S. 8: Athenaios; Artaxerxes; S. 9: Epiktet; S. 10: Johann Hintze; S. 11: ein Knecht, der fast ein Jahr am Quartanfieber gelitten hat.

S. 13-98: **Hauptmanns Traktat:**

Personen/Werke: S. 14: Georg Grammann; S. 14, 68: Joseph Du Chesne; S. 15: [Wilhelm Adolf ?] Scribonius; Leonhart Fuchs; Galen; S. 15, 62: Martin Ruland d. J.; S. 15, 66: Avicenna; S. 17: Hauptmanns „Weinbau-Irrtümer" [Nr. 3a]; S. 15, 18: Hippokrates; S. 18-19: „ein purus putus Galenicus Medicus"; S. 20: „Galenische Suppen"; S. 21: „Jus Civilis"; „Jus Justinianea"; „Lex Aquilia"; S. 22: Diodorus Siculus; Michael Piccart ; S. 25-27, 57, 71-72, 87-88: Johann Hintze; S. 29: Lorenz Eichstaedt; Andreas von Blawen; S. 29, 45: Paracelsus [„Theophrastus"]; S. 29-30: Pietro Andrea Matthioli; S. 30: Oswald Croll; Martin Pansa ; S. 30, 33: Nicolaus Schultz; S. 32: Simon Courtaud; S. 33, 49, 81: die von Detharding zu Rate gezogenen Ärzte; S. 37: Nicolaus Solea; S. 40, 59: Michael Sendivogius; S. 42, 53: Geber; S. 43: Hermes Trismegistus; S. 38, 46, 55: „Rosarius"; S. 51: ein Hauptmann bekannter Arzt aus einer „vornehmen Reichsstadt"; S. 52: ein Hauptmann bekannter Chemiater aus Bremen; S. 54: „der Philosophorum dictis"; S. 55, 59: „Turba Philosophorum"; „ein vnlängst sich an den tag gegebener Philosophus"; S. 59, 69, 70, 83: Basilius Valentinus; S. 61: ein Philosophus; S. 62: Plinius d. Ä.; Johann Gerhard; S. 70: Zacharias Brendel; Werner Rolfinck; S. 72: Andreas Cassius; S. 73-75: ein „Künstler" [Alchemiker]; S. 75-76: „ein guter Freund, der da auch einen ziemlichen Schweiß in Alchymia vergossen"; S. 78: Aristoteles; S. 83: Roger Bacon; S. 89, 91: Angelus Sala; S. 97: Augustinus von Hippo.

S. 99: **Errata sic corriguntur.**

5a
Kondolenz anlässlich des Todes von Sigismund Finckelthaus. Leipzig: Timotheus Hön 1644 [Latein].

Suprema Honoris Verba | Exeqviis | VIRI | Reverendi, Magnifici, Amplissimi, et | Consultissimi | D[omi]n[is] SIGISMUNDI | FINCKELTHAUS, | Sereniss[imi] Electoris Saxonici Consiliarii, | Ordinarii, et Consulis Lipsiensis meritissimi et c[etera]. | Dicta | ab Amicis | Ipso exeqviarum die 22. Augusti 1644. | Typis Timothei Hönii.

4°, [1], (1) S., [3] Bl.
> **Expl.:** Zwickau Ratsschulbibliothek (*/+ 9.5.5.(132) und 48.8.13.(62))
> **VD17-Nr.:** VD17 125:006629X.

Fol. A4ʳ-A4ᵛ: Beitrag Hauptmanns.
Sigismund Finckelthaus, mehrmaliger Bürgermeister von Leipzig, war auch als Ordinarius der Juristenfakultät der Universität Leipzig tätig. Der Beitrag Hauptmanns lässt sich möglicherweise damit erklären, dass Hauptmann Finckelthaus aufgrund seiner freundschaftlichen Beziehung zur Professorenfamilie Lange kennen gelernt hatte.[11]

5b
Kondolenz anlässlich des Todes von Sigismund Finckelthaus. Leipzig: Timotheus Hön 1644a [Latein].

Christliche Leich-Predigt/ | über das Trostsprüchlein S[ankt] Pauli/ zun Röm[erbrief] am 14. | Unser keiner lebet ihm selber/ und keiner stirbet | ihm selber/ etc[etera]. | Bey Christlicher und volckreicher Leichenbestattung | Des MAGNIFICI, WolEhrwürdigen/ Groß- | Achtbarn/ Hochgelahrten/ und Hoch- | weisen Herrn | SIGISMUNDI | Finckelthausens/ berühmten J[uris]C[onsul]ti, Churf[ürstlicher] Durchl[aucht] zu Sachsen wolbestallten Raths/ | Prof[essoris]

---

11 Auf eine engere Beziehung zwischen der Familie Lange und Finckelthaus deuten etwa Beiträge Christian Langes d. Ä. und Christian Langes d. J. in der Leichenpredigt auf Finckelthaus von Johannes Höpner hin. Vgl. Nr. 5b; weiterhin Roth, Bd. 7 (1972), R 6484. – Zu Finckelthaus vgl. auch ADB, Bd. 7 (1878), S. 20.

Publici, des Ober-Hofgerichts Assessoris, des Geist- | lichen Consistorii Praesidis und Senioris, der Juristen Fa- | cultät Ordinarii, Domherren zu Mörseburgk/ des Churf[ürstlichen] Sächs[ischen] Schöppenstuels allhier Assessoris, der Löblichen | Universitet Decemviri, Collegii Principum minoris | Collegiati, und regirender Bürger- | meisters allhier/ | Welcher Anno 1644. den 12. Augusti zu Dreßden | in Christo selig verschieden/ und den 22. ejusdem mit | Christlichen Ceremonien/ | in der Pauliner Kirchen | allhier/ begraben worden. Gehalten durch | JOHANNEM HÖPNERUM, S[uae] S[acrae] Theol[ogiae] D[octorem] P[rofessorem] P[ublicum] | ad Div[inam] Nicol[aum] Past[orem] und Superintendentem. | Leipzig/ bey Timotheo Hönen.

4°, [53] Bl.

Expl.: Berlin SBB (Ee 700-889)[12], Edinburgh Schottische Nationalbibliothek (D.C.l.35(8)), Gotha FLB (13 - Tp. 8° 02015 (1644,01)), Hannover GWLB (Cm 232), */+ Leipzig UB (Vit.N.548).

VD17-Nr.: VD17 1:039886X.

Vgl. Roth, Bd. 7 (1972), R 6484.

Fol. N2ᵛ-N3ʳ: Zeichen-, zeilen- und wortgetreuer Abdruck von Hauptmanns Kondolenz anlässlich des Todes von Sigismund Finckelthaus (Nr. 5a).

6
Beitrag in „De Abortu Considerationes". Leipzig: Henning Köhler 1644 [Latein].

Deo Clementer Largiente | SUAS | DE | ABORTU | CONSIDERATIONES, | Non ita pridem in ipsâ solemni- | tate Doctorali exhibitas, | pro | LOCO | In Amplissimâ Facultate Medicâ, quae Lipsiae | est, obtinendo, | Ejusdem Auctoritate publicae placidaeque | disquisitioni subjicit | CHRISTIANUS Lange JUNIOR, | Phil[osophiae] ac Med[icinae] Doctor, et Physiologiae Me- | dicae Professor Publicus. | RESPONDENTE | JOAN-HENRICO Kattenbusch/ Susato-

---

12 Angabe nach VD17. Im Online-Katalog der SBB Berlin ist dieses Werk nicht zu finden [Abruf: 26. Januar 2011].

| Westphalo, Philiatro. | Ad d[ie] 29. Augusti, horis locoq[ue] svetis. | Excudebat HENNINGUS COLERUS. | ANNO M DC XLIV.

4°, [24] Bl., [1], (1) S.

Expl.: Dresden SLUB (Obstetr.75,32), Gotha FLB (Diss.med 8° 00002a (02)) u. Diss.med 8° 00006 (05); Expl. unvollständig: auch Hauptmanns Beitrag fehlt) u. Diss.med 8° 00089 (79)), Jena ThULB (4 Diss.med.269()26), */+ Leipzig UB (Gbh.624/5), London Wellcome Library (T.11), Tübingen UB (Jg 172.4).

VD17-Nr.: VD17 39:154045G.

Fol. 25ʳ: Beitrag Hauptmanns.

Christian Lange d. J. als Opponent dieser Promotionsprüfung des Johann Heinrich Kattenbusch war der beste Freund Hauptmanns.

7
Beitrag in „Lugubria". Leipzig: Henning Köhler 1645 [Latein].

LUGUBRIA, | Quum | Vir per-Reverendus atq[ue] Clarissimus | D[omi]n[us] SAMUEL Lange/ | S[uae] S[acrae] Theol[ogiae] Licentiatus, Pegaviae, nunc decineratae, | Pastor, et vicinarum Ecclesiarum Su- | perintendens, | Filiolo suo unico, adeo[que] | desideratissimo, | CHRISTIANO MATTHIAE, | Idibus Jan[uaris] praematurè quidem, sed san- | ctè, hoc est, in ipsâ innocentiâ, | denato, | JUSTA | fieri curaret, | Ipso humationis die, 17. nempe Calendas Febr[uaris] | dicta ab | AMICIS. | Anno post Christum natum 1645. | Lipsiae, typis Henningi Coleri.

4°, [2] Bl.

Expl.: */+ Zwickau Ratsschulbibliothek (48.8.13(80)).

VD17-Nr.: VD17 125:031541G.

Fol. 2ʳ: Beitrag Hauptmanns.

Samuel Lange, der Vater des verstorbenen Christian Matthias Lange, war der Bruder von Hauptmanns bestem Freund Christian Lange d. J..

8
„Scriptum Collisivum". Leipzig: Timotheus Hön 1646 [Deutsch].

AUGUSTI HAUTPTMANNI | DRESD[ensis] | SCRIPTUM | COLLISIVUM | Contra | Dethardingianum famosum | Scriptum Elisivum, | Sive | Renovata de D[omi]n[i] D[octoris] JOHANNIS | AGRICOLAE Aurô potabili | Apologia. | Das ist: | Nothwendige Widerlegung/ | Oder | Erneuerte Schutzschrifft/ wegen | Herrn D[octoris] JOHANNIS AGRICOLAE | Auri potabilis, | Wieder | Die schändliche Famos-Läster- und | Elisivschrifft George Dethardinges/ | Apothekers in Alten Stettin/ | gerichtet. | Leipzig/ in Verleg[ung] Thomae Schürers S[eeligen] Erb[en] | und Matthiae Götzen/ | Gedruckt bey Timotheo Hönen/ 1646.

8°, (1) Bl., [1], (1) S., [3] Bl., 181, [1] S., (1) Bl.

Expl.: */+ Dresden SLUB (Chem.673), * Erlangen-Nürnberg (H61/TREW.Hx 336), London British Library (1033.f.30.(1.)), Schweinfurt Bausch-Bibliothek (B 1287.08).

VD17-Nr.: VD17 75:700741U.

Zweiter Angriff Hauptmanns auf Georg Detharding im Rahmen ihres Streits um Johannes Agricolas „Aurum potabile"; Reaktion auf Dethardings „Scriptum Elisivum". Die Namen Dethardings und Agricolas sowie die im Rahmen der Hauptmann-Detharding-Fehde verfassten Werke sind im Folgenden nicht aufgeführt.

Fol. 2^r: **Titelblatt.**

Fol. 3^r-3^v: **Widmungen** an Christian Lange d. Ä., Samuel Lange und Christian Lange d. J..

Fol. 4^r-5^v: **Beiträge** von Johannes Schilter, Johannes Michaelis, Christian Schürer, Christian Lange d. J., „C. Th.".

S. 1-181: **Hauptmanns Traktat:**

Personen/Werke: S. 5: Marcus Tullius Cicero.

S. 7-32: **Brief Hauptmanns an Detharding** vom 13. Juni 1644[13]; darin: S. 10, 12: die von Detharding genannten Ärzte; S. 10, 12: Michael Sendivogius; S. 12, 21-22, 24, 25: Paracelsus [„Theophrastus"]; S. 13, 22: Nicolaus Solea; S. 17-18,

---

13 Vgl. hierzu das Kapitel „Von Altbekanntem und Neubenanntem – Zu Hauptmanns Korrespondenzen".

27: Basilius Valentinus; S. 25: Rámon Lull; S. 25-26: „Rosarius"; „Aureum vellus"; Isaak Hollandus.

    S. 36-37, 39, 54, 59, 73, 92, 93, 103, 108, 113, 133, 137, 161: Basilius Valentinus; S. 37, 54-55, 59-60, 72, 89-90, 93, 154: Paracelsus [„Theophrastus"]; S. 37, 55, 74: Daniel Sennert; S. 40: Johann Hintze; S. 48: „die Galenisten und Paracelsisten"; Ludwig Graff d. J.; S. 49: Lorenz Eichstaedt; S. 49, 110: Nicolaus Schultz; S. 54, 75, 77: Francis Anthony; S. 54, 60, 74, 92: Oswald Croll; S. 54-55, 72-73, 93: der Autor der „Via Universalis" [Johannes von Laaz]; S. 55, 74, 92, 110: Johannes Hartmann; S. 55, 76: Philipp Gruling; S. 56: Aristoteles; S. 60: Robert Fludd; S. 60, 92: Heinrich Nolle; S. 61: der „Autor Genealogiae Mineralium"; S. 77-78, 82, 88, 123: Angelus Sala ; S. 77, 123: Anton Günther Billich; S. 78: Peter Lauremberg; Arnold Schröder; S. 80: „glaubwürdige Leute" an zwei unterschiedlichen Orten; S. 82: Anaxagoras; S. 82, 95: Thomas Norton ; S. 86: ein „in Bergwergs Sachen gar wol verständiger Mann"; S. 89: der Morienus-Calid-Dialog; „ein andrer Philosophus"; S. 93, 119, 138: Pierre-Jean Fabre; S. 95: Girolamo Cardano; S. 97: Averroës; S. 116-119: der „Autor Hieroglyphici Chymici"; S. 119, 151: Gaston Dulco/Duclo; S. 121: „D. E."; S. 128: Dr. Schildkrot; S. 133: „ein hoher vornehmer Mann"; S. 141: „der gute autor non Entium Chymicorum" [Michael Kirsten ?]; S. 142: verschiedene Ärzte; S. 144: „ein guter Autor"; S. 151: Geber; S. 153: einer von Hauptmanns „gefreundeten"; S. 156: Hauptmanns „Weinbau-Irrtümer" [Nr. 3a]; S. 158: „Mehrere Philosophos"; S. 161: der Autor „von Universal und particular Tincturen"; Thomas von Aquin; S. 171: Julius Caesar Scaliger; S. 172: Demokrit.

    Fol. 96ᵛ: **Seqventia, et fortassis adhuc alia transgressa errata benevolus sic corriget Lector.**

9

Beitrag in „Geistliche Schleuder Davids". Leipzig: Timotheus Hön 1646 [Latein].

Geistliche Schleuder Davids/ | Das ist: | Christliche Predigt vom PredigAmpt/ | Gehalten aus dem 20. Cap[ite] der Apostel Geschichte/ Bey volckreicher Versamlung in der Kirchen zu S[ankt] Tho- | mas in Leipzig den 8. Junii Anno 1646. | Als auff Gnädigsten Befehl | Churfürstl[icher] Durchl[aucht] zu Sachsen/ | H[err] Christian Lange/ | Der heiligen Schrifft Doctor und | Prof[essor] P[ublicus] Pfarrer zu S[ankt] Thomas und | Canonicus zu Meissen/ Zum

Superinten- | denten Ampt einge- |wiesen wurde/ Auff inständiges Begehren in Druck verfertiget | durch | JACOBUM WELLERN D[octorem] | und der Zeit Churf[ürstlicher] Durchl[aucht] zu Sachsen/ be- | stallten Obern Hofprediger zu Dreßden. | Leipzig/ | In Verl[egung] Thomae Schür[eri] S[eeligen] Erb[en] und Matt[hiae] Götzen/ | bey Timotheo Hönen gedruckt.

4°, [42] Bl.

Expl.: Berlin SBB (8 an: Ee 710-149; unvollständig), Gotha FLB (LP N 8° III, 00003 (12) u. LP E 8° II, 00016 (25) u. */+ Theol 4° 00919-920 (07)).

VD17-Nr.: VD17 39:104055X.

Fol. I4^r-I4^v: Beitrag Hauptmanns in lateinischer Sprache.

Christian Lange d. Ä. war der Vater von Hauptmanns bestem Freund Christian Lange d. J..

10
„Hornhausische Gnadenbrunnen". Leipzig: Timotheus Hön 1647 [Deutsch].

AUGUSTI HAUPTMANNI | DRESD[ensis] | Sedula | GRATIOSO- | RUM FONTIUM, | qvi HORNHUSI, per- | vestigatio. | Das ist: | Hornhausischer | Gnaden Brünnen eigentli- | che Erforschung/ derer tieff ver- | borgenen Vrsachen/ und wunderlichen | Wirckungen helle Erklärung/ und nach | Chymischer Kunst höchstfleissige | Probirung. | Leipzig/ | In Verlegung Henning Schürers/ | Gedruckt bey Timoth[eum] Hönen/ Im Jahr 1647.

8°, [8], 166 S., (2) Bl.

Expl.: Bethesda NLM (2362004R), Breslau UB (471027), */+ Erlangen-Nürnberg UB (H61/TREW.Gx 129/134), Frankfurt a. M. UB (8° R., 727. 8749/2.), Halle ULB (AB 50 C 8/k, 50 und Pon IIu 452 (1) und Pon IIu 455 (6)), Jena ThULB (8 Med.XIX,50(3)), Leipzig UB (VI 12177-m/2 und Baln.1446), London British Library (1033.f.30.(1.)), München BSB (M.med. 471; Beibd. 2), München UB (0001/8 Med. 4200), Weimar HAAB (14, 8 : 42 [b]), Wolfenbüttel HAB (Me 430) [vgl. Bircher B 13 (1990), S. 176-177: Nr.: B 13959].

VD17-Nr.: VD17 12:188041D.

Fol. 1r: **Titelblatt.**

Fol. 1ᵛ: **Widmungen** an die Brüder Conrad, Benedikt, Johann Benedikt und August Carpzov.

Fol. 2ʳ-4ʳ: **Beiträge** von Johannes Michaelis, Christian Lange d. J., Friedrich Rappolt, Heinrich Meyer, Theophil Coler, Caspar Ziegler, Michael Blum, Christophorus Thesselius.

S. 1-3: **Überschrift:** „AD HONOREM DEI, et PROXIMI SALUTEM": Hauptmanns Gründe für das Verfassen der „Hornhausischen Gnaden-Brunnen": **Keine Personen** genannt.

S. 4-32: **Überschrift:** „CAPUT I. De causa efficiente et Origine fontium": **Personen:** S. 4: Giovanni Nardi; S. 4, 5: Aristoteles; S. 10-12: André Rivet; S. 19-20: Christoph Barbarossa; S. 20: Nikolaos von Damaskus; Athenaios; S. 22-32: „die Rithausin" als „die jenige Person, so den ersten [der Brunnen], als den Heyl-Brunnen, zu allererst gebraucht haben will, und ihn als ein heilsames, und gesundes Wasser erfunden [hat]"; S. 23, 29-30: „ein Schäfer, so aber an itzo [...] Gemein Hirte", der den Brunnen als erster gefunden habe.

S. 32-40: **Überschrift:** „CAPUT II. De natura, genere ac diversitate fontium": **Personen:** S. 34: Agathias Scholasticos; „Vasqvetz"; Gaius Iulius Solinus; S. 35: Johann Heinrich Alsted; „Scribanus"; S. 35, 37: Hieronymus Reusner; Plinius d. Ä.

S. 41- 89: **Überschrift:** „CAPUT III. De probatione et contentis fontium": **Personen:** S. 41: Melchior Sebisch d. J.; Andrea Bacci; Johann Winter, Jakob Theodor; Gabriele Fallopio; Girolamo Mercuriale; Antonio Guainerio; Giovanni Michele Savonarola; Bartolomeo Montagnana; Guglielmo Grataroli; Gabriele Frascata; Bartholomaeus Marantha; [Marcello ?] Donato; Leonhart Fuchs; Konrad Gessner; Georgius Agricola; S. 43: Aulus Cornelius Celsus; Horaz; Vitruv; Rufus von Ephesos; Aetios von Amida; Paulos von Aigina; Hippokrates; Herodot; Oreibasios; Lucius Iunius Moderatus Columella; Andreas Tiraquell; S. 49-52: „eine Frau [...] so [...] auff beyden Augen blind gewesen war"; S. 59: Johannes Nestor, „Physicus Ord[inarius] zu Rochlitz"; S. 60: ein Brief aus Hamburg von einem „daselbst vornehmen Doctor[...] Med[icinae]"¹⁴: darin: Johann Heinrich Meibom; der „Bischoff zu Halberstadt"; S. 77: Matthias Engelhart, „Fürstlicher Anhaltinischer LeibMedicus, wohlerfahrner Chymicus"; S. 80: Mi-

---

14 Vgl. hierzu das Kapitel „Von Altbekanntem und Neubenanntem – Zu Hauptmanns Korrespondenzen".

chael Sendivogius; S. 81: Basilius Valentinus; Pierre-Jean Fabre; S. 82: „mein stachlicher Antagonist" [Georg Detharding]; S. 84: Giovanni Nardi; S. 86: „des Autori [Nardi] scriptum"; S. 88: Johannes Mathesius.

S. 89-143: **Überschrift:** „CAPUT IV. De variis fontium effectibus, seu multiplici eorundem operatione":

Personen/Werke: S. 90, 98: Johann Heinrich Alsted; S. 92: der „edirte[...] Historische[...] Bericht eines Priesters"; S. 95: Galen; Caelius Rhodiginus; „Suidas" [vermutlich um 1000 in Konstantinopel entstandenes Lexikon[15]]; S. 96: Lukian von Samosata; S. 96, 107: Apollonius von Tyana; S. 96: „Sanages Graecus"; S. 97, 105: Marcus Antonius, S. 97: Bartolomeo Montagnana; Johannes de la Vega; S. 99: „Theatrum Chymicum"; S. 100: Geber; Iamblichos; S. 102: Gerhard Dorn; S. 104: Diodoros Euchyon; S. 106: „der Autor non entium Chymicorum" [Michael Kirsten ?]; S. 107, 125, 142: Basilius Valentinus; S. 107, 142: Pierre-Jean Fabre; S. 109-114: „der Autor de genealogia Mineralium" [aus diesem Werk werden längere Absätze zitiert.]; S. 114: Bernard Gilles Penot; S. 115: „Ein Kauffmann von Ambsterdam, mit Namen A. d. W." [Abraham Willemsz van Beyerlant ?]; S. 118, 122, 136: Michael [i.e. Melchior[16]] Sebisch d. J.; S. 118: Theophrast von Eresos; S. 119, 122: Johann Thölde; S. 123: Lucius Annaeus Seneca d. J.; S. 125: Hermes Trismegistus; S. 127, 132: Michael Sendivogius; S. 134: Christoph Horn; S. 137: Theodorus [einer der Protagonisten aus Horns „De Auro Medico Philosophorum."].

S. 144-155: **Überschrift:** „CAPUT V. De fine, duratione, et conseqventiis fontium naturalibus":

Personen: S. 146: Christoph Barbarossa.

S. 155-166: **Überschrift:** „CAPUT ULTIMUM. De diversissimis, circa hosce fontes, eorumq[ue] usum, judiciis":

Keine Personen genannt.

---

15 Vgl. LexAW, Bd. 3 (1965), Sp. 2947.
16 Hauptmann bezieht sich hier auf das, „was H[err] D[octor] Mich[ael] Sebizius [...] in Dissertationibus de Acidulis [...] judiciret". Vgl. Nr. 10, S. 118. Die „Dissertationum De Acidulis Sectiones Duae" wurden jedoch von Melchior Sebisch d. J. verfasst. Vgl. Sebisch (1627). – Zu Sebisch vgl. ADB, Bd. 33 (1891), S. 508-509.

11

Beitrag in „Der gerechten Seelen seliger Zustand". Leipzig: Friedrich Lanckischs Erben 1648 [Latein].

Der Gerechten Seelen seliger | Zustand in der Hand Gottes. Aus dem schönen Spruch Sap[ientiae] 3. V[ers] I. | Der Gerechten Seelen sind in Gottes Hand/ etc[etera] | Bey ansehnlicher Leichen-Bestattung | Des weiland Ehrenvesten/ Vorachtbarn | und Hochweisen | H[err]n Sebastian Meyers/ | Des Raths und Baumeisters/ | wie auch des milden Allmosens Vorstehers/ und | vornehmen Handelsmanns numehro Seeligen/ | So am 4. May/ Anno 1648. in der Pauliner | Kirchen zu Leipzig verrichtet worden. | In Volckreicher Versamlung | erkläret und ausgeleget | Durch | CHRISTIANUM Langen / der | Heiligen Schrift D[octor] P[rofessor] P[ublicus] und Superin- | tendenten. | Leipzig/ Gedruckt bey Fried[rich] Lanckischen S[eeligen] Erben.

4°, [36] Bl.

Expl.: Berlin SBB (Ee 700-2203; unvollständig), Gotha FLB (LP P 8° IV, 00025 (29) u. LP E 8° V, 00021 (11)), Göttingen SUB (4 CONC FUN 175 (20)), */+ Wittenberg Bibliothek des Evangelischen Predigerseminars (HbPrTh985/19).
VD17-Nr.: VD17 39:106559P.

Fol. F6ᵛ bis G1ʳ: Beitrag Hauptmanns in lateinischer Sprache.
Über die Beziehung zwischen Hauptmann und Sebastian Meyer ist nichts weiter bekannt.

12
„Scriptum Serium". Leipzig: Timotheus Ritzsch 1649 [Deutsch].

AUGUSTI HAUTPMANN- | NI DRESD[ensis] | SCRIPTUM SERIUM, | CONTRA | Scandalosum, et nefarium scriptum | Illusivum, vel qvasi, Dethardingia- | num, cui accessit, CL[ari] BOREALIS PHILOSOPHI | Cujusdam, Auctoris anonymi, | Egregium, de hâc controversiâ judi- | cium, atq[ue] appositisimum | Corollarium. | Das ist | ERNSTE SCHRIFFT- | liche Verantwortung | wider | Die ärgerliche/ schändliche/ ver- | meynte/ Dethardingianische | Illusiv-Schrifft/ | nebenst | Eines vornehmen/

Mitternächtlän- | dischen/ ungenandten Philosophi, und | Medici, hochnützlichen/ und gar füglich | angehefften End- und Schluß- | Schrifft. | Leipzig/ | In verlegung Henning Schürers/ | Gedruckt bey Tim[otheus] Ritzsch. 1649.

8°, (1) Bl., [1], (1) S., [5] Bl., 158 S., [1] Bl.

Expl.: * Dresden SLUB (Chem.674) [Titelblatt und Blatt 4 beschädigt], London British Library (1033.f.30.(3,4.)), + Schweinfurt Bausch-Bibliothek (B 1475.02).

VD17-Nr.: VD17 14:628024E.

Dritter Angriff Hauptmanns auf Georg Detharding im Rahmen ihres Streits um Johannes Agricolas „Aurum potabile"; Antwort auf Dethardings „Scriptum Illusivum". Die Namen Dethardings und Agricolas sowie die im Rahmen der Hauptmann-Detharding-Fehde verfassten Werke sind im Folgenden nicht aufgeführt.

Angebunden ist das „Rectum Judicium" (Nr. 59), in dem sich Hauptmann, so er nicht der Verfasser ist, auf Seite 145 als Beiträger an den „Anonymus" wendet.[17]

Fol. 2[r]: **Titelblatt.**

Fol. 3[r]-5[v]: **Widmungen und lateinisches Vorwort** an Jacob Jan, Johannes Oswald, Martin Weiss, Johann Schröder, Johannes Caspar Faus, Christoph Bautzmann, Balthasar Timäus von Güldenklee.

Fol. 6[r]-7[v]: **Deutsches Vorwort** an den Leser:

Personen: Fol. 7[v]: Heliodoros von Emesa.

S. 1-158: **Traktat Hauptmanns:**

Personen/Werke: S. 3, 14: Marcus Porcius Cato [d. Ä. ?]; S. 3, 5: Marcus Tullius Cicero; S. 6: Brutus; Adam Dürrer; Plautus; Terenz; S. 6, 8: Horaz; S. 7: die „clarissimi Viri", die auf Agricolas und Hauptmanns Seite stünden; Dethardings „Inversores"; S. 8: Bacchus; Pontius Pilatus [Beiträger in Dethardings „Scriptum Illusivum"]; S. 9: Martial; S. 9, 152: der „Hieroglyphicus"; Aristophanes; S. 10: Platon; S. 10, 153: Solon; S. 13: Dethardings „Adjuvanten"; S. 16, 27: Gaston Dulco/Duclo; S. 18: Joseph Du Chesne; S. 20, 64, 80, 106, 141, 147: Basilius Valentinus; S. 21, 56, 78, 146: Hauptmanns „Weinbau-Irrtümer" [Nr. 3a]; S. 21, 57, 119, 126: Hauptmanns „Hornhausische Gnadenbrunnen" [Nr. 10]; S. 27, 71, 102, 139, 157: „der Autor anonymus" [i. e. der Verfasser des „Rectum

---

17   Zum „Rectum Judicium" und zu dessen anonymem Verfasser vgl. die Bemerkungen zu Nr. 59.

Judicium"]; S. 27: Bernardus Trevisanus; „andere wahrhafftige Autores"; S. 28: die „geheimen Chymicis"; S. 30: „Theatrum Chymicum"; S. 30, 136: der Papst; S. 31: die „Veri Artifices"; S. 32: Gabriele Fallopio; Marsilio Ficino; S. 33: Jean Fernel; Francis Anthony; Isaak Hollandus; S. 33, 44, 72-73, 136: Daniel Sennert; S. 34: Johannes Sperling; „der anonymus Tanckii" S. 35-40: Michael Maier; S. 37: Lorenz Eichstaedt; S. 38, 60: Nicolaus Solea; S. 38-39: Jean Béguin; S. 40, 149: Nicolaus Schultz; S. 43, 111, 133-134: die von Hauptmann angeführten Autoritäten; S. 43, 46, 112, 136: s Autoritäten; S. 44, 134: Oswald Croll; S. 44: Elias Artista; S. 44, 85, 135, 150: Johannes Hartmann; S. 57: Johannes Mathesius; S. 62, 64, 120-133, 141: Henry Rochas; S. 65: „autor incertus, in tractatu de principiis naturae et artis Chymiae"; S. 66: die „Alchymisten"; S. 80, 114: Pierre-Jean Fabre; S. 82: Johann Hintze; S. 83-84: Johannes Schöner; S. 85: Francesco Petrarca; S. 86-94, 99: Georg Kirsten; S. 89, 98, 120: Paracelsus [„Theophrastus"]; S. 93: Aristoteles; S. 93-97: Johannes Hevelius; S. 94: Johann Gerhard; S. 97: Cornelis Cornelissen van den Steen; S. 100: ein Apotheker aus Zella; S. 101: die „Medicos der hochlöblichen Medicinischen Facultät zu Leipzig"; S. 102: Catull; S. 107: Martin Ruland d. J.; S. 109-110: „die Walen, insonderheit aber die Bauren in Tyrol und Kärnten"; S. 116-117: Rámon Lull; S. 118: Johann Baptista van Helmont; S. 121: Johann Caspar Faus; S. 134-135: Angelus Sala; S. 139: der „Tarvisanische Apotheker"; S. 145-146: Johann Rudolph Glauber; S. 146: Archimedes; S. 152: ein „vornehmer Mann dieses Ortes"; S. 153: Thales von Milet; Apollonios von Rhodios; S. 156: die „Schürische, Götzische und Merianische [Buch-]Handelung".

13a
Kondolenz anlässlich des Todes von Christian Schürer. Leipzig: Henning Köhler 1649 [Latein].

CONDOLENTIA | Praematuro Funeri | AMPLISSIMI ET EXCELLENTISSIMI | D[omi]N[i] CHRISTIANI | SCHURERI, | J[uris] U[triusque] D[octoris] Clarissimi, Reipubl[ici] Lipsiensis pro- | Consulis meritissimi et suprem[i] Elect[oris] Curiae | provincialis Advocati substituti solertissimi |p[ost] m[ortem] | ab | AMICIS | oblata | Lipsiae die VI. Martii, M DC XLIX. | Typis Henningi Coleri.

4°, [2] Bl.

Expl.: */+ Zwickau Ratsschulbibliothek (48.6.3.(1)).

VD17-Nr.: VD17 125:019093F.

Fol. 2^r: Beitrag Hauptmanns in lateinischer Sprache.

Margaretha Schürer, die Schwester des Juristen Christian Schürer, war die Stiefmutter von Hauptmanns Freund und Mentor Christian Lange d. J..[18] Schürer hatte auch einen Beitrag zum „Scriptum Collisivum" (Nr. 8) geleistet.

13b
Kondolenz anlässlich des Todes von Christian Schürer. Leipzig : Timotheus Höns Erben 1649a. [Latein].

Himmlisch wesen | Des | Weyland Ehrnvesten/ Großachtbarn/ | Hochgelarten und Hochweisen | Herrn | Christian Schürers/ | der freyen Künste und beyder Rech- | te Doctoris, des Rathstuels zu Leipzig | wolverordenen Assessoris, wie auch des Löbl[ichen] Ober- | Hofgerichts daselbst substituirten Advocati, und | berühmten Practici sel[igen] | Bey seines verblichenen Cörpers ansehli- |cher Bestattung am 6. Martii dieses | 1649. Jahres/ | Auß der zweyten Bitte des Vater unsers | Dein Reich zukomme. | Erleutert und außgeführet | Durch | D[octorn] Johann Hülsemann/ P[rofessor] P[ublicus] und Past[orn] | zu S[ankt] Nic[olao] daselbst. | Leipzig/ bey Tim[othei] Hönens S[eeligen] Erben.

4°, [1], (1), [37] S.

Expl.: Berlin SBB (Ee 535 und Ee 700-3277), Dresden SLUB (Biogr.erud.D. 1668,52), Göttingen SUB (4 CONC FUN 245 (9) und 4 CONC FUN II, 76 (29)), */+ Halle ULB (Pon Ze 3910, QK), Wolfenbüttel HAB (Da 581 (21)).

VD17-Nr.: VD17 1:026083Q.

Vgl. Roth, Bd. 1 (1959), R 655.

Fol. H4^r-H4^v: Hauptmanns in lateinischer Sprache verfasste Kondolenz anläss-lich des Todes von Christian Schürer (Nr. 13a) in zeilen- und wort-, nicht jedoch zeichengetreuer Wiedergabe.

---

18   Vgl. hierzu Roth, Bd. 1 (1959), R 655; l. c., Bd. 3 (1964), R 2933; l. c., Bd. 6 (1970), R 5399.

14

Kondolenz anlässlich des Todes von Johannes Caspar Schilter. Leipzig: Timotheus Höns Erben: 1649 [Latein].

JOHANNES CASPARUS | Viri | Amplissimi, Consultissimi, Excellentissimi, | Domini | JOHANNIS SCHILTERI | J[uris] C[onsul]TI, | ad Consistorium causarum ecclesiasticarum, | nec non Scabinatum Electoralem Adsessoris gra- | vissimi, supremaeq[uae] Curiae Advocati | celeberrimi, FILIOLUS | Sexennis, depositus, supremisq[ue] officiis | comploratus | A[d] D[ie] 18. Kal[endas] Febr[uaris] | M DC XLIX. | Litteris HÖNIANIS.

[1], (1) S., [3] Bl.
Expl.: */+ Zwickau Ratsschulbibliothek (48.8.13.(171))
VD17-Nr.: VD17 125:031985L.

Fol. 4ʳ: Beitrag Hauptmanns.
Über die Beziehung zwischen Hauptmann und der Familie des Juristen Johannes Schilter ist nichts weiter bekannt.

15
Beitrag zu „Guter Freunde Trostworte". Leipzig: Timotheus Ritzsch 1649 [Deutsch].

Guter Freunde | wolgemeynte Trost-Worte | An | Herrn Paul Wagnern/ | beyder rechte Doctor/ | und | Frau Marien/ geborne | Oehmin/ | Als dero jüngstes | Söhnlein | SEBASTIAN | Todes verblichen/ | und den 10. Junii Christlich zur Erden be- | stätiget worden. | Leipzig/ | Gedruckt bey Timotheo Ritzschen. | Anno 1649.

4°, [4] Bl.
Expl.: */+ München BSB (Rar. 4231, Beibd. 47).
VD17-Nr.: VD17 12:652142S

Fol. 1ᵛ: Beitrag Hauptmanns.
Über die Beziehung zwischen Hauptmann und der Familie des späteren Leipziger Bürgermeisters Paul Wagner d. Ä. ist nichts weiter bekannt.

16a
„Generatio Calculi Humani". Leipzig: Timotheus Höns Erben 1650 [Latein].

GENERATIONEM | CALCULI HU- | MANI, | placidae Eruditorum Censurae, | Autoritate | Amplissimae Facultatis Medicae in Alma | Lipsiensi, | PRAESIDE | D[omi]n[o] CHRISTIANO Langen/ Phil[osophiae] | et Medic[inae] D[octore] Fac[ultate] hujusd[em] Assessore, Ana- | tom[iae] et Cheirurg[iae] Profess[ore] Pub[lico] | P[ublice] P[roposita] | AUGUSTUS Hauptmann/ Dresdensis | D[ie] 4. Octobr[is] horis locoq[ue] | svetis | ANNI Aerae vulgaris | M DC L. | LIPSIAE. | Impensis Henningi Schürerii. | Typis Haeredum Timothei Hönii.

4°, [1], (1) S., [11] Bl. [Blatt 2 trägt, wie auch Blatt 3, die Kennzeichnung „A3"]
Expl.: Bethesda NLM (2104064R), */+ Breslau UB (399316), Dresden SLUB (Coll.diss.B.25,misc.4 und Coll.diss.B.55,misc.28), Göttingen SUB (DISS MED COLL MAX 482 (1)), Jena ThULB (4 Med. XIV, 17 (2a)), Leipzig UB (Spe-z.Path.2633/4).
VD17-Nr.: VD17 14:030302Y.

Hauptmann berichtet in dieser unter dem Vorsitz Christian Langes d. J. gehalte-nen Prüfung in 61 Punkten über die Entstehung menschlicher Steinleiden. Er be-nennt drei dieser Leiden auf Fol. A4ʳ: „Nierenstein, Lendenstein, Blasenstein".
Fol. A1ʳ: **Titelblatt.**
Fol. A2ʳ-C4ʳ: **Hauptmanns Prüfung:**
Personen/Werke: Fol. A2ᵛ: Antonius Barbarius; Fol. A3ʳ: Gaius Marius Victo-rinus Afer; Fol. A3ʳ, A4ʳ, A4ᵛ, B1ʳ, B3ʳ, B3ᵛ, B4ᵛ, C1ᵛ, C3r, C3ᵛ, C4ʳ, C4ᵛ: Johann Baptista van Helmont; Fol. A3ᵛ, C2ᵛ, C3ʳ: Galen; Fol. A4ʳ: Hippokrates; Fol. A4ᵛ: die Galenisten; Daniel Sennert; Johannes Schenck von Grafenberg; Theophil Kentmann; Anselm Boethius de Boodt; [Felix ?] Platter; Fol. C1ʳ, C4ʳ: Pierre-Jean Fabre; Fol. C2ʳ: Isidor von Sevilla; Thales von Milet.
Fol. C4r: **„SUPER PONDIA".**

16b

„Generatio Calculi Humani". Leipzig: Timotheus Höns Erben 1650a [Latein].

4°, [12] Bl. [Blatt 2 trägt, wie auch Blatt 3, die Kennzeichnung „A3"]

Expl.: Berlin SBB (42 an: Ja 89), Bethesda NLM (2104065R), */+ Gotha FLB (Diss.med 8° 00002a (09)), Jena ThULB (4 Diss. med. 269 (28)).

VD17-Nr.: VD17 1:062048X.

Im Gegensatz zu Nr. 16a mit Widmungsempfängern auf der Rückseite des Titelblattes. Ansonsten entsprechen beide Ausgaben einander.[19]

Die Widmungsadressaten sind: Christian Lange d. J., Gottfried Welsch, Johannes Michaelis und Johannes Hopp.

17a

„Epistola Praeliminaris". Frankfurt a. M.: Johann Kempfer 1650 [Latein].

AUGUSTI HAUPTMANNI | Dres[densis] | EPISTOLA | PRAELIMINARIS, | Tractatui de viva mortis imagine mox edendo sacrata | ET | D[octore] D[omino] PETRO JOANNI FABRO | Medico Experientissimo, | Philosopho Monspeliensi acutissimo, | Atque | Chymico Castrovidarensi longè Celeberrimo, | Officiosa mente consecrata. | FRANCOFURTI, | Apud THOMAM MATTHIAM Götzen/ | Typis JOANNIS KEMPFFERI, | ANNO M. DC. L.

8°, [1], (1), 21 [Zwar sind die ersten beiden Seiten nicht paginiert, jedoch bei der weiteren Seitenzählung erfasst, so dass die letzte Seite mit „23" überschrieben ist.], (1), [1], (3) S.

---

19 Mein Dank für tatkräftige Mithilfe am 25., 26. und 29. November 2010 gilt Frau Cornelia Hopp und Frau Eva-Maria Ansorg von der FLB Gotha sowie Herrn Stephen Greenberg von der National Library of Medicine, Bethesda (Maryland/USA).

Expl.: Augsburg SuStB (Med 5751), Bethesda NLM (2362003R), Dresden SLUB (Physiol.632), Erlangen-Nürnberg UB (H61/TREW.Ex 671), Frankfurt a. M. (8° P. 199. 7020 und 8° P. 750. 9263), */+ Heidelberg UB (P 2 RES), Paris BnF (R- 19790).

VD17-Nr.: VD17 14:672373M.

Fol. 1^r: **Titelblatt.**

S. 3-23: **Hauptmanns Brief.**

Personen/Werke: S. 4: Pierre-Jean Fabres „Hydrographum spagyricum"[20]; Hauptmanns „Weinbau-Irrtümer" [Nr. 3a]; S. 18, 20: Pierre-Jean Fabres „Panchymicus"[21]; S. 19: Basilius Valentinus; Paracelsus [„Theophrastus"]; S. 22: Christoph Kolumbus.

S. 21: Angabe der Überschrift sowie einer kurzen Inhaltszusammenfassung eines Traktates „De Viva Mortis Imago", den Hauptmann zu verfassen beabsichtigte;

Fol. 12^v: **Errata.**

17b
„Epistola Praeliminaris". Leipzig: Johann Bauer 1657 [Latein].

AUGUSTI HAUPTMANNI | Dresd[ensis] | EPISTOLA PRAE- | LIMINARIS | Tractatui de viva mortis imagine mox | edendo sacrata, | et | D[octore] D[omino] PETRO JOANNI | FABRO, Medico Experientissimo, Phi- | losophô Monspeliensi acutissimo | atq[ue] | Chymico Castrovidarensi longè | celeberrimo, officiosa mente | consecrata. | FRANCOFURTI | Apud THOMAM MATTHIAM Götzen | Typis Joannis Kempfferi | ANNO M DC L.

8°, 23 S..

S. 159-181 des „Wolkensteinischen Wasserschatzes" (Nr. 29): Abdruck der „Epistola Praeliminaris". Zu **Haupttitelblatt, Exemplaren** und **VD17-Nr.** vgl. deswegen Nr. 29.

---

20 Fabre (1639).
21 Fabre (1646).

Nachdruck der „editio princeps": Es wurden an einigen Stellen orthographische Änderungen vorgenommen und Errata korrigiert. So merkt Hauptmann auch an, dass die Erstausgabe „zu Franckfurt am Meyen wie wohl sehr falsch gedruckt worden" sei.[22] Das Errata-Verzeichnis der Erstausgabe fehlt.

Da es sich um einen Nachdruck auch des Titelblattes der „editio princeps" mit gleichem Text, allerdings unterschiedlichem Verlegerzeichen handelt, sind nicht Kempfer und Goetze, sondern Bauer und Löffler Drucker bzw. Verleger.

18a
Beitrag im „Mitleiden über das Ableben Henning Schürers". Leipzig: Timotheus Höns Erben 1650 [Deutsch].

Hertzliches Mittleiden | etzlicher guten Freunde | Vber den zwar jämmerlichen/ doch seligen | Ableiben | des |Weiland Ehrenvesten/ Vor-Achtbaren Wohl- | gelahrten und Mannhafften | Herrn | Henning Schürers/ | Vornehmen Bürgers und Buchhändlers/ | auch wohlverdienten Stadt-Fanderichs | alhier zu Leipzig/ | Welcher den 14. Octobr[is] abents umb 9. Vhr von etzlichen Mördern | allhier auff freyer offener Strassen unschuldiger Weise freventlich | angefallen und erstochen/ | Vnd darauff den 18. Christlichen Gebrauch nach | zur Erden bestattet worden. | Gedruckt bey Timothei Hönens sel[igen] Erben/ | Anno 1650.

4°, [1], (1) S., [9] Bl.

Expl.: Jena ThULB (2005 A 5276(11)), Zwickau Ratsschulbibliothek (*/+ 6.6.26.(60) und 49.1.1.(44)).

VD17-Nr.: VD17 125:003576P.

Fol. A2^v-A3^r: Beitrag Hauptmanns.

Der Verleger Henning Schürer,[23] Bruder von Christian Langes d. J. Stiefmutter Margaretha Schürer,[24] war abends zusammen mit Christian Lange d. J. auf offener Straße von Raubmördern angefallen und tödlich verletzt worden.[25] Haupt-

---

22   Nr. 29, S. 158.
23   Zu Henning Schürer vgl. auch Benzing (1977), Sp. 1263.
24   Vgl. hierzu Roth, Bd. 2 (1961), R 2933; derselbe, Bd. 6 (1970), R 5399; derselbe, Bd. 7 (1972), R 6515.
25   L. c., Bd. 6 (1970), R 5399.

mann wendet sich in seinem Beitrag deswegen auch an Lange als seinen Freund und Mentor.

Schürer hatte übrigens Hauptmanns „Hornhausischen Gnadenbrunnen" (Nr. 10), das „Scriptum Serium" (Nr. 12) und die „Generatio Calculi Humani" (Nrn. 16a-b) verlegt.

18b
Beitrag im „Mitleiden über das Ableben Henning Schürers". Leipzig: Timotheus Höns Erben 1651 [Deutsch].

Guter und böser Tag | Des Viel-Ehrenvesten/ Vorachtbaren/ Wohlge- | lehrten und Manhafften | Herrn Henning Schürers/ | Vornehmen Bürgers und Buchhändlers/ auch wol- | bestelten Stadt-Fändrichs im Grimmischen Vier- | theil zu Leipzig/ | Welcher unversehner weise am 14. Octobris | dieses 1650sten Jahrs Abends umb 9. Vhr von et- | lichen Lands-Knechten überfallen/ und entleibet/ doch so | lange am Leben erhalten worden/ Daß Er sich an seines | Herrn Jesu Leiden uns Sterben erinnern lassen/ und daß Er solches in seinem Hertzen feste hiel- | te bezeugen können/ | Aus dem 7. Capitel des Predigers Salomon: | Am guten Tage sey guter Dinge/ und den bösen | nimb auch für gut/ denn Gott hat diesen ne- | ben jenem gemacht e[t]c[etera]. | Bey des selig-verstorbenen Christ- und Ansehnlicher Leichen-bestat- | tung erkläret/ und auf Begehren zum Abdruck ausgegeben | durch D[octorn] Johann Hülsemann P[rofessor] P[ublicus] Pastorn zu S[ank]t Niclas | daselbst. | Gedruckt/ bey Timothei Hönens sel[igen] Erben | Anno 1651.

4°, [1], (1) S., [54] Bl.

Expl.: Berlin SBB (Ee 700-3278), Dresden SLUB (6.A.799,angeb.1), Gotha FLB (LP E 8° III, 00020 (05) und 13 - Tp. 8° 02015 (1650,05)), Göttingen SUB (4 CONC FUN 243 (18) und 4 CONC FUN II, 51 (13)), Halle ULB (Pon Ze 3915, QK) [Expl. unvollständig], */+ Zwickau Ratsschulbibliothek (20.10.7. (20)).

VD17-Nr.: VD17 39:104723A.

Vgl. Roth, Bd. 7 (1972), S. 326-327.

Fol. L2^r-L2^v: Wort-, jedoch nicht zeichen- und zeilengetreuer Abdruck von Hauptmanns Beitrag aus dem „Mitleiden über das Ableben Henning Schürers" (Nr. 18b).

Hinter der Leichenpredigt Johann Hülsemanns und einigen weiteren Beiträgen ist das vollständige „Mitleiden über das Ableben Henning Schürers" auf Fol. K4^r-O3^v erneut abgedruckt.

19
Beitrag in „Cupressus Funerea". Dresden: Christian u. Melchior Bergen d. J. 1650 [Deutsch].

CUPRESSUS FUNEREA. | Non | Tam propter obitum, quam abitum. | Clarissimi, et Doctissimi Viri | D[omi]N[i] JACOBI Schmids/ Junioris, | JURIS UTRIQUSQVE CANDIDATI, | Qui | Ob gravem morbum ex Academia Lipsensi in Pa- | triam avocatus, morte Praematura, non sine permagna Paren- | tum, Amicorum, et multorum bonorum Consternatione, | et desiderio, ex miseriarum Ergastulo in aeternam Aca- | demiam, sub ipsissima vulnerum JESU CHRISTI | meditatione, et invocatione Die 14. | Mensis Maii sublatus. | Honori et Amori in DOMINO Defuncti, | suspensa | â | Fautoribus. Cognatis, et Amicis. | DRESDAE, | M. DC. L. | Charactere Bergenianô.

Beginnend auf Fol. 17^r abgedruckt in:
VERA ET SALUTARIS JESU | CHRISTI SALVATORIS RECOR- | DATIO, | Wahre und heilsame Gedächtnis JEsu CHristi | des Heylandes/ | Bey dem Volckreichen und ansehnlichen | Leich Begängnis | Des Weyland Ehrenvesten/ Vorachtbaren | und Wohlgelahrten | Herrn JACOBI Schmieds/ | Des Jüngern/ Beyder Rechten berühm- | ten Candidati, | Welcher den 14. Maij 1650. Vormittage zwischen | 7. und 8. im HErrn selig entschlaffen/ und den 19. die- | ses Monats hernach/ mit Christlichen Ceremonien/ | in der Kirche zu unser lieben Frawen in | Dreßden ehrlich und anseh- | lig bestattet wor- | den. | Erkläret und ausgeleget/ auch auff Begehren | in Druck verfertiget. | Durch M[agistrum] Christianum Zimmermannen/ | Stad-Predigern in Dreßden. | Gedruckt beyChristian und Melchior Bergen/ Churfürstl[ich] Sächs[ische] Hofe Buchdr[ucker].

4°, [32] Bl.

Expl.: Berlin SBB (30 an: Ee 662), Göttingen SUB (4 CONC FUN 255 (8)), Halle ULB (Pon Ze 2210, QK; Expl. unvollständig), */+ Leipzig UB (Vit.N. 2091).

VD17-Nr.: VD17 1:023717Z.

Fol. 21ʳ-21ᵛ (gezählt vom Beginn von „Vera et Salutaris"): Beitrag Hauptmanns.

Hauptmann bezeichnet Jacob Schmied d. J. in seinem Beitrag als „sehr treue[n] werthe[n] Freund". Näheres über diese Freundschaft ist allerdings nicht bekannt.

20

Beitrag in „Klage- und Trostgedichte". Leipzig: Timotheus Höns Erben 1650 [Deutsch].

Klage- und Trost-Gedichte | Vber den allzufrühzeitigen doch seligen Hintrit | Christian Fridrichs/ | Herrn | D[octoris] Paul Wagners | Vnd | Frauen Marien Oheimin | Jungsten Söhnleins | Welches den 24. Julii 1650 an diese Welt | gebohren/ | Vnd den 13. Augusti dieselbe durch einen sanfften | Todt hinwiederumb gesegnet/ | Den 15. dieses aber Christlichen Brauch nach zur Erden | bestattet worden. | auffgesetzt | Von denen Mitleidenden | Tischgenossen und guten Freunden. | Leipzig/ | Gedruckt bey Timothei Hönens sel[igen] Erben.

4°, [1], (1) S., [6] Bl.

Expl.: */+ BSB München (Rar. 4231, Beibd.56).

VD17-Nr.: VD17 12:652177Z.

Fol. 2ʳ: Beitrag Hauptmanns.

Über die Beziehung zwischen Hauptmann und der Familie des späteren Leipziger Bürgermeisters Paul Wagner d. Ä. ist nichts weiter bekannt (vgl. auch Nr. 15).

21
Beitrag in „De Potestate Ac Obligatione". Leipzig: Timotheus Ritzsch 1650 [Latein].

DISSERTATIONUM JURI- | DICARUM, | DE | POTESTATE AC OBLI- | GATIONE, | ut summis universum jurispru- | dentiae systhema complectentibus capitibus | SEXTA | DE | DOMINIO RERUM | et potestate ejus ac- | qvirendi. | Qvam | Divino adspirante Numine; | PERMISSU | AMPLISSIMAE FACULTATIS JU- | RIDICAE, | In Academia Lipsiensi, | PRAESIDE | Viro Eximio atq[ue] Consultissimo, | D[omi]N[o] FRANCISCO-JULIO CHOPIO, | Examinandam proponit | ad intimationem publicam | JOHANNES-BERNHARDUS LEO, ad diem XXIV. Augusti horis à septima matutinis | annô à nato Servatore | M DC L. | Excud[ebat] TIMOTHEUS Ritzsch.

Abgedruckt in:
PHILOSOPHIA JURIS | VERA | AD DUO HAEC | DE | POTESTATE | AC | OBLIGATIONE, | ut summa ac prima, qvae definire | intendit omnis Jurisprudentia, capita, universum hujus | systhema referens: | Pertentata | à | FRANCISCO-JULIO CHOPIO. | LIPSIAE | Excudebat Timotheus Ritzsch/ Sumptibus Philippi Fuhrmanns Bibliopol[is]. | ANNO M DC L.

4°, (1), [4] Bl., [1], (1) S., S. 1-86, [1], (1) S., S. 87-148, [1] Bl., S. 149-208, [1], (1) S., [1] Bl., S. 209-262, (1), [1] Bl., S. 263-324, [4] Bl., [1], (1) S., S. 325-374, [1] Bl., S. 375-416, [1] Bl., S.417-474, [1] Bl., S. 475-548, S. 1-40, [1], (1) Bl.

Expl.: Basel UB (ni 223), Berlin SBB (Fl 4810), Edinburgh National Library of Scotland (Nha.K191), Freiburg UB (B 980), */+ Göttingen SUB (8 J PRAEC 2/i), Gotha FLB (Jur 4° 00238/02 u. 03 - Jus.M. 8° 00015), Halle Bibliothek der Franckeschen Stiftungen (137 F 16), Halle ULB (Ka 1389), Helsinki UB (H 475. V. 15.), Kopenhagen Königliche Nationalbibliothek (45, 176 00070), Paris BnF (F- 5657), Salamanca UB (a4, A-Z4, Aa-Zz4, Aaa-Fff4+.), Salzburg UB (91776 I), Tübingen UB (Ag 14.4), Wien Österreichische Nationalbibliothek (*38.E.11 Alt Prunk), Wiesbaden HLB (in: Urs. 605 hc), Wolfenbüttel HAB (A: 86.48 Jur. (4))

VD17-Nr.: VD17 7:707307X.

Fol 2^r der Dissertation von Johannes-Bernhard Leo: Beitrag Hauptmanns. Hauptmann spricht in seinem Beitrag von Leo als „suo amico". Näheres über diese Freundschaft ist allerdings nicht bekannt.

22a

„De Acidulas Egranas Usurpandi Modo". Leipzig: Timotheus Höns Erben 1651 [Latein].

DEO CLEMENTER LARGIENTE. | De | GENUINO | ACIDULAS | EGRANAS SALUBRITER USVR- | PANDI MODO publicé disputabunt | In Illustri Academiâ Lipsiensi | CHRISTIANUS Lange/ Phil[osophiae] et | Med[icinae] D[octor] Facult[atis] hujus Adsessor, Anatom[iae] | ac Cheirurg[iae] Prof[essor] Publ[icus] | et | AUGUSTUS Hauptmann/ | Dresdensis. | Ad d[ie] 9. Maij horis locoqve | solemnibus. | Impensis Haeredum Schürerianorum | et Matthiae Götzii. | LIPSIAE, | Typis Haeredum Timothei Hönii, | ANNO 1651.

4°, [24] Bl.

Expl.: Augsburg SuStB (Diss Med 2376), Basel UB (Hm XII 14:5), Bethesda NLM (2104070R), Dresden SLUB (Hist.urb.Germ.530,2), Edinburgh Schottische Nationalbibliothek (D.C.s.58(10)), Gotha FLB (Diss.med 8° 00005b (05)), Göttingen SUB (DISS MED COLL MAX 15 (37a) und DISS MED COLL MAX 527 (2)), */+ Heidelberg UB (5,16463), Jena ThULB (4 Diss.med.269(30)), Leipzig UB (Baln.303), London British Library (1171.g.26.(4.)), Rostock UB (Mg-1068), Wien ÖNB (136269-B. Alt Mag).

VD17-Nr.: VD17 14:075214Z.

Fol. A1^r: **Titelblatt.**

Fol. A1^v: **Widmungen** an Georg Scholtz und Melchior Hulse, unterzeichnet von Christian Lange d. J..

Fol. A2^r-B4^r: **Überschrift: „§ 1":**

Personen/Werke: Fol. A2^r: Plautus; Johann Baptista van Helmont; Fol. A2^v, A3^v; B1^v, B2^r, B3^v: Pierre-Jean Fabre; Fol. A2^v: Hesiod; Pindar; Fol. A4^v: „Hippocratis Commentator Gal[enus]"; Avicenna; Fol. B1^r: Hippokrates; [Augustinus ?] Torniellus; Cornelis Cornelissen van den Steen; Fol. B1^v: Giovanni Nardi; Fol. B2^r: Basilius Valentinus; Johannes Rehfeld; Fol. B2^v, Fol. B3^r, B3^v: Henry Rochas; Fol. B3ʳ: Raymund Minderer; Fol. B3ᵛ: Johann Winter[26]; Jakob Theodor; Gabriele Fallopio; Girolamo Mercuriale; Giovanni Michele Savonarola; Bartolomeo Montagnana; Daniel Sennert; [Marcello ?] Donato; Leonhart Fuchs; Konrad Gessner; „Jordanus"; Antonius Fumanellus; Georgius Agricola; „Voglinus" [Gottfried Vogler ?]; „Menghusius"; Martin Ruland d. Ä.; Johann Ludwig Mögling; Melchior Sebisch d. J.; Ludwig von Hörnigk [vielleicht auch Matthäus Hörnigk ?]; Fabian Sommer; Matthias Sommer; Paul Macasius; Michael Reuden; „Majerus"; [Jean ?] Bauhin; Wilhelm Fabry; Paulus Grassecius; Henri de Heer; „Göring"; „Byetius"; Reiner Solenander; Andreas Commintius; Daniel Rixinger; Gregor Horst; Helwig Dieterich; Johannes Arcularius; Johann Ernst Burggrav; Johannes Kempf; Gravius, [Matern ?] Kohler; Peter Uffenbach; Petrus Vietor; Philipp Weber; Johann Wolf; Heinrich Ellenberger.[27]

Fol. B4ʳ-B4ᵛ: **Überschrift:** „I. VOCIS. ACIDULARUM. LUSTRA. NATALES. ET. SAPOREM. HORUM. MATREM":

Personen: Fol. B4ʳ: Eumolpos Petronianus; Plinius Valerianus; Johannes Cassianus; [Caspar ?] Bartholin.

Fol. B4ᵛ-C2ʳ: **Überschrift:** „II. EGRANARUM. ACIDULARUM. PATREM. SCITO. NITRUM. SED. TRIGAMIAM. FACERE. SULPHUR. VITRIOLUM et. MARTIALE":

Personen: Fol. C1ʳ: Marcus Porcius Cato [d. Ä. ?]; Fol. C1ᵛ: Henry Rochas.

Fol. C2ᵛ-C3ʳ: **Überschrift:** „III. ADVERTE. ACIDULAS. USURPARI. AESTIVO. TEMPORE. COMMODIUS. VERNO. UTILIUS":

Keine Personen genannt.

Fol. C3ᵛ-C4ᵛ: **Überschrift:** „IV. ACIDULARUM. SACRA. QVISQVIS. INTRARE. TEMTAS. ILLOTIS. NON. VENIAS. MANIBUS. SED. PURIFICATIO. CORPORE":

Personen/Werke: Fol. C4ʳ: Pierre-Jean Fabre.

Fol. C4ᵛ-D2ʳ: **Überschrift:** „V. IN. HOC. ACIDULARUM. MARMORE. KLYSTERII. NON. DESPICE. EULOGIUM":

Personen/Werke: Fol. C4ʳ, C4ᵛ: Johann Baptista van Helmont.

Fol. D2ᵛ-D3ᵛ: **Überschrift:** „VI. NYMPHAE. ACIDULAE. SACRIFICIUM. SI. POSCUNT. SANGVINE. LITA":

---

26   Hauptmann erwähnt sowohl einen „Andernacus" als auch einen „Gvintherius".
27   Hauptmann und Lange beziehen sich bei diesen – nur mit Nachnamen genannten – Autoritäten
     vermutlich auf die Beiträger in: „RESPONSA MEDICA De Probatione, facultate et usu ACI-
     DULARUM AC FONTIUM SCHWALBACI" (1631). [Ermittelt über das VD17.]

Personen/Werke: Fol. D2^v: „Clemens"; Fol. D3^r, D3^v: Johann Baptista van Helmont; Fol. D3^r: Pietro de Castro; Athanasius Kircher; Fol. D3^v: Alexander Macedo; Caspar Hofmann.

Fol. D4^r-E1^r: **Überschrift:** „VII. SI. EFFECTUM. AMAS. ACIDULARUM. SALUTAREM. MEDICINAM. FAMLIARITER. OSCULARE".

Personen: Fol. D4^r: Henry Rochas.

Fol. E1^r-E2^r: **Überschrift:** „FANUM. ACIDULARUM. SCALAS. HABET. MODI et. SUBSELLIA. STATIS. ABEUNDEUM. HORIS":

Keine Personen genannt.

Fol. E2^r-E4^r: **Überschrift:** „IX. ACIDULAE. DIAETA. CONSORTE. ET. MOTIUNCULA. LAETIUS. RIDENT":

Personen: Fol. E3^r: Xenokrates [von Athen ?]; Fol. E3^v: „Lipsius".

Fol. E4^r-F3^r: **Überschrift:** „X. ACIDULAE. OBTINENT. CAMPUM. HUCUSQVE. CREBRA. CUM. MORBORUM. STRAGE":

Personen/Werke: Fol. F2^r: Henry Rochas; Fol. F3^r: Christoph Horn.

Fol. F3^r-F4^r: **Überschrift:** „XI. ACIDULAE. SUO. GAUDENTE. SOLO. ARTIFICIALES. OMNI":

Personen/Werke: F3v: Pierre-Jean Fabre.

Fol. F4^r-F4^v: **Überschrift:** „XII. ACIDULAE. ET. THERMAE. SORORIO. SE. ADFECTU. COMPLECTUNTUR":

Personen: Fol. F4^v: Pierre-Jean Fabre; Johannes Michaelis.

Fol. F4^r: **Errata.**

22b

„De Acidulas Egranas Usurpandi Modo". Frankfurt a. M.: Georg Heinrich Oehrling 1688 [Latein].

CHRISTIANI LANGII | Philosoph[iae] et Med[icinae] Doct[oris] et in Universitate Electorali | Lipsiensi Prof[essoris] Publ[ici] Facult[atis] Med[icinae] Senioris, Colleg[ii] Maj[ori] Principp[issimi] | Colleg[ii] et Decemviri Chimiatri et Practici longè | celeberrimi, nunc B[eati] | MISCELLANEA | CURIOSA MEDICA, | Annexa disputatione | DE | MORBILLIS, | Quam Prodromum esse voluit | NOVAE SUAE PATHOLO- | GIAE ANIMATAEE | Itemque de | ELIXIR PROPRIETATIS, | CALCULI HUMANI CURATIONE, | GENUINO ACIDULAS EGRANAS | Salubriter usurpandi modo | Et | THERMIS

CAROLINIS | TRACTATIBUS; | Post Autoris obitum conjunctim edita. | FRANCOFVRTI, | Sumptibus GEORGI HENR[ICI] OEHRLINGI. | M DC LXXXVIII.

4°, [2] Bl., 266 S., [5] Bl, (1), S.

Expl.: Aberdeen UB (GY 61081 Lan), Angers UCO (44905), Augsburg SuStB (4 Med 696), Bethesda NLM (2373047R), Breslau UB (394020), Erlangen-Nürnberg UB (H00/MED-III 465 und H61/4 TREW.X 5), Frankfurt a. M. UB (SM 3447), Gotha FLB (Med 4° 00015/02 (29)), Göttingen SUB (8 MED MISC 156/5), Greifswald UB (520/Va 379), Halle ULB (AB 153024 (1)), * Heidelberg UB (T 1128 RES), Jena ThULB (4 Med.XI,67(2)), Kopenhagen Königliche und Universitätsbibliothek (4° Med. 66890), Lissabon Portugiesische Nationalbibliothek (S.A. 9537 P.), London Wellcome Library (ohne Signatur), Manchester Chetham's Library (BYROM 2.K.4.15), Manchester UB (Parkinson Coll. /1403), */+ München BSB (4 Med.g. 129), Padua Biblioteca del Seminario maggiore (600.ROSSA.I.1x.--2), Paris BIUM (6237/ MAGASIN und 47888/ MAGASIN), Rom Biblioteca universitaria Alessandrina (AE f 9), Tübingen UB (Ja 27.4), Vicenza Biblioteca civica Bertoliana (H 014 002 018), Wien ÖNB (*69.C.33.), Wolfenbüttel HAB (Xb 5537).

VD17-Nr.: VD17 3:310385Y.

S. 157-196: Weder zeilen-, noch zeichen-, allerdings wortgetreuer Abdruck der öffentlichen Disputation Christian Langes d. J. und Hauptmanns „De Acidulas Egranas Usurpandi Modo" (Nr. 22a) in diesem zweiten Teil von Langes posthum veröffentlichten „Opera Omnia". Der Name Hauptmanns wird nicht erwähnt: So fehlt – neben den Widmungen an Scholtz und Hulse – das (Unter-)Titelblatt.

Anscheinend um der besseren Strukturierung willen wurden Unterpunkte innerhalb der einzelnen Kapitel durch Nummerierung hervorgehoben.

23
Beitrag in „Wohlmeinende Glückwünschung". Leipzig: Timotheus Höns Erben 1651 [Deutsch].

Wohlmeinende Glück-Wünschung/ | So | Auf die Hochzeitliche Ehrenfreude | Des Ehrenvesten/ Achtbarn und Wohlfürnehmen | H[err]n Michael Planckens | Handelsman und Materialisten/ | und | Der Ehr- und Tugend-Ergebenen | Jungfer Catharinen Marien | Des Hoch-Ehrwürdigen/ Großachtbarn und | Hochgelahrten | Herrn Christian Langens/ | der H[eiligen] Schrift Doctoris, Prof[essor] Publ[icus] des Churf[ürstlichen] | Sächs[ischen] Consistorii, der Theolog[ischen] Facult[ät] und Meisnischen Nation | Senioris, Dohmdechants des Hohen Stiffs Meissen/ des Grossen Fürsten | Collegii Collegiat[us] bey der Hochlöblichen Leipsischen Universität De- | cemv[ir] Pfarhern zu S[ankt] Thomas/ und Wohlverdienten | Superintendenten | Eheleiblichen Tochter/ | den 26. Augusti 1651 | Von etlichen guten Freunden. | gerichtet und übersendet worden. | LEIPZIG/ | Gedruckt bey Timothei Hönens S[eeligen] Erben.

4°, [4] Bl.
Expl.: */+ Zwickau Ratsschulbibliothek (49.1.1.(6)).
VD17-Nr.: VD17 125:030182Q.

Fol. A2ʳ-A3ʳ: Beitrag Hauptmanns. Dieser Beitrag ist ediert in „Anhang II – Textproben".

Die Braut des Leipziger Bürgers und Handelsmanns Michael Planck,[28] Catharina Maria,[29] war die Tochter des Leipziger Theologen Christian Lange d. Ä. aus zweiter Ehe mit Margaretha Schürer[30] und somit die Halbschwester von Hauptmanns Freund und Mentor, des Mediziners Christian Lange d. J..

---

28 Zu Planck vgl. Roth, Bd. 8 (1974), R 7790.
29 Zu Catharina Maria Planck vgl. l. c., Bd. 5 (1967), R 4785.
30 L. c., Bd. 3 (1964), R 2933.

24a
„Curatio Calculi Humani". Leipzig: Quirin Bauch 1652 [Latein].

CURATIONEM | CALCULI HU- | MANI, | Indultu | Amplissimae Facultatis Medicae in Illustri Lipsi- | ensium Academia, | SUB PRAESIDIO | D[omi]n[i] CHRISTIANI Langen/ Phil[osophiae] | et Med[icinae] D[octoris] hujusd[em] Adsess[oriis] Anat[omiae] ac | Cheirurg[iae] Prof[essoris] P[ublici] | Pro impetranda summos in arte Medicae | honores adsumendi | LICENTIA, | Placidae disqvisitioni | P[ublice] P[roposita] | AUGUSTUS Hauptmann/ Dresd[ensis] | Med[icinae] Bacc[alaureus] | Ad d[ie] X. Sept[embris] H[ora] L[oco]Q[ue] C[onsuetis] | Anni post CHRISTUM natum | M DC LII. | LIPSIAE, | LITERIS QVIRINI BAUCHI.

4°, [15] Bl., [1], (1) S. [Die Seitenzählung setzt erst auf dem dem Titelblatt folgenden Blatt mit „A1" ein.]
Expl.: Berlin SBB (an: Ja 97-1) [evtl. Kriegsverlust!?], Bethesda NLM (2104077R), */+ Breslau UB (399318), Gotha FLB(Diss.med 8° 00124 (24)), Göttingen SUB (DISS MED COLL MAX 577 (13)), Jena ThULB(4 Med.XIV, 17(3)), London British Library (1179.g.7.(4.)), London Wellcome Library (angebunden an T.25.24).
VD17-Nr.: VD17 1:061900E.

Als eine Art Fortsetzung der „Generatio Calculi Humani" berichtet Hauptmann in dieser unter dem Vorsitz von Christian Lange d. J. gehaltenen Prüfung in 100 Punkten über die Heilung menschlicher Steinleiden, so etwa durch die Anwendung von Klystieren (Fol. B4^v), pflanzlichen Drogen („Radix vel Herba Altheae, malvae veronicae, parietariae: Semina anisi foeniculi carvi, Flores chamomill[ae], melilot[i] [...]"; Fol. C1^r) oder auch chemiatrischen Arzneien („Pilulae Antimoniales et Mercuriales"; Fol. C2^r).
Fol. 1^r: **Titelblatt.**
Fol. 1^v: **Widmungen** an Johannes Schilter und Johannes Philipp.
Fol. 2^r-D4^r: **Hauptmanns Prüfung:**
Personen/Werke: Fol. A1^v, B2^v: Galen; A2^v, A3^r, B1^v, D2^v: Hippokrates; Fol. B1^r: Lucius Annaeus Seneca d. J.; Fol. B1^v: Gaius Julius Caesar; Fol. B2^r, B3^r, C2^r, D1^v, D2^v: Matthias Unzer; Fol. B2^r, C3^v, D1^r, D1^v, D2^r: Johann Baptista van Helmont; Fol. B2^r: ein „Vir quidam honoratissimus, et amicus nobis conjunctissi-

mus" [Christian Lange d. J. ?]; Fol. B2^v: Levinus Lemnius; Fol. C2^r: Oswald Croll; Fol. C2^r, C3^v: Pierre-Jean Fabre; Fol. C3^r: Johannes Michaelis; Arnald von Villanova; Johannes Hartmann; Fol. D1^r, D2^r: Basilius Valentinus; Fol. D1v: Johann Crato von Krafftheim; Fol. D1^v, D2^r: Amatus Lusitanus; Fol. D1^v, D2^r: Lazare Rivière; Fol. D2^r: Avicenna; Daniel Sennert; Fol. D2^r, D2^v: „Clarus Dominus Praeses" [Christian Lange d. J.].

Fol. D4^r: **Corrigenda.**

24b
„Curatio Calculi Humani". Frankfurt a. M.: Georg Heinrich Oehrling 1688 [Latein]. [Erschienen unter dem Namen Christian Langes d. J.]

S. 133-156: Weder zeilen-, noch zeichen-, allerdings wortgetreuer Abdruck der öffentlichen Prüfung Hauptmanns unter dem Vorsitz Christian Langes d. J. mit dem Titel „Curatio Calculi Humani" (Nr. 24a) im zweiten Teil von Langes posthum veröffentlichten „Opera Omnia" (vgl. hierzu Nr. 22b). Der Name Hauptmanns wird nicht erwähnt: So fehlt – neben den von Hauptmann unterzeichneten Widmungen an Schilter und Philipp – das (Unter-)Titelblatt.

Zu **Haupttitelblatt, Kollation, Exemplaren** und **VD17-Nr.** vgl. Nr. 22b.

25
Beitrag in „Göttliche Leitung an Peter Conradt Stolberg". Leipzig: Quirin Bauch 1652 [Latein].

Göttliche Leytung | erweiset | An dem Weil[and] Ehrnvesten/ Achtbarn und | Wolgelarthen Herrn | M[agistro] PETRO CONRAD | Stolbergern: | des | Ehrwürdigen Vorachtbarn und Wohlgelarthen | H[er]rn Johannis Stolbergs/ Wol- | verdienten vier und dreissig Jährigen Pastoris zu | Gautsch unter den Superintendens zu Leipzig/ | hertzgeliebten Sohne. | Welcher in der Blüt seines Studirens und anna- | henden Erndte derselben/ durch den zeitlichen Todt | Aus dieser streitenden Academie/ in die siegende und | gekrönte versetzet worden/ | Am 28 Novembris des 1651. Jahres | Aus Gottes Wort auff Begehren etwas weiter ausgeführet | Bey des verstorbenen ansehnlicher Leichen-bestattun- | gen/ am 2. [Decem]bris gemelden Jahrs/ durch | Johann Hülsemann/ Heil[iger]

Schrifft Doctorn | Professorn und Pfarherrns zu Leipzig. | Leipzig/ Gedruckt bey QVIRINO Bauchen/ | Anno 1652.

4°, [1], (1) S., [31] Bl.

Expl.: Augsburg SuStB (4 Bio 700 -1235; Expl. unvollständig: Beiträge fehlen), Berlin SBB (Ee 700-3562S), Göttingen SUB (4 CONC FUN 253 (14) und */+ (4 CONC FUN II, 50 (21)), Jena ThULB (2004 A 10977(4)).

VD17-Nr.: VD17 1:033362A.

Fol. F4^v: Beitrag Hauptmanns in lateinischer Sprache.

Über die Beziehung zwischen Hauptmann und Peter Conradt Stolberg[31] ist nichts weiter bekannt.

26
„Bilis Eiusque Usus". **Leipzig: Quirin Bauch 1653 [Latein].**

BILEM | Ejusque Usum, cumprimis ju- | xta Neotericorum quorundam mentem, | vel ulterioris indaginis causa, levi cala- | mo adumbratum. | In ipsa Solennitate Doctorali | die 27 Octobr[is] | Indultu | Gratiosissimae Facultatis Medicae, in | Academia Lipsiensi | exhibet | L[icentiatus] AUGUSTUS Hauptmann/ | Dresdensis. | Anno recuperate gratiae | M DC LIII. | Typis Bauchianis.

4°, [13] Bl.

Expl.: Berlin SBB (Kw 9350) [evtl. Kriegsverlust?], Bethesda NLM (2104083R), Dresden SLUB (Coll.diss.B.25,misc.18 und Physiol.264,30) */+ Gotha FLB (Diss.med 8° 00055 (42)), Göttingen SUB (DISS MED COLL MAX 115 (28) und DISS MED COLL MAX 576 (20)), Leipzig UB (Anat.1794(K)), Mailand Nationalbibliothek (A-C4 D"(-D2)), Weimar HAAB (35, 3 : 77 (26)).

VD17-Nr.: VD17 14:030324B.

Fol. A1^r: **Titelblatt.**

Fol. A1^v: **Widmung** an Lorenz Papst.

Fol. A2^r-A2^v: **Überschrift: „A. et Ω":**

---

31   Zu Stolberg vgl. Jöcher, Bd. 4 (1751), Sp. 856.

Keine Personen genannt.

Fol. A2^v-A7^v: **Überschrift:** „CAPUT I. Exhibens Bilis Naturam ac constitutionem":

Personen: Fol. A3^r: „Martinius"; Fol. A3^r, A5^r, A6^v, A7^r, A7^v: Johann Baptista van Helmont; Fol. A3^v, A4^r, A6v: Caspar Hofmann; Fol. A5^r: Avicenna; Galen; Fol. A5v: Demokrit; Luis de Mercado; Fol. A6^v: Henry Rochas; Fol. A7^r: Johann Thölde.

Fol. A7^v-A11^r: **Überschrift:** „CAPUT II. Ostendens Bilis insignem usum, virtutem atq[ue] necessitatem":

Personen: Fol. A8^r: Giulio Jasolino; Fol. A8^r, A9^r: Johann Baptista van Helmont; Melchior Sebisch d. J.; Fol. A8^v: Christian Lange d. J.; Fol. A10^v: Nemesios von Emesa; [Johan oder Otto van ?] Heurne; Fol. A11^r: Joseph Du Chesne.

Fol. A11^r-A13^v: **Überschrift:** „CAPUT III. Declarans enormia Bilis tàm excedentis, quàm deficientis incommoda, sed et addens Medendi seu medium obtinendi salutaria remedia, atq[ue] haec omnia brevissimis":

Personen: Fol. A11^r: Marcus Tullius Cicero; Fol. A12^r: „vir qvidam Clarissimus [, qui laborabat] insigni et pertinacissima obstructione alvi"; Christian Lange d. J.; Gottfried Welsch; „Professor[es] hic Lispsiae celeberrim[i]"; Fol. A12^v, A13^v: Johann Baptista van Helmont.

27

Beitrag in „Glückwünschende Gedanken". Leipzig: Johann Wittigau 1654 [Deutsch].

Glückwündsende [sic!] Gedancken/ | Welche/ Als | Der Edle/ WolEhrenveste/ Großachtbare | und Hochgelahrte | Herr Christian Lange | Der freyen Künste und Artzney Doctor[n] Pathologiae | Profess[or] Publ[icus] des grossen Fürsten Collegii Collegia- | tus, der Meißnischen Nation Adsessor, bey der Löblichen Medi- | cinischen Facultät SENIOR, und wolberühmter Pra- | cticus in Leipzig/ | mit | Der Wol-Erbarn/ | VielEhr- und Tugend- | ergebnen | Jungfer Annen Marien/ | Des Weiland WolEhrenvesten/ Großachtbaren und | Hochgelahrten | H[err]n PAULI MACASII/ | Der Artzney Vornehmen Doctorn, vor diesem zu | Eger Hochverdienten Physici Ordinarii, hernach zu Zwickaw | weitberühmten Practici S[einer] nachgelassenen Eheleibli- | chen Tochter/ | Durch gewöhnliche Kirchen Ceremonien sich ehlich | verbinden lassen/ wolmeynend vorgebracht | worden |

Von etlichen guten Gönnern und Freunden. | LEIPZIG/ | Gedruckt/ bey Johann Wittigaun/ 1654.

4°, [1], (1) S., [5] Bl.

Expl.: Zwickau Ratsschulbibliothek (48.4.6.(111) und */+ 48.8.1.(71)).

VD17-Nr.: VD17 125:014691B.

Fol. A2^r-A2^v: Beitrag Hauptmanns in der Festschrift zur Hochzeit seines Freundes und Mentors Christian Langes d. J. mit Anna Maria Macasius, die nach Langes Tod Hauptmanns Ehefrau werden sollte.

28

Beitrag in „Letzte Ehrenbezeugung". Leipzig: Henning Köhler 1654 [Deutsch].

Letzte Ehrenbezeugung/ | Welche | Bey der Ansehnlichen Leichen-Bestattung | Der weiland Erbaren/ Ehren- und Viel-Tugendreichen | Frauen | Catharinen Marien/ | gebohrnen Langin/ | Des | Ehrenvesten und Wohl-Fürnehmen | Herrn Michael Planckens/ | Bürgers und Handelsmannes allhier/ gewesenen | Ehelichen Hausfrauen/ nunmehr | Seeligen/ | Aus sonderbahren Mitleiden/ | Den 18. Novembris anno 1653. | Ablegeten | Etliche gute Freunde und Bekanten.

Beginnend auf Fol. H4^v abgedruckt in:

I[n] N[omine] J[esu] A[men] | Das Erwündschte Ende und Final | Der Christen Freud und Leids | Abewechselung [sic!]/ | Aus dem | Sprüchlein Sap[ientiae] III, I. | Aber der Gerechten Seelen sind in GOttes Hand/ | und keine Quaal rühret sie an; | Bey Christlicher und Volckreicher | Begräbnüß | Der Erbarn und Viel-Ehren-Tugendreichen | Fr[au] Catharinen Marien/ | Des Ehrenvesten und Fürnehmen | Herrn Michael Planckens/ | Wolbenahmten Bürgers und Handelsmanns | allhier/ Ehelichen Hausfrauen/ | Welche/ nach dem sie am IIX. Novembr[is] Ihrer getragenen | Leibesbürde frölich entbunden/ und einen Sohn zur Welt gebohren/ | acht Tage nach solcher/ am XV. Novembr[is] zur ewigen herr- | lichen Freude eingegangen; | Ausgeführet | Am XIIX. Novembris, | M DC LIII. | Von | JOH[ann] BENEDICTO CARPZOVIO, | Der Heil[igen] Schrifft Doctore und Profess[ore] Publico, | auch Predigern zu S[ankt] Thomas. | Leipzig/ Gedruckt bey Henning Köhlern/ 1654.

4°, [1], (1), [87], (1) S.

Expl.: Dresden SLUB (Hist.Sax.D.250,38.e), */+ Göttingen SUB (4 CONC FUN II, 116 (7)), Gotha FLB (LP Q 8° V, 00027 (04)), Leipzig UB (Fam. 1132/29).

VD17-Nr.: VD17 7:714517E.

Fol. I1^v: Beitrag Hauptmanns.

Die verstorbene Catharina Maria Planck war die Halbschwester von Hauptmanns Freund und Mentor, des Mediziners Christian Lange d. J. (vgl. auch die Bemerkungen zu Nr. 23).

29

„Wolkensteinischer Wasserschatz". Leipzig: Johann Bauer 1657 [Deutsch].

Vhralter Wolckensteinischer | Warmer Badt-und | Wasser-Schatz/ | Zu unser lieben Frawen auf | Dem Sande genand/ welcher durch | wahre Chymische Kunst/ und derer sonderli- | che Genawe Handgriffe Newprobiret/ auß dem | Grunde fester/ von wilden Wassern reiner und | bestendiger/ als noch iemahls gesche | hen/ wieder gefasset und | ausgeführet. | Auch | Was er eigentlich in sich halte/ und | worzu Er beydes zu Erhaltung gegenwerti- | ger/ als Heylung gekränckter Ge- | sundheit nützlich/ | Nebenst vielen andern nachdenckli- | chen sonderbahren Anmerckungen/ und Chy- | mischen Geheimnüssen/ auch einen Entwurff des Au- | toris Gedancken/ welche vivam Mortis imaginem, | oder wie der Mensch den lebendigen Tod bey sich führe/ er- | klären/ allen so wohl der Artzeney-Kunst zugethanen/ | als auch denen Bade-Gästen/ zu einer trewen | Nachricht dargestellet | von | Augusto Hauptmannen/ Med[icinae] Doct[ore]. | LEIPZIG/ | In Verlegung Andreen Löfflers/ Gedruckt | bey Johann Bauern/ Anno 1657.

8°, (1) Bl., [1], (1) S., [10] Bl., [1] Faltblatt: Kupferstich, 252 S. [i. e. 264 S., da Paginierung von S. 215-224 doppelt], [21] Bl.

Expl.: Berlin SBB (an Js 2761) [Kriegsverlust möglich], Bern UB (ZB Nat XXV 122), Bethesda NLM (2362005R), Breslau UB (466022), */+ Dresden SLUB (Hist.Sax.H.1923), Erlangen-Nürnberg UB (H61/TREW.Gx 111), Frankfurt a. M. UB (8° P. 199.7020 und 8° P. 750.9263), Gotha FLB (Signatur: Math

8° 01150/01 (04) und Med 8° 00193/12 (03)), Halle Leopoldina-Bibliothek (Nc 8: 1432. (1)), * Halle ULB (Pon Ye 4115 und an: Pon IIu 452 (2)), Dresden SLUB, Leipzig UB (Baln.2290), London British Library (1171.f.33.(8.)), Mailand Nationalbibliothek ()o(⁸ [chi] A-T⁸), Mannheim Bibliothek des Instituts für Deutsche Sprache (T16, 110), München UB (0001/8 Med. 4531), Weimar HAAB (14, 8 : 43 und Mikro-Fiche: Ma 1369).

VD17-Nr.: VD17 14:016248K.

Fol. 2ʳ: **Titelblatt.**

Fol. 3ʳ-9ʳ: **Widmung** an Kurfürst Johann Georg II., unterzeichnet von Hauptmann und dem Mitbesitzer des Wolkensteinischen Bades, Heinrich Schrey:

Personen: Fol. 5ᵛ, 6ᵛ: Petrus Albinus; Fol. 7ᵛ: „E[uer] Churf[ürst]l[icher] Durchl[aucht] Hochgeliebtesten und nunmehr in Gottruhenden Herren Vater" [Johann Georg I.].

Fol. 10ᵛ-12ᵛ: **Beitrag** von Christian Lange d. J..

Faltblatt: **Kupferstich:** „Wolcken-steinisches warmes Badt, Zu unser lieben Frawen aufn Sande" mit Legende, jedoch ohne Angabe des Kupferstechers.

S. 1-6: **Überschrift:** „Praefatio Ad Benevolum atq[ue] probem animatum Lectorem. Von der Veranlassung der Newen wieder Erhebung des Wolckensteinischen warmen Bades":

Personen: S. 1: John Barclay; Francesco Petrarca; S. 6: Heinrich Schrey.

S. 7-11: **Überschrift:** „Cap[ut] I. Von Wassern und Bädern in gemein":

Personen: S. 7: Johann Baptista van Helmont; S. 8: Pierre-Jean Fabre; S. 9: Johannes Mathesius.

S. 12-25: **Überschrift:** „Cap[ut] II. Von der Krafft und Vermögen der warmen Bäder, woher sie solche haben, was darbey zu observiren, daß sie solche behalten möchten, benebenst dem Vhrsprunge und Grunde der Mineralischen Guren und denen daher erwachsenen Chymischen Metallischen Tincturen, worinnen sie bestehen":

Personen/Werke: Häufige Verweise auf Pierre-Jean Fabres „Hydrographum spagyricum".³²

S. 25-37: **Überschrift:** „Cap[ut] III. Von der wasser Probe ingemein":

S. 27: Abbildung einer Wasserwaage.

---

32   Fabre (1639).

Personen: S. 26, 34-35: Pierre-Jean Fabre; S. 31: Aristoteles; „ein sinnreicher Poët" [Hauptmann gibt dessen lateinisches Gedicht über Aristoteles wieder]; S. 34: Martin Pansa.

S. 37-60: **Überschrift:** „Cap[ut] IV. Von denen Euserlichen KennZeichen der Wasser, ob sie gut oder böse, gesund oder ungesund, und was solche bey unserm Bade für welche seyn":

Personen/Werke: S. 38, 52: Pierre-Jean Fabre; S. 46, 55: Christian Lange d. J.; S. 47: „Johannes Raw Meinibergensis, weiland Pfarrer zu Wetter in Hessen"; Johann Baptista van Helmont; S. 56: „ein Inwohner selbigen Orts [i.e. Wolkenstein] [...] so mit [...] Vbeln beladen".

S. 60-76: **Überschrift:** „Cap[ut] V. Von dem Vhrsprunge unsers lieben Frawen Bades auf dem Sande, woher es diesen Nahmen erlanget, was vor herrliche Influxus caelestes und daraus entspringende res pretiosas es habe, und auf was maße und bestande es von uns aus seinen erliegenden Grunde gefasset und von wilden Wassern befreyet wird":

Personen/Werke: S. 64: Petrus Albinus; S. 65-69: Zitat aus den „literae donationis et sacrificationis" des Hans von Waldenburg über eine Kapelle in Wolkenstein aus dem Jahre 1385; S. 72: Franziskus Hegenwald, „Med[icinae] D[octor] et p[rae]t[erito] Physic[us] Ordinari[us] Zu S[ank]t Annabergk"; S. 73-74: die vormaligen und derzeitigen Besitzer des Bades: die Herren von Waldenburg, die Herzöge von Sachsen, Burchhard Zimmermann, Paul Hanisch, Matz Ottel, Martin Lißner, Heinrich Heßler, Martin Seyfert, Bastian Lechner, Nicol Seyfert sowie dessen Witwe, Familie Süß, August Hauptmann und Heinrich Schrey.

S. 76-130: **Überschrift:** „Cap[ut] VI. Was die alten Vorfahren von diesem unsern Warmen lieben Frawen Bade gehalten, geschrieben, und vermeinet daß es in sich halte oder führe":

Personen/Werke: S. 77, 129: Franziskus Hegenwald; S. 77: Paracelsus [„Theophrastus"]; S. 77-81: Leonhard Thurneisser [zwei Zitate aus Thurneissers „Zehn Bücher von den Wassern"[33]]; S. 81: Johannes Michaelis; S. 81-107, 130: Johann Göbel [Zitat aus Göbels „Beschreibung der zwei Bäder bei Annaberg und Wolkenstein"[34]]; S. 108-112: Martin Ruland d. Ä. [Zitate aus Rulands „Drei Bücher von Wasserbädern, Aderlassen und Schröpfen"[35]]; S. 112-117: Petrus Al-

---

33 Thurneisser/Saltzmann (1612).
34 Göbel (1576).
35 Ruland (1579).

binus [Zitate aus Albinus' „Meißnische Land- und Berg-Chronik"[36]]; S. 117-119: Johann Jakob Wecker [Zitat aus Weckers „Antidotarium Speciale"[37]]; S. 119-120: Johannes Mathesius [Zitat aus Mathesius' „Sarepta"[38]]; S. 120-127: Johann Michael Dilherr [Zitat aus Dilherrs „Christlichen Feld-Welt- und Gartenbetrachtungen"[39]]; S. 127: Joachim Purcher, Arzt in Annaberg; Caspar Grubener, „gewesener Physicus zu Kemnitz"; S. 129: Matthaeus Merian d. Ä..

S. 131- 150: **Überschrift:** „Cap[ut] VII. Was denn nach ietziger unser Meinung die rechte gründliche Probe und der eigentliche Halt dieses unseres lieben Frawen Bades, und wie dasselbe zu beweisen stehe, daß es solche von uns angegebene contenta in sich halte und führe?":

S. 146: Abbildung der Wassergänge bei dem und durch den Brunnen.

Personen/Werke: S. 131, 133, 135-138: Johann Göbel; S. 134, 141: Pierre-Jean Fabre; S. 135: Hauptmanns „Hornhausische Gnadenbrunnen" [Nr. 10]; S. 137, 150: Christian Lange d. J.; S. 141: Hauptmanns „Weinbau-Irrtümer" [Nr. 3a]; S. 143: Basilius Valentinus; S. 146: Martin Hiller, Bergmeister von Marienberg; zwei Rutengänger; S. 150: Wenzeslaus Sturm, „weiland Pfarrern und Superintendenten zu Bitterfeld".

S. 150-212: **Überschrift:** „Cap[ut] IIX. Worzu eigentlich und zu was für Gebrechen und Beschwerungen dieses warme Bad dienlich oder auch hergegen schädlich sey":

S. 159-181: Abdruck der „Epistola Praeliminaris" vom 3. April 1650 [Nr. 17b]; S. 190-205: Abdruck des Briefes Hauptmanns an Athanasius Kircher vom 28. Februar 1657 [vgl. hierzu auch Nr. 39].

Personen/Werke: S. 151: Leonhard Thurneisser; Martin Ruland d. Ä.; Johann Jakob Wecker; S. 151, 152: Johann Göbel; S. 158, 209, 212: Pierre-Jean Fabre; S. 184: Johannes Michaelis; S. 184, 206: Pietro de Castro; S. 184, 206-208: Pierre Borel; S. 189, 206: Athanasius Kircher; S. 202: Galen; S. 209: Johann Baptista van Helmont; S. 210-211: Kaspar von Schwenckfeld.

S. 212-223[II]: **Überschrift:** „Cap[ut] IX. Ob dieß warme Bad allein vor sich, oder mit Artzeneyen zugebrauchen und was vor Medicamenta darzu in gemein am füglichsten und dienstlichsten zu geben stehen":

---

36   Albinus (1589).
37   Wecker (1601).
38   Mathesius (1562).
39   Dilherr (1647).

Personen/Werke: S. 213: Johann Rosa; S. 215[I], 216[I], 218[I], 216[II40]: Pierre-Jean Fabre; S. 218[I], 219[I]-223[I], 215[II]: Johann Baptista van Helmont; S. 221[I]: „eine[...] hochgraduirte[...] Person"; „ein Bürgermeister, so [...] mit dergleichen Artzeney sein Leben auf die 80 Jahr hin geruhig gebracht"; S. 217[II]: Christian Lange d. J..

S. 224[II]-230: **Überschrift:** „Cap[ut] X. Zu welcher Zeit im Jahre, zu welcher Stunde des Tages, und wie lange dieses Bad am bequemsten und besten zuge-brauchen stehe, auch wie man sich darbey im Essen, Trincken und Bewegungen verhalten solle":

Personen: S. 225: Johann Göbel.

S. 230-235: **Überschrift:** „Cap[ut] XI. Ob dieses Bad kalt, oder heiß, auch im Anfang des einsitzens, als im ausgehen gleich, oder anders will gebadet seyn":

Keine Personen genannt.

S. 236-252: **Überschrift:** „Brevis hujus opusculi nostri appendix":

Personen/Werke: S. 240-246: Ein Kranker, der durch das Badewasser geheilt wurde; S. 246: Athanasius Kircher.

S. 247-251: Kirchers Antwort vom 20. Juli 1657 auf Hauptmanns Brief.

S. 252: **Schlußwort** und Berichtigung von „**typographica errata**":

Fol. 144[r]-145[r]: **Index capitum.**

Fol. 145[v]-164[v]: **Index rerum omnium locupletissimum.**

30a
„Chymisches Kunstprojekt". Leipzig: Johann Bauer 1658 [Deutsch].

Neues Chymisches Kunst PROJECT | und sehr wichtiges | BergkBedencken/ | Vber die allergrösten Hauptmaengel | des Bergwercks/ und dero Arbeit schweresten | Verhinderungen/ darüber offtmals die allerköstlich- | sten anbrüche/ so sichtiglich vorhanden/ gantz erliegen müssen/ wie nehmlich solchen zu remediren seyn moechte, mit gewis- | sen sonderbahren Rationibus, ex doctrina vacui et | vinculo Naturae indissolubili be- | stercket/ | Benebenst einen vollkommenen Historischen | Bergk-Berichte/ | Wie wunderlich die beyden hohen | Metallen/ insonderheit aber das Silber/ in | der Erden gediegen wächset/ und gebohren werde/ so | wohl denen einfältigen Bergkleuten zu einer besseren Ver- | ständnüs/ als auch denen viel Irrenden Alchymisten/ zu einer | genaueren

---

40   Hochgestellte, römische Ziffern machen die fehlerhaft-doppelte Paginierung deutlich.

Erkentnis/ in was ungereimbten Materien/ und | gantz unnatürlichen wegen sie meistentheils ihre Nach- | Arbeiten anzustellen pflegen/ | aufgesetzet | von | Augusto Hauptmannen/ | Med[icinae] Doct[ore]. | Leipzig/ | In Verlegung Andreen Löfflers/ | Gedruckt bey Johann Bauern/ Anno | 1658.

8°, (1) Bl., [1] Faltblatt: Frontispiz, (1), [6] Bl., [1] Faltblatt: Kupferstich, 98 [i. e. 96 wegen fehlerhafter Paginierung: nach S. 93 folgt S. 96] S.

Expl.: Breslau UB (331078), Basel UB (hv IV 76:1), Coburg LB (Cas A 227), */+ Dresden SLUB (Metall. 249), Erlangen-Nürnberg UB (H61/TREW.Ex 169), Frankfurt a. M. UB (8° P. 199.7020), Freiberg UB (VIII 306 8.), Göteborg UB (RARA 8:205 ä 3054), Gotha FLB (Math 8° 01150/01 (03)), Greifswald UB (520/Sh 18 adn2), * Halle ULB (AB 44 11/h, 5 (4) und AB 58233 (1)), Karlsruhe BLB (87 B 76422) [vgl. Stöckinger/Telle (1997), S. 122: Nr. 214.], Leipzig UB (Ökon.2069-i/3), London British Library (1033.c.49.), München BSB (41.2428), München Bibliothek des Deutschen Museums (3000/1952 A 1316), München UB (0001/8 Miner. 68), Norköpping Stadtbibliothek (Finspongssamlingen 16112), Schlatt Eisenbibliothek (EM/C 157), Straßburg National- und Universitätsbibliothek (Consultation Salle 5 G.121.415), Stuttgart WLB (Gew.oct. 2364), Wolfenbüttel HAB (A: 93.3 Phys. (6)) [vgl. Bircher A2 (1979), S. 334-335: Nr. A 1896].

VD17-Nr.: VD17 3:302271M.

Frontispiz: Kupferstich von Andreas Fröhlich: Bergwerk im Aufriß; Subscriptio: „Ut natura infra sic supra Artista procedit."

Fol. 2ʳ: **Titelblatt.**

Fol.2ᵛ: **Widmung** an Bürgermeister und Rat der Stadt Marienberg/Erzgebirge.

Fol. 3ʳ-Fol. 6ᵛ: **Vorrede:** Gründe Hauptmanns für das Verfassen des „Chymischen Kunstprojekts".

Kupferstich: U. a. mit einer Abbildung von Guerickes Vakuumpumpe.

S. 1-8: **Überschrift:** „PRAECIDANEA OBJECTIO, sive Autoris, qvasi in re aliena versantis, decens Excusatio":

Personen: S. 2: Plutarch.

S. 9-39: **Überschrift:** „METALLORVM REMORA sive Obstaculum primum, qvod est Inundatio. Von der grossen Wassersnoht in denen Berck-Wercken, und wie derselben zu wieder stehen":

Personen/Werke: S. 13-15: Archimedes; S. 20-39: Otto von Guericke; S. 21-25: Kaspar Schott [Zitat aus Schotts „Mechanica Hydraulico-Pneumatica"[41]]; S. 29: Johann Walch.

S. 40-98: **Überschrift:** „METALLICORUM OBSTACULUM secundum, et qvidem omnium maximum atq[ue] periculosissimum qvod seminis metallorum est exuvium. Von der schaedlichen Wettersnoht als der Austreibung des bösen und Einbringung des frischen und gesunden Wetters":

Personen/Werke: S. 42, 71-85: der Filius Sendivogii [Johann Hartprecht], das „Mysterium Occultae Naturae"; S. 43: die „Introductio In Vitalem Philosophiam" [Verfasser dieses Werks ist Johann Ernst Burggrav]; S. 44: Johannes Michaelis; Christian Lange d. J.; S. 45-47: Leonhard Thurneisser [Zitat aus Thurneisser „Zehn Bücher von den Wassern"]; S. 48: Basilius Valentinus; S. 49-60: Johann Walch [Zitat aus Walchs Kommentar zum „Kleinen Bauern"[42]]; S. 63: Johannes Chrysippos; „Theatrum Chemicum"; „Turba Philosophorum"; „Rosarium magnum"; S. 65-71: ein „Poeta[...] anonymu[s] aus dem vierten Band des „Theatrum Chemicum" [Wiedergabe des „Sermo Philosophicus"[43]]; S. 71-85: Chortalasseus [i. e. Johann Grasse[44]]; das „Mysterium Occultae Naturae"; S. 77: ein „sehr vornehmer Philosoph", der Hauptmann einen Vierzeiler „de qvalitate et vilitate materiae philosophicae" mit auf den Weg gegeben habe; S. 82: Solinus Saltzthal [i. e. Johann Joachim Becher[45]]; S. 91: Henry Rochas; S. 93: Johann Baptista van Helmont.

30b

„Chymisches Kunstprojekt". Leipzig und Hof: Johann Gottlieb Vierling 1736 [Deutsch].

Compendiöses | doch | vollkommenes Philosophisches | Hand-Büchlein | das ist: | Philosophische Grund-Sätze | zur | UNIVERSAL-TINCTUR | auf Menschen und Metallen, womit | alle wahre Philosophi so von der | Welt bis hieher gewesen

---

41 Schott (1657).
42 Grasse/Walch (1656).
43 „Von der Materi vnd Prattick des Steins der Weisen" (1613). – Zur Überlieferungsgeschichte des „Sermo Philosophicus" und der Wiedergabe durch Hauptmann vgl. auch Telle (2003), S. 299-300.
44 Killy, Bd. 4 (2009), S. 377.
45 IEP, Bd. 1 (1996), S. 218.

sind, | übereinstimmen, | Als welches der wahre Grund alle Philosophi- | sche Bücher gründlich zu verstehen, und die höchste | Medicin zu machen. | Mit großen Fleiß zusammen getragen, | von | CHRISTOPHORO HEINRICO Keil, | Phil[osophiae] et Med[icinae] Doct[ore] wie auch Phys[ico] Ordinario der Stadt | und Sechs Aemter Wunsiedel. | Leipzig und Hof, | Verlegts Johann Gottlieb Vierling. | Anno 1736.

8°, [1] Faltblatt: Frontispiz, [1], (1), [1], 3, [1], 167 S. [Wenngleich nicht alle Seiten paginiert sind, so beginnt die Seitenzählung bereits auf der leeren recto-Seite des Faltblatts.]

Expl.: Aachen UB (R154 HB RA), Breslau UB (309768), Dresden SLUB (Chem.1056), */+ Erlangen-Nürnberg UB (H61/TREW.Px 384), Frankfurt a. M. UB (Occ. 1139,1), Freiburg UB (T 958), Göttingen SUB (8 CHEM I, 1781 (2)), Hamburg SUB (A/47713), Karlsruhe BLB (87 B 76435), Leipzig UB (VII 7565/1), London British Libray (1034.c.35.(1.)), London Society of Antiquaries of London Library (RSC 52 c), München BSB (Alch. 138), Stockholm Königliche Bibliothek (142 C), Überlingen LSB (Mc 101), Weimar HAAB (19 A 18783).

S. 79-119: Exzerpt aus Hauptmanns „Chymischem Kunstprojekt" (Nr. 30a). Wiedergegeben werden S. 41-84[46]; dies allerdings weder zeichen-, noch zeilengetreu.

Christoph Heinrich Keil, der Verfasser des „Compendiösen Philosophischen Handbüchleins", behielt es sich vor, Kommentare einzufügen, ohne dies kenntlich zu machen. Allerdings nutzte er diese Zusätze zu näheren Erläuterungen entsprechender Passagen: Er löste damit etwa für den Leser unverständliche Abkürzungen auf[47] oder versuchte, ihn mit den – aufgrund des Exzerpt-Charakters – vorenthaltenen Passagen aus Hauptmanns Werk vertraut zu machen. Das folgende Beispiel mag verdeutlichen, dass Keil hierbei zwar auch auf Hauptmanns Text zurückgriff, diesen jedoch modifizierte bzw. kürzte und somit den Inhalt änderte:

So heißt es in einem der Zusätze Keils, die bei Hauptmann an der entsprechenden Stelle nicht zu finden sind:

---

46 Vgl. hierzu auch Telle (2003), S. 302.
47 So spricht Hauptmann etwa von „des Sendivogii seinem [...] rechtmeßigen Sohne sonst J. F. H. S. genand", Keil hingegen von „des Sendivogii seinen [...] rechtmäßigen Sohn, sonst Josaphat Friederich Hautnorthon genannt". Vgl. Nr. 30a, S. 42; Nr. 30b, S. 80.

> „Denn ein solches fermentirendes arsenicalisches Gas, vertilget und ersticket nicht nur den Bergk-Leuten die Gruben-Lichter in ihren Händen, sondern auch wohl öffters ihr Lebens-Licht, daß sie urplötzlich dahin fallen und Todes verfahren".[48]

Bei Hauptmann findet sich auf Seite 5 des „Chymischen Kunstprojekts", also weit vor dem von Keil wiedergegebenen Exzerpt, die folgende Passage:

> „Vnd denn die Andere [Not], so [...] aus Mangelung des guten Wetters, und zu Benehmung des bösen giftigen und schädlichen Lufts so da in Kobaltischen, Wißmuthischen, Realgarischen, und Arsenicalischen Bergkschwaden bestehet, welcher die armen Bergkleute in der Gruben zum öftern unvermuhtlich überfället, und wie in ihren Händen das Gruben Licht, also auch in ihren Leibern das Lebens Licht zugleich und mit einander ersticket und auslöschet".[49]

Keil nutzte somit seinen Zusatz, um dem Leser eine Stelle des „Chymischen Kunstprojekts" näher zu bringen, die bei Hauptmann auf den von Keil zitierten Seiten 41-84 nicht zu finden ist. Abgesehen von diesen Zusätzen allerdings gibt Keil Hauptmanns Text relativ wortgetreu wieder.

Auf dem Frontispiz ist ein Ouroboros, allerdings aus zwei Schlangen bestehend, abgebildet. Die Überschrift lautet, vermutlich in Anlehnung an Hauptmann: „Projekt der Kunst." Als Subscriptio ist zu lesen: „Fixum si solves, faciesq[ue] volare solutum Et volucrem figes, faciet te vivere tutum." Umrahmt vom Ouroboros findet sich der folgende Wortlaut: „Visitetis interiora terra rectificando invenietis occultum lapidem veram Medicinam." Von diesem umschlossen sind die Symbole für die Elemente, innerhalb dieser wiederum, neben Abbildungen von Sol und Luna, diejenigen der „tria prima" wie auch ein Schriftzug mit den Worten: „Omnia in Omnibus".[50] In der Mitte des Ouroborus schließlich finden sich in einem durch eine senkrechte Linie getrennten Kreis „Natura" und „Confusa Materia sive Chaos" einander gegenübergestellt.

---

48 Nr. 30b, S. 79.
49 Nr. 30a, S. 5.
50 Zum Topos „Omnia in omibus" vgl. auch Leinkauf (1993), S. 23, 83-91.

30c
„Chymisches Kunstprojekt". Bayreuth u. Hof: Johann Gottlieb Vierling 1748 [Deutsch].

Compendiöses | doch | vollkommenes Philosophisches | Hand-Büchlein, | Das ist: | Philosophische Grund-Sätze | zur | UNIVERSAL-TINCTUR | Auf Menschen und Metallen, womit | alle wahre Philosophi so von der Welt | bis hieher gewesen sin, über- | einstimmen, | Als welches der wahre Grund alle Philoso- | phische Bücher gründlich zu verstehen, und die | höchste Medicin zu machen. | Mit grossen Fleiß zusammen getragen, | von | Christoph Heinrich Keil, | Phil[osphiae] et Med[icinae] Doct[ore] wie auch Phys[ico] Ordinario der Stadt | und sechs Aemter Wunsiedel. | Zweyte Auflage. | Bayreuth und Hof, | verlegts Johann Gottlieb Vierling, | privilegirter Buchhändler, 1748.

8°, [1] Faltblatt: Frontispiz, [1], (1), [1], 3, [1], 166, (1) S., (1) Bl. [Wenngleich nicht alle Seiten paginiert sind, so erfolgt die Seitenzählung bereits vom – nicht paginierten – Faltblatt aus.]

Expl.: Berlin SBB (Mu 5358<2>), Darmstadt ULB (33/6127), Düsseldorf ULB (NATW431), Erlangen-Nürnberg UB (H61/TREW.Hx 427), */+ Heidelberg UB (O 6315 RES), Jena ThULB (8 Alch.90), London Wellcome Library (30893/ A), München BSB (Alch. 139), Paris BnF (8- TE16- 25).

S. 79-120: Exzerpt aus Hauptmanns „Chymischem Kunstprojekt" (Nr. 30a).

Es handelt sich um einen weder zeilen-, noch zeichengetreuen, ansonsten allerdings unveränderten Nachdruck der „editio princeps" (Nr. 30b) von Christoph Heinrich Keils „Compendiösem philosophischen Handbüchlein" und somit des entsprechenden Exzerpts aus Hauptmanns „Chymischem Kunstprojekt".

Auch hier ist als Frontispiz die bereits bei Nr. 30b erwähnte Abbildung zu finden.

30d
„Chymisches Kunstprojekt". Hof 1768.

S. 78-120: Exzerpt aus Hauptmanns „Chymischem Kunstprojekt" (Nr. 30a).[51]

Ein Exemplar dieser Ausgabe von Christoph Heinrich Keils „Compendösem Philosophischen Hand-Büchlein" befindet sich in der „Young Collection" der Andersonian Library in Glasgow,[52] wurde allerdings nicht eingesehen. Da sich Hauptmanns Exzerpt nicht wie in der „editio princeps" (Nr. 30b) auf S. 79-119 befindet, scheint es sich auch hier nicht um einen zeilen- und zeichengetreuen Abdruck zu handeln.

31a
Ein Brief „De Auro Potabili" in den Korrespondenzen Balthasar Timäus von Güldenklees. Leipzig: Johann Erich Hahn 1665 [Latein].

BALDASSARIS TIMAEI | von Guldenklee | MEDICI ELECTORALIS | ET | CELEBRIUM QVORUNDAM | GERMANIAE, GALLIAE ET ITALIAE | MEDICORUM | EPISTOLAE ET | CONSILIA. | Accessit et | HORTOLINI TIMAEANI | Topographia metrica, | et | INSCRIPTIONES. | LIPSIAE, | Impensis CHRISTIANI KIRCHNERI. | Typis JOHANN-ERICI HAHNI. | ANNO M. DC. LXV.

4°, [8] Bl., 464 S., [4] Bl.

Expl.: Augsburg SuStB (4 Med 1229), Bamberg SB (22/Misc.med.o.501), Berlin SBB (Jc 2130; Jc 2130<a>), Bethesda NLM (2422055R), Darmstadt ULB (Gerster G 98), Edinburgh UB (I.17.11), Eichstätt UB (04/1 K 392), */+ Erlangen-Nürnberg UB (H61/4 TREW.X 600), Glasgow UB (Sp Coll 85.b.4), Greifswald UB (520/Vf 30), Gotha FLB (Med 4° 00025/04 (04); Diss.med 8° 00009c (03)), Halle Marienbibliothek (Kem 568 (1)), Jena ThULB (4 Med.XI,17/1(1)), Kopenhagen Königliche und Universitätsbibliothek (4° Med. 51040), Leipzig UB (Allg.med.Lit.554-m), London British Library (1165.f.8.), Manchester UB

---

51 Mein Dank für diese Mitteilung vom 27. Januar 2011 gilt Frau Dr. Anne Cameron von der Andersonian Library, Glasgow.
52 So Ferguson, Bd. 1 (1906), S. 452; erwähnt auch von Telle (2003), S. 302.

(Parkinson Coll. /2419), München UB (0001/8 WA 1255; 0001/4 Med. 683) Paris BnF (4- TD5- 46), Rostock UB (Md-1138.2), Tübingen UB (Ja 124.4), Wolfenbüttel HAB (A: 46.21 Med. (1)).

VD17-Nr.: VD17 23:291922X.

S. 402-403: Abdruck von Hauptmanns Brief an Balthasar Timäus von Güldenklee vom 18. Januar 1649 aus Leipzig.[53]

31b
Ein Brief „De Auro Potabili" in den Korrespondenzen Balthasar Timäus von Güldenklees. Leipzig: Christian Kirchner 1677 [Latein].

BALDASSARIS TIMAEI | von Guldenklee | MEDICI ELECTORALIS | ET | CELEBRIUM QUORUNDAM | GERMANIAE, GALLIAE ET | ITALIAE | MEDICORUM | EPISTOLAE ET CONSILIA. | Accessit et | HORTOLINI TIMAEANI | Topographia metrica, | et | INSCRIPTIONES. | LIPSIAE, | Impensis CHRISTIANI KIRCHNERI. | ANNO M. DC LXXVII.

In:
BALDASSARIS TIMAEI | von Güldenklee/ | SERENISSIMI ELECTORIS BRAN- | DENBURGICI ARCHIATRI, ET REI- | PUBL[ici] COLBERGENS[is] CONSULIS, | DOMINI in Neugarten/ Rüzenow et Rosenberg/ | OPERA | MEDICO-PRACTICA | I. Casus et Observationes practicae triginta | sex annorum. | II. Descriptiones Medicamentorum singula- | rium. | III. Epistolae et Consilia. | IV. Consilium de Peste. | V. Responsa. | VI. Consilium Diaeteticon. | QVIBUS ACCESSIT, | EgidI van der Myle Hortolini Timaeani Topographia | et Inscriptiones. | LIPSIAE, | Impensis CHRISTIANI KIRCHNERI, Bibliop[olae] | ANNO M DC LXXVII.

4°, (2) Bl., [1], (1), [3], (1) S., [12] Bl., S. 1-76, [1], (1) S., [2] Bl., S. 77-108, [1], (1) S., [3] Bl., S. 109-198, [1], (1) S., [3] Bl., S. 199-240, [1], (1) S., [2] Bl., S. 241-259, [1], (1) S., [3] Bl., S. 261-204 [i.e. 304], [1], (1) S., [3] Bl., S. 305-332,

---

53 Vgl. hierzu das Kapitel „Von Altbekanntem und Neubenanntem – Zu Hauptmanns Korrespondenzen".

[1], (1) S., [3] Bl., S. 335-394, [1], (1) S., [1] Bl., S. 395-433, [9], (1) S., S. 437-941, [3] Bl. (1), [1] S., S. 945-965, 3 S., S. 969-1157, (2) Bl.

Expl.: Bamberg SB (22/Misc.med.o.499), Berlin SBB (8"@Jc 4401; evtl. Kriegsverlust), Düsseldorf ULB (DV2205), Erlangen-Nürnberg UB (H00/MED-III 479; 03GM/Gesmed.12.1677.Timae), Göttingen SUB (8 MED MISC 152/23 (1)), Halle ULB (Ua 5400), Jena ThULB (4 Med.XI,17), Kopenhagen Königliche und Universitätsbibliothek (4° Med. 63812), London Wellcome Library (51410/B), Madrid CSIC (D/III/8-1), Manchester Chetham's Library (Q.3.3), Montpellier Medizinische UB (Eh 82 in-4), */+ München BSB (4 Med.g. 208), München UB (0001/4 Med. 842), Oxford Bodleian Library (4° Z 90 Med), Padua Biblioteca del Seminario maggiore (p7 A-8D4), Paris BnF (4- TD3- 15), Rom Biblioteca nazionale centrale Vittorio Emanuele II (55. 10.A.12.11 v.), Soest StArchiv StB (ohne nähere Angaben), Turin Biblioteca nazionale universitaria (ISUS V.a- sues Fipr (C) 1677 (R)).

VD17-Nr.: VD17 12:165917K.

S. 852-853: Abdruck von Hauptmanns Brief an Timäus von Güldenklee vom 18. Januar 1649. Es handelt sich um eine zeilen-, wort- und – bis auf marginale Unterschiede – zeichengetreue Wiedergabe der Epistel entsprechend der 1665 in Leipzig erschienenen Ausgabe (Nr. 31a). So ist etwa Hauptmanns Name in der Überschrift als „AUGUSTUS HAUPTMAN", und nicht – wie in Nr. 31a – als „AUGUSTVS HAVPTMAN" notiert.

31c
Ein Brief „De Auro Potabili" in den Korrespondenzen Balthasar Timäus von Güldenklees. Leipzig: Christian Kirchner 1677a [Latein].

BALDASSARIS TIMAEI | von Guldenklee | MEDICI ELECTORALIS | ET | CELEBERIUM QUORUNDAM | GERMANIAE, GALLIAE ET | ITALIAE, | MEDICORUM | EPISTOLAE ET | CONSILIA. | Accessit et | HORTONLINI TIMAEANI | Topographia metrica, | et | INSCRIPTIONES. | LIPSIAE, | Impensis | CHRISTIANI KIRCHNERI. | ANNO M. DC. LXXVII.

4°, [1], (1), S. 437-941, [5] S.

Expl.: Dresden SLUB (Path.gen.314), Halle ULB (Ua 5400), Jena ThULB (4 Med.XI,18(1)), */+ München BSB (4 Med.g. 207 a), München UB (0001/8 WA 1255).

VD17-Nr.: VD17 12:165794C.

Timäus von Güldenklees „Epistolae et Consilia" erschienen als Beiband zu den „Casus Medicinales" erneut zeichen-, zeilen- und wortgetreu als Titelausgabe von Nr. 31b. Der Text des Titelblattes entspricht demjenigen des Zwischentitelblattes der „Opera Omnia" aus dem Jahre 1677.

31d
Ein Brief „De Auro Potabili" in den Korrespondenzen Balthasar Timäus von Güldenklees. Leipzig: Johann Herbort Kloß 1691 [Latein].

BALDASSARIS TIMAEI | von Guldenklee | MEDICI ELECTORALIS | ET | CELEBRIUM QUORUNDAM | GERMANIAE, GALLIAE ET | ITALIAE | MEDICORUM | EPISTOLAE ET CONSILIA. | Accessit et | HORTOLINI TIMAEANI | Topographia metrica, | et | INSCRIPTIONES. | LIPSIAE, | Impensis CHRISTIANI KIRCHNERI. | ANNO M. DC LXXVII.

In:

BALDASSARIS TIMAEI | von Güldenklee/ | SERENISSIMI ELECTORIS BRAN- | DENBURGICI ARCHIATRI, ET REIPUBL[ici] | COLBERGENS[is] CONSULIS, | DOMINI in Neugarten/ Rüzenow et Rosenberg/ | OPERA | MEDICO-PRACTICA | I. Casus et Observationes practicae trigin- | ta sex annorum. | II. Descriptiones Medicamentorum singu- | larium. | III. Epistolae et Consilia. | IV. Consilium de Peste. | V. Responsa. | VI. Consilium Diaeteticon. | QVIBUS ACCESSIT, | EgidI van der Myle Hortolini Timaeani Topographia et Inscriptiones. | LIPSIAE, | Impensis JOHANNIS HEREBORDI KLOSII | ANNO M DC XCI.

4°, (2) Bl., [1], (1), [3], (1) S., [11] Bl., S. 1-76, [1], (1), S. [2] Bl., S. 77-108, [1], (1) S., [3] Bl., S. 109-198, [1], (1) S., [3] Bl., S. 199-240, [1], (1) S., [2] Bl., S. 241-259, [1], (1), S. , [3] Bl., S. 261 - 204 [i.e. 304], [1], (1), S.[3] Bl., S.

321

305-332, [1], (1) S., [3] Bl., S. 335-194 [i.e. 394], [1], (1)S. , [1] Bl., S. 395-433, [9], [1], (1), S., Bl., S. 437-941, [3] Bl. (1), [1] S., S. 945-965, 3 S., S. 969-1157, (1) Bl.

Expl.: Dresden SLUB (Path.gen.314v), Halle ULB (AB 40 16/i, 2 (1)), Jena ThULB (4 Med.XI,17/1), Kremsmünster Bibliothek des Stifts Kremsmünster (4°L 288), */+ München BSB (4 Med.g. 207 a; 4 Med.g. 209), Wolfenbüttel HAB (Xb 8446).

VD17-Nr.: VD17 3:307898G

Timäus von Güldenklees „Epistolae et Consilia" sind bei einem auf das Jahr 1691 datiertem Haupttitelblatt, doch wiederum einem auf das Jahr 1677 datierten Untertitelblatt, somit als Titelausgabe von Nr. 31b, erneut erschienen.

31e
Ein Brief „De Auro Potabili" in den Korrespondenzen Balthasar Timäus von Güldenklees. Leipzig: Johann Herbort Kloß 1715 [Latein].

BALDASSARIS TIMAEI | von Güldenklee, | SERENISSIMI ELECTORIS BRAN- | DENBURGICI ARCHIATRI | ET REIPUBL[ici] COLBERGENS[is] CONSULIS, | Domini in Neugarten, Rüzenow et Rosenberg, | OPERA | MEDICO-PRACTICA | DENUO IMPRESSA | CUM PRAEFATIONE | D[octoris] AUGUSTI QUIRINI RIVINI P[rofessoris] P[ublici] | LIPSIA | Sumptibus JOH[anni] HEREBORD KLOSII Bibliopol[is]. | ANNO M. D. CC. XV.

4°, (3), [2], (1) S., [2] Bl., 1016 S. [Seite 1 trotz Seitenzählung unpaginiert], [12], (1) Bl.

Expl.: Bamberg SB (22/.50 F 7), Berlin SBB (8"@Jc 4402, evtl. Kriegsverlust), Berlin HU UB (2010 A 229), */+ Erlangen-Nürnberg UB (H61/4 TREW.Q 475), Freiburg UB (T 6435), Göttingen (8 MED MISC 152/25), Kiel UB (Kd 398), Leipzig UB (Allg.med.Lit.555), Madrid BNE (DGMICRO/70035; 2/69817), Mailand Biblioteca APICE (A.ALF.ANT. P. 133), Regensburg SB (999/Med.1076), Wien UB (I-160088).

S. 758-759: Abdruck von Hauptmanns Brief an Timäus von Güldenklee vom 18. Januar 1649 aus Leipzig. Es handelt sich zwar nicht um eine zeilen-, wohl aber um eine wort- und – abgesehen von kleineren Unterschieden – zeichengetreue Wiedergabe des Briefs entsprechend der 1665 in Leipzig erschienenen Ausgabe (Nr. 31a). Nasalstriche und Akzente auf Vokalen wurden allerdings grundsätzlich weggelassen.

32
Beitrag in der „Kur der willigen Patienten". Leipzig: Johann Bauer 1662 [Latein].

Seelige Cur der willigen Patienten; | aus den Worten der Dritten Bitt: | Dein Wille geschehe. | bey hochansehnlicher Leich-Bestattung | Des Weiland Wohl Ehrenvesten/ Groß- | Achtbaren und Hochgelahrten | H[errn] CHRISTIANI | LANGEN/ der Philosophie und Medicin | weitberühmten Doctoris und Prof[essoris] Publ[ici] deroselben Fa- | cult[atis] Senioris, des grossen Fürsten Coll[egii] Collegiati, der Acade- | mie Decemviri auch sonsten wohlverdienten Chymia- | tri und Practici et c[etera]. | Welcher sich dieses Himmlischen Medici heilsamen | Willen gehorsamlich untergeben/ und mit seinem Erlöser | in der Marterwoche am 24. Tag Martii A[nn]o 1662. den Todes-Kelch | freudig angenommen/ also daß er im 43. Jahr seines Alters die- | sen seinen irrdischen Wandel beschlossen/ und dem Leibe nach | zur erwüntschten Ruhkammer in der Pauli- | nerkirche allhie gelanget; | Erwogen/ und auff Begehren zum Druck befördert | Von MARTINO Geiern/ Doct[ore] Prof[essore] und Superint[endente]. | Leipzig/ Gedruckt bey Johann Bauern.

4°, [50] Bl.

Expl.: Berlin SBB (Ee 700-1899), Dresden SLUB (6.A.802), */+ Erlangen-Nürnberg UB (H61/4 TREW.S 1015), Gotha FLB (LP D 8° III, 00005 (14) und 13 - Tp. 8° 02015 (1662,04)), Göttingen SUB (4 CONC FUN 155 (3) und 4 CONC FUN II, 50 (16)), Halle ULB (Pon Zc 2995, QK), Leipzig UB (Vit.N. 1162), Wolfenbüttel HAB (J 49.4° Helmst. (33)).

VD17-Nr.: VD17 39:101957Y

Vgl. Roth, Bd. 6 (1970), S. 250-251.

Fol. I1^r-I1^v: Beitrag Hauptmanns in lateinischer Sprache zu dieser Gelegenheitsschrift anlässlich des Begräbnisses seines Freundes und Mentors Christian Lange
d. J..

33
„An den Badeverlästerer". [Ohne Ort; ohne Drucker] 1673 [Deutsch].

AUTOR | Des | Wolckensteinischen | Bade-TRACTATS, | Zu unserer Lieben
Frauen auff | dem Sande/ | An | Dessen überklugen | Bade Verlesterer. | WAs
GOtt in dieses Bad/ durch seine | Wunder-Hand/ | Gelegt/ das ist niemand/
satsam noch | nicht erkant; | Wird auch/ (glaub Lästrer mir/) von dir/ | auff dieser
Erden/ | So klug du dich bedünckst/ wohl nicht er- | gründet werden: | Drumb
stell dein Lästern ein/ bitt Gott | daß aus Gnad/ | Er uns diß Bad behüt/ vor
Unglück | und vor Schad. | 1673.

8°, [1], (1) S., [20] Bl. [Die Seitenzählung setzt erst auf dem zweiten Blatt nach
dem Titelblatt mit Fol. A2 ein.]
   Expl.: */+ Dresden SLUB (Hist.Sax.H.1922), * Erlangen-Nürnberg UB (H61/
TREW.Fx 485[54] und Mikrofiche: H63/TREW.Fx 485), Zürich ZB (Md U 1425).
   VD17-Nr.: VD17 14:015466P.

Fol. 1^r: **Titelblatt.**
   Fol. A1^r-C4^v: **Hauptmanns Traktat:**
   Personen/Werke: Fol. A2^v: Aristoteles; Fol. A3^r: Giovanni Nardi; Fol. A3^v,
B3^v, B6^v: Henry Rochas; Fol. A5^v, A6^r: Pierre-Jean Fabre; Fol. A7^r: Quintus Cur-
tius Rufus; Fol. B2^r: „unserer gnädigen Herrschafft, Hoch-Rühm-Löbl[iche] und
Seel[ige] Vorfahren"; Fol. B2^r: Hauptmanns Mutter [Katharina Hauptmann, geb.
Kröß]; Fol. B3^v, B7^v: Hauptmanns „Wolkensteinischer Wasserschatz" [Nr. 29];
Fol. B5^r: „ein armer Schulmeister von der Polnischen Lissa"; Fol. B5^v: der
„Bade- oder Pachtmann" des Wolkensteinischen Bades aus dem Jahre 1658; Fol.
B6^r: „ein Kunst-Steiger, auff hiesigen nahe angelegenen Bergkwerge, den Pal-
menbaume, Cognomine Petzeld genant"; Fol. C1^r: „ein Studiosus", der „auffs
Land" gereist sei, um „einen bekandten Priester" zu besuchen; Fol. C3^r: Pierre

---

54   Hier: [20] Bl.

Borel; Fol. C3r: Jean Chartier; Fol. C3^r: Hippokrates; Paracelsus [„Theophrastus"]; Johann Baptista van Helmont.

34a
„Admonition an Badegäste". [Ohne Ort; ohne Drucker] ca. 1673 [Deutsch].

Hochnöthige | ADMONITION, | Was eigentlicher Unterricht/ und | wohlbedürfftige Bade IN- | STRUCTION. | An | Alle und iede/ | hohes und niedern Stan- | des Anwesende/ und des Badens | sich | bedienende Bade-Gäste/ so bey rech- | ter Gebrauchung der Wolckensteini- | nischen [sic!] Bade-Cur vornehmlich in | acht genommen seyn wollen.
[Weitere Angaben etwa zu Druckort oder -jahr finden sich auf dem Titelblatt nicht. Vielmehr beginnt die „Admonition" bereits auf diesem direkt im Anschluss an den wiedergegebenen Text.]

8°, [12] Bl.
Expl.: */+ Dresden SLUB (Hist.Sax.H.1922,misc.2).
VD17-Nr.: VD17 14:714290N.

Das Druckjahr wird zwar nicht genannt, jedoch findet sich im Text auf Fol. A6^r die Angabe „in diesem itzigen 1672. Jahre". Das Werk wird also, da 1672 verfasst, entweder noch im selben Jahr oder aber später in Druck gegangen sein. Da dem einzig auffindbaren Exemplar der SLUB Dresden der Traktat „An den Badeverlästerer" (Nr. 33) beigefügt ist, wäre es möglich, dass es zusammen mit diesem im Jahre 1673 gedruckt wurde.

Genannt werden insgesamt dreizehn Baderegeln:
Fol. A1^r: 1. „DAs 1. und allervornehmste Observatum vor allen andern und nachfolgenden ist, daß das Bad zum baden [...] ja nicht zu warm gemacht werden soll".

Fol. A2^r: „Vor das (2.) ist denen Bade-Gästen sehr hochnöthig zuwissen, daß bey anfahung der BadeCur, das Bad alle Leibes-Beschwerungen, so ein Patient oder Bade-Gast an sich hat [...], gleichsam auffgewecket, als zu einem Kampffe provociret, und rege machet. Daran aber der Patient oder Bade-Gast sich nicht kehren, ärgern oder irre machen lassen soll".

Fol. A2^v-A3^r: „Die Dritte [...] Observation zu wissen und zu practiciren ist, daß man in denen Wannen, wenn man badet, nicht mit dem obern Theile herumb, halb bloß, nackend und trucken ausser dem Wasser, sondern mit dem gantzen vollen Leib sich biß an oder unter den Halß im Wasser, und so viel immer müglich stille haltent sitze, und liege, sich nicht öfters auff und heraus bledert, auch nicht [...] bald heiß, bald wieder kalt Wasser in die Wannen plantzschen und spielen".

Fol. A3^v-A5^r: „Dahero nun zum Vierten [...] hat man alsdenn [...] schon wieder ein sehr gut und heilsames Mittel zur Hand, an dem Bad-Qvell-Wasser selbst, wenn man nur mit demselben zum öfftern [...] den Halß und Mund fein wohl außgurgelt [...]. Aus dieser Außführung [...] ist auch leicht abzunehmen, umb wie viel der Gesundheit annoch besser gerathen werden kan, wann nehmlich von itztgedachten so wohl reinigenden Bade-Wasser und Bade-Biere [...] je zu weilen Suppen genossen, wie auch von Wasser Clystire innerhalb des Leibes gebraucht werden. Es ist der Kosten schlecht, daß man solches Bade-Wasser uf Bedürffen zum Gurgeln, Suppen und Clystiren in Flaschen, wie man sonst pfleget den Sauer-Brunnen holen zu lassen, zu sich bringen und führen lesset".

Fol. A5^v: „Zu benachrichtigen seynd auch [...] vor das (5.) die jenigen, so da Krätze, Schäden und außgeschlagenes Wesen in das Bad bringen, selbiges auszuheilen, daß nehmlich selbige, wenn sie anfangen zu baden, immerdar erst noch wohl hefftiger darzu außschlagen und außfahren, biß es gantz herauß".

Fol. A6^r: „Gleichfals pfleget sichs [(6.)] auch bey denen jenigen zu begeben, so da geschwollene Schenckel von hart außgestandener Kranckheit mit sich in das Bad bringen, oder gar einen Anfang zur Wassersucht haben".

Fol. A6^v: „So ist auch (7.) wohl in acht zu nehmen, daß wer mit Krätze, Geschwulst oder Außschlagen und Außfahren im Bahde befellet wird, daß selbige Leuthe nicht auffhören zu baden".

Fol. A6^v-A7^r: „Einen sehr grossen Anstoß der Verzögerung, Hindernüß und Schadens in der Bade-Cur selbst, giebet (8.) gar sehr offt, bey denen [...] Bade-Gästen, daß, wenn sie einen guten Anfang in Baden gemacht, und eine Zeitlang fein ordentlich [...] gebadet, und sich auch auff das Baden umb ein gutes besser an ihren Beschwerungen [...] befinden, daß sie so dann gemeiniglich Lufft bekommen, ihre Kräffte und Vermögen zuprobiren, im Gebirgen herumb bald hier bald daher zureisen [...], wordurch sie denn das Baden nicht allein außsetzen, versäumen, in der besten Würckung verhindern, da denn die, in bereit sonst in guten statu reconvalescentiae versirende Natur [...] mit denen mehr als wohl nützlichen Speisen oder Geträncke überhäuffet, das vorher in vollen Außgange und Außbruche außfahrende Ubel stecken bleibet, oder wohl gar wiederumb zu rücke schläget".

Fol. A7ᵛ: „Nicht undienstlich sondern wohl merckwürdig ist (9.) bey währender Bade-Cur auch dieses in acht zu nemen, daß man bey dem Bade die Woche über auffs wenigste ein- wo nicht zweymahl das Haupt mit einander im Bade waschen thue".

Fol. B2ʳ: „Gar wohl ersprießlich [...] ist auch (10.) sehr wohl dienlich, wenn einer nach dem Bade wieder zu Hause und Heymat gelanget, so er sodann anfänglich in der Diaet ob er gleich einen guten Appetit erlanget hat, dennoch sich mässiget, nicht bald wieder mit dem, was ihm wohl schmecket [...] überfüllet, und je zuweilen auch die Woche oder binnen 14. Tagen einmahl zu Hause badet, und fein gelinde, und nicht mit aller Gewalt schwitzet".

Fol. B3ʳ-B3ᵛ: „Es ist auch (11.) wegen der Speisung bey dem Bade wohl noth zuerinnern, daß man [...] nicht alzustarck gewürtzte, scharff gesaltzne, sehre sauer, alzu süsse, auch alzu hart geräucherte Speisen sollen genossen oder gegessen werden, zumahln der Magen schwach, mit zuvielen Saltz und Gewürtze aber, die Leber und Geblüthe leicht erhitzet, auch übriger Durst erwecket werden kann. Es ist auch gleichfals nicht zuträglich, mit allzuvielen Obste, oder Genäsche [...] den Leib anzufüllen".

Fol. B3ᵛ: „Ebenfältig und nichts minder will auch (12.) wegen des Geträncks zuerinnern seyn daß solches nicht auch zu hitzig, und daher starcker Wein und zumahl Brandtewein, mit allem Fleiß, und als hoch schädlich, will vermieden seyn".

Fol. B4ʳ-B4ᵛ: „Zu einen endlichen Beschlusse dieser wohlmerckwürdigen Bade-Regeln, fället noch als zu einer Nachgaben und zum 13) die Frage zuerörtern vor [...]: Ob nehmlich [...] der Sauerbrunnen mit denen [...] Warmen Bädern [...] auch wohl mit einander oder zugliche zugebrauchen stehen [...]. Die vornehmste Würckung [...] der [...] Sauerbrunnen ist [...], daß sie den Leib wohl eröffnen, das verstopfte Geäder reinigen, das verschleimte tartarische Wesen zurücke heraus ziehen, und meistentheils durch den Stuhl und Harn außführen. Die Bäder aber hergegen die Unreinigkeit des Leibes, sambt der schädlichen Feuchtigkeit [...] außziehet, diese beyderley Würckungen weiln es [...] contrarii seyn, [...] beyde zusammen [...] zugebrauchen mit nichten wol schicken [...]. Dannenhero zum sichersten fellet, wenn sich doch einer derselben beyden Mittel gebrauchen will, daß er den Sauer-Brunnen vorher und das Bad hernacher gebrauche".

Personen/Werke: Fol. A1^v: Hauptmanns Traktat „An den Badeverlästerer" [Nr. 33]; Fol. A6^r: ein „Töchterlein", das durch das Bad geheilt worden sei; Fol. B1^r: Hauptmanns „Wolkensteinischer Wasserschatz" [Nr. 29] und der darin erwähnte „gedärm- und weidewundte[...] Bürger und Manne zu Wolckenstein"; Fol. B1^v: „die Thermarum Scriptores"; Fol. B3^v: Johann Baptista van Helmont; Fol. B3^v: Cyrillus von Alexandrien; Galen.

34b
„Admonition an Badegäste". Frankfurt a. d. O.: Tobias Schwartze 1696 [Deutsch].

Neugefaster | Uhralter Wolckensteinischer | Warmer-Bahd- | und | Wasser-Schatz/ | Das ist: | Kurtze doch genau erforschte Beschrei- | bung des so genanten | Warmen-Bahdes zu unserer | Lieben Frauen aufn Sande | samt angehängten einigen darinnen gesche-| henen notablen | Curen und Observationibus, | Nebst | H[err]n D[octoris] Augusti Hauptmanns | sel[igen] weil[and] vortrefflichen Medici und Welt- | berühmten Chymici in Dreßden/ höchst- | nöthiger Admonition an die Herren | Bahde-Gäste/ dargestellet von | CASPAR HENRICO Schreyen/ Med[icinae] D[octore]. | Franckfurt an der Oder/ | Zu finden bey Jeremias Schrey/ | druckts Tobias Schwartze/ Anno 1696.

8°, [6] Bl., [1] Faltblatt: Kupferstich, 100 S.

Expl.: Augsburg SuStB (Med 4661), Breslau UB (478330), */+ Dresden SLUB (Hist.Sax.H.1929 und 1.A.3199), Erlangen-Nürnberg UB (H61/TREW.Sx 251), Frankfurt a. M. UB (8° R. 750.9264), Freiberg UB (IX 305 8.), Göttingen SUB (8 BAL II, 4213 (2) und 8 BAL II, 6524 (7) und 8 BAL II, 9870), Halle ULB (Pon Ye 4128), Jena ThULB (8 Med.XXIV,31/1(3)), München BSB (M.-med. 952 q), Wolfenbüttel HAB (Xb 441 (1)).

VD17-Nr.: VD17 14:015532U.

S. 96^{55}-100: Weder zeichen-, noch zeilen-, wohl aber wortgetreuer Abdruck von Hauptmanns „Admonition an Badegäste" (Nr. 34a).

---

55 Paginierung fehlerhaft; recte: S. 66.

34c

**„Admonition an Badegäste". Dresden und Leipzig: Johann Jacob Wincklers
Witwe [Deutsch].**

THERMAE VOLCCEN- | STEINENSES, | Historice, Physice, Moraliter ac
Theologice descriptae; | Oder: Historisch-Physicalische Beschrei- | bung/ auch
Moral-Theologische | Betrachtung | Des | Warmen Bades | Unter | Wolckenstein/ |
Und mit Anfügung einer besondern | Bade-Predigt/ | so dieses Werck in vielen
erläutert | ans Licht gestellet durch | M[agistro] Gottfried Müllern/ | Pastor
daselbst. | Dreßden und Leipzig/ | Bey Joh[ann] Jacob Wincklers seel[igen]
Wittib/ 1721.

8°, (1) Bl., (1) S., [2] Bl. [Abbildung des Bades], (1), [1], (1) S., [7] Bl., 352 S.

Expl.: Augsburg SuStB (Med 5249), Bamberg SB (22/Bip.Baln.o.1), Chemnitz SB (M2/1W 39), */+ Dresden SLUB (Hist.Sax.H.1927), Erlangen-Nürnberg
UB (H00/GGR-II 146 u. H61/TREW.Hx 683), Freiberg UB (IX 308 8.), Göttingen SUB (8 BAL II, 9875 u. 8 BAL I, 300:2 (1)), Greifswald UB (520/Ve 345
adn5), Halle ULB (Pon Ye 4133 (1)), Kiel UB (MJ 1552), Leipzig UB (VI 12256
u. Baln.2293), München UB (0001/8 Med. 3699), Paris BnF (8- TE163- 2048).

S. 316-352: Weder zeichen-, noch zeilen-, wohl aber wortgetreuer Abdruck von
Hauptmanns „Admonition an Badegäste" (Nr. 34a).

Gottfried Müller, der Hauptmanns „Admonition an Badegäste" seinen „Thermae Wolckensteinensis" beifügte, verzichtet lediglich auf das Wort „ENDE" zum
Abschluss von Hauptmanns Werk und erweitert die Überschrift des Dresdner
Arztalchemikers um „Von einigen nothwendigen Regeln, die bey der Bade-Cur
sorgfältig beobachet werden müssen. Oder Herrn D[octoris] Augusti Hauptmanns hochnöthige ADMONITION".[56]

---

56   Nr. 34c, S. 316.

34d

„Admonition an Badegäste". Dresden und Leipzig: Johann Christoph und Johann David Stößel 1747 [Deutsch].

THERMOLOGIA WOLCKEN- | STEINENSIS | oder gründliche und practische | Abhandlung | vom | Wolckensteiner Bade, | nach seinem | Ursprung, natürlichen Ursachen, | Elementen, Gebrauch und | Mißbrauch, | dem Druck übergeben | von | D[oktor] Gottwald Schuster, | Königlichen Pohlnischen und Churfürstlichen Sächsischen | Amts- und Land-Physico und Med[icinae] Pract[ico] in Chemnitz, wie auch | der Käyserlichen Reichs-Academie Naturae | Curiosorum Mitglied. | Chemnitz, bey Joh[ann] Christoph und Joh[ann] David Stößel. | 1747.

8°, (1) Bl., [1], (1) S., [7] Bl., 152 S., (1) Bl.

Expl.: Bethesda NLM (2742153R), */+ Dresden SLUB (Hist.Sax.H.1930), Erlangen-Nürnberg UB (H61/TREW.Sx 28), Freiberg UB (IX 318 8.), Göttingen SUB (8 BAL II, 9878), Halle ULB (Pon Ye 4137), Jena ThULB (8 MS 8256(4)), Leipzig UB (VI 12255 u. Baln.2296), London British Library (1171.c.30.(1.)), London Wellcome Library (47394/B), Weimar HAAB (19 A 7071), Wien ÖNB (ZALT PRUNK *69.J.172.(5)), Wien Wienbibliothek im Rathaus (A 109070).

S. 126-139: Weder zeichen-, zeilen- noch wortgetreuer Abdruck von Hauptmanns „Admonition an Badegäste" (Nr. 34a).

Der Verfasser der „Thermologia Wolckensteinensis", Gottwald Schuster, gibt Hauptmanns „Admonition an Badegäste" als „Das VII. Capitel, Von einigen nothwendigen Regeln, die bey der Bade-Cur sorgfältig beobachtet werden müssen" wieder.[57] Zwar macht er nicht deutlich, dass er hier Hauptmanns „Admonition an Badegäste" zitiert. Allerdings kann der Leser darauf schließen, da Schuster durch gelegentliche Anmerkungen unter den einzelnen Regeln etwa darauf verweist, „[w]as bey dieser [der dritten] Hauptmannischen Regel von dem Einnetzen des Haupts zu halten, und daß es mit Behutsamkeit geschehen müsse, solches haben wir oben Cap[ut] VI. Sect[io] I. erinnert."[58]

---

57 Nr. 34d, S. 126.
58 L. c., S. 129. – An der entsprechenden Stelle hatte Schuster erklärt, dass „sich solche Leute vor das Haupt-Netzen und waschen zu hüten [hätten], welche feuchter Natur und mit Flüssen beladen seyn, oder sonst über einen schwachen Kopf klagen: deren Ader-systema mit Blut und andern Feuchtigkeiten dohnend [sic!] angefüllet ist; weil das Haupt-Waschen nicht allein die Zu-

35a
„Neunundsiebzig Wunder". Leipzig u. Gotha: August Boetius 1690 [Deutsch].

Neun und Siebenzig | grosse und sonderbahre | Wunder/ | So bey einem Special angegebenem | SVBIECTO | theils von der Natur/ theils aber in der | geführten Arbeit sich befun- | den haben. | Also | daß ein jeder | So in Laboribus Chymicis erfahren/ | und | In Libris Philosophicis belesen/ | zu | Sentenioniren | solte bezwungen werden/ und sagen: | AVT HIC AVT NVSQVAM. | Auf Begehren eines guten Freundes publicirt. | Leipzig und Gotha | verlegts Augustus Boëtius, | 1690.

8°, [1], (1), [1], 68 [Die Paginierung der „Neunundsiebzig Wunder" beginnt auf S. 4], (1) S., (1) Bl.

Expl.: Berlin SBB (Mu 4596 und 970162), Breslau UB (334508), Dresden SLUB (*/+ Chem.919 und Chem.1131.bg,misc.4), Frankfurt a. M. UB (Occ. 1119,4), Halle Bibliothek der Franckeschen Stiftung (71 F 9 [1]), Hamburg UB (A/47829 und A/47622), Jena ThULB (8 Alch.135(4)), Karlsruhe BLB (87 B 76028) [vgl. Stöckinger/Telle (1997), S. 210: Nr. 428], London British Library (1032.a.32.), Moskau Russische Staatsbibliothek ([МК Музей книги] IV-нем. 8°), Stockholm Königliche Bibliothek (142 C), Triest Stadtbibliothek (hte. hech e.en geun (3) 1690 (A)), Wolfenbüttel HAB (Xb 2148).

VD17-Nr.: VD17 14:628401R.

Angebunden an: Batsdorff, Heinrich von: FILUM ARIADNES. Leipzig u. Gotha 1690.

---

fälle vermehret, sondern wohl gar Schlag, Schwindel und dergleichen bedenckliche Kranckheiten erwecket." Vgl. Schuster (1747), S. 111.

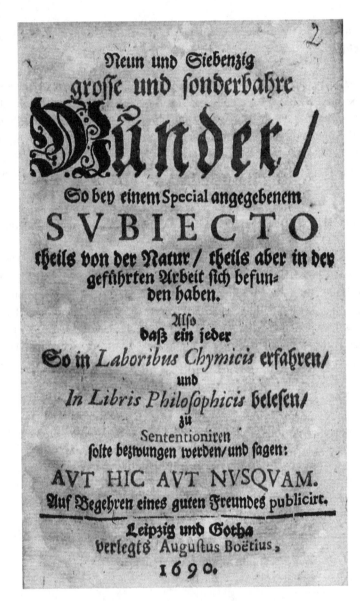

Abb. 11: *Titelblatt von Hauptmanns anonym veröffentlichten „Neunundsiebzig Wundern" (Leipzig und Gotha 1690).*

S. 1: **Titelblatt;**

S. 3-71: Überschrieben mit „C[um] B[ono] D[eo]". Ohne Vorwort folgen die
„Neunundsiebzig Wunder":
Personen/Werke: S. 3, 5, 26: Basilius Valentinus; S. 5: Elias Montanus; S. 7,
18, 64, 67, 68: Johann Baptista van Helmont [auf S. 7: dem „ nostro temporis fir-
mè altero Theophrasto"]; S. 8, 13, 52, 54, 55, 57: Michael Sendivogius [S. 52:
„Cosmopolita"[59]]; S. 10, 12, 34, 45, 58, 71: „Von der Materia und Practica des
Steins der Weisen" im vierten Band des „Theatrum Chemicum" [i. e. der „Sermo
philosophicus"[60]]; S. 11: ein „wohlerfahrne(r) Chymic(us)"; S. 21: „Ein Knabe
von 8. biß 9. Jahren, gegen Winter mit einem hefftigen Husten behafftet, aus dessen Bewegung er immer schwartz-braun in Angesicht wurde [...]"; S. 26: „des
Herberadi Janes Viridario Spagyrico"; S. 27, 51, 59, 66, 67: Paracelsus [vom
Verfasser als „Theophrastus" bezeichnet]; S. 40: eine kranke Frau mit Milzbeschwerden; S. 41: „ein [...] wohlbekante[r] Medic[us] zu Leipzig", der vom Autor der „Neunundsiebzig Wunder" zehn Jahre zuvor von der Phtisis[61] geheilt wurde; S. 42- 45: Johann Rudolph Glauber; S. 45: Athanasius Kircher; S. 52, 55: ein
„Nord-Holländer, oder gar gemeinen schlecht simpel Kupffer-Rothgiesser, in der
That aber sehr hocherfahrnen hoch Roth- und Goldgiesser Gesellen, von Sparen-
dam", der sich mit einem anscheinend gedruckten Werk mit Johann Friedrich
Schweitzers „Tractat vom güldenen Kalbe"[62] beschäftigt hat; S. 54: Gaston Dul-
co/Duclo; S. 55, 56: Johann Meßhoff; S. 57: ein anscheinend bereits verstorbener
Laborant namens Johann Hauptmann, „so weyland bey uns wohn- und seßhafft
gewesen"; S. 59: Hermes Trismegistus; eine Person, die der englischen Königin
ein Glas „Oleum talci" für 200 Dukaten angeboten haben soll; S. 60: ein alter
Maler aus Leipzig, der den Stein der Weisen aus einer Seife bereitet habe; S. 64:
Hippokrates; zwei an Epilepsie erkrankte Personen, „ einer ein Knabe von Ber-
bisdorff, eines Erbrichters Sohn, Samuel Schäffler von 15. Jahren, wie auch eines
Bauren Tochter von Dittersdorff noch unverheyrathet, bey 50. Jahren alt"; S. 67,
69, 70: Christian Lange d. J.; S. 68: Johann Schröder; S. 69: eine an Arthritis erkrankte „Jungfrau von etliche 20. Jahren"; S. 70: die Witwe Christian Langes d.
J. [i. e. Anna Maria, geborene Macasius, in zweiter Ehe mit Hauptmann verheira-
tet].

---

59   Zu diesem Pseudonym Sendivogius' vgl. Szydło (1994), S. 48; Priesner/Figala (1998), S. 332.
60   Vgl. hierzu Telle (2003), S. 296-297, 301.
61   Schwindsucht. Vgl. Pierer, Bd. 10 (1860), S. 613-614.
62   Schweitzer (1667).

Eine Definition des „subjectum" wird nicht gegeben; dem Leser erschließt sich mit der Zeit, dass eine Arkansubstanz gemeint ist.

Es wird ebenfalls nicht näher erklärt, was der Verfasser unter einem „Wunder" versteht. Bei den von ihm aufgeführten „Wundern" handelt es sich jedoch zum großen Teil um chemische Reaktionen, von denen einige dem heutigen Leser schwer verständlich, andere wiederum recht einfach nachvollziehbar erscheinen. Allerdings zählen auch Krankenheilungen zu den „Wundern". Dabei waren sowohl dem Verfasser als auch anderen Personen Erfolge (= „Wunder") bei ihren chemiatrischen Experimenten und Krankenbehandlungen vergönnt. Unter diese „anderen Personen" ist etwa auch Johann Rudolph Glauber zu rechnen, dessen „Inventionen" in die Reihe der „Wunder" aufgenommen wurden.[63]

Als Verfasser der „Neunundsiebzig Wunder" in der Ausgabe aus dem Jahre 1717 (Nr. 35c) wird im Katalog der französischen Nationalbibliothek (Signatur: R-38758) August Hauptmann genannt.[64] Aus dem Druck selbst ergibt sich jedoch nicht, dass es sich bei Hauptmann um den anonymen Urheber dieses Werkes handelt, denn „[l]e nom d'August Hauptmann ne figure sur la page de titre de l'ouvrage que dans une mention manuscrite datant sans doute de la fin du 18e siècle."[65]

Aufklärung über den Grund für diesen handschriftlichen Vermerk kann jedoch eine Passage aus den „Neunundsiebzig Wundern" geben. Der Verfasser berichtet hier unter den „Wundern" 65 bis 67[66] von

> „zwey recht miserable[n] Personen, einer ein Knabe von Berbisdorff, eines Erbrichters Sohn, Samuel Schäffler von 15. Jahren, wie auch eines Bauren Tochter von Dittersdorff noch unverheyrathet, bey 50. Jahren alt beyde von der schweren Noth von Jugend auf also hefftig beladen, daß sie beyde öffters in Tag und Nacht 6. biß 7. mal nieder gefallen".[67]

---

63 Glaubers „Inventionen" werden als 38. bis 42. Wunder angeführt. Vgl. Nr. 35a, S. 42-45; weiterhin Glauber (1668).
64 Vgl. „Ministère de l'instruction publique et des beaux-arts" (1929), S. 176.
65 Mein Dank für diese Auskunft vom 23.03.2010 gilt Herrn Frédéric Manfrin von der französischen Nationalbibliothek, Paris.
66 Nr. 35a, S. 63-66.
67 L. c., S. 64.

Beide seien nun, so der Verfasser weiter, von ihm durch ein aus dem Wolkensteinischen Badewasser zubereitetes Medikament versorgt und geheilt worden.

Ebendiese Episode wird nun auch sechs Jahre nach Erscheinen der „Neunundsiebzig Wunder" in Caspar Heinrich Schreys „Neugefaßtem Wolkensteinischen
Wasserschatz" (Leipzig 1696) erwähnt:

> „Es kamen [...] in unser Wolkensteinisches Warmesbad 2. recht miserable Personen,
> einer ein Knabe von Bärbisdorff, von 15. Jahren, wie auch eine Jungfer und Bauers-
> Tochter von Dittersdorff nahe an die 50. Jahr in Alter, beyde mit der Schwerennoth
> beladen und tief eingewurtzelt; daß sie beyde offters in Tag und Nacht wohl 6. biß
> 7. mahl [...] aufs hefftigste ein- und niedergefallen".[68]

Beide wurden von Schreys Mentor Hauptmann mit einem aus dem Wolkensteinischen Badewasser zubereiteten Medikament versorgt. Durch diese Arznei

> „ist dennoch als zum 66. (in Herrn D[octor] Hauptmanns von einen gewissen sub-
> jecto è regno minerali handelnden manuscripto notirten) Wunder, kein paroxysmus
> epilepticus erfolget, und beyde darbey, sonderlich der Knabe, als zum 67. Wunder,
> umb ein gutes frischer und muthiger worden."[69]

Es scheint nun durchaus glaubwürdig, dass es sich um ein Manuskript Hauptmanns handelt, aus dem Caspar Heinrich Schrey zitiert: Aufgrund seiner persönlichen Beziehung mit dem Dresdner Arztalchemiker vermochte er, dessen Autographen zu identifizieren. Demzufolge scheint es sich bei den „Neunundsiebzig
Wundern" um die gedruckte Ausgabe von diesem Autographen Hauptmanns über
das „subjecto è regno minerali" zu handeln.

Darüber hinaus finden sich im Text der „Neunundsiebzig Wunder" weitere
Passagen, die den Verdacht erhärten, dass Hauptmann der Verfasser ist. So wird
hier etwa ein „warmes Bad"[70] genannt: Eine nähere Ortsangabe erfolgt zwar
nicht. Da jedoch bereits zuvor auf die Vorzüge der „Thermarum B[eatae] nostrae
Virginis" in ähnlicher Form wie in Hauptmanns „Wolkensteinischem Wasser-

---

68   Schrey (1696a), S. 31. – Bei der „Schwerenoth" handelt es sich um Epilepsie. Vgl. Pierer, Bd.
      15 (1862), S. 676.
69   Schrey (1696a), S. 33.
70   Nr. 35a, S. 64.

schatz" hingewiesen wurde,[71] steht zu vermuten, dass es sich um das Wolkensteinische Bad „Zu unserer lieben Frau auf dem Sande" handelt.

Weiterhin verwendet der Verfasser der „Neunundsiebzig Wunder" oftmals Begriffe, die zwar nicht ungewöhnlich für die naturkundliche Literatur des 17. Jahrhunderts sein mögen, jedoch auch in anderen Werken Hauptmanns zu finden
sind: So beispielsweise die „vis magnetica attractiva",[72] das „Sal
excrementitius"[73] sowie das „Ovum philosophicum".[74] Auch das „subjectum" als
Grundlage aller Wunder ist dem Leser bereits aus dem „Chymischen Kunstprojekt" bekannt.[75] Ebenfalls wie Hauptmann bezeichnet der Verfasser der „Neunundsiebzig Wunder" Paracelsus als „Theophrastus".

Überdies wird in den „Neunundsiebzig Wundern" unter anderem aus dem
„Sermo Philosophicus" zitiert,[76] den Hauptmann auch im „Chymischen Kunst-
projekt" wiedergegeben hatte.[77] Und der von Hauptmann bewunderte Athanasius
Kircher[78] findet ebenso Erwähnung wie Christian Lange d. J. als langjähriger
Weggefährte des Dresdner Arztalchemikers.[79] Es wird sogar deutlich, dass der
Verfasser der „Neunundsiebzig Wunder" mit Lange zusammengearbeitet hat: So
ist die Rede ist von „unser [i. e. Christian Langes d. J. und des Verfassers] potio-
ne panchrestali alcalisata"[80] oder davon, dass sich Lange „neben mir [i. e. der
Verfasser] in dieser materia geübet" habe.[81]

Weitere Hilfe zur Beantwortung der Verfasserfrage kann überdies die folgende
Passage geben: Es sei – so der Verfasser der „Neunundsiebzig Wunder – Lange
gelungen, „spiritualische vollkommene Weinstöcke" aus „von diese[m] Subjecti
hochgereinigten Victriol oder Sale" und „Spiritus Vini" in einem Glas herzustellen. Diese Lösung habe Lange

---

71   L. c., S. 11.
72   L. c., S. 39; Nr. 3a, S. 43-44. – Vgl. auch Kapitel „Von den Irrtümern des Weinbaus – Haupt-
      manns Bemerkungen zum Weinbau".
73   Nr. 35a, S. 66; Nr. 29, S. 174.
74   Nr. 35a, S. 48; Nr. 30a, S. 81. – Zum „philosophischen Ei" vgl. auch Schneider (1962), S. 83;
      Priesner/Figala (1998), S. 120-121.
75   Nr. 30a, S. 63.
76   Nr. 35a, S. 10, 12, 34, 45, 58 u. 71.
77   Nr. 30a, S. 65-71.
78   Nr. 35a, S. 45.
79   L. c., S. 67 u. 69-70.
80   L. c., S. 67.
81   L. c., S. 69.

„starck gerüttelt, und die Gewächs [sind] zu gleich vergangen, Er aber vermeynet, die Weinstöcke würden mit der Zeit wieder aufwachsen, stirbt er darüber. Nach langer Zeit, geräth das Glaß der Wittib in die Hand, welche an statt des Weinstocks unten im Boden einrecht artig wohl-gestalltes spiritualisches Weinträublein findet".[82]

Bei dieser Witwe handelt es sich um eben jene Anna Maria, geborene Macasius, die Hauptmann am 30. Mai 1665 nach Langes Tod heiratete. Da diese Beobachtung acht Jahre zurückliegt,[83] das Manuskript aber vermutlich nach dem 26. Juli 1673 niedergeschrieben wurde – dieses Datum wird an anderer Stelle genannt[84] –, war die Ehe zum Zeitpunkt, da Langes Witwe die „Weinträublein" bemerkte, bereits geschlossen. Es liegt demzufolge nahe, dass Hauptmann von seiner Frau über diese Beobachtung in Kenntnis gesetzt wurde und diese anschließend zu Papier brachte.

Man könnte zwar vermuten, dass ein nicht mit Hauptmann identischer Kompilator verschiedene Texte, darunter auch solche des Dresdner Arztalchemikers, zu den „Neunundsiebzig Wundern" zusammenfasste. Dagegen spricht allerdings, dass bei Caspar Heinrich Schrey vom 66. und 67. „Wunder" „in Herrn D[octor] Hauptmanns [...] manuscripto" die Rede ist. Dieses Manuskript scheint somit auch die anderen Wunder enthalten zu haben. Überdies ist zweifelhaft, ob die beiden Passagen mit den stichhaltigsten Hinweisen auf die Verfasserschaft Hauptmanns – die Beschreibung der beiden soeben erwähnten „Wunder" sowie die Beobachtung Anna Marias – einem vermeintlichen Kompilator zugänglich gewesen sein können. Sie sind zumindest durch kein vor 1690 gedrucktes Werk überliefert.

Es scheint somit gerechtfertigt, Hauptmann als den Verfasser oder Kompilator der „Neunundsiebzig Wunder" anzusehen, und nicht etwa – wie verschiedentlich behauptet – Christoph Reibehand[85] oder gar Caspar Heinrich Schrey.[86]

---

82 L. c., S. 70.
83 L. c., S. 69.
84 L. c., S. 40.
85 So etwa in verschiedenen Bibliothekskatalogen und dem VD17. [Abruf: 27. April 2011.] – Überdies wurde der Name Heinrich von Batsdorff für ein Synonym Christoph Reibehands gehalten. Vgl. IEP, Bd. 7 (1998), S. 262. Batsdorff wird auch auf dem Titelblatt des „Triumphwagens des Wismuts" als Verfasser angegeben. Vgl. Nr. 35e.
86 So spricht Johann Friedrich Henckel von den „79. Wunder, so an Batsdorfs filum Ariadnes mit abgedrucket, und de[r]en Autor Herr D[octor] Schrey, Physicus zu Freyberg seyn soll". Später verweist auch Johann Ludolph Jäger auf diese Passage bei Henckel. Vgl. Henckel (1725), S. 94; Jäger, (1782), S. 19. – Welch sonderlicher Zufall, dass Henckel auf der nächsten Seite seiner immerhin 1008 Seiten umfassenden „Pyritologia" anmerkt, Hauptmann erwähne im „Wol-

Allerdings könnte es sich bei dem auf dem Titelblatt erwähnten „guten Freund", der die Publikation ermöglichte, um Schrey handeln: Er, dem Hauptmanns Manuskript vorgelegen zu haben scheint, sollte später auch Hauptmanns handschriftliche Rezeptsammlung als „Kleine Chymische Hausapotheke" (Nr. 36) publizieren.

35b
„Neunundsiebzig Wunder". Leipzig u. Gotha: August Boetius [1600 ?].

Im Katalog der UB Kassel ist eine Ausgabe der „Neunundsiebzig Wunder", erschienen – wie Nr. 35a – in Leipzig und Gotha, allerdings im Jahre 1600, unter der Signatur „FWHB III 28 b 5" verzeichnet. Diese Jahreszahl ist auf dem Titelblatt der „Neunundsiebzig Wunder" als dem „Filum Ariadnes" beigefügten Werk deutlich zu lesen. Das Exemplar wurde nicht eingesehen. Es erscheint jedoch zweifelhaft, dass diese Ausgabe tatsächlich im Jahre 1600, noch vor Hauptmanns Geburt also, entstanden ist, insbesondere da als Verleger der zu diesem Zeitpunkt ebenfalls noch nicht geborene August Boetius[87] angegeben ist. Wahrscheinlich handelt es sich um einen Setzerfehler.[88]

35c
„Neunundsiebzig Wunder". Gotha: Jakob Mevius 1717 [Deutsch].

Neun und Siebentzig | grosse und sonderbahre | Wunder/ | So in einem Special-angegebenen | SUBJECTO | theils von der Natur/ theils | aber in der geführten Arbeit | sich befunden haben; | Also | daß ein jeder | So in Laboribus Chymicis erfahren/ | und | In Libris Philosophicis belesen/ | zu Sententioniren | solte gezwungen werden/ und sagen: | AUT HIC AUT NUSQUAM. | Auff Begehren eines guten Freundes publicirt. | Gotha/ | verlegts Jacob Mevius. | 1717.

---

ckensteinischen Wasserschatz" das Vorkommen von Wismut in der Nähe des Wolkensteinischen Bades. Vgl. Henckel (1725), S. 95.

87   Zu Boetius, der zwischen 1677 und 1697 in Gotha tätig war, vgl. Benzing (1977), Sp. 1104.

88   Mein Dank für Mitteilungen vom 28. Juli 2010 und vom 09. Februar 2011 gilt Herrn Dr. Konrad Wiedemann von der UB Kassel.

8°, [1], (1), [1], 69 [Die Paginierung der „Neunundsiebzig Wunder" beginnt auf S. 3], (1) S.

Expl.: */+ Dresden SLUB (Chem.1244.sh,misc.3), Kopenhagen Königliche und Universitätsbibliothek (KB 134-163), Paris BnF (R- 38758 und R- 55094), Soest Stadtarchiv und wissenschaftliche Stadtbibliothek (1 an: V H.13.10), Stockholm Königliche Bibliothek (69 3139).

In einem Sammelband mit:

1) Basilius Valentinus: VIA VERITATIS. Nürnberg 1718.

2) Batsdorff, Heinrich von: Filum Ariadnes. Gotha 1718.

3) Friedlieb, Amadeus, David Rebentrost u. Georg Keiling: COLLECTANEA CURIOSA DE BISMUTHO. Dresden u. Leipzig 1718 (Nr. 62a).

Die Wiedergabe der „Neunundsiebzig Wunder" entspricht – abgesehen von marginalen Abweichungen – zeilen-, zeichen- und wortgetreu der Ausgabe aus dem Jahre 1690 (Nr. 35a). Zu diesen Abweichungen ist etwa zu zählen, dass in der Ausgabe von 1725 das Wort „Gebährung"[89] mit einer Majuskel, in der Ausgabe von 1690 hingegen mit einer Minuskel beginnt.[90]

35d
„Neunundsiebzig Wunder". Gotha: Jakob Mevius 1725 [Deutsch].

Neun und Siebenzig | grosse und sonderbahre | Wunder, | So in einem Special-angegebenen | SUBJECTO | theils von der Natur/ theils | aber in der geführten Arbeit | sich befunden haben; | Also/ | daß ein jeder | So in Laboribus Chymicis erfahren/ | und | In Libris Philosophicis belesen/ | zu | Sententioniren | solte gezwungen werden/ und sagen: | AUT HIC AUT NUSQUAM. | Auf Begehren eines guten Freundes publiciret. | Gotha/ | Verlegts Jacob Mevius, | 1725.

8°[91], [1], (1), 69 S. [Die Paginierung der „Neunundsiebzig Wunder" beginnt auf S. 3].

---

89   Nr. 35c, S. 2.
90   Nr. 35a, S. 2.
91   10,5 x 17 cm (B x H). Mein Dank für diese Mitteilung vom 4. Dezember 2010 gilt Frau Corne-lia Pfordt von der SUB Göttingen.

Expl.: Bremen SUUB (Mikrofilm: ja 4113-434), Cambridge UB (Mikrofilm: Microfilm.Ser.10.Reel 434), Darmstadt ULB (33/5634 und 33/5910), Dresden SLUB (Chem.1244.sh,misc.2), Freiberg UB (IV 1277 8.), Göttingen SUB (8 CHEM I, 1738 und Mikrofilm: MA 95-111:434), Jena ThULB (Mikrofilm: 2010 R 48), Kiel UB (Mikrofilm: Film 827-434), München BSB (Res/Alch. 110 c#Beibd.4; Expl. nicht angebunden an den „Filum Ariadnes", obwohl auch dieser bei anderem Format (13,5 x 9,3 cm) unter anderer Signatur (M.med. 242#Beibd. 1) mit identischem Titelblatt – mit dem Vermerk also, dass die „Neunundsiebzig Wunder" beigefügt sind – in der BSB liegt[92]), Osnabrück UB (Mikrofilm: 9890-692 5:434), */+ Wolfenbüttel HAB (Mikrofilm: XFilm 1:434).

Angebunden an: Batsdorff, Heinrich von: FILUM ARIADNES. Gotha 1718.

Es handelt sich um eine Titelausgabe von Nr. 35b.

35e
„Neunundsiebzig Wunder". Iserlohn 2001 [Deutsch].

Abdruck der Ausgabe 1690 in Leipzig und Gotha publizierten Ausgabe (Nr. 35a).

Erschienen zusammen mit der „Collectanea Curiosa de Bismutho" in einem Band unter dem Titel „Der Triumphwagen des Wismuts".[93]

In einer Einleitung wird „Heinrich von Batsdorff (d. i. Christian [sic!] Reibehand, 17. Jh.)" als Verfasser genannt.[94]

---

92   Mein Dank für diese Mitteilungen vom 29. November und 1. Dezember 2010 gilt Frau Helga Tichy von der BSB München.

93   Hornfisher (2001); vgl. weiterhin auch die Bemerkungen zu Nr. 62c. – Mein Dank gilt Herrn Daniel Hornfisher/Iserlohn, der mir ein Exemplar des „Triumphwagens des Wismuts" zur Verfügung stellte.

94   Zu Batsdorff und Christoph Reibehand als möglichen Verfassern vgl. die Bemerkungen zu Nr. 35a.

36
„Kleine Chymische Hausapotheke". [**Ohne Ort; ohne Drucker**] **1692**
[**Deutsch**].

Herrn | D[octori] Augusti Hauptmanns | seel[igen] | kleine/ | aber dem Effect und Wirckung nach | sehr weit sich erstreckende | Chymische | Hauß-Apothecke/ | zum Druck befördert. | Anno 1692.

8°, (1) Bl., [1], (1) S., 7, (1) Bl.
Expl.: */+ Dresden SLUB (Pharm.spec.640).
VD17-Nr.: VD17 14:693730V.

Fol. 2^r: **Titelblatt.**
Fol. 3^r-3^v: Vorwort Caspar Heinrich Schreys vom 29. September 1692.
Fol. 3^v-9^v: **Indikation und Vorschrift** zur Verwendung 18 verschiedener Medikamente. Hauptmann gab allerdings keine Anleitung zur Präparation der Arzneien:
Fol. 3^v-4^r: „1. Spiritus Philosophicus oder Analepticus"; Fol. 4^r: „2. Der besondere Spiritus theriacalis oder Bezoarticus gennenet"; Fol. 4^r-4^v: „3. Fluß-Spiritus"; Fol. 4^v: „4. Elixir Balsamicum oder Aperitivum"; Fol. 4^v-5^r: „5. Essentia Martis narcotica et soporifera, oder Stahl Tinctur"; Fol. 5^v: „6. Tinctura Salutis, sonst Kinder Tropfen genannt"; Fol. 6^r: „7. Tinctura Antimonii, sonst Regia, oder Tinctura aperitiva"; Fol. 6^r-6^v: „8. Tinctura Corallorum"; Fol. 6^v: „9. Tinctura Anonyma, so auch wohl Mutter Essenz zu nennen stehet"; Fol. 7^r-7^v: „10. Mixtur zur Potione Catholicâ et Alkalisata"; Fol. 7^v: „11. Essentia Anodyna, oder: Schmertz-stillende Essenz"; Fol. 7^v-8^r: „12. Eröffnende Essenz"; Fol. 8^r: „13. Clystir-Liqvor"; Fol. 8^v: „14. Pilulae Analepticae, it[em] Stärck- und Schwindsucht-Pillen"; Fol. 8^v: „15. Anhaltendes Pulver"; Fol. 9^r: „16. Pulveres Tetragonicae oder sonderliche Universal und Praeservativ Pulver"; Fol. 9^r-9^v: „17. Pulvis ad partum Difficilem oder Pulver vor Kreißende und Gebehrende Weiber"; Fol. 9^v: „18. Pilulae Tetragonicae."
Personen: B3^v: Michael Ettmüller.

Nach der aufgrund der persönlichen Beziehung mit Hauptmann glaubwürdigen Aussage Caspar Heinrich Schreys im Vorwort handelt es sich bei der posthum erschienenen „Kleinen Chymischen Hausapotheke" um die gedruckte Fassung eines Autographen von Hauptmann.

37

„Sciagraphia Nova Artis Chymiae".

Christian Johann Lange führt die „Sciagraphia Nova Artis Chymiae" in seiner „Historia Medicina"[95] ohne weitere Angaben etwa zu Inhalt, Erscheinungsort und -jahr auf.[96] Ansonsten scheint dieser Traktat nirgends erwähnt worden zu sein.

Die Angaben Christian Johann Langes muten jedoch glaubwürdig an: Der Leipziger Medizinprofessor hatte neben der Bibliothek seines Onkels Christian Langes d. J. mutmaßlich auch diejenige Hauptmanns geerbt.[97]

Eine Ermittlung des Werkes scheiterte allerdings.

---

95   Lange (1704), Teil 1, S. 5-52.
96   L. c., S. 45.
97   Vgl. hierzu S. 29 dieser Studie.

38

Kaufurkunde über das Wolkensteinische Bad. Schloss Wolkenstein 1656 [Deutsch].

HStA Dresden: 10082 Obergerichtshof Leipzig – Loc. 12475 (2670.) – Hanß Meyer Raths verwanter Zu Wolckenstein Contra Heinrich Schreyen Ambtmann daselbst. Warmbad zu Wolkenstein betreffend. Anlage von Waßergräben bei Wolkenstein u. Fischwaßer betr. 1673 ff., Fol. 3ʳ-4ᵛ.

Auf den 11. Juli 1656 datierte Urkunde über den Erbkauf des Wolkensteiner Warmbades durch Hauptmann und Heinrich Schrey vom Pfarrer zu Frauenstein, Jacob Süß, für insgesamt 1033 Gulden und drei Kreuzern mit allen Zahlungsmodalitäten. Auch ein „Ziehochse, und Zwo Kühe, dann die Pfanne, Wannen- und Bahde Gerethe, die völlige Außaat im Felde, und also fructus naturales et industriales, außer dem Flachß, sonst aber wie solches anizo anstehet, und nach Gottes Segen erwachßen möchte", sollen den Käufern überlassen werden.

Unterzeichnet ist der Vertrag von Heinrich Schrey, „als vor sich, und in Vollmacht H[err]n D[oktor] Augusti Hauptmanns", Jacob Süß, weiterhin dem Zeugen Christian Bernhard sowie dem Notar Johannes Pfefferkorn.

39
Drei Briefe an Athanasius Kircher. Dresden 1657-1658 [Latein].

PUG: Fondo Gesuitico 557, Fol. 11ʳ-18ᵛ.

Brief vom 28. Februar 1657 (PUG, Fondo Gesuitico 557, Fol. 13ʳ-16ᵛ; abgedruckt auch in Nr. 29):

Hauptmann versucht, Kircher für seine Doktrin der „Viva Mortis Imago" zu gewinnen. Er zitiert aus Pietro de Castros 1652 erschienener „Febris Maligna Puncticularis" und skizziert darüber hinaus einen in Blut und Milch beobachteten „vermiculus" mit der Bitte an Kircher, ihm dieses näher zu bestimmen.

Brief vom 15. Dezember 1657 (PUG, Fondo Gesuitico 557, Fol. 17^r-18^v):
Hauptmann äußert sein Bedauern über die in Rom wütende Pest und rühmt das Schaffen des Naturkundlers Kircher. Anschließend führt er seine Ansichten über die „vermiculi" als Ursache insbesondere der Pest weiter aus. Er erklärt, dass die ganze Welt von diesen „bestiolae" bevölkert sei.

Brief vom 30. November 1658 (PUG, Fondo Gesuitico 557, Fol. 11^r-12^v):
Hauptmann preist erneut das Schaffen des Naturkundlers Kircher und bittet diesen um ein Exemplar des „Scrutinium Physico-Medicum Pestis". Überdies fügt er – mit der Bitte um Beurteilung – ein Exemplar seines „Chymischen Kunstprojektes" bei.[98]

40
Hauptmanns Affirmation des Bestallungsbriefs zur Durchführung von Friedliebs 'Prozess'. Dresden 1660 [Deutsch].

HStA Dresden: 10024 Geheimer Rat (Geheimes Archiv) – Loc. 4419/6: Bestallungen in alchymistischen Sachen 1660 ff., Fol. 5^r-6^v.

Hauptmann liefert und unterschreibt am 26. Januar 1660 eine Abschrift des von Kurfürst Johann Georg II. ausgestellten Bestallungsbriefes vom 24. Januar desselben Jahres. Er verpflichtet sich durch einen Eid, einen von Amadeus Friedlieb, dem Direktor des „Geheimen Laboratoriums", beschriebenen 'Prozess' nach bestem Gewissen auszuführen und über seine Fortschritte regelmäßig Bericht zu erstatten. Dafür werden ihm jährlich 600 Reichstaler als Lohn wie auch 100 Reichstaler für die Durchführung des 'Prozesses' zugesichert. Die „befreyung aller seiner Gühter, so er itzo besitzet oder künfftig erlangen Vnd besitzen möchte", hatte man Hauptmann anscheinend schon zuvor versprochen.
Dieser Text ist ediert in „Anhang III – Archivalien".

---

98   Vgl. zu den drei Briefen das Kapitel „Von Altbekanntem und Neubenanntem – Zu Hauptmanns Korrespondenzen".

41

Bitte an Kurfürst Johann Georg II. um das Braurecht für das Wolkensteinische Bad. Vermutlich 1660.

Hauptmann und Heinrich Schrey erhielten am 23. März 1660 das Braurecht für das Wolkensteinische Bad.[99] Der Erteilung dieses Privilegs wird eine Bitte Hauptmanns und Schreys an Kurfürst Johann Georg II. um dasselbe vorausgegangen sein.
Eine Ermittlung des Autographen scheiterte allerdings.

42

Bitte an Kurfürst Johann Georg II. um Land mit den dazugehörigen Teichen. Ohne Ort, vermutlich 1662/63 [Deutsch].

HStA Dresden: Kollektion Schmid - Amt Wolkenstein – Vol. IV. No. 58, Fol. 21^r-22^v.

Hauptmann und Heinrich Schrey bemängeln, dass sie als Besitzer des Wolkensteiner Bades keine Möglichkeit hätten, „etwas von Fischen in Vorrath" zu halten. Deswegen bitten sie Kurfürst Johann Georg II., ihnen zwei Teiche wie auch „ein Wiesenfleckel etwan von 20. Ruthen lang und 10. breit, welches Zwischen diesen beyden Teicheln lieget, sambt einen Stücke Feld in die 225. Schritt lang und breit, welches aber izo mit holz beschlagen" entweder zu schenken oder nach Bezahlung des geschätzten Wertes von 150 Gulden zu überlassen.
Die Petition ist nicht datiert. Da ein Kaufvertrag jedoch am 3. Februar 1663 zustande kam,[100] wird sie vermutlich kurze Zeit zuvor verfasst worden sein.

---

99 HStA Dresden: Geheimer Rat (Geheimes Archiv) – Loc. 9925/7 – Das St[ädtchen Wolken-]stein und das Warme Bad daselbst betreffende. 1517 ff., Fol. 22^{r-v} u. 26^{r-v}; vgl. auch Günther/Krüger (2000), S. 30.
100 Vgl. hierzu Günther/Krüger (2000), S. 30.

43

Bestätigung über den Empfang von 50 Reichstalern Besoldung. Warmbad zu Wolkenstein 1664 [Deutsch].

HStA Dresden: 10024 Geheimer Rat (Geheimes Archiv): Loc. 4419/5: Amadeus Friedlieb Director des Geheimen Laboratorii Rechnungen vber 1500 [Reichstaler] 1658 ff., Fol. 40^r.

Hauptmann bestätigt am 26. Januar 1664, vom Bergrat und Geheimen Kammer-Sekretär Gabriel Voigt „auf Abschlag meiner Bestallung Vnd zu Vorlage der mihr gnädigst aufgetragenen sachen" 50 Reichstaler erhalten zu haben.

44

Bestätigung über den Empfang von Labormaterialien und Geld. Ohne Ort bzw. Dresden 1664 [Deutsch].

HStA Dresden: 10024 Geheimer Rat (Geheimes Archiv) – Loc. 4419/5: Amadeus Friedlieb Director des Geheimen Laboratorii Rechnungen vber 1500 [Reichstaler] 1658 ff., Fol. 42^r u. 45^r.

Fol. 42^r [S. l.]: Hauptmann bestätigt, am 18. Mai 1664 „20 [Taler] an Funf alberts vnd Elisabethen duppelducaten. Zehen [Pfund] an geleuterten Salpeter. Vier Vnd Zwantzig [Pfund] Antimony. Eilf [Pfund] [Mercur]y vivi" erhalten zu haben. Eine Ortsangabe fehlt.

Fol. 45^r [Dresden]: Hauptmann bestätigt am 20. Juni 1664, aus Leipzig von Anna Maria Lange, seiner zukünftigen Ehefrau, sieben Pfund „Mercurius Vivus" und 21 Pfund Stahl erhalten zu haben. Er ordnet an, Anna Maria für diese Substanzen sowie für die Transportkosten mit zehn Talern und 18 Kreuzern zu entlohnen.

45

Instruktion zum Kauf von Laborgerätschaften. Ohne Ort 1664 [Deutsch].

HStA Dresden: 10024 Geheimer Rat (Geheimes Archiv) – Loc. 4419/5: Amadeus Friedlieb Director des Geheimen Laboratorii Rechnungen vber 1500 [Reichstaler] 1658 ff., Fol. 47^r.

Hauptmann erklärt, dass am 16. Juni 1664 mehrere Laborgerätschaften, wie etwa verschiedene Retorten, Kolben und Gläser, „zur arbeit benöthiget ausgelesen"[101] und am 22. Juni bestellt wurden. Die Kosten hierfür betrugen drei Reichstaler und elf Kreuzer.

46

Belege aus dem „Geheimen Laboratorium" über die Abgabe von Kohle. Dresden 1665 [Deutsch].

HStA Dresden: 10024 Geheimer Rat (Geheimes Archiv) – Loc. 4419/5: Amadeus Friedlieb Director des Geheimen Laboratorii Rechnungen vber 1500 [Reichstaler] 1658 ff., Fol. 143^r, 160^r, 178^r, 182^r, 183^r, 184^r, 185^r u. 186^r.

Hauptmann bestätigt während des Zeitraums vom 4. März 1665 bis zum 28. Dezember desselben Jahres mehrmals, dass Hans Knöffel aus Ottendorf jeweils unterschiedliche Mengen an Kohlesäcken geliefert hat und dafür entsprechend entlohnt wurde. Umgerechnet erhielt Knöffel für zwölf Säcke Kohle jeweils einen Taler.

47

Bitte an Kurfürst Johann Georg II. um das Privileg, einen Jahrmarkt abhalten und Waren verkaufen zu dürfen. Vermutlich 1667 [Deutsch].

Am 15. Juli 1667 erklären Hauptmann und Heinrich Schrey, den Kurfürsten Johann Georg II. „iungst" um die Ausrichtung eines Jahrmarktes und den Verkauf

---

101 „Auswählen". Vgl. Grimm, Bd. 1 (1854), Sp. 909.

von Waren wie etwa Fleisch und Brot im Wolkensteinischen Warmbad gebeten zu haben.[102]

Eine Ermittlung dieser handschriftlich verfassten Petition scheiterte allerdings.[103]

48

Bitte an Kurfürst Johann Georg II. um eine Abschrift eines Berichtes des Amtmannes David Müller. Dresden 1667 [Deutsch].

HStA Dresden: 10079 Landesregierung – Privilegien XXIII, Fol 182^{ir}-182^{iv}.

Nachdem Hauptmann und Heinrich Schrey Kurfürst Johann Georg II. um die Ausrichtung eines Jahrmarktes und den Verkauf von Waren ersucht hatten, war der Augustusburger Amtmann David Müller von Johann Georg II. beauftragt worden, ein Gutachten über ihren Antrag – dabei insbesondere über die Interessenlage der benachbarten Städte – zu erstellen.[104]

Die beiden Badebesitzer erklären am 15. Juli 1667 zwar, nicht daran zu zweifeln, dass Müller die Standpunkte beider Seiten „in die beste obacht genommen", erbitten sich aber dennoch eine Abschrift des Gutachtens vom Kurfürsten.

49

Schreiben an den Amtmann David Müller wegen eines von ihm erstellten Gutachtens. Vermutlich 1667.

Nachdem Hauptmann und Heinrich Schrey von Kurfürst Johann Georg II. eine Abschrift des von David Müller ausgestellten Gutachtens[105] erhalten hatten, behaupten sie am 29. Juli 1667, eine „Beantworttungsschrifft" an Müller gesandt

---

102 Vgl. hierzu Nr. 48.
103 Von Günther/Krüger (2000), S. 30-31, wird sowohl – fälschlich – diese Petition als auch – zutreffend – das später vom Kurfürsten erteilte Privileg auf den 6. April 1668 datiert. Vgl. HStA Dresden: 10115 Sanitätskollegium – Loc. 11630, Fol. 166^r-167^v; weiterhin auch als Druck in: HStA Dresden: 10082 Obergerichtshof Leipzig – Loc. 12475 (2672.) – Heinrich Schrey Contra Den Rath zu Wolkenstein das Bad betr. 1691.
104 Vgl. hierzu Günther/Krüger (2000), S. 30-31.
105 Vgl. hierzu Nr. 48.

zu haben: Das Gutachten des Augustusburger Amtmannes war in ihren Augen nicht neutral, sondern vielmehr zu Gunsten der benachbarten Städte ausgefallen.[106] Diese Ansicht scheinen sie Müller gegenüber geäußert zu haben.

Eine Ermittlung dieses an den Augustusburger Amtmann gesandten Autographen scheiterte allerdings.

50

Erneute Bitte an Kurfürst Johann Georg II. um das Privileg, einen Jahrmarkt abhalten und Waren verkaufen zu dürfen. Dresden 1667 [Deutsch].

HStA Dresden: 10079 Landesregierung – Privilegien XXIII, Fol 182[g r]-182[h v].

Hauptmann und Heinrich Schrey bedanken sich am 29. Juli 1667[107] für die Abschrift des Berichtes von David Müller, die sie sich am 15. Juli desselben Jahres erbeten hatten.[108] Gleichzeitig bringen sie jedoch ihre Einwände diesem Bericht gegenüber vor: Müller habe den Standpunkt der benachbarten Städte bezüglich eines Jahrmarktes und der Feilbietung von Waren während der Badezeit im Wolkensteinischen Bad ausreichend erörtert. Auf die Sichtweise Hauptmanns und Schreys hingegen sei er nur unzureichend eingegangen. Die beiden Badebesitzer hätten dem Augustusburger Amtmann deswegen schon ein Schreiben zukommen lassen.

Nun erinnern sie Kurfürst Johann Georg II. an die insbesondere für Privatpersonen erheblichen Kosten zur Erhaltung des Bades, die in der Vergangenheit unter anderem durch jährlich drei „hohe Meßen" oder Wallfahrten gedeckt worden seien. Sie machen darauf aufmerksam, dass sie sich die Privilegien nicht zu ihrem eigenen, sondern zum Wohle der Badegäste erbitten. Überdies äußern Hauptmann und Schrey die Ansicht, dass die erwünschten Viktualien in Wolkenstein niemanden davon abhalten sollten, auch andere Jahrmärkte zu besuchen. Derjenige in Annaberg etwa finde ohnehin erst drei Wochen später statt. Auch durch das Feilbieten von Waren im Warmbad könne den benachbarten Städten kein wirtschaftlicher Schaden entstehen, da es den – ohne diesen Verkauf in Wol-

---

106 Vgl. hierzu Nr. 50.
107 Günther/Krüger (2000, S. 31) geben hier fälschlicherweise den 9. Juli 1667 an.
108 Vgl. hierzu Nr. 48.

kenstein – schlecht versorgten Badegästen kaum möglich wäre, Boten zum Einkauf in die Umgebung zu entsenden.

Insofern bitten Hauptmann und Schrey den Kurfürsten erneut um das Privileg, einen Jahrmarkt in Wolkenstein veranstalten und während der Badezeit verschiedene Waren verkaufen zu dürfen.

51
Klage über den Versuch, den Badebesitzern Viehtrift und Weiden der Tiere zu verbieten. Vermutlich 1671.

Hauptmann und Schrey hatten von dem Versuch des kurfürstlichen Rechnungshofes vernommen, ihnen die Viehtrift und das Weiden der Tiere auf den „Feldern des Fohrwercks Gerings Walda"[109] zu untersagen. Die beiden Badebesitzer reichten gegen dieses Vorhaben vermutlich im Herbst 1671 schriftliche Klage beim Kurfürsten ein: Hauptmann und Schrey erwähnen am 5. März 1672 gegenüber Johann Georg II., sie hätten „ungefehr vor einen [sic!] halben Jahr unterthänigst geklaget".[110]

Eine Ermittlung des vermutlich im Herbst 1671 niedergeschriebenen Autographen scheiterte allerdings.

52
Bitte an Kurfürst Johann Georg II., die Viehtrift und Weiden der Tiere zunächst während einer Übergangszeit zu genehmigen. Dresden 1672 [Deutsch].

HStA Dresden: Kollektion Schmid - Amt Wolkenstein – Vol. IV. No. 58, Fol. 12^r-12^v.

Nach einer Klage Hauptmanns und Heinrich Schreys darüber, dass der kurfürstliche Rechnungshof ihnen Viehtrift und das Weiden der Tiere auf den Feldern vor

---

109 Gemeint ist die heutige Kleinstadt Geringswalde (Sachsen). – Unter „Vorwerk" verstand man ein „Landgut vor der Stadt". Vgl. Grimm, Bd. 26 (1951), Sp. 1928.
110 Vgl. hierzu Nr. 52.

Geringswalde zu untersagen versucht hatte, war der Wolkensteinische Amts-
hauptmann von Kurfürst Johann Georg II. beauftragt worden, ein Gutachten in
dieser Angelegenheit zu erstellen.

Am 5. März 1672 bitten Hauptmann und Schrey den Kurfürsten nun darum, sicher zu stellen, dass nicht – bis das Gutachten fertiggestellt sei –, wenn sie sich
„der Viehetrifft wie billich weiter gebrauchen möchten, gewaltsamer Eintracht
[geschehe]" und sie weiterhin nicht „in unserer Possess, darinnen Wir und unsere
Vorfahren bey 200 Jahren geruhig geweßen, turbirt werden möchten."

53
**Bitte an Kurfürst Johann Georg II. um die Errichtung einer Kirche für die
Badegäste. Warmbad zu Wolkenstein 1673 [Deutsch].**

HStA Dresden: Geheimer Rat (Geheimes Archiv) – Loc. 9925/7 – Das St[ädt-
chen Wolken-]stein und das Warme Bad daselbst betreffende. 1517 ff., Fol. 8ʳ-8ᵛ,
10ʳ-11ʳ.

Hauptmann und Heinrich Schrey versuchen am 8. Juni 1673,[111] Kurfürst Johann
Georg II. von der Notwendigkeit einer Kirche in Warmbad zu überzeugen. Die
geschwächten Badegäste hätten ansonsten keine Gelegenheit, Gott um seinen
„gnädigen segen, vnd gedeyliche wieder erlangung Ihrer Gesundheit in brünstig"
anzurufen. Die beiden Badebesitzer bitten Johann Georg II. nun um seine finanzielle Unterstützung, da ihr eigenes Vermögen „nicht sufficient" sei. Sie schlagen
vor, ihr Vorhaben durch „alte Steuer Reste" zu subventionieren.

---

111 Das Autograph ist am Rande beschnitten. Es scheint aber, als hätte vor der „8" keine weitere
 Ziffer gestanden. – Angeblich hatten Hauptmann und Schrey den Kurfürsten schon am 24. Februar um die Errichtung einer Kirche gebeten. Vgl. Günther/Krüger (2000), S. 33. Eine Quelle
 wird hier allerdings nicht angegeben. Überdies verweisen Hauptmann und Schrey am 8. Juni
 nicht auf ein bereits vorausgegangenes Schreiben.

54

Eingeständnis Hauptmanns, zusammen mit Heinrich Schrey an einer Auseinandersetzung mit dem Wolkensteinischen Amtmann Hans Meyer verantwortlich zu sein. Dresden 1674 [Deutsch].

HStA Dresden: 10082 Obergerichtshof Leipzig – Loc. 12475 (2670.) – Hanß Meyer Raths verwanter Zu Wolckenstein Contra Heinrich Schreyen Ambtmann daselbst. Warmbad zu Wolkenstein betreffend. Anlage von Waßergräben bei Wolkenstein u. Fischwaßer betr. 1673 ff., Fol. 13^r.

Heinrich Schrey war vom Wolkensteinischen Ratsverwandten[112] Hans Meyer verklagt worden, weil er zum einen in den Feldern vor Geringswalde zwei Wassergräben ausheben ließ und damit Meyer von der für ihn notwendigen Wasserversorgung abschnitt, sich zum anderen eines Fischteiches ermächtigte, den der Kläger „1. 5. 10. 20. 30. und mehr Jhares [sic!] geruhig beseßen und darinnen gefischet."[113]

Schrey hatte über seinen Anwalt erklären lassen, nicht nur er, sondern auch Hauptmann sei wegen dieser Vorwürfe zu belangen.[114]

Hauptmann bestätigt nun am 15. April 1674, dass die „Gräben iedes Mahl auff mein mit begehren gehoben, die libellirte und ebenfalls Zu besagten Warmenbadte gehörige Bach auch Jährlich in beyder seits Beyseyn gefischet, und solches alles von oberwähnten H[errn] Ambtmann alleine nicht, sondern auch Zugleich von mir angeordnet worden."

---

112 „Zugehöriger einer Ratsbehörde". Vgl. Grimm, Bd. 14 (1893), Sp. 203.
113 HStA Dresden: 10082 Obergerichtshof Leipzig – Loc. 12475 (2670.) – Hanß Meyer Raths verwanter Zu Wolckenstein Contra Heinrich Schreyen Ambtmann daselbst. Warmbad zu Wolkenstein betreffend. Anlage von Waßergräben bei Wolkenstein u. Fischwaßer betr. 1673 ff., Fol. 1^r-2^v.
114 L. c., Fol. 12^r-12^v.

55

Ein Traktat über die „materia universalissima".

Caspar Heinrich Schrey erwähnt in seinem 1696 in Frankfurt a. d. Oder erschienenen „Neugefassten Wolkensteinischen Wasserschatz", dass Hauptmann über
die „materia universalissima" einen „schönen und eruditen Tractat geschrieben
[habe], so aber nicht gedruckt worden."[115]

Die Ermittlung dieses Traktates scheiterte allerdings.

56

Observationen.

In Caspar Heinrich Schreys 1696 in Frankfurt a. d. Oder erschienenem „Neugefassten Wolkensteinischen Wasserschatz" findet sich die folgende Passage:

> „An Speisen und Geträncke, so bey unsern Bahde dienlich, ist das von den Bahde-
> Qvell gebrauene Bier am nützlichsten; Wie denn aus langer Experientz Herr D.
> Hauptmanns, von solchen observiret, daß es sonderlich die Bahde-Cur befördere;
> Dessen Judicium davon Wort zu Wort, aus seinen hinterlassenen geschriebenen Ob-
> servationibus, anhero setzen will, also lautet:
>
> Sintemahl nach seiner wohl volbrachten fermentation es gar ein besonderer guter
> Trunck, beydes an Geschmack, der doch gar anders, als sonst die Biere in solcher
> Gegend herumb seyn, und an seinen Kräfften und Wirckungen sehr Medicinalisch
> sich erzeiget; In dem es nicht allein eine besondere vim cathareticam, austreibend
> und purgirend, sondern auch zugleich eine starcke potentiam diureticam erweiset,
> also daß durch solchen Medicinal-Trunck, bey Gebrauchung der Bahde-Cur vielen
> Patienten zeitlichere und bessere Hülffe geschehen; Welches von iedermann auch
> sonderlich schwangern Weibern, die zur Geburt arbeiten wolen, mit grossen Nutzen
> gebrauchet werden kan, sicherlich exploriret worden ist."[116]

Hauptmann verweist zwar in seiner „Admonition an Badegäste" und im Traktat
„An den Badeverlästerer" auf die Vorzüge des aus dem Wolkensteinischen Wasser gebrauten Bieres,[117] und auch im „Wolkensteinischen Wasserschatz" emp-

---

115 Schrey (1696), S. 19.
116 L. c., S. 39-40.
117 Nr. 34a, Fol. A5ʳ; Nr. 36, Fol. B8ʳ.

fiehlt er, dass „an Bier, und Wein, gute Vorsorge geschehen soll.[118] Dennoch ist die von Schrey zitierte Passage keinem dieser Werke entnommen. Mutmaßlich gelangte das Autograph niemals in Druck.

57
Ein Traktat über Öfen.

In den „Notae et Animadversiones in Johanni Schröderi Pharmacopoeiam Medico-Chymicam" von Hauptmanns Freund und Mentor Johannes Michaelis findet sich die Behauptung, dass „De Furnis quoq[ue] D[ominus] D[octor] Hauptmann[us] librum mihi tradidit ad censuram sed nondum edidit, qui tamen commendari meretur."[119]

Das Werk wird, da Hauptmann es Michaelis zur Korrektur übergab, zumindest zu diesem Zeitpunkt noch nicht gedruckt worden sein.

Eine Ermittlung scheiterte.

---

118   Nr. 29, S. 237.
119   Michaelis (1698), S. 488.

DUBIA UND ERRATA

58a
„Wolkensteinischer Wasserschatz". Leipzig 1637.

Der französische Mediziner und Staatsmann François-Vincent Raspail behauptet, die erste Abbildung der (vermeintlichen) Krätzmilbe sei von Hauptmann „Sur les eaux thermales de Walkenstend [sic!]. Leipsick [sic!]. 1637" abgedruckt worden.[120]

Es ist fragwürdig, dass diese Ausgabe aus dem Jahre 1637 existiert.[121] So hoffte Hauptmann mit dem Verfassen des „Wolkensteinischen Wasserschatzes" nach dem Erwerb des Bades finanzielle Unterstützung von Kurfürst Johann Georg II. zu erhalten. Gleichzeitig richtete er sich mit dem Traktat als Werbeschrift an potentielle Besucher.[122] Da Hauptmann und Heinrich Schrey das Bad jedoch erst – wie auch im „Wolkensteinischen Wasserschatz" erwähnt[123] – am 11. Juli 1656 erwarben,[124] bestand 1637 noch keine Veranlassung, eine Abhandlung dieser Art über das Warmbad zu verfassen.

Überdies deutet Hauptmann in der Ausgabe aus dem Jahre 1657 an keiner Stelle an, dass der „Wolkensteinische Wasserschatz" zuvor bereits erschienen sein könnte. Auch verweist er auf die erst 1642 erschienenen „Weinbau-Irrtümer"[125] und die 1647 publizierten „Hornhausischen Gnadenbrunnen".[126] Schließlich ist der Brief Hauptmanns an Kircher, aus dem die Abbildung der (vermeintlichen) Krätzmilbe stammt, auf den 28. Februar 1657 datiert[127] und kann demzufolge in einer vermeintlichen Ausgabe aus dem Jahr 1637 nicht abgedruckt worden sein.

---

120 Raspail (1845), S. 371; ebenso derselbe (1860), S. 182.
121 Eine Ausgabe des „Wolkensteinischen Wasserschatzes" aus dem Jahre 1637 wird überdies erwähnt von Hoffmann (1815), S. 407.
122 Vgl. hierzu das Kapitel „Vom Unternehmer als Schriftsteller – Zu Hauptmanns balneologischen Werken".
123 Nr. 29, S. 74.
124 Nr. 38.
125 Nr. 29, S. 141.
126 L. c., S. 135.
127 L. c., S. 205.

58b
„Wolkensteinischer Wasserschatz". Dresden 1654.

Verschiedentlich wird erwähnt, dass sich die erste Abbildung einer (vermeintlichen) Krätzmilbe auf Seite 800 dieser vorgeblich 1654 erschienenen Ausgabe befände.[128]

Aus denselben Gründen wie bei der entsprechenden Ausgabe aus dem Jahre 1637 (Nr. 58a) scheint es jedoch zweifelhaft, dass der „Wolkensteinische Wasserschatz" bereits 1654 erschien.

58c
„Wolkensteinischer Wasserschatz". Dresden 1657a.

Der Mikrobiologe Stefan Winkle erwähnt gleich mehrfach eine vermeintliche Seite 800 dieser Ausgabe des „Wolkensteinischen Wasserschatzes" mit dem folgenden, recht frei zitierten Text:

> „Unser Bad ... tödtet ... böse und gemeine Krätze/ so meistentheils kleine Gewürme in sich haben, die man wohl ausgraben/ und denen, die es nicht glauben/ im mikroskopicis instrumentis sichtlich und lebendig zeigen kan/ so von uns Teutzschen Reitliesen/ von denen Medicis aber Cyrones sive acori genennet werden."[129]

Eine entsprechende Passage findet sich in der zu Leipzig gedruckten Ausgabe aus dem Jahre 1657, die allerdings nur 252 paginierte Seiten umfasst, auf Seite 154.[130]

---

128 So bei Hohnbaum (1844), S. 324; Wilson (1850), S. 612; Angelstein (1851), S. 497; Kleinhans (1864), S. 156; Bloch (1905), S. 432. Ohne eine Quellenangabe im Literaturverzeichnis erklärt auch Green (1989), S. 126, dass Hauptmann „is believed to be the first person to show the mite in 1654".

129 So – mitsamt der Literaturverzeichnisangabe zum „Wolkensteinischen Wasserschatz" – bei Winkle (1989), S. 371-372 u. 388; demselben (2004), S. 215 u. 218; demselben (2005), S. 1059-1060 u. 1480. Text und Literaturverzeichnisangaben entsprechen einander in allen drei Werken. Lediglich die Abbildung der vermeintlichen Krätzmilbe ist bei Winkle (2004) – im Gegensatz zu Winkle (1989) – spiegelverkehrt wiedergegeben.

130 Hier heißt es: „(U)nser Bad [...] tödtet [...] böse und gemeine Krätze/ [...] so meisten theiles [...] kleine Gewürme in sich haben/ die man wohl bey solchen Leuten ausgraben/ und denen die es nicht gleuben/ in microscopicis instrumenti so in gemein von uns Teutzschen Reitlisen/ von denen Medicis und latinis aber Cyrones sive acori genennet/ und also definiret werden."

Es erscheint indes auffällig, dass diese vermeintliche Seite 800 des „Wolkensteinischen Wasserschatzes" auch an anderer Stelle in der Sekundärliteratur genannt wird, wenngleich hier – so die entsprechenden Angaben – die im Brief an Kircher skizzierte Abbildung der (vermeintlichen) Krätzmilbe zu finden sein soll.[131]

Da Winkle überdies diese Seite 800 in ein und demselben Aufsatz gleich zweifach erwähnt – einmal in einer Ausgabe des „Wolkensteinischen Wasserschatzes" aus dem Jahre 1654 mit der Abbildung der (vermeintlichen) Krätzmilbe,[132] einmal in einer Ausgabe desselben Werkes aus dem Jahre 1657 mit dem entsprechenden Textauszug[133] – lässt sich vermuten, dass seine Angaben nicht auf Autopsie beruhen.

58d
„Wolkensteinischer Wasserschatz".

Christian Johann Lange erwähnt in seiner „DISPUTATIONUM LANGIANARUM Vigesima secunda De ANTHELMINTICIS"[134] eine „Epist[ola] de viva mort[is] imag[ine] Tractatui de Thermis Wolekensteinensibus inserta p[agina] 206."[135] In der anscheinend noch einzig existierenden Ausgabe des „Wolkensteinischen Wasserschatzes", erschienen 1657 in Leipzig (Nr. 29), ist die „Epistola Praeliminaris" allerdings auf den Seiten 159-181 abgedruckt.

Zwar wäre es möglich, dass Lange als Erbe der Bibliothek seines Onkels, Christian Langes d. J., wie auch möglicherweise derjenigen Hauptmanns[136] tatsächlich eine andere Ausgabe des „Wolkensteinischen Wasserschatzes" besaß. Da er jedoch kein sonderlich begeisterter Anhänger Hauptmanns gewesen zu sein scheint,[137] sollte hier – wenn nicht ein Druckfehler – eine Ungenauigkeit Christian Johann Langes in Betracht gezogen werden.

---

131 Vgl. die Bemerkungen zu Nr. 59b. – Im „Wolkensteinischen Wasserschatz" (Leipzig 1657) ist die Abbildung der vermeintlichen Krätzmilbe auf Seite 200 abgedruckt. Vgl. Nr. 29.
132 Winkle (1989), S. 371; derselbe (2004), S. 215.
133 Winkle (1989), S. 388; derselbe (2004), S. 218.
134 Lange (1704), Teil 3, S. 283-293.
135 L. c., S. 285.
136 Vgl. hierzu die Bemerkungen zu Nr. 37.
137 Vgl. das Kapitel „Vom weisen Mann und Scharlatan – Zur Hauptmann-Rezeption".

59
„Rectum Judicium". Leipzig 1649 [Deutsch].

V[ni] CL[ari] | PHILOSOPHI CUJUSDAM | BOREALIS | AUCTORIS ANONYMI. | Rectum, ingenuum, candidum atqve | infallibile, imò et inexpugnabile de con- | troversia praesenti JUDICIUM, lectuqve, | tàm jucundum qvàm Co- | rollarium. | A[ugustus] Hauptmann/ | Ad Adversarios. | Non omnes fortassis, qvod HIC | praestiti, pari judicio excipietis, ut | non omnes pari mentis scintillâ accen- | sum pectus habetis.

8°, [1], (1), 145, [1] S., (1) Bl. [Paginierung in lateinischen Ziffern; fehlerhafte Paginierung der Seiten 16 und 17 als Seiten 17 und 18.]

Da das „Rectum Judicium" an das „Scriptum Serium" angebunden ist, vgl. zu **Haupttitelblatt** und den **Exemplaren** Nr. 12. Im **VD17** sind beide Werke unter derselben Nummer aufgeführt.

Der Angriff eines Anonymus auf Georg Detharding im Rahmen von Hauptmanns und Dethardings Streit um Johannes Agricolas „Aurum potabile". Die Namen Dethardings und Agricolas (weiterhin auch der im Vorwort erwähnte Name Hauptmanns) sowie die im Rahmen der Hauptmann-Detharding-Fehde verfassten Werke sind im Folgenden nicht aufgeführt.

Fol. 88[r] [gezählt von Beginn des Bandes]: **Titelblatt.**

S. 1-17: **„Nothwendiger Vorbericht, an den auffrichtigen, unpartheyischen und Teutschgesinneten Leser":**

Personen: S. 3: Basilius Valentinus; S. 3: Michael Sendivogius; S. 3, 5: Paracelsus [hier nicht als „Theophrastus" bezeichnet]; S. 4: Johann Baptista van Helmont; S. 6: Francis Bacon ; S. 11-15: ein „feiner gelehrter Studiosus und sonderbahrer Liebhaber der Chymiae"; S. 12: Johann Hintze.

S. 18-144: **Traktat des Anonymus:**

Personen/Werke: S. 21, 23-27, 29, 31, 34, 61: Avicenna; S. 26, 88: Pontius Pilatus [Beiträger in Dethardings „Scriptum Illusivum"]; S. 27, 49-50: Bernardus Trevisanus; S. 27, 48: Dionysios Zacharias; S. 27, 42, 48-50, 52, 59-60, 67, 71, 104, 107, 114, 117, 121-126, 128, 136, 144: Basilius Valentinus; S. 29, 61: Johannes Mathesius; S. 32-45, 49, 51-52, 91, 93, 140: Michael Sendivogius; S. 47, 108-109: die von Detharding angeführten Autoritäten; S. 47-50, 52-53, 56, 59, 67, 79-80, 96-99, 101: Paracelsus [gelegentlich, etwa S. 53, auch als „Theophrastus" bezeichnet]; S. 50: „die ganze Turba"; Hermes Trismegistus; S. 59: Johann Baptista van Helmont; S. 61: Johann Rudolph Glauber; S. 68: Angelus Sala; Anton Günther Billich; S. 70, 88: Judaeus Apella [Beiträger in Dethardings „Scriptum Illusivum"]; S. 79-80, 126-127: Johannes Popp; S. 88: die „Herrn Juristen"; S. 90: Nicolaus Schultz; S. 97: Nicolaus Solea; S. 101-103, 139: Daniel Sennert; S. 103, 113: Aristoteles; S. 112: Hauptmanns „Weinbau-Irrtümer"; S. 114: Pierre-Jean Fabre; S. 129: Nicolaus Nancelius; Johannes Rhenanus; S. 139: der „Tarvinische Apotheker".

S. 145: an den Anonymus gerichteter **Beitrag Hauptmanns.**

Fol. 161ᵛ: **Evidentiora amborum Scriptorum [= „Scriptum Serium" und „Rectum Judicium"] Errata, aeqvus sic corriget Lector.**

Der anonyme, als Deutscher im Ausland lebende[138] Verfasser dieses Traktates, der sich selbst als „an diesem meinem Orte mit allen Ehren bekannt, und berühmt genug" bezeichnet,[139] sieht sich – wie auch Hauptmann – aufgrund der Verleumdungen gegen Agriola zu dessen Verteidigung „mit den Haaren gezogen".[140] Über sein Verhältnis zu Agricola weiß er zu berichten,

> „daß ich Herrn D[octor] Agricolae Kundschafft gantz nicht haben, mit ihm auch nicht in der geringsten Correspondentz lebe, ja auch nicht einmal weiß, ob er lebe oder todt, ob er in Süden oder Westen zu finden sey, oder sich anitzo auffhalte, habe auch dessen Kundschafft nie gehabt, auser daß ich vor vielen Jahren auff einer Reise, (wiewol mir unwissend,) mit ihm gewesen, und ihn zum Geferten gehabt".[141]

Auch Hauptmann habe er sein „Lebetage mit Augen nie gesehen, noch gesprochen",[142] doch schätze er ihn hoch. Denn der Dresdner Arztalchemiker habe in „seinen Schrifften sich also bezeiget, daß er seines Lobes wol würdig".[143]

Die bislang im Rahmen der Streitigkeiten von Hauptmann und Detharding erschienenen Schriften seien dem Anonymus von einem Studenten mit der Bitte gezeigt worden, ihm, dem Studenten, den Inhalt zu erklären. Dieser Bitte habe der Anonymus gerne Folge geleistet und

---

138 Nr. 59, S. 17.
139 L. c., S. 7.
140 L. c., S. 9.
141 L. c., S. 8.
142 L. c., S. 11.
143 L. c..

„das Wercklein, weil es im Discurs mehrestheils unter der Person H[errn] Hauptmanns fürgebracht [...], und zwar mehrentheils auff der Reise, wenn ich meinen Patienten auff dem Lande auffwarten müssen [...], auffs Papier geworfen, und von
Stücken zu Stücken, nachdem es Zeit und Gelegenheit gegeben, bey Blättern und
Blättergen ihme [i. e. dem Studenten] zugestellt".[144]

Allerdings habe er zunächst nicht beabsichtigt, das somit entstandene Werk in
Druck zu geben. Doch weil es schließlich in Hauptmanns Hände gelangt sei, ließ
er sich davon überzeugen, „daß es H[err] Hauptmann, weil es doch unter seiner
Person auffgesetzet, seinem itzigen Tractätlein und Apologia möge anhangen."[145]

Detharding vermutet nun in seiner „Auri Invicti Invicta Veritas", dass es sich bei
diesem Anonymus, der aus der Perspektive Hauptmanns schreibt, um Hauptmann selbst handeln könnte.[146] In der Tat ist seine Vermutung nicht ganz von der
Hand zu weisen:

So erwähnt der Anonymus in seinem Werk, das er allem Anschein nach vor
dem auf den 15. März 1648 datierten Vorwort verfasste,[147] mehrfach Dethardings
– auch am 15. März 1648 – anscheinend noch nicht erschienenen[148] „Chymischen Probierofen".[149]

Hauptmann nun hatte dieses Werk schon vor der Veröffentlichung durch
„durch untrewe Hand, entweder der Verleger selbst, oder durch andere, [...] zugeschoben und zugestecket" bekommen.[150] Wie aber konnte auch der Anonymus,
der Hauptmann seiner eigenen Angabe zufolge niemals gesehen oder gesprochen
hatte, über den Inhalt des „Chymischen Probierofens" unterrichtet sein?

Eine weitere Passage könnte ebenfalls darauf hindeuten, dass Hauptmann der
Verfasser des „Rectum Judicium" war: So wird hier „ein Wurm, der ex putrefac-
tione et corruptione carnis entstünde, oder wüchse" erwähnt.[151] Sicherlich war
auch schon vor 1648 in der Literatur gelegentlich von Würmern die Rede, die

---

144 L. c., S. 14.
145 L. c., S. 15.
146 Detharding spricht vom „Anon[ymus] wo es nicht A. Ha. selber" sei. Vgl. Detharding (1650),
     S. 78[II] [Hochgestellte, römische Ziffern machen die fehlerhaft-doppelte Paginierung deutlich.].
147 Der Anonymus gibt ja im Vorwort die Entstehungsgeschichte des „Rectum Judicium" wieder.
148 Auf den „Chymischen Probierofen" – so schreibt der Anonymus in seinem Vorwort – habe
     Detharding „ja in letzter seiner Schrift von neuen vertröstet." Vgl. Nr. 59, S. 10.
149 L. c., S. 55-56, 68-69, 71, 131.
150 Detharding (1647), S. 133; vgl. weiterhin auch das Kapitel „Vom weisen Mann und Scharlatan
     – Zur Hauptmann-Rezeption".
151 Nr. 59, S. 114.

aus der „putrefactio" oder „corruptio" entstehen.[152] Dennoch ist es auffällig, dass der Anonymus zwei Jahre, bevor der Dresdner Arztalchemiker in seiner „Epistola Praeliminaris" behauptet, dass der Tod und alle Krankheiten von den „vermiculi" herrührten, diese Theorie zwar nicht antizipiert, immerhin aber ähnliche Gedanken äußert.

Weiterhin bezieht sich der Anonymus auf Autoritäten, auf die auch Hauptmann – vor allem in seinen Streitschriften gegen Detharding – mehrmals verweist. Deren Werke, so etwa diejenigen von Basilius Valentinus, Pierre-Jean Fabre oder Paracelsus, gehörten allerdings zum gängigen Kanon der Alchemiker des 17. Jahrhunderts.

Gegen die Verfasserschaft Hauptmanns könnte sprechen, dass beim Anonymus, wenn sich dieser auf Hohenheim (bzw. Pseudo-Hohenheim) beruft, zumeist von „Paracelsus", nur gelegentlich von „Theophrastus" die Rede ist. Hauptmann hingegen spricht in seiner „Schutzschrift gegen Dethardings Chymischen Irrtum", im „Scriptum Collisivum" und im „Scriptum Serium" immer von „Theophrastus".[153]

60
Ein Traktat über das Bad in Wiesbaden 1657.

In Moritz Fürstenbergs[154] „Die Krätzmilben der Menschen und Thiere" findet sich die folgende Passage:

> „Nach Lanquetin hat Hauptmann ein Werk über das Bad in Wisbaden im Jahre 1657 veröffentlicht, wie folgende pag. 15 befindliche Stelle ergiebt: 'Dans un ouvrage qu'il publia sept ans après, en 1657, sur les eaux de Wisbaden, il nous fait la description du sarcopte du la gale, etc.;' bekanntlich aber hat Hauptmann das Bad zu Wolkenstein in Sachsen beschrieben."[155]

---

152 Vgl. hierzu das Kapitel „Von Altbekanntem und Neubenanntem – Zu Hauptmanns Korrespondenzen".
153 Vgl. hierzu Nrn. 4, 8, 12.
154 Zu Fürstenberg vgl. Hirsch, Bd. 2 (1930), S. 643-644.
155 Fürstenberg (1861), S. 160. – Fürstenberg bezieht sich hier auf: Lanquetin, Eugène: Notice sur la gale et sur l'animalcule qui la produit. Paris 1859. Dieses Werk wurde nicht eingesehen.

Hier scheint es sich also um eine falsche Angabe Lanquetins zu handeln, zumal 1657 der „Wolkensteinische Wasserschatz" (Nr. 29) erschien.

61a
„Admonition an Badegäste". Frankfurt a. d. O. 1686.

Bei einem Anonymus wird „C[aspar] H[einrich] Schreyen: Uralter Wolkensteinischer Bad- und Wasserschatz. Frankfurt a[n] d[er] O[der] 1686; 1696." erwähnt.[156] Da sich Hauptmanns „Admonition an Badegäste" in der in Frankfurt an der Oder erschienenen Ausgabe von Schreys „Neugefaßtem Wolkensteinischen Wasserschatz" aus dem Jahre 1696 (Nr. 34b) findet, wäre es möglich, dass sie bereits 1686 in dieser vermeintlichen „editio princeps" von Schreys Werk abgedruckt wurde.

Einerseits erscheint es zwar nicht unmöglich, dass der „Neugefaßte Wolkensteinische Wasserschatz" bereits 1686 herausgegeben (oder zumindest verfasst) wurde: Caspar Heinrich Schrey erwähnt – in der zehn Jahre später erschienenen Ausgabe – lediglich ein Manuskript Hauptmanns über ein „subject[um] è regno minerali". Dieses Manuskript nun wurde im Jahre 1690 unter dem Titel „Neunundsiebzig Wunder" (Nr. 35a) – vielleicht sogar von Schrey selbst – publiziert. Hätte das Werk aber zum Zeitpunkt, da Schrey den „Neugefaßten Wolkensteinischen Wasserschatz" verfasste, bereits in gedruckter Form vorgelegen, wäre von Schrey hierauf aller Wahrscheinlichkeit nach hingewiesen worden.

Andererseits wird in den „Neunundsiebzig Wundern" der Name des Verfassers an keiner Stelle genannt. Demzufolge erscheint es durchaus möglich, dass Schrey, so der „Neugefaßte Wolkensteinische Wasserschatz" erstmalig im Jahre 1696 erschien, ganz im Zeichen dieser Verschleierungstaktik nicht zu offenkundig darauf hinzuweisen gedachte, dass es sich bei den „Neunundsiebzig Wunder" um einen Druck nach den Manuskripten Hauptmanns handelte.

Die Ermittlung eines Exemplars der vermeintlichen „editio princeps" von Schreys „Neugefaßtem Wolkensteinischen Wasserschatz" aus dem Jahre 1686 scheiterte.

---

156   N. N (1837), S. 1134.

61b
„Admonition an Badegäste". Leipzig: Jeremias Schrey 1696a [Deutsch].

Neugefaßter | Uhralter Wolckensteinischer | Warmer-Bad- | und Wasserschatz/ | sambt | angehengeten einigen darinnen geschehe- | nen notablen Curen, | nebst | Herrn D[octoris] Hauptmanns Admonition | an die Herren Badegäste/ | Wie auch | solches Warmenbades neue Befestigung | Wider | Herrn D[octoris] Melchiors Hoch-Fürstl[ich] Nass[auischen] Leib-Medici Hydrologiam, | Mit Erörterung der Fragen | Ob unser Wolckenst[einisches] Frauenbad wi- | der Unfruchtbarkeit und alzufrühzeitig | Gebähren der Weiber/ auch wenn | solche von Zauberey herkomme/ | dienlich? | Ausgefertiget von | Caspar Heinrich Schreyen/ Med[icinae] Doct[ore]. | Zufinden in Leipzig bey Jeremias Schreyen/ | Anno 1996.

8°, [1], (1), 45, [1] S. [Zwar sind die ersten zwei Seiten nicht paginiert, jedoch bei der weiteren Seitenzählung erfasst, so dass die letzte paginierte Seite mit „47" überschrieben ist.]
  Expl.: Freiberg UB (IX 160 8.), */+Göttingen SUB (8 BAL II, 4213 (4)).
  VD17-Nr.: VD17 7:664503G

Das Titelblatt legt zwar nahe, dass auch hier Hauptmanns „Admonition an Badegäste" (Nr. 34a) abgedruckt ist. Es handelt sich jedoch um eine mit anderem Titel versehene Ausgabe (jedoch keine Titelausgabe) von Schreys „Ortus Sterilitatis et Abortus", in der die „Admonition an Badegäste" nicht zu finden ist.[157]

62a
„Collectanea Curiosa de Bismutho". Dresden u. Leipzig Gottfried Lesch 1718 [Deutsch].

Trium Virorum Chymicorum | clarissimorum | nehmlich | Amadei Friedlibii, | Davidis Rebentrosts | und | Doctor George Keilings | COLLECTANEA | CURIOSA | DE | BISMUTHO, | das ist | Etliche rara, biß anhero noch nie

---

157 Vgl. Schrey (1696b); weiterhin das Kapitel „Vom weisen Mann und Scharlatan – Zur Hauptmann-Rezeption".

bekannt | sondern sehr geheim gehalten gewesene | Chymische Processe, | Wovon auch bey denen Autoribus Chy- | micis nicht die allergeringste Meldung | zu finden, | Welche vorietzo | Allen Liebhabern der edlen | Chymie | als besondere Arcana und in der Praxi nie- | mahls fallibel befundene Processe, durch den | Druck communiciret worden. | Dreßden und Leipzig, | bey Gottfried Leschen, 1718.

8°, (1) Bl., [3], 1, [1], 73 S., (1) Bl. [Zwar sind das Titelblatt und die beiden darauffolgenden Seiten sowie Seite 5 nicht paginiert, jedoch beginnt die Seitenzählung mit dem Titelblatt, so dass die letzte paginierte Seite mit „78" überschrieben ist].

Expl.: Augsburg SuStB (Phys 1273 -2), Berlin HU UB (2007 A 664), Berlin SBB (Jq 2420), Chicago UB (QD27.T84 c.1), * Dresden SLUB (Chem. 1244.sh,misc.4), Durham UB (E 12mo #7675 no. 6 c.1), */+ Erlangen-Nürnberg UB (H63/TREW.Qx 172), Frankfurt a. M. UB (8° R. 441. 5787), Freiberg UB (IV 1280 8.), Glasgow UB (Sp Coll Ferguson Aq-f.35), Gotha FLB (N 8° 05038 (01)), Göttingen SUB (8 CHEM I, 61 (2)), Hamburg UB (FG 1212 und A/47550), Kassel UB (34 GQ 4543), London British Library (1035.d.2. und 1400.b.56.), Madison UB (CA 5577), München BSB (Alch. 45 und Alch. 262), Norman UB (ohne Signatur in der History of Science Collection), Paris BnF (R-38759 und R- 52856 und 8- TE151- 195), Philadelphia UB (540.1 F857), Soest Stadtarchiv und wissenschaftliche Stadtbibliothek (3 an: V H.13.10), Straßburg National- und Universitätsbibliothek (H 118.938), Zürich ZB (SCH).

S. 1: **Titelblatt**.

S. 3-4: **Vorwort** eines nicht genannten Verfassers an den Leser.

S. 5-78: „De Wismutho Collectanea Amadei Friedlibii":

Personen: S. 9, 49, 52: Amadeus Friedlieb; S. 10, 15, 29, 36, 44: David Rebentrost; S. 13, 56: Georg Keiling; S. 48: „Christian Rosencrantz" [i. e. , zumal von der „Chymischen Hochzeit"[158] die Rede ist, Christian Rosenkreuz]; S. 52: Joachim Polemann; S. 59: „D[omi]no Verlacio"; S. 60: „Herr D[octor] Rapp"; S. 62: Johann Rudolph Glauber; „M[onsieu]r le Colonel Schott"; S. 64: Petrus Ribola; S. 64-72: Basilius Valentinus; S. 69, 70: Johann Thölde.

---

158   Vgl. Andreae (1616). Zur Verfasserfrage vgl. TRE, Bd. 29 (1998), S. 409.

Bei der „Collectanea Curiosa de Bismutho" handelt es sich um eine oftmals opak gehaltene Rezeptsammlung. Besondere Bedeutung kommt neben dem Wismut vor allem dem Merkur und dem Antimon zu. Wem der drei vermeintlichen Verfasser – Friedlieb, Rebentrost[159] und Keiling – welches Rezept zugeschrieben werden kann, bleibt oftmals zweifelhaft. Aus dem Untertitel „„De Wismutho Collectanea Amadei Friedlibii" könnte man immerhin schließen, dass die Sammlung aus dem Besitz Friedliebs stammt.

Johann Gottlob Lehmann hält in seiner „Abhandlung von den Metallmüttern" den Namen „Amadeus Friedlieb" für ein Pseudonym Hauptmanns. Er schreibt:

> „Was aber den Wismut anlangt, so kann man ihn wohl nicht vor etwas anders als ein besonderes Mineral, oder vielmehr Halbmetall ansehen, weil es sich von allen andern unterscheidet, ob es gleich verschiedene, bald vor das, bald vor jenes verwandeltes Metall ansehen wollen, wie dergleichen und oft recht lächerliche Meynungen der H[er]r Prof[essor] Pott l[oco] c[itato] häufig anführet, und gründlich widerleget, bey welcher Gelegenheit er auch denen Herren Alchymisten ihren Theil giebt, welch in dem Wißmuth, wer weiß was vor grosse Schätze suchen wollen, wie sonderlich Orouiuius in seinem Coelo Philosophorum und Amatheus Friedlibus, oder wie er mit dem rechten Namen heisset, D[octor] August Hauptmann, gethan haben, von welchem letztern ich sein eigenes M[anu]S[criptum] in Händen gehabt, und mit dem gedruckten Exemplar [i.e. die „Collectanea Curiosa de Bismutho"] gegen einander gehalten habe, auch einen ziemlichen Unterschied darinnen bemercket."[160]

Da von einem Manuskript bzw. einem Druck über Wismut die Rede ist, scheint es sich hier um die „Collectanea Curiosa de Bismutho" zu handeln.

Es mag zwar auffällig erscheinen, dass in diesem Werk aus dem Jahre 1718 das Wolkensteinische Bad erwähnt wird.[161] Alleine hiervon jedoch darauf zu schließen, dass es sich bei „Friedlieb" um ein Pseudonym Hauptmanns handelt, führt in die Irre, schon weil sich Hauptmann im kursächsischen „Geheimen La-

---

159 Rebentrost als „berühmter Practicus in S[ankt] Annabergk" wird übrigens von Hauptmanns Schüler Caspar Heinrich Schrey in dessen „Neugefaßtem Wolkensteinischen Wasserschatz" (Ausgabe Frankfurt a. d. Oder 1696) neben etwa Christian Lange d. J. und dessen Neffen Christian Johann Lange als einer derjenigen erwähnt, die das Wolkensteinische Warmbad „theils Schrifft- theils mündlich recommendiret haben". Vgl. Schrey (1696), S. 25.

160 Lehmann (1753), S. 222-223. – Lehmann bezieht sich hier auf Pott (1747-1754), wo allerdings weder der Name Hauptmanns noch derjenige Friedliebs genannt wird.

161 Nr. 62a, S. 45.

boratorium", dem Friedlieb als Direktor vorstand, an einem alchemischen 'Prozess' nach den Vorschriften Friedliebs versuchte.[162] Friedlieb kann also nicht mit Hauptmann identisch gewesen sein.

62b
„Collectanea Curiosa de Bismutho." [Manuskript.]

Nach den Bemerkungen von Johann Gottlob Lehmann existiert neben der gedruckten Form des von Hauptmann angeblich unter dem Namen Amadeus Friedlieb verfassten Traktates „Collectanea Curiosa de Bismutho" (Nr. 62a) ein Manuskript, welches sich jedoch stark von der gedruckten Fassung unterscheidet.[163]
Die Ermittlung dieses Manuskripts scheiterte.

62c
„Collectanea Curiosa de Bismutho". Iserlohn 2001 [Deutsch].

Abdruck der 1718 in Dresden und Leipzig publizierten Ausgabe (Nr. 62a). Erschienen zusammen mit den „Neunundsiebzig Wundern" in einem Band unter dem Titel „Der Triumphwagen des Wismuts".[164]

63
„Chymisches Kunstprojekt". Augsburg 1756.

Laut Katalog der „British Library" (London)[165] befindet sich ein Exemplar dieser 1756 in Augsburg erschienenen Ausgabe von Christoph Heinrich Keils „Compendiösem Philosophischen Handbüchlein" (Nrn. 30b-d) unter der „Signa-

---

162 Vgl. hierzu das Kapitel „Zwischen Dresden, Leipzig, Montpellier, Wittenberg und Wolkenstein – Stationen eines Lebens." – Zudem dürfte Friedlieb das Warmbad von seiner Tätigkeit in den dortigen Laboratorien bekannt gewesen sein. Vgl. HStA Dresden: 10024 Geheimer Rat (Geheimes Archiv) – Loc. 4419/5: Amadeus Friedlieb Director des Geheimen Laboratorii Rechnungen vber 1500 [Reichstaler] 1658 ff., Fol. 75^r u. 84^r.
163 Vgl. die Bemerkungen zu Nr. 62a.
164 Hornfisher (2001); weiterhin auch die Bemerkungen zu Nr. 35e.
165 Abruf: 26. Januar 2011.

tur1035.c.4". Diese Angabe scheint falsch: Unter der entsprechenden Signatur wurde Keils „Compendiöses Medicinisch-Chymisches Handbüchlein"[166] gefunden.

Es ist daher fraglich, ob das „Compendiöse Philosophische Handbüchlein" 1756 in Augsburg erschien.

64
„De Viva Mortis Imagine".

Hauptmann kündigt in seiner „Epistola Praeliminaris" (Nr. 17a) an, dass er seine brieflich geäußerten Gedanken über die „lebendige Erscheinung des Todes" in einem noch zu verfassenden Traktat ausführlicher erläutern werde, und entwirft dabei gar ein mögliches Titelblatt für dieses von ihm versprochene Werk:

> „De hoc itaq[ue] acerbissimae, Mortis themate, Tractatulum qvendam in publicum emittere constitui, cujus inscriptio et contentorum σχιαγραφια haec esse posset. A[ugusti] H[auptmanni] D[resdensis] Meditatio Mortis Naturalis et ejusdem imaginis verae, Hactenus inauditae et in cognitae expressio Cum qva simul Omnium fermè vulgariter incurabilium morborum atq[ue] malignorum exanthematum, ab ipsa solùm provenientium, propria origo deducitur, Potissimorum Medicamentorum genuina et hactenus obscuro velamine obruta juvandi ratio detegitur, Et Undenam hujus naturalis Mortis stimulo resistentia ad tempus remedia, cum à nemine hominum evitari possit, praecipuè sint petenda è Naturae fonte, pro virili demonstratur."[167]

---

166 Keil (1756). – Mein Dank für diese Mitteilung vom 28. Januar 2011 gilt Frau Susan Reed von der British Library, London. – Aufgrund der falschen Angabe im Katalog der British Library wurde diese Ausgabe des „Compendiösen Philosophischen Handbüchleins" aus Jahre 1756 auch erwähnt von Telle (2003), S. 302.
167 Hier nach Nr. 29, S. 178-179; zu finden auch in Nr. 17a, S. 20-21.

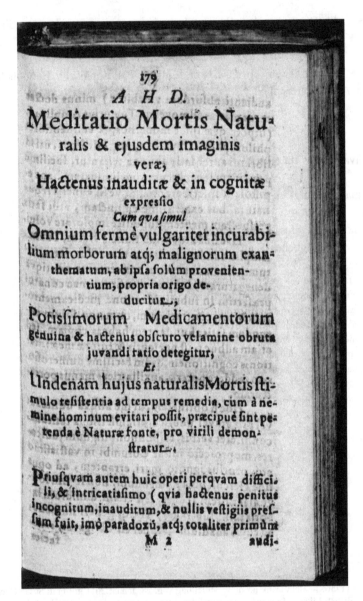

179

A H D.

Meditatio Mortis Natu-
ralis & ejusdem imaginis
veræ,

Hactenus inauditæ & in cognitæ
expressio
Cum qva simul

Omnium fermé vulgariter incurabi-
lium morborum atq; malignorum exanthematum, ab ipsa solùm provenien-
tium, propria origo de-
ducitur;

Potissimorum Medicamentorum
genuina & hactenus obscuro velamine obruta
juvandi ratio detegitur,
Et

Undenam hujus naturalisMortis sti-
mulo resistentia ad tempus remedia, cùm à ne-
mine hominum evitari possit, præcipué sint pe-
tenda è Naturæ fonte, pro virili demon-
stratur.

Priusqvam autem huic operi perqvam diffici-
li, & intricatissimo (qvia hactenus penitùs
incognitum, inauditum, & nullis vestigiis pres-
sum fuit, imò paradoxú, atq; totaliter primúm
M 2   audi-

*Abb. 12: Entwurf eines möglichen Titelblattes des von Hauptmann
versprochenen Traktates über die „viva mortis imago", wiedergegeben aus
dem „Wolkensteinischen Wasserschatz" (Leipzig 1657), S. 179.*

In der Sekundärliteratur wird nun gelegentlich ein Werk Hauptmanns mit dem Titel „De Viva Mortis Imagine" erwähnt,[168] weiterhin auch ein „Tractatus de viva mortis imagine"[169] sowie eine Schrift „De viva morbis [sic!] imagine".[170] Als Druckort- und Druckjahr ist zumeist „Frankfurt 1650" angegeben.[171]

Es ist jedoch mit Sicherheit falsch, dass dieses Werk im Jahre 1650 erschien. Denn 1657, in seinem „Wolkensteinischen Wasserschatz", schreibt Hauptmann über das in der „Epistola Praeliminaris" angekündigte Vorhaben:

> „So aber, (nach dem ich nur auf wenig erfolgte Zeit selber Edition, darüber sehr un-gleiche, ja fast zu sagen perversissima, inqvissima atq[ue] summe scoptica judicia erfahren muste, daß es auch etzliche gar einen Grillenfang achten theten, und als eine vergebliche speculation in Wind geschlagen:) Als ist solches von mir biß Dato, summo cum studio, (nicht aber auß der Meinung, wie auch etzliche andere gewolt, daß ich wohl etwas darumb gegeben, daß ich diese Epistolam niemahls ge-schrieben) unterblieben."[172]

Insbesondere auch, weil sich die in der Sekundärliteratur zitierten Passagen in eben diesem Brief an Fabre finden, scheint es, als sei die „Epistola Praeliminaris" gemeint.[173] Die angegebenen, inakkuraten Kurztitel könnten – dies nur als Versuch einer Erklärung – auf Georg Francks Vorwort zu Langes „Opera Omnia" zurückgehen: Franck erwähnt hier, dass Hauptmanns „Tr[acta-tus] de viva Mortis Imagine, Francof[urti] 1650. in 8. et de thermis Wolckenstei-nensibus" gedruckt worden sei.[174] Er bezieht sich somit auf die im „Wolkenstei-nischen Wasserschatz" abgedruckte „Epistola Praeliminaris".

Der Polyhistor Daniel Georg Morhof bezweifelt so denn auch, dass ein „Libel-lus de viva mortis imagine. Frankfurt 1650" jemals erschienen ist.[175]

---

168 So bei Proksch (1895), S. 345; Neuburger (1901), S. 60; Sticker (1926), S. 90.
169 So bei Ersch/Gruber, Sektion 2, Teil 3 (1828), S. 161; Woodward (1879), S. 369; Torrey (1938), S. 272; Paredes Borja (1963), S. 329; Bonastra Tolós (2006), S. 44. – Woodward (1879), S. 369, allerdings erklärt, dass seine Behauptung nicht auf Autopsie beruhten: „I have not obtained access to a copy of this tract."
170 Schönfeld (1948), S. 143.
171 Kein Druckort wird angegeben bei Sticker (1926), S. 90. – Weder Druckort noch -jahr erwähnt Neuburger (1901), S. 60.
172 Nr. 29, S. 182.
173 Sticker (1926), S. 90, führt sowohl die „Epistola Praeliminaris" als auch den Traktat „De Viva Mortis Imagine" auf.
174 Franck im Vorwort zu Lange (1688).
175 Morhof (1747), S. 439.

Jedoch gibt es auch Hinweise, dass Hauptmann seinen geplanten Traktat, wenngleich nach dem „Wolkensteinischen Wasserschatz", durchaus verfasst haben könnte:

In seinem zweiten Brief an Kircher spricht er am 15. Dezember 1657 immerhin von „nostram hanc mortis imaginem insimul absolutam".[176]

Kircher selbst erwähnt schon in seinem 1658 erschienenen „Scrutinium Physico-Medico Pestis" Hauptmanns „de viva mortis imagine libell[um]".[177] Überdies schreibt er später, 1665, in seinem „Mundus Subterrraneus":

> „Scripsit non ita pridem Augustus Hauptmannus libellum de viva mortis imagine, in quo luculenter demonstrat, omnes morbos ex putredine malignante exortos, suam ex verminosa substantia originem habere, additque, fuisse in gangraena ex venerea lue exorta per smicroscopium [sic!] observatos vermes ferè insensibiles limacum formâ, qui intra carnes gangraenâ infectas non secus ac vermes in caseo fodicando susque deque verterent omnia, et tam velocis generationis, ut unus ejusmodi vermiculus cartae impositus, spatio, quo psalmus Miserere recitari posset, quinquaginta alios extra corpus rejecerit, qui uti ex se, et sua natura venenosi sunt, ita quoque quamcunque carnis vivae particulam contingerint, insita malignitate in tabum reducunt".[178]

Ebenso verweist der Jesuitenpater Joseph Falck[179] darauf, dass „Aug[ustus] Hauptman in sua imagine mortis scripsit, se deprehendisse vermem, qui intra dimidiam horam 50. alios producit."[180]

Weiterhin erwähnt Nicolas Andry de Bois-Regard diese Beobachtung – allerdings ohne Quellenangabe – in seinem Traktat „De la génération des vers": „Hauptman rapporte qu'un de ces vers ayant été mis sur du papier, après avoir été tiré d'un partie gangrenée, en produit sur le champ cinquante autres, ainsi qu'on le remarqua par le microscope."[181]

Schließlich behauptet auch Christian Gottlieb Kratzenstein, Hauptmann habe

---

176 Nr. 39, Fol. 17^r.
177 Kircher (1659), S. 93.
178 Kircher (1665), S. 108.
179 Falck wird auf dem Titelblatt seines „Mundus Aspectabilis" als „R[everende] P[ater] (JOSEPH) FALCK, Societatis JEsu [...] (Princeps)" bezeichnet. Vgl. Falck (1740).
180 L. c., S. 271.
181 Andry de Bois-Regard (1750), S. 39-40. – An anderer Stelle allerdings nennt Andry de Bois-Regard den „Wolkensteinischen Wasserschatz" und den Traktat „de vivâ mortis imagine". Vgl. l. c. (1750), S. 95.

„vermittelst eines Vergrösserungsglas observiret, daß in einem krebshaften Schaden, der von der französischen Kranckheit seinen Ursprung hatte, eine unzähliche
Menge von kleinen Würmern in gestalt kleiner Blutigel befindlich gewesen, welche
sich darinnen, wie eine Made im Käse, gewühlet hätten. Ihre Fortpflanzung sei so
schnell fortgegangen, daß ein einziger Wurm, welchen er auf ein Blatt Pappier geleget, binnen der Zeit, da man den Psalm: Miserere, hersagen möchte, 50 andere zur
Welt gebracht habe. Er erklärte hieraus, warum ein krebshafter Schaden so um sich
fresse."[182]

Doch Hauptmann hatte von einer solchen Beobachtung in der „Epistola Praeliminaris" nicht berichtet.[183]

Es finden sich noch einige weitere Hinweise auf Aussagen und Ansichten
Hauptmanns, die dieser in einem Traktat „De Viva Mortis Imagine" geäußert ha-
ben soll, die jedoch in der „Epistola Praeliminaris" vergeblich gesucht werden.
Sie könnten somit dem angekündigten Traktat des Dresdners entstammen:

Hierzu zählt nicht nur Hauptmanns vermeintliche Formulierung: „Morbos omnes et mortem a vermibus esse",[184] sondern auch die Behauptung Heinrich Lohalm Meiers, Hauptmann habe geglaubt, dass „die Kranckheiten miteinander [...]
böse Geister [seien], die [...] mit denen Winden aus ihren Oertern heraus getrieben werden, und alsdenn die menschlichen Leiber anfallen, und deren Vestung
einnehmen".

Dieses würde – so Meier weiter – ersichtlich aus Hauptmanns „Scripto, welches er intituliret Mors viva".[185] Um die „Epistola Praeliminaris" allerdings kann
es sich jedoch nicht handeln, da hier von bösen Geistern keineswegs die Rede
ist.[186]

---

182 Kratzenstein (1748), S. 40; ähnlich auch bei Rivinus (1705), S. 675; Rivinus/Schwiebe (1722),
     S. 15. – Kratzenstein (1748) führt keine Quellen an. Dem Brief an Fabre bzw. denjenigen an
     Kircher ist die beschriebene Beobachtung allerdings nicht entnommen.
183 Hauptmann hatte in der „Epistola Praeliminaris" allenfalls erklärt, dass sich der Tod in Form
     des Wurms „mirum in modum" vermehren könne. Vgl. Hauptmann (1657), S. 173.
184 So bei Proksch (1895), S. 345; Schönfeld (1948), S. 143; Sonck (1959), S. 16-17. – In allen
     drei Fällen wird allerdings als offensichtlich falsches Erscheinungsjahr 1650 genannt. Insofern
     scheint die Verlässlichkeit der Angaben fraglich. – Auch in der 1650 gedruckten „Epistola
     Praeliminaris" findet sich diese Passage nicht. Hier heißt es allenfalls: „Exclusa itaq[ue] per
     corruptionem omnium hominum et animantium Mors naturalis, omnium minutissima et fermè
     invisibilis, ut in tractatu ipso latius patebit, est bestiola, atque infensissimus vermiculo, qui ex
     subtilissimo excrementi genere corpus suum minutulum assumit". Vgl. WV, Nr. 29, S. 178.
185 Meier (1704), S. 160-162.
186 So behauptet auch Stolle (1731), S. 534, dass Hauptmann derartige Ansichten niemals vertreten
     und darüber hinaus die „Mors viva" niemals herausgegeben habe, sondern lediglich die „Epis-

Ferner findet sich in den „Miscellanea Curiosa" aus dem Jahre 1691 die Bemerkung, dass „Uteri foetus anomalos observavit [...] Aug[ustus] Hauptman[nus]
viva mortis imag[ine]".[187]

In der „Epistola Praeliminaris" jedoch stellt Hauptmann allenfalls in Bezug auf
die – in den „Miscellanea Curiosa" zuvor erwähnten – „Ascarides" die Frage:
„Nonne ex crassis excrementis in corpore nascuntur Ascarides, ex pituitoso humore lumbrici, diversissimae speciei, teretes, lati, et alii?"[188] Von einer eigenen
Beobachtung ist hier ebensowenig die Rede wie von „Uteri fetus".

Man kann zwar weiterhin davon ausgehen, dass Hauptmann die „vermiculi"
auch als Ursache der Syphilis annahm; allerdings hatte er weder in der „Epistola
Praeliminaris" noch in den Briefen an Kircher behauptet, dass „die Venerie [...]
durch kleine Insecten verursacht und durch solche auf Gesunde übertragen [...].
Der Substanzverlust sei ihr Werk, da sie sich von den Theilen nähren, auf denen
sie sitzen."[189]

Es bleibt somit einerseits fraglich, ob Gottlieb Stolle Recht zu geben ist, wenn
er – ganz ähnlich den Äußerungen Daniel Georg Morhofs[190] und gestützt auf Georg Wolfgang Wedel[191] sowie Christian Franz Paullini[192] – behauptet, es sei
falsch, dass Hauptmann „sein Buch de morte viva heraus gegeben" hat.[193]

Sollte dieser Traktat jedoch andererseits erschienen sein, mutet es doch seltsam
an, dass dieses Werk – bei allem Aufsehen, das die in der „Epistola Praeliminaris" geäußerte Vorstellung vom lebendigen Tod in der Folgezeit auslösen sollte[194]
– in der Sekundärliteratur zum einen relativ selten, zum anderen niemals mit
(richtigen) Angaben zu Erscheinungsort und -jahr genannt wird.

Die Ermittlung eines Exemplars von Hauptmanns Traktat scheiterte.

---

tola Praeliminaris". Vgl. hierzu auch das Kapitel „Vom weisen Mann und Scharlatan – Zur
Hauptmann-Rezeption".

187   Faber (1691), S. 458.
188   Nr. 29, S. 177.
189   So behauptet von Wolzendorff (1875), S. 131.
190   Vgl. S. 369 dieser Studie.
191   Wedel hatte in seiner „Pathologia Medica Dogmatica behauptet, „Tractatus verò ipse non edi-
      tus hinc est, nec perfectus, ut puto, fuit." Vgl. Wedel (1692), S. 242.
192   Paullini hatte in seiner „Disquisitio Curiosa" erklärt, Kircher hätte „De Viva Mortis Imagine"
      angeführt, Wedel hingegen behauptet, dieser Traktat sei nie erschienen. Auch ihm selbst, Paul-
      lini, wäre diese Abhandlung niemals zu Gesicht gekommen. Vgl. hierzu Paullini (1703), S. 2.
193   Stolle (1731), S. 534.
194   Vgl. das Kapitel „Vom weisen Mann und Scharlatan – Zur Hauptmann-Rezeption".

65
„Streitschriften mit Johann Buntebart über die Naturae Constantia".

Erwähnt werden diese Streitschriften in Jöchers „Gelehrten-Lexikon".[195] Zwar war Hauptmann als Erwiderung auf seine Ansichten zur „Naturae Constantia" in den „Weinbau-Irrtümern" und dem „Scriptum Serium"[196] im Jahre 1650 von Buntebart in dessen „Vindiciae pro Naturae Constantia" angegriffen worden.[197] Es gibt jedoch keine weiteren Hinweise, dass der Dresdner Arztalchemiker eine Replik auf dieses Werk Buntebarts verfasste oder gar ein Streit zwischen den beiden entstand.

66
„Insignes aliquot viticulturae errores". [Latein].

In Jöchers „Gelehrten-Lexikon" wird erwähnt, dass Hauptmann „einen Tractat von überaus grossen Weinbaues-Irrthümern, welcher auch lateinisch unter dem Titel *insignes aliquot viticulturae errores* heraus gekommen",[198] geschrieben habe. Offenbar sorgte der auf dem Titelblatt der „Weinbau-Irrtümer" (Nr. 3a) sowohl in lateinischer als auch in deutscher Sprache abgedruckte Titel für Verwirrung.

---

195 Jöcher, Bd. 2 (1750), Sp. 1407.
196 Vgl. hierzu das Kapitel „Von Gottes Wort auf Winzers Berg – Hauptmanns Gedanken zum Weinbau".
197 Vgl. hierzu Buntebart (1650) sowie das Kapitel „Vom weisen Mann und Scharlatan – Zur Hauptmann-Rezeption."
198 Jöcher, Bd. 2 (1750), Sp. 1407.

ANHANG II – TEXTPROBEN

EDITIONSPRINZIPIEN

Die Edition der Texte erfolgt in Anlehnung an die vom Arbeitskreis der „Arbeitsgemeinschaft außeruniversitärer historischer Forschungseinrichtungen" zusammengestellten „Empfehlungen zur Edition frühneuzeitlicher Texte".[1]
„i" und „j" (Minuskeln und Majuskeln) sind – soweit nicht eindeutig zu unterscheiden – als „i" sowie „&" als „et" wiedergegeben. Fehlende Spatien – so etwa hinter einem Komma – werden stillschweigend ergänzt, überflüssige – so etwa vor einer Virgel oder einem Komma – weggelassen. Unterschiedliche Schriftgrößen und -formen sind nicht berücksichtigt. Der Zeilenfall ist lediglich im Gedicht Hauptmanns zur Hochzeit Michael Plancks mit Catharina Maria Lange wiedergegeben. Die Absatzgliederung hingegen entspricht in allen Fällen derjenigen der Vorlage. Wort- und Sacherläuterungen finden sich in den Fußnoten. Zur durch Anführungszeichen kenntlich gemachten Übersetzung lateinischer Ausdrücke und Abschnitte wurde Karl Ernst Georges „Ausführliches lateinisch-deutsches Handwörterbuch" hinzugezogen.[2]

---

1 Vgl. hierzu Aulinger et al. (1981).
2 Georges (1913-1918).

HAUPTMANN ALS TRANSMUTATIONSALCHEMIKER

EINLEITENDES:

Die Textwiedergabe aus Hauptmanns „Weinbau-Irrtümern" (WV, Nr. 3a, S. 62-65) nach Vorlage des Exemplars der UB Erlangen-Nürnberg dokumentiert die teilweise vertrackte Schreibart Hauptmanns sowie seine häufigen Wechsel zwischen deutscher und lateinischer Sprache.

Kenntlich werden Hauptmanns transmutationsalchemischen Grundvorstellungen. Weiterhin zeigt sich der Dresdner Arztchemiker als Anhänger der paracelsischen „tria prima"-Lehre.

TEXT:

[S. 62] Und was hat es doch vor Zweiffel/ spüret man doch wie in Thieren vnd Früchten noch täglich auß Wasser[1] vnd Feuchtigkeit Steine generiret werden. Kan auch durch die höchstrühmlichste nec adhuc satis laudatam Alchymiam et Chymiam, quibus omnia subjacent, ut illarum examinatione, quicquid res intus reconditum habent in lucem edere cogantur[2]: Wie sehr auch solche von den Ignoranten[3] verachtet sind/ zur Genüge/ vnd oculariter[4] demonstriret werden/ daß solche harte Cörper/ als Quertz vnd Steine wiederumb zu Wasser/ oder in Wassers Gestalt gebracht vnd transmutiret[5] werden mögen: Darvon genugsamb Nachricht bey dem Basilio, Valentino[6] vnd andern Autoribus mehr zu finden.

So kan auch hinwiderumb vnd im Gegentheile wol auß einer wässerigen materia einem Vngläubigen eine solche harte materia vorgestellet werden/ die da in irrdischer substantz erscheinet/ im Fewer bestehet/ vnd doch [S. 63] anfänglichen sichtiglich Wasser[7] gewesen ist.

Solches mit einem oder dem andern bekanten/ einfältigen vnd schlechten Exempel darzuthun/ so neme einer/ der solches nit glauben kan/ eine quantitet[8] vitriol/ und löse solchen auff in einem reinen Wasser/ vnd nehme die Solution[9]/

---

1   Hauptmann gebrauchte den „Wasser"-Begriff zuvor vor allem für ein sogenanntes „primateria-lisches Wasser", die Grundlage allen Lebens. Die „prima materia" bildete in der Vorstellung der Alchemiker den „ungeformte[n] jungfräul[ichen] Urstoff, dem durch spezif[ische] Insemi-nation bestimmte Strukturen eingeprägt werden – um damit willentl[iche] auf das stoffl[iche] Endprodukt Einfluß zu nehmen". Sie war die „Grundlage der Transmutations-Theorie". Vgl. Jüttner (1993); weiterhin Anm. 5 zu diesem Text.

2   „[...] und bis jetzt nicht genugsam gelobte Alchymie und Chymie, in deren Hand alles wie auch die Untersuchung eines jeden steht, das, was auch immer den Dingen innewohnt, dazu veran-lasst werden, das Licht der Welt zu erblicken."

3   Hauptmann bezieht sich hier vermutlich auf jene, die weiterhin dem galenistisch-aristoteli-schen Weltbild anhingen und die Alchemie „als Leitwissenschaft der modernen Naturbeherr-schung" verwarfen. Vgl. hierzu Kühlmann/Telle (2001), S. 17-18.

4   Nach Georges, Bd. 2 (1918), Sp. 1310: „mit den Augen". Besser in diesem Kontext: „vor Au-gen".

5   Hauptmann glaubt also an die Möglichkeit zur Transmutation als „Umwandlung von 'unedlen' Metallen (z. B. Blei, Quecksilber) in 'Edelmetalle' (Gold, Silber)." Vgl. Jüttner (1997a). Hier allerdings spricht er nicht von der Verrichtung des „Opus Magnum", sondern vielmehr nur von der Möglichkeit, einen Stoff in seinen Urzustand zurückzuführen und vice versa.

6   Zu Basilius Valentinus vgl. S. 36 dieser Studie.

7   Als drittes der von Hauptmann in diesem Satz genannten Elemente.

8   „Menge." Vgl. Grimm, Bd. 13 (1889), Sp. 2314.

9   „Lösung."

die er sihet/ daß es Wasser sey/ filtrire sie per chartam[10], damit er ja vor Irrdigkeit versichert seyn möge/ coagulire[11], calcinire[12] vnd destillire[13] solches debito more atque modo[14] auch endlich auff das allerstärckeste/ so wird er befinden/ wie der Vitriol erstlich seine resolvirte, vnd zuletzt an sich genommene Irrdigkeit wider ab-vnd zu rücke lässet/ vnd solche nicht in schlechter vnd geringer copia[15], sondern zimlichen grossen quantitet, in welcher aber noch das dritte principium, nemlich das Saltz[16] verborgen lieget/ so durch Wasser noch extrahiret, vnd durch den Spiritum[17] auch in spiritualische Form gebracht werden kan. Die übrige Irrdigkeit ist im Fewer per se beständig/ lässet sich auch zu keinem Wasser wider solviren, ob er gleich das allerstärckeste Aquam fortem[18] oder Spiritum solventem[19] darüber gösse/ da er doch zuvor mit Augen [S. 64] gesehen/ daß es anfänglichen in Wassers Gestalt gewesen ist.

Kan er ihr aber eine Erstattung thun/ mit deme/ so ihme entgangen/ vnd sonderlich mit newem primaterialischen Wasser zu Hülffe kommen/ so wird sich solche Irrdigkeit wol widerumb aufflösen/ welches aber manchem/ wo nicht gar vngläublichen/ doch auffs wenigste wunderlich vorkommen vnd bedüncken würde.

---

10 „Papier."
11 Die „'Gerinnung' (Verdichtung) von Flüssigkeiten, indem man durch Einengen oder Abkühlen Kristallisationen oder Fällungen erzeugt." Vgl. Schneider (1962), S. 70.
12 Bei der „Calcination" werden „feste Körper durch verschiedenartige Manipulationen brüchig oder pulvrig gemacht." L. c., S. 69.
13 Bei der „Destilllation" als der „wohl bedeutendste[n] alchemische[n] Arbeitsmethode" wird der zu destillierende Stoff „in einem geeigneten Gefäß [...] erhitzt. Die flüchtigen Anteile werden dabei ausgetrieben, in einer Kühlvorrichtung kondensiert und in einer Vorlage [...] aufgefangen." L. c., S. 72, sowie Priesner/Figala (1998), S. 53.
14 „[...] auf die erforderliche Art und Weise [...]."
15 „Menge", „Fülle" oder auch „Reichtum".
16 Die drei Prinzipien „Sulphur", „Mercur" und „Sal" bildeten nach der „tria Prima"-Lehre des Paracelsus die Konstituenten eines jeden Körpers. Vgl. Ganzenmüller (1941), S. 429; Pagel (1982), S. 82-89, 100-104.
17 Hauptmann scheint hier unter „Spiritus" einen Stoff zu verstehen, der im Gegensatz etwa zu Metallen flüchtiger Natur ist. So bezeichneten Alchemiker mit dem „Spiritus"-Begriff auch oftmals durch „Destillation erhaltene Präparate, die Geruchs- oder Geschmacksstoffe der Ausgangssubstanzen" enthielten. Vgl. hierzu Schneider (1962), S. 88.
18 Mit dem Terminus „Aqua fortis" bezeichneten Alchemiker das sogenannte „Scheidewasser" mit Salpetersäure als Hauptbestandteil. Diese „Aqua fortis" nutze man etwa dazu, Gold und Silber voneinander zu trennen. L. c., S. 64.
19 Es ist nicht eindeutig, ob sich Hauptmann hier auf den zuvor schon erwähnten „Spiritus" bezieht. Da der Dresdner Arztalchemiker die Konjunktion „oder" gebraucht, wäre es allerdings auch möglich, dass er den „Spiritus solvens" mit der „Aqua fortis" gleichsetzt.

Aber daß sie auch solches dubij stracks benommen werden möchten/ so bedencken sie nur/ wo wolte doch wol und immer müglichen seyn/ wenn dieses nicht seyn könte/ oder solte/ daß ein Vitriol[20]/ Salpeter[21] oder andere Saltz-Erde/ nach deme sie außgelauget/ und ihre Salia heraußgezogen worden/ durch die Witterung/ darinnen ihr nichts anders als das primaterialische Wasser zugefüget wird/ vber eine gewisse Zeit hinwiderumb so viel Vitriol/ Salpeter oder ander Saltz geben könten als zuvor/ oder auch daß ein durchs Fewr außgebrantes Caput mortuum[22], als in gleichem Exempel deß Vitriols/ nachdem es eine geraume Zeit im Wetter oder freier Lufft gelegen/ widerumb [S. 65] newen Vitriol vnd Spiritum von sich geben könte/ wenn nicht dieses Wasser durch die Witterung eingeführet worden/ den wenigen darinnen zurückgebliebenen Schwefel vnd Saltz (welche totaliter heraußzubringen vnmüglichen/) angegrieffen/ auffs newe fermentiret, vnd also ein newes Wesen gezeuget hätte.[23]

---

20   Unter „Vitriolen" verstand man „kristallwasserhaltige Sulfate zweiwertiger Metalle". Vgl. Schneider (1962), S. 92.

21   Als Salpeter bezeichnete man einen Stoff mit Kaliumnitrat als Hauptbestandteil. L. c., S. 81.

22   Alchemiker bezeichneten mit „Caput mortuum" den „Rückstand in den Gefäßen nach beendigter Destillation". L. c., S. 70. – „Da man den flüchtigen Anteilen eine Belebtheit durch einen [...] Geist oder eine [...] Seele zuschrieb, die durch das Feuer freigesetzt und ausgetrieben würde, betrachtete man den Rückstand als tot." Vgl. Priesner/Figala (1998), S. 96-97.

23   Hauptmann gibt sich hier als Anhänger der paracelsischen „tria prima"-Lehre zu erkennen: „Primaterialisches Wasser", das er zuvor mit „Mercurius" gleichgesetzt hatte, vermag zusammen mit „Sulphur" und „Sal" wiederum chemische Substanzen, hier etwa „Vitriol, Salpeter oder ander Saltz", zu erzeugen. Auch wenn Hauptmann Paracelsus in den „Weinbau-Irrtümern" nur ein einziges Mal beim Namen nennt, scheint er doch mit dessen Werk vertraut gewesen zu sein: Er verweist in einem anderen Werk, dem „Scriptum Collisivum", auf Hohenheims „Archidoxen" sowie den pseudoparacelsischen Traktat „De Natura Rerum". Vgl. WV, Nr. 3a, S. 20; Nr. 8, S. 12 u. 89. – Da nach Hauptmanns Ansicht das „Caput Mortuum" erst durch das „primaterialische Wasser" wieder neuen „Spiritus" erhält, muss dieses Wasser, der „Mercurius", hier gleichsam dem „Spiritus" als lebenspendendes Prinzip verstanden werden, das den toten Rückstand wieder beseelt. Ein Gedanke, der ebenfalls aus Pseudo-Hohenheims „De Natura Rerum" übernommen zu sein scheint. Hier hatte Pseudo-Paracelsus behauptet, dass „Mercurius" der „Geist" sei. Vgl. Priesner/Figala (1998), S. 147-148. – Im konkreten Fall bezieht sich Hauptmann an dieser Stelle auf ausgebranntes Vitriol, das durch den „Mercurius" wieder zum Vitriol werde.

HAUPTMANN ALS ANHÄNGER DER „NOVA MEDICINA"

EINLEITENDES:

Die Wiedergabe des folgenden Abschnitts aus dem „Chymischen Kunstprojekt" (WV, Nr. 30a, S. 41-45) nach Vorlage des Exemplars der SLUB Dresden zeugt von der teilweise opaken, durchaus metaphorischen Schreibweise Hauptmanns. Verweise auf die zeitgenössische, naturkundlich-alchemische Literatur belegen Hauptmanns Autoritätengläubigkeit. Das Fallbeispiel zweier, durch eine Antimontinktur geheilter Patienten erlaubt Einblicke in Hauptmanns medizinisch-praktische Tätigkeit auf der Grundlage der paracelsischen „nova medicina".

TEXT:

[S. 41] Vnd gleichwol ist darneben auch dieses gewiß/ daß meistentheils an solchen Orten/ da es so gifftiges Wetter[1] hat/ die aller reichesten Ausbeuten/ zu heben verborgen stehen: Denn es pfleget die Natur ihre Edle Schätze allezeit mit etwas widerwertigen Dingen zu verwahren: Sicuti [S. 42] jucunsdissimus rosarum aspectus, suis non carere solet aculeis, sive spinis, et apes ideò pungere consueverunt, quod ubi dulce ibi et amarum[2]: Vnd also geben auch die Edelsten und gesundesten Geträncke als nur berühret/ anfänglichen ihre böse und ertödtende gerüche von sich: So geben auch die gifftigen Mineralische Dämpffe an sich selbsten nicht den geringsten Grund[3] oder ursprung[4] der Metallen[5]/ wie aus derer allen resolution[6], gewaltsamen Feuerschmeltzung/ und ihrer rechtmeßigen nacharbeit/ denen grunderfahrnen Artisten in Alchimiâ[7], insonderheit aber denen beyden vortrefflichen neuerlicher Zeit sich zur Erkäntnis hervorgethanen authenticis autoribus als des Sendivogii seinem (quo ad`artem et doctrinam scilicet[8]) rechtmeßigen Sohne sonst J. F. H. S.[9] genand pag[ina] 7. et 14 in den verlangten dritten Anfang der Mineralischen Dinge[10]/ und seines geheimbten guten Freundes des kleinen Bauers[11] Discipuli Mysterio occultae

---

1 Verstanden hier als „Luft im Bergwerk". Vgl. Grimm, Bd. 29 (1960), Sp. 712.
2 „So wie die ergötzlichste Erscheinung der Rosen gewöhnlich ihrer Stacheln oder Dornen nicht entbehrt, und so, wie die Bienen deswegen zu stechen gewohnt sind, ist, was auf der einen Seite süß, auf der anderen gleichzeitig bitter."
3 „Anfang". Vgl. Grimm, Bd. 9 (1935), Sp. 667-732.
4 „Herkunft" oder „Abstammung". Vgl. Grimm, Bd. 24 (1936), Sp. 2538-2545.
5 Die mineralischen Dämpfe mögen zwar – so Hauptmann – giftig sein. Allerdings entstehen die Metalle in den Augen des Dresdner Arztalchemikers nicht aus diesen Dämpfen, sondern sind allenfalls von ihnen umgeben; insofern kann man keineswegs auf schädliche Eigenschaften der Metalle schließen.
6 „Auflösung."
7 Ein Lobpreis der Alchemie sowie rechtmäßig durchgeführter alchemischer Tätigkeiten. Hauptmann erklärt allerdings nicht, was er unter „rechtmäßig" versteht.
8 „[...] was nämlich seine Kunst und Lehre betrifft [...]."
9 Literaturangaben zum Filius Sendivogii Johann Hartprecht, einem theoalchemischen Sachbuchautor des 17. Jahrhunderts, der sich hinter den Initialen „I.F.H.S." verbarg, finden sich in Anm. 100 im Kapitel „Zwischen Dresden, Leipzig, Montpellier, Wittenberg und Wolkenstein – Stationen eines Lebens".
10 Hartprecht (1656).
11 Zum „Kleinen Bauern" vgl. S. 160 dieser Studie.

naturae[12] genugsam kund und bekant/ auch cum infallibilibus demonstrationibus[13] ferner zuerweisen stünde: So seynd auch schon sonst vorlanger Zeit/ von denen Bergverstendigen der gifftige Kobald und der von Mercurial Schwaden überheuffte Wißmuth als ein Dach und Decke des Silbers-Ertzes geschetzet worden als welches auch bey und in ihnen gleichsam als in einer annoch unreiffen Blüte/ und unzeitigen Gebuhrt verborgen lieget[14]/ dardurch offtermahls die Halten[15] [S. 43] nach vielen langen Jahren endlich gut/ fündig/ haltig/ und ausbeutig werden. Zugeschweigen des nichts minder gifftigen Antimonii, da doch offtmals Gold und Antimonium auff einen Stuffen[16] (als ich nunmehr fast Jährich bey einem Hermetischen Freunde gesehen) zustehen pflegen/ daß das übrige fast vor ein unreiffes Gold zu schätzen gewesen/ weil das Antimonium des uhralten Berck-Trachens Kind eines mit ist/ und von seinem scharffen Schweisse/ weissen gifftigen Schaume/ und rohten grimmigen Geblüte nicht wenig participiret[17]: So grimmig aber dieses alten Trachens Kind ist: So hat es dennoch bey hoch verständigen Naturkündigern dieses herrliche Lob und Ruhm/ daß es von etzlichen Flos totius terrae[18], von andern aber sonderlich in

---

12   Eine alchemische Fachschrift des Pseudonymus „Harr gewiss Trost vor Gott". Vgl. Harr gewiss Trost vor Gott (1657).

13   „[...] durch unfehlbare Beweise [...]."

14   Hier kommt die Vorstellung des alchemischen „Reifeprozesses", der stetigen Entwicklung von unvollkommenen zu vollkommenen Metallen und Mineralien, zum Tragen. Vgl. dazu Jüttner (1980); weiterhin Suhling (1986). – Das Silber muss, da noch nicht vollkommen, weiter gedeihen. Es wird von der Giftigkeit des Kobalts und des Wismuts vor äußerlichen Einwirkungen geschützt. Kobalt und Wismut bilden ihm „Dach und Decke". Da Hauptmann im Folgenden das ebenfalls giftige Antimon „fast vor ein unreiffes Gold" bezeichnet, wäre es sogar möglich, dass er hier analog Kobalt und Wismut als unreife Vorstufe des Silbers, „welches auch bey und in ihnen" ist, erachtet.

15   Entspricht hier dem Begriff der „Halde" als einem „beim schacht aufgeschütteter hügel erde oder gesteins". Vgl. Grimm, Bd. 10 (1877), Sp. 221.

16   Hauptmann schreibt dem Antimon besondere Kräfte zu, indem er es beinahe auf eine Stufe mit dem höchsten der Metalle, dem Gold, stellt.

17   Hauptmann gebraucht den Terminus des „Bergdrachens" hier allem Anschein nach für „Mercurius", einen Begriff, der sich durch „semantisch erhebliche Unschärfen" auszeichnete. So konnte „Mercurius" nicht nur gewöhnliches Quecksilber oder eines der paracelsischen „tria prima" bezeichnen, sondern auch etwa für die „materia prima", die „materia transmutanda" oder den „Stein der Weisen" stehen. Als „Kinder" dieses „Mercurius" wurden vermeintlich mit diesem verwandte Metalle wie Kobalt, Wismut oder Antimon verstanden. Vgl. Telle (2003), S. 286 u. 296.

18   „[...] Blüten der gesamten Erde [...]." – „Die Bezeichnung 'Flores' [...] wurde oft im übertragenen Sinne auf lockere Kristallisationen angewandt, wie sie sich beim Sublimieren [...] oder freiwillig an der Luft [...] bilden." Vgl. Schneider (1962), S. 74.

Introductione in vitalem philosophiam[19] part[e] 2. c[apite] 4. pag[ina] 29. Omnium aquarum cordiale maximum, in qvo tanta virtus balsami delitescit, ut omnes morbos deploratos tàm acutos, qvàm chronicos tollere potens sit[20] wil genennet werden. Damit sie ihm denn auch weder zu viel noch einiges unrecht/ wo sie ihm nicht gar annoch zu wenig darzu gethan.

Denn was allein dieses alten Berg-Trachens grimmiges Geblüt oder Tinctur, wen es nicht hostiliter[21] und im vergifften Grim/ sondern amicabiliter[22] von ihm erhalten wird/ für grosse Dinge innerlich und euserlich zu gebrauchen vermag[23]/ [S. 44] darvon were ietzo eine mechtige und wichtige Philosophia wenn es hujus loci, anzustellen/ aus was Grunde oder vermögen ihm solche Krafft zukäme/ und könte mir hierinnen die Hochlöbliche Medicinische Facultät/ auff der ietzigen Zeit quoad Studium Chymicum[24] hoch florirende Universität Leipzig/ insonderheit aber Spectatiss[imus] praelaudatae Facult[atis] Decanus atq[ue] Archiater[25] D[omi]n[us] Joan[nes] Michaelis[26], ut et Amplissim[us] ejusdem Senior[27], D[omi]n[us] Christianus Langius[28], als welcher hochverständigen Censur auch dieses wenige Wercklein ante editionem untergeben wird[29]/ ihre hohe und weit grössere attestata[30], da es nöhtig were/ leichtlichen ertheilen/ ja was ich als der wenigste in Chymiâ, mit dieses alten Berg Trachens Kindes

---

19 Burggrav (1623). Vgl. weiterhin Anm. 28 im Kapitel „Von Gottes Wort auf Winzers Berg – Hauptmanns Bemerkungen zum Weinbau".

20 „[...] dasjenige unter allen Wassern mit dem größten herzstärkenden Vermögen, in welchem sich eine so große Kraft des Balsams verbirgt, dass ihm die Macht innewohnt, alle beklagten Krankheiten, die akuten wie die chronischen, zu beseitigen [...]."

21 „Feindlich."

22 „Freundlich."

23 Hauptmann gibt sich durch eine solche Empfehlung der inneren und äußeren Anwendung von Antimonpräparaten als ein Anhänger chemiatrischer Arzneimittel und somit der paracelsischen „nova medicina" zu erkennen. Insbesondere dem Antimon kam in der Arzneimitteltherapie – auch wegen des seit ca. 1564 geführten „Antimonkrieges" – zu Hauptmanns Lebzeiten eine besondere Bedeutung zu. Vgl. hierzu Kühlmann/Telle (2001), S. 575-577; weiterhin auch Schneider (1982); Marxer (2000), S. 731.

24 „[...] hinsichtlich des Studiums der Chymia [...]."

25 „[...] der vortrefflichste Dekan der soeben bereits gelobten Fakultät sowie und Leibarzt [...]."

26 Zu Johannes Michaelis vgl. das Kapitel „Zwischen Dresden, Leipzig, Montpellier, Wittenberg und Wolkenstein – Stationen eines Lebens."

27 „[...] sowie derselben [Fakultät] angesehenster Senior [...]."

28 Zu Christian Lange d. J. vgl. das Kapitel „Zwischen Dresden, Leipzig, Montpellier, Wittenberg und Wolkenstein – Stationen eines Lebens."

29 Michaelis und Lange sollten sich also Hauptmanns „Chymischem Kunstprojekt" vor der Drucklegung als Lektoren annehmen.

30 Abgeleitet von „attestatio": „Bezeugung, Bescheinigung."

amicabilitate entbundenen Tinctur, oder Geblüht[31]/ in eben dieser Zeit/ da ich solches geschrieben/ an zweyen unterschiedenen Personen/ tam in maximâ haemorrhoidalium condylomatum inflammatione[32], die darvon auch gantz liberiret[33]/ quâ in periculosissimâ oris et quidem intus atq[ue] extra aphtarum exulceratione atq[ue] intumescentiâ[34], da man solcher Person nach lange gepflogener Cur mit Pflastern/ (die sie alle kosten und schmecken lernen müssen/) von Krebs/ und wegschneidung der inficirten Lippen/ geschwatzet[35]/ in dem sie ob putrilaginem[36] schon ziemlich übel zu riechen angefangen/ und nunmehr Gott lob zu guter Reinigung und Heilung sich angelassen/ praestiret[37], das stehet hier [S. 45] nach der lenge nicht erst zu erzehlen/ dessen sich denn auch nicht anietzo als über etwas neuen zu verwundern/ weil man seines wohl würdigen Ruhms/ mehr als vor 100. Jahren[38]/ keines anfangs noch Endes gewust.

---

31 Hauptmann stellt in seiner „Kleinen Chymischen Hausapotheke" eine solche „Tinctura Antimonii" vor, die „den Leib [...] depuriret und reiniget." Vgl. WV, Nr. 36, Fol. 6ʳ.

32 „[...] so in höchster Entzündung haemorrhoidaler Auswüchse [...]."

33 „Befreit."

34 „[...] von dieser äußerst gefährlichen Vereiterung und Anschwellung des Mundes, und zwar sowohl innerhalb als auch außerhalb der Aphten [...]."

35 Eine Kritik an den von Hauptmann verachteten Behandlungsmethoden galenistischer Ärzte.

36 „[...] wegen der Fäulnis [...]."

37 „Etwas leisten." Vgl. Grimm, Bd. 13 (1889), Sp. 2076.

38 Eine Anspielung auf die im 16. Jahrhundert von Hohenheim ins Leben gerufene „nova medicina".

HAUPTMANN ALS ANHÄNGER DER DOKTRIN VOM „HORROR VACUI"

EINLEITENDES:

Der dem „Chymischen Kunstprojekt" nach Vorlage des Exemplars der SLUB Dresden entnommene Abschnitt (WV, Nr. 30a, S. 16-18) dokumentiert Hauptmanns häufigen Wechsel zwischen deutscher und lateinischer Sprache. Inhaltlich verdeutlicht er den in Bezug auf Otto von Guerickes „Magdeburger Experimente" geäußerten Standpunkt des Dresdner Arztchemikers, dass der Mensch es nicht vermöge, ein Vakuum zu erzeugen.

TEXT:

[S. 16] Vber dem Vacuo, ejus qvidditate[1], essentiâ[2], qvalitate[3], existentia[4] atqve doctrinâ seynd zu iederzeit die allertieffsinnnigsten/ und elatissima ingenia[5], nicht allein hoch bekümmert gewesen/ sondern haben sich auch zum allerhöchsten darüber maceriret[6], ob sie es geben/ demonstriren, oder in Natura zu wege bringen könten/ daß aber annoch von niemand praestiret[7] worden[8]/ auch in hâc vitâ[9] von keinem Menschen/ ja von keinem Engel oder Teufel zu geben müglichen stehet/ denn so es müglich were/ hette Satanas, als aller guten Dinge

---

1   Unter der „quidditas" wurde die „Soseinsbestimmtheit", die „Wesenheit" verstanden. Vgl. Arndt (1992), Sp. 1095; Wald (1998), Sp. 511. – Thomas von Aquin setzte die „quidditas" mit der „natura rei" gleich. Vgl. Vollrath (1972), Sp. 754.

2   Neben der „substantia" eine lateinische Übersetzung des griechischen „οὐσία", im Deutschen: „Wesen". Dieser Terminus hatte im Deutschen bis ins 18. Jahrhundert den Grundsinn „Dasein, Bestand." Vgl. „Wesen I." (2004), Sp. 621-622. – Hauptmann gebraucht den Begriff der „essentia" anscheinend synonym mit dem der „quidditas". Vgl. Anm. 16 zu diesem Text.

3   Aristoteles verstand unter „qualitas" grundsätzlich eine „abstrakte Eigenschaft, die einem (oder mehreren) qualitativ bestimmten Konkreten [...] zukommt". Da sich der Begriff somit „auf vielfache Weise" gebrauchen lässt, ist eine exakte Definition abhängig vom jeweiligen Einzelfall. Vgl. Blasche (1989), Sp. 1749. – Hauptmann erläutert seine Vorstellungen vom „qualitas"-Begriff nicht näher; es scheint jedoch möglich, dass er sich hier auf die vier elementaren Qualitäten – das Warme, Kalte, Feuchte und Trockene – bezieht. Vgl. hierzu Hübener/Urban (1989), Sp. 1758.

4   Bei Marius Victorinus im Lateinischen als Übersetzung des griechischen ὕπαρξις zunächst noch gleichbedeutend mit „essentia" und im Gegensatz zur „substantia". Vgl. Hadot (1972). – Zu Victorinus vgl. TRE, Bd. 22 (1992), S. 165-169; BBKL, Bd. 5 (1993), Sp. 839-842. – Nach Thomas von Aquin bürgerte sich das Begriffspaar „existentia/essentia" als „Realdifferenz zwischen Sein und Wesen" ein. Vgl. Guggenberger (1972), Sp. 857. – Hauptmann stellt die vier Begriffe, „quidditas", „essentia", „qualitas" und „existentia" – der nachfolgende der „doctrina" sei ausgenommen – in den Raum, ohne sie weiter zu erläutern und voneinander zu differenzieren. Vermutlich handelt es sich hier um ein Zeugnis für den von ihm häufig praktizierten Eklektizismus.

5   „[...] die erhabensten Talente [...]." – Mit dem Vakuum beschäftigt hatten sich – um nur einige der vielen zu nennen – Empedokles, Anaxagoras, Aristoteles, Philon von Byzanz, Heron von Alexandria, später Galileo Galilei, Girolamo Cardano, Evangelista Torricelli, Blaise Pascal, Gasparo Berti sowie – zusammen mit letzterem – Athanasius Kircher. Vgl. Krafft (1974); weiterhin Hoffmann (2001).

6   Von „macero": „sich abquälen."

7   „Etwas leisten." Vgl. Grimm, Bd. 13 (1889), Sp. 2076.

8   Eine Anspielung auf die so genannten „Magdeburgischen Experimente" Otto von Guerickes. Guericke hatte mittels diverser Pumpvorrichtungen 1654 auf dem Regensburger Reichstag die Existenz des Vakuums nachweisen können. Vgl. Krafft (1997). – Hauptmann wendet sich an späterer Stelle im „Chymischen Kunstprojekt" gegen die durch Guerickes Versuche in seinen Augen nicht zu beweisende Existenz des Vakuums.

9   „[...] in diesem Leben [...]."

und Ordnungen ärgester Feind/ das vinculum oder filum Naturae[10] schon längst zerrissen/ als welches in exhibitione vacui[11] allerdings springen müste/ und ist dahero die tentatio vacui[12], ein rechter conatus diabolicus[13], als der da allzeit gesinnet/ dem omnipotentissimo Creatori[14], wie in allen/ also auch in diesem dinge zuwider zu seyn/ als der dahero das Spiel der Natur[15] gerne umbkeh- [S. 17] ren/ daß wie Gott aus nichts etwas/ also er aus etwas wieder gerne nichts machen wolte/ und wenn er das vacuum oder nichts hette/ so würde er aus dem nichts wieder etwas vor sich zu machen suchen/ und würde lauter böse Teuffels Brut werden/ denn er mit allen seinen Werckzeugen nichts guttes dencken/ oder zu thun vermag/ weil er grund böse/ und vekehret ist/ und verbleibet.

Wie aber nun auch die jenigen/ die sich umb das vacuum bemühen/ nicht wissen/ oder sagen können/ was das vacuum eigentlich sey/ was vor eine quidditatem oder essentiam[16] es habe/ denn es immediate opposita, aliqvid et nihil, sive plenum et vacuum, et quamdiu qvidditas locum invenit, tamdiu vacuum cessare necessum est[17]: So hat auch das vacuum oder nihilum keine qvalitates, quia non entis nullae sunt qvalitates, sive affectiones[18]: Also ist es ihnen auch nicht müglich/ selbiges zu geben oder zu demonstriren, quia universa Natura à vacuo abhorret[19], und wird darinnen/ von allen die solches tentiren[20], oder suchen/ zu weit gegangen/ über den gradum Naturae atq[ue] ejus limen[21] zu schreiten gesuchet/ und dem allein Almächtigen Schöpffer aller Dinge zu nahe getreten[22]/ (als welcher Vnart uns annoch immerdar anklebet/ daß wir dennoch gerne Gott gleich/ und Schöpffer seyn wolten/) weil solches dem Creatori alleine zustendig ist/ aus nichts etwas/ und aus etwas wiederumb nichts/ oder ein

---

10 Zum Begriff des „Vinculum Naturae" vgl. S. 148-151 dieser Studie.
11 „[...] bei der Vorzeigung des Vakuums [...]."
12 „[...] Probe auf das Vakuum [...]."
13 „[...] teuflischer Versuch [...]."
14 „[...] dem allmächtigen Schöpfer [...]."
15 Hauptmann hatte „Natur" zuvor in den „Weinbau-Irrtümern" als das „kräfftige Wort Gottes Fiat Es werde, oder de[n] Segen deß allmächtigen Gottes" definiert. Vgl. WV, Nr. 3a, S. 16.
16 Synonymer Gebrauch von „essentia" und „quidditas". Vgl. Anm. 2 zu diesem Text.
17 „[...] entspricht dem unmittelbar Entgegengesetztem, etwas und nichts, oder voll und leer, und solange die Wesenheit einen Ort findet, muss das Vakuum notwendigerweise ausbleiben."
18 „[...] weil ein Nicht-Wesen weder Qualitäten noch Zustände aufweisen kann [...]."
19 „[...] weil die gesamte Natur vor dem Vakuum zurückschreckt [...]." – Hier bezieht sich Hauptmann eindeutig auf den „horror vacui".
20 „Etwas versuchen." Vgl. Grimm, Bd. 21 (1935), Sp. 256.
21 „[...] Einflussbereich der Natur und deren Begrenzung [...]."
22 Hauptmann versteht den Beweis der Existenz des Vakuums also als Affront gegen die göttliche Ordnung, als Gotteslästerung.

vacuum zumachen/ denn sich be- [S. 18] mühen/ aus etwas ein vacuum zu machen/ ist eben so schwer/ als wenn ich aus nichts etwas machen wolte/ et vice versa.

Hauptmann und die Doktrin von der „viva mortis imago"

Einleitendes:

Der Abschnitt aus dem „Wolkensteinischen Wasserschatz" (WV, Nr. 29, S. 185-188) nach der Vorlage des Exemplars der SLUB Dresden zeigt Hauptmann im Lichte des vermutlichen Begründers der Doktrin von der „viva mortis imago". Diese Lehre hatte Hauptmann in seiner „Epistola Praeliminaris" an Pierre-Jean Fabre formuliert und in seinem Brief an Athanasius Kircher vom 28. Februar 1657 vor allem auf Grundlage seiner mikroskopischen Beobachtungen weiter ausgeführt. Beide Briefe übernahm er in den „Wolkensteinischen Wasserschatz". Zwischen diesen Episteln findet sich der hier wiedergegebene Text, der zeigt, dass Hauptmann seine Vorstellung von der „viva mortis imago" theologisch zu untermauern suchte.

TEXT:

[S. 185] Denn nach dem der Mensch nun einmahl durch die Sünde sterblich worden ist/ so ist leicht zuerachten/ daß er nicht auff einerley Weg und Weise/ sondern so wohl durch Gewalt als natürlicher Weise[1] dem Tode und Untergange unterworffen/ und ihm sein Leben/ Geist oder Seel mag ausgejaget werden.

Dardurch sich also die Distinctio Mortis violentae et naturalis[2] selbst an die Hand giebet. [S. 186] Nun haben wir aber allhier in nostra opinione vel consideratione cum morte violenta, qvoqvo modo etiam illa fiat, vel fieri possit[3] überall nichts zu thun/ und ist der jenige oder das jenige Ding/ der oder das den Menschen mit Gewalt vom Leben zum Tode bringet/ ihm für und an sich selbest schon Todes genung/ und wird des Menschen Blut von demselben so es unrechtmeßiger Weise vergeust/ ob es auch ein wildes Thier were/ schon zu seiner Zeit gesondert werden.

Sondern wir haben allhier bloß und allein cum morte hominum Naturali[4], da nehmlich seine humores in corpore[5] und gantz substantz ex corrupta natura[6] endlich in eine corruption, und zu eines andern Dinges generation, welches nichts anders als eine Wurm meßige substantz und sein endlicher lebendiger Tod ist[7]/ schreitet und gehet/ die ihm im Leibe/ Fleisch und Blut verzehren/ tödten/ und das Leben nehmen/ zu thun/ und zuschaffen/ also daß ich sagen kan/ das hat den Menschen umbgebracht/ und das ist sein natürlicher Tod gewesen. Kömmet auch des HErren Christi Todt hier mit einander und auf keinerley wege bey/ als der ohne Sünde/ dessen Gold[8] der Tod/ gebohren und gelebet/ und also eines

---

1 Hier findet sich die von Hauptmann auch gegenüber Athanasius Kircher geäußerte Unterscheidung zwischen natürlichem und gewaltsamem, durch äußerliche Einwirkung bedingtem Tod. Vgl. hierzu insbesondere Anm. 46 im Kapitel „Von Altbekanntem und Neubenanntem – Zu Hauptmanns Korrespondenzen".

2 „[...] die Unterscheidung zwischen gewaltsamem und natürlichem Tod [...]."

3 „[...], was unsere Ansicht und Erwägung anbelangt, mit dem gewaltsamen Tod, wie auch immer dieser eintritt oder eintreten mag, [...]."

4 „[...] mit dem natürlichen Tod des Menschen [...]." – Hauptmann bezieht sich mit seiner Doktrin von der „viva mortis imago" also nur auf den natürlichen Tod.

5 „[...] Säfte im Körper [...]."

6 „[...] aus der verdorbenen Natur [...]."

7 Hauptmann greift hier die schon gegenüber Pierre-Jean Fabre in der „Epistola Praeliminaris" geäußerte Vorstellung vom Tod als Wurm auf: „Corruptio" als Verderbnis der Säfte geht mit „generatio", der Entstehung des Wurmes bzw. der Würmer und somit des Todes, einher. Vgl. hierzu das Kapitel „Von Altbekanntem und Neubenanntem – Zu Hauptmanns Korrespondenzen".

8 „Gold" ist hier vermutlich als das höchste Gut, das Ewige Leben, nach einem Erdendasein ohne Sünde zu verstehen.

natürlichen Todes/ der die Verwesung des Cörpers siehet/ und selbst ist/ niemahls were oder hette unterwürffig sein können/ würde auch niemand/ wer der gewesen/ ihm/ wen er sein Leben nicht gutwillig selbst gelassen/ mit ein- [S. 187] zieger Gewalt haben rauben oder nehmen können. Daß also deswegen/ wenn wir schon unsern natürlichen Todt/ der uns mit und aus der Verwesung/ die uns allen in dem natürlichen Tode noch bey lebendigem Leibe zukömmet/ auch uns stracks mit Haut und Haar zu verzehren anzufahen pfleget/ als ein Ens Reale[9] betrachten und nennen thun/ einziger Ketzerey beschuldigen können/ zumahlen da eben in solcher Meinung viel klare helle Textus der H[eiligen] Schrifft selber bey zu bringen stünden/ von der es ingemein heisset.

Textus nos nunqvam, multos speciosa fefellit Glossa, DEI verbo nitere tutus eris.[10]

Denn lieber warumb stellete uns die H[eilige] Schrifft selbst den zeitlichen und ewigen Todt als ein Verum Ens reale mit allen seinen attributis[11] in so vielen Orten vor/ wen/ er nicht als ein Ens reale existens zu consideriren were?

Wo wieder ich zwar wohl stracks das harte Obstat[12] bekommen werde/ daß so er ein Ens Reale were/ so müste er ja erschaffen seyn/ und von wem wolte er erschaffen seyn/ weil er Böse were/ da doch GOtt alles gut/ ja sehre gut erschaffen.

Es antwortet aber in diesem vor mich schon eine andere Schrifft also: Der Todt ist nicht erschaffen/ noch gemacht/ von GOtt: sondern durch des Teuffels Neid ist er in die Welt gekommen[13]; und bekräfftigets mit mehren ein ander Text, der da saget: durch die Sünde ist der Todt in die Welt [S. 188] gekommen/ der Tod aber ist durch alle Menschen hindurch gedrungen/ dieweil sie alle gesündiget

---

9   Hauptmann greift hiermit auf seine gegenüber Fabre geäußerte Ansicht „Mors pariter, ac ipse homo, in corpore vivit" zurück: Der Tod stellt für ihn ein lebendiges Wesen, ein „Ens Reale" dar. Vgl. WV, Nr. 29, S. 173. – Der Begriff des „Ens Reale" wurde auch von Johann Clauberg verwendet, der als Professor für Theologie und Philosophie seit 1651 in Duisburg tätig war. Clauberg sah das „Ens Reale" in der „Substanz" als dem Konkreten, Individuellen und Selbständigen. Ein „Akzidenz" als Attribut hingegen habe sein reales Sein „in alio". Vgl. Arndt (1998), Sp. 522; weiterhin auch Meinhardt (1997). – Zu Clauberg vgl. ADB, Bd. 4 (1876), S. 277-278; NDB, Bd. 3 (1957), S. 265-266.

10   „Der Text täuschte uns niemals, viele Male hingegen die schön klingende Glosse; wenn Du Dich jedoch auf Gottes Wort stützt, wirst Du sicher sein." – Im Druck zwei Zeilen, sind diese mittig gestellt als Kursive hervorgehoben.

11   Unter den „Attributen" versteht Hauptmann wohl die „Akzidenzien", die ihr „Sein in einem anderen" haben. Vgl. Arndt (1998), Sp. 522.

12   „Widerspruch." Vgl. Grimm, Bd. 13 (1889), Sp. 1123.

13   Buch der Weisheit 2, 24: „Aber durch des Teufels Neid ist der Tod in die Welt gekommen [...]."

haben.[14] Wan er den nun Vermöge der H[eiligen] Schrifft als ein Ens Reale da ist/ und in die Welt gekommen/ warumb wolten wir ihn darfür nicht annehmen und erkennen.

So ist er auch nicht als eine Creatura in tempore Creationis provieniens, sed post priorum scilicet parentum nostrorum miserabilem lapsum, in ipsis animantibus atq[ue] vegetantibus ex propria corruptione rerum, (uti fermè cuncta ejusmodi insecta oriri solent) propullulans zu consideriren. Et qvid qvaeso Mors in sacra scriptura opus habuisset exceptione à regula creationis communi, si non eandem tanqvam Ens reale in Mundo subsistens Spiritus Sanctus considerasset?[15]

Were auch der HERR Christus/ wan der Todt/ Teuffel/ Welt und Helle nicht revera Entia realia weren/ bloß wegen nudorum accidentium[16] gestorben/ da er sie doch post gloriosissimam suam resurrectionem[17] selbst als unsere infensissimos hostes reales, tanqvam in aeternum per mortem suam convictos et conculcatos[18], mit solchen Triumphworten öffentlich schaw getragen, und angeredet: Der Tod ist verschlungen in den Sieg, Tod wo ist dein Stachel, Helle wo ist dein Sieg![19] GOtt aber sey Danck, der auch uns den Sieg gegeben hat, durch Christum unseren HERREN!

---

14 1. Korinther 15,42-44: „Wie durch einen Menschen die Sünde in die Welt gekommen ist und der Tod durch die Sünde, so ist der Tod zu allen Menschen durchgedrungen, weil sie alle ge-sündigt haben."

15 „[...] Kreatur, die zur Zeit der Schöpfung entstand, zu betrachten, sondern vielmehr als eine solche, die nach dem elenden Fall unserer ersten Vorfahren [i. e. Adam und Eva] aus der so-wohl den Animalien als auch den Vegetabilien eigenen Verderbnis der Dinge gedieh (wie bei-nahe alle 'Insekten' gewöhnlich auf diese Art und Weise entstehen). Und warum frage ich, ob der Tod in der Heiligen Schrift eine Ausnahme vom gewöhnlichen Grundsatz der Schöpfung nötig gehabt hätte, wenn nicht der Heilige Geist ihn als ein reales, in der Welt bestehendes We-sen erachtet hätte?"

16 „[...] einfacher 'Akzidenzien' [...]."" – Hier also findet sich erneut der Gegensatz von „Realem" (Substanziellem) und „Akzidentiellem". Vgl. Anm. 9 zu diesem Text.

17 „[...] nach seiner äußerst glorreichen Auferstehung [...]."

18 „[...] erbittertesten realen, wie auch in Ewigkeit durch seinen Tod siegreich überführten und niedergetretenen Feinde [...]."

19 1. Korinther 15,55: „Der Tod ist verschlungen in den Sieg. Tod, wo ist dein Stachel? Hölle, wo ist dein Sieg?" – Hauptmann hatte schon in der „Epistola Praeliminaris" von den „acutissimos et erodentes [...] dentes, atq[ue] stimulos" des Todes gesprochen. Allerdings fehlte hier der bib-lische Bezug. Vgl. WV, Nr. 29, S. 173.

HAUPTMANN ALS GELEGENHEITSDICHTER

EINLEITENDES:

Hauptmanns Gedicht zur Hochzeit Michael Plancks mit der Schwester Christian Langes d. J., Catharina Maria Lange, wirft durch das amüsante Spiel mit Doppeldeutigkeiten ein anderes Licht auf den Dresdner Arztalchemiker als seine recht nüchternen Sachschriften.

Der Textwiedergabe liegt der Abdruck in der „Wohlmeinenden Glückwünschung" (WV, Nr. 23) nach Vorlage des Exemplars der Ratsschulbibliothek Zwickau zugrunde.

TEXT:

[Fol. A2ʳ] Nach erlangter Friedensruh/ thut ein guter Hauswirth sehen/
Wie es um sein Haus und Hoff in und aussen zu thut stehen.
Find er daß was drin verderbt/ oder sonst zerbrochen ligt/
Dencket er nur immer drauff/ wie es wieder zugericht/
Ergentzt und erneuret werd/ daß er darin wieder leben
Ruhlich möcht/ nach alten Brauch/ wie es ihm beqvem und eben.
[Fol. A2ᵛ] Diser fengt von oben an/ und bringt es ins druckne Dach/
Der streicht es von aussen an/ oder flickt ein andre Sach/
Jener setzt auf ein Geschoß/ dieser thut ein Giebel führen/
Oder besserts sonst wohl aus/ thut es auch mit Erckern zieren/
Bald von Stein/ von Holtz/ von Leim/ nach dem es sich fügen will/
Vnd es ihn/ beqvem bedünckt/ zuerlangn gewünschtes Ziel:
Der führt eine Mauer auff/ jener macht sonst Schutz unnd Zaune/
Wie es sich nur leiden wil/ und vertragen thun die Raume.
Solcher guten Wirthe art/ hat auch wohl gehabt in acht/
Vnser Plancke/ als er jüngst/ seinen Plancken Bau betracht/
Vnd befand daß selber auch zimlich hatte abgenommen/
Sucht wie dem Vntergang/ in der zeit er möcht vorkommen.
Ging drauf hin/ und sah sich aus/ einen schönen Langen Stam/
Bewarb sich mit grossen Fleiß/ biß daß er ihn auch bekam/
Sein zerrüttes Planckenwerck/ damit wieder aufzusetzen/
Vnd in solchen Plancken Sitz/ sich zu freuen und ergetzen.
Lange Plancken zieren wohl/ alles was in freyen steht/
Es sey Feld/ Berg/ Wiesen/ Holtz/ Acker/ Gärten da man geht.
Lange Plancken schützen wohl/ was vor Schaden man wil
Daß sonst würde umgebracht/ an den strassen/ an den Wegen.
Lange Plancken wenden ab/ offt der Diebe Vngemacht/
Vnd was sonst von Mensch und Vieh/ Schaden bringet einer Sach.
Wenn die Langen Plancken theten/ würde warlich im Gefilde/
In den Gärten/ in den Bergen/ viel zu nichte gehen von Wilde.
[Fol. A3ʳ] Weil den heut an diesen Tag es auch in der that geschicht/
Daß Herr Plancken sollen werden Langen Planckens zugericht.
So geb Gott/ daß sie auf wunsch nach der rechten Länge spalten/
Daß sie schöne Planck und Lang hernach stehen unnd auch halten.

Scherft die Axt/ und spitzt den Keil/ und haut frisch ins Lange Holtz/
Daß es spalt gerade weg/ in die Länge wie ein Boltz.
Vnd der Langen Plancken mögen viel und immer mehr thun werden,
Kirchen, und auch Güter, zu besetzen auf der Erden.

ANHANG III – ARCHIVALIEN

EDITIONSPRINZIPIEN

Die Edition der Texte erfolgt in Anlehnung an die vom Arbeitskreis der „Arbeitsgemeinschaft außeruniversitärer historischer Forschungseinrichtungen" zusammengestellten „Empfehlungen zur Edition frühneuzeitlicher Texte".[1]

Die Auflösung alchemischer Symbole in eckigen Klammern erfolgte nach Schneiders „Lexikon alchemistisch-pharmazeutischer Symbole",[2] die Übersetzung lateinischer Begriffe und Passagen mit Hilfe von Georges' „Ausführlichem lateinisch-deutschen Handwörterbuch".[3] Unterschiedliche Schrifttypen sind in der Transkription nicht berücksichtigt. Weiterhin wird auf die Wiedergabe der horizontalen Striche über „u" und der Tremata über „y" verzichtet, ebenso auf diejenige der oftmals nicht eindeutig erkennbaren Leerzeilen und Spatien. Durchgestrichene Worte bzw. Buchstaben sind auch in der Transkription, sofern noch leserlich, durchgestrichen, ansonsten durch eine waagerechte Linie „——" wiedergegeben. Fragliche Transkriptionen werden durch „[?]", unleserliche Buchstaben/Wörter – wie in den „Empfehlungen zur Edition frühneuzeitlicher Texte" die Auslassungen – durch „[...]" kenntlich gemacht. Überschriften sind, soweit sie im Autographen mittig gesetzt sind, in der Transkription ebenso wiedergegeben, Trennzeichen am Ende einer Zeile durch die heute üblichen Bindestriche ersetzt.

---

1   Vgl. hierzu Aulinger et al. (1981).
2   Schneider (1962).
3   Georges (1913-1918).

AMADEUS FRIEDLIEBS 'PROZESS'

EINLEITENDES:

Amadeus Friedlieb, der Direktor des kursächsischen „Geheimen Laboratoriums", beschreibt sehr ausführlich, jedoch in verdunkelter Sprache einen 'Prozess', der es dem Alchemiker erlaube, ausgehend vom einfachen Erz in mehreren Schritten das „summum bonum" zu erhalten. Seine Vorschriften sind zwar nicht datiert, es lässt sich allerdings vermuten, dass Friedlieb sie verfasste, kurz bevor Hauptmann im Januar 1660 von Johann Georg II. beauftragt wurde, diesen 'Prozess' durchzuführen.

Der Textwiedergabe liegt das Autograph mit der Signatur „10024 Geheimer Rat (Geheimes Archiv) – Loc. 4416/8, Fol. 733^r-740^r" aus dem „Sächsischen Staatsarchiv, Hauptstaatsarchiv Dresden" zugrunde. Die Transkription orientiert sich an der jüngeren Paginierung.

TEXT:

[Fol. 733ʳ] [1]Maturatio aller unreiffen Bergsorten[2]:/:
Man nimbt klein pulverisirtes Kiesling, oder deß schönsten flußsandes so Viell
man will, mischet darZu der allerbesten Pottaschen gleiche viell, Vndt
Vermischet solche sehr woll Vnter ein ander, Vndt Thut sie in einen Tiegel, sezet
sie in windtofen Vndt leßet sie mit Meßigen feuer eine halbe stunde erglühen,
Vndt cementiren[3], Vndt[...]en mit stercker feur getrieben, biß begint Zu fliessen;
Vndt weil es noch glüet, nehme mans mit seinem Eisernen Löffell auß dem
Tiegel, stoße oder schlage es in stücken, vndt lasse es mit folgenden Lixivio[4]
eine[5] halbe Stundt starck kochen, so wirdt der gefloßene Kiesling oder Sandt sich
mit der Potaschen im Lixivio dissoluirn, der Solution wirdt per inclinationem[6]
dar Von abgegoßen vndt durch ein Leinen Sack filtriret vndt vollaußgetruckt,
damit daß freie waß noch von dem sandte Vnsoluiert ist Zurücke in dem
Leinensacke verbleibe;
Folget die bereitung deß Lixivy:
Man macht eine scharffe Laugen auß HolzAsche mit gemeinenn Waßer so
scharff, dass sie E[...] obhelt Treiben können mit dieser imbibiret[7] man gutten
frischen Bekomligen Stein Kalch, rühret daß so [...] etlich mahl Vnter ein ander,
Den lest mans in einen Eiseren Topff eine gutte stundt hart kochen, so wirdt die

---

1 Friedlieb schickt seinen Anweisungen weder eine Vorrede etwa zu den Adressaten oder zu Sinn
und Zweck des Prozesses voraus. Er wendet sich gegen Ende des Autographen allerdings an
den Kurfürsten. Insofern muss das Fehlen der Vorrede nicht zwingend auf einen Textverlust der
– soweit vorhanden – vollständig untersuchten Archivalien hinweisen. Der in Alchemika be-
wanderte Leser kann ohnehin schon der Überschrift entnehmen, dass der Reifungsprozess der
Metalle Gegenstand des Textes sein wird.
2 Das Wort „Bergsorte" findet sich weder bei Zedler, Bd. 3 (1733), noch bei Grimm, Bd. 1
(1854). Es handelt sich vermutlich um ein Synonym für „Bergart", also „allerhand farbicht Ge-
stein, welches zu Ertzen Anzeigung giebet, und bey oder mit dem Ertz bricht". Vgl. Zedler, Bd.
3 (1733), Sp.1241.
3 „Cementiren, das bleiche Gold zu einer höhern Farbe bringen". Vgl. Zedler, Bd. 5 (1733), Sp.
1806. – Hier bedeutet „cementieren" vermutlich, dass die „unreiffen" Metalle durch Friedliebs
'Prozess' in Gold transmutiert werden sollen. Unterschiedliche Farben in unterschiedlichen Sta-
dien dieses Reifeprozesses zeigen dem Adepten dabei an, „daß seine Arbeit planmäßig vonstat-
ten geht bzw. daß das Werk zu mißlingen droht". Vgl. Priesner/Figala (1998), S. 132.
4 „Lauge".
5 Das Wort „eine" wurde von Friedlieb nachträglich oberhalb der Zeile eingefügt.
6 „Inclinatio, heisset eine Neigung, wenn man etwa mit Beugung des Glases einem Liquorem ab-
giesset." Vgl. Zedler, Bd. 14 (1735), Sp. 622.
7 „[I]n sich aufnehmen". Vgl. Georges, Bd. 2 (1918), Sp. 62.

lauge ein Theil vom Kalck solvirt Vndt Viell starcker werden alß ZuVoren, die filtriret man noch ein[...]est durch, Vndt gebraucht sie folgender gestalt.

Folget wie man die VnreiffenBergsorten einsetzen soll:

Man nimmet waß sorten oder Art ist von Vnreiffen Bergsorten 1. Theil. Thut sie einen starcken Verglasurten Topff[8] Vndt schüttet darauf 4. Theile, der obigen starck präparirten materie, oder deß Lixivy, Vndt digeriret oder kochet die materia allezeit. 24 stunden, doch also, damit nicht Vberlauffe; sollte aber daß Waßer Verwichen Vndt Zu dicke werden; daß nicht mehr kochen könnte, so muß man solchen einen Leisen nachguß von dem Lixivio wieder geben Vndt Zugießen, damit es wieder dünner werde Vndt kochen könne, Dan sonsten würde die maturation wegen der dicke [Fol. 733ᵛ] Verhindert, Vndt muß doch auch wohl Zugesehen werden, daß solche nicht allZue dünne oder flüßig, sondern der gestalt beschaffen sey, Damit sie desto besser im den Bergsorten wircken Vndt operiren können. Wans nun Tag Vndt nacht, so mit ein ander gekocht hat, Vndt man Erfahren will, ob Vndt wie Viell daß mineral oder die bergart sich gebeßert hat, so lasse man alles wie einen brey oder Honig einkochen, nimm es mit einen Löffell ein oder Zwey Vnzen herauß, lests in einem schmelztiegel fleißig, so wirdt, dass metall Vndt waß sich figiret[9] hat in einen Honig sezen, Vndt die Silices sambt der Salien werden sich oben alß ein schlacken scheiden, die nimbt man davon, Vndt Thutt wieder Zue der anderen materie in dem Tobffe; Wan nun der König[10] deß metals Erstlich wie gebrauchlich ein bley ——— angesotten Vndt dan abgetrieben wirdt, scheidet sich die Verbeßerung, Vndt wann mans noch 24 stundt [...] findet man noch mehr Zuegang, Vndt dies muß ßo lange continuiret werden, biß kein Zugang mehr erscheinet, welches auch eigentlich Zu erkennen gibt, wie lange eine iedwedere minera Zue Ihrer Völligen Zeittigung von Nöthen hatt:

Der Leise Nachguß aber, deßen wie

Hieroben erwehnet, ist was man, die materia aler daß Lixivium was dem Kalcke abgegoßen hat, so bleibet dannach eine scherffe an dem Kalck behangen, welche mit warmen wasser ausgelaugt an stat deß gemeinen waßers Zum leisen nachguß kann genommen werden. N[ota]. B[ene]. Zue [Pfund] 1. deß lebendigen Kalcks, kommt Zwej [Pfund]. Lixivy, Vndt muß im kochen woll vmbgerühret werden,

---

8   Am Rande nachgetragen: „doch ein starcker Eiserne ist beser".

9   „Figiriren, heist durchs Feuer beständig machen". Vgl. Zedler, Bd. 9 (1735), Sp. 892.

10   „König, wird [...] bei dem probiren das Stückgen Metall, welches nach dem Abtreiben in dem Tiegel bleibet, Kupfer-Bley- und anderer Metallen-König genennet". Vgl. Zedler, Bd. 15 (1737), Sp. 1283; weiterhin auch Schneider (1962), S. 85.

damit es nicht Zusammen kleudere[11], deßgleichen auch Wen die Bergsorten mit dem Lixivio kochen, muß man solches in der Ersten offte vmbrühren, V[ndt] mit dem leisen nachguß nachfolgen, damit es nicht Zusammen kleudere Vnd erharte: Ist nun etwas nach göttlichen willen[12] in den bergsorten Vndt mineralien Verborgen, ein flüchtigen golt oder Silber: so ist dieses ihre wahrhafftige maturation, Vndt auffrichtige Probe, in der schmelzung, Vndt guttmachung : :/:

[Fol. 735[r13]] Im Nahmen der heiligen vnd hochgelobten Dreyfaltigkeit, amen; Nehmet Vnser Philosophisches Blej[14], oder die Mutter Vndt wurzel aller Metallen vndt Mineralien, wie Viell man will, machet solche Zu kleinenn stücklein, wie die großen Erbeßen[15], Thut sie in eine Wollbeschlagene gutte Vndt starcke Retortten[16] Von guter Erden gebrandt, die ein großes feuwer außstehen Vndt Erdulden kan, füllet solche mit Vnserer materia den dritten Theil Vollen, Vndt Lutiret[17] sie in einen guten starcken Offen[18], dan sezet eine große Vorlage Vor, Vndt Verlutiret alles Zum besten, Vndt lesst truckhen werden; Dan gebet Ihnen den Ersten Tag einen ganz gelinden gradt deß fewers, damit sich die materia VorErst in sich selbsten wollErwärme Vndt erhiezzend entschließe, den andern Tag aber fenget man schon an stercker Zu Treiben, mit den anderen grad deß fewers, so legen sich Tropffen an im Recipienten, Vnndt steiget ein sehr Subtiler Spiritus mit herüber, den dritten Tag aber gibt man Ihnen noch stercker

---

11 Der Ausdruck „Kleuder" ist von „Klumpen" abgeleitet. Vgl. Grimm, Bd. 11 (1873), Sp. 1157. „Kleudern" kann demzufolge mit „verklumpen" übersetzt werden.

12 Das Wort „willen" wurde von Friedlieb nachträglich oberhalb der Zeile eingefügt.

13 Hier scheint bei der handschriftlichen Paginierung ein Fehler unterlaufen zu sein: Fol. 735[r] – in älterer Paginierung: Fol. 232[r] – folgt auf Fol. 733[v] – zuvor: Fol. 231[v].

14 „Philosophia" stellte ein „übliches Synonym für 'Alchemia'" dar. Vgl. Kühlmann/Telle (2001), S. 460. – Die Sprache Friedliebs ist opak. Nur der in der Alchemie Kundige soll verstehen, wie der 'Prozess' auszuführen ist. Somit verschließt sich auch das von Friedlieb als „philosophisches Blei" Bezeichnete dem Verständnis des nicht unterrichteten Lesers. Nur der Eingeweihte, in diesem Fall Hauptmann, kann Friedliebs Vorschriften begreifen. Vgl. hierzu das Kapitel „Von opaken Denkmixturen – Einleitendes zu Hauptmanns Werk".

15 Gemeint sind vermutlich „Erbsen".

16 Eine Retorte ist ein „irdenes oder gläsernes chymisches Instrument oder Gefäß, rund, und hat einen ziemlich dicken Bauch auch etwas gebogenen Hals, welches zu Destillation der fixen Geister, welche nicht so hoch steigen, gebrauchet wird." Vgl. Zedler, Bd. 31 (1742), Sp. 849.

17 „Verlutiren, heisst ein Gefässe, das man mit einer gewissen Materie ins Feuer setzen will, damit es darinnen in sich selbst koche und nicht ausdämpffe, oben mit einem wohl schließenden Deckel verwahren, und denselben mit seinem klaren Leimen, darinnen einige Ingredienzen gemischet, so recht gut binden, und einem darüber straff angezogenen leinenen Tuche, dergestalt verkleiben [sic!], daß auch nicht der allergeringste Dampff davon herauß gehen könne." L. c., Bd. 47 (1746), Sp. 1285.

18 Zur Funktionsweise einer solchen Destillationsapparatur vgl. etwa Jüttner (1980), Sp. 335.

fester alß den andern, so wirdt sich der Weise Mercurialisch Liliensafft[19] sehen lassen, den Vierten Vndt lezTen Tag aber, Treibet man sostarck, mit dem Virdten grad deß fewers, dass man allen seinen Spiritum, Vndt den noch restirenden[20] Weißen Mercurialischen Liliensafft Von Ihnen aus Iaget, Vndt Vnser Adam[21] gleichsamb alß Todt im Grabe der Retorten Zu rücke Verbleibet, dan leßet man dass fewer abgehen; Vndt alles erkalten; Thut dass Lutum [?][22] fein Subtilherunter, Vndt kehrt allen Vnsern weißen Mercurialischen Liliensafft fein sauber Zusammen, inn Einen guten Vndt starck beschlagenen Kolben, der doch nicht gar Zu hoch sey, sezet Einen guten Vndt starcken Helmb darauff, Vndt fängt an, gradatim Zue Treiben Vndt Sublimiren[23], biß dass Edelste auffgestiegen; Vndt nichts alß noch etwas weniges Von Faecibus in fundo[24] Verbleiben, Welche man alß Vnnüz hinweg Thut, Vnsern Mercurialischen Weißen Liliensafft aber nachmalß der gestalt also biß Zum fünfften oder Siebenden Mahle tractiret Vndt aufgetrieben, daß er lezlichen, alß der Weiseste Schwan, oder wie ein schöner frischer Schnee anzusehen ist, solchen hernach in ein sauberes glaß [Fol. 735ᵛ] gethan, woll Verbunden Vndt Verwahret, biß man Ihn, wie Jetzt folgenn soll, Höchstbedürfftig, Vmb mit seinenn Manne Vndt Bruder alß die liebe Schwester, Vermittelst deß geistes Zu coniungiren, Vndt in Ewigkeit mit einander Zu Vereinigen Vndt zu Verbinden, :/: Den Spiritum aber mit seinem Phlegmate[25], geust man in ein Sauberes kolbenglaß, Vndt sezet einen

---

19 Nach Schneider (1962), S. 118, wurde der Begriff „Lilie" von Alchemikern synonym für das „Aurum potabile" verwendet. Es ist jedoch fraglich, ob dies auch hier zutrifft. Die Definition Martin Rulands d. J. (1612), S. 304, der „Lilium" mit „mercurius" gleichsetzte, scheint hingegen besser geeignet. – Hauptmann erwähnte in seinem Œuvre ebenfalls Lilien; dies sowohl in seinem zweiten Brief an Athanasius Kircher als auch im „Chymischen Kunstprojekt". Er bezog sich hierbei jeweils auf Johann Grasses „Kleinen Bauern". Bei Grasse vereinigt sich eine weiße mit einer roten Lilie zur „PRIMA MATERIA LAPIDIS ET METALLORUM." Vgl. WV, Nr. 39, Fol. 18ʳ; WV, Nr. 30a, S. 72; Grasse/Walch (1656), S. 25-27.

20 „zurückbleibenden".

21 Nach Schneider (1962), S. 97, wurde der Begriff „Adam" von Alchemikern synonym für den „Mercurius Philosophorum" verwendet.

22 „Lehm".

23 Die Sublimation oder „die Erhebung, ist eine chymische Arbeit, in welcher das Feuer einen gantzen Cörper, oder einige Theile desselben, gleich einer trockenen Ausdünstung in die Höhe treibet". Vgl. Zedler, Bd. 40 (1744), Sp. 1158.

24 „[...] Niederschlägen auf dem Boden [...]."

25 Nach einem Eintrag in Zedlers „Universal-Lexicon" bedeutet „Phlegma" zwar „bey dem großen Wercke des Steins der Weisen, das erste Wasser [Mercurius], oder das mittlere Wesen, in welchem der Anfang des Steins aufgelöset, verborgen, obwohl nicht zu demselben gehörig ist." Vgl. Zedler, Bd. 27 (1741), Sp. 2160. – Hier jedoch scheint es, als verwende Friedlieb den Begriff für einen Rückstand, einen „Schleim", von dem die „materia" zu befreien ist, damit das „große Werk" verrichtet werden kann. Vgl. auch Georges, Bd. 2 (1918), Sp. 1690.

Helmb darauff woll Lutiret, fewret ganz gelinde Vnter, alß wan man einen Spiritum vini rectificiren wolte, so steiget der Subtileste Vndt fewrige geist Vnserer materia, gleich einem Spiritum vini Vnsichtbahr herüber in den Recipienten Vndt leßet seine phlegma, Welches Zu nichts Nüze hinter sich zu rücke, den Spiritum aber bewahret man fleisig; Vndt nimbt alßdan Vnsern Todten Vndt hinterlassenen Adam auß seinem grabe der Retorten; welcher warlich dass centralische Sal metallorum, Vndt den Sulphur[26] oder Vadter aller Metallen Vndt Mineralien in sich Verborgen helt, Zerstosse Vndt Zerreibe solchen sehr klein alß ein Meel, Thue ihn in einen guten Vndt starcken Kolben, Vndt geuß seines eigenen rectificirten feurigen Spiritus so Viell darauff, daß er einen gutenn zwerch finger darüber gehe. (N[ota] B[ene]: Weillen aber Vnsere materia sehr Weniges Von Spiritibus Von sich gibt[27] als würde woll Von Nöthen sein, daß man mit einem der Retorten alß Zu Vor gedacht mehr einmaurete, Vndt nach dem graden deß feuers Triebe, damit man denselben in copia, Vndt so Viell man deßen Zu diesem Hohen Wercke benötiget ist haben könte:) Verlutire solches sehr woll, mit einem blindenn helmb, Vndt seze es in eine gelinde Wärme ezliche Tage, so wirdt der Spiritus den Sulphurischen Vndt fixen Salzsahmen Vnsers Adams anfangen in sich Zu Ziehen, Vndt wie ein Molcke werden, dan sezet man wen ein Tag, oder :6: biß in :7: Vorbey sein, einen andern helmb mit Einen Recipienten Vor, Vndt Ziehet den Inpregnirten Spiritum [Fol. 736ʳ] wieder Von seinem Corpore, biß es ganz Hart Trucken wirdt, daßelbige nimmet man herauß auß dem kolben, reibet es wieder klein, Thut es wieder hinnein, Vndt geuset den ieztgedachten impregnirten Spiritum wieder darauff, Vndt leßet es wieder so lange in gelinder Werme stehen, so impregniret sich der Spiritus noch ein mehrers, dieses wirdt dan wieder auff die Trockhene abgezogen, Vndt solches aufgießen, Digeriren, abziehen, reiben Vndt cohobiren[28], muß so offte Vndt Viellmahl geschehen, biß der Spiritus dass Corpus nicht mehr angreiffet, oder Vom Centralischen Sale Metallorum[29],

---

26 Nachdem „Mercurius" und „Sal" schon zuvor genannt wurden, erwähnt Friedlieb nun auch den „Sulphur". Der Direktor des „Geheimen Laboratoriums" erweist sich hier also als Anhänger der paracelsischen „tria prima"-Lehre.

27 Das Wort „gibt" wurde von Friedlieb nachträglich oberhalb der Zeile eingefügt.

28 „Cohobation, Cohobiren, Wann die Alchymisten und Apothecker die einmahl abgezogene Feuchtigkeit wieder aufgiessen, und zum zweyten oder drittenmahl destilliren, damit sie desto kräfftiger werden möge". Vgl. Zedler, Bd. 6 (1733), Sp. 625.

29 Auch Hauptmann hatte sowohl in den „Hornhausischen Gnadenbrunnen" als auch im „Wolkensteinischen Wasserschatz" dieses „Sal centrale", anscheinend eine Arkansubstanz, erwähnt und in diesem Zusammenhang auf Autoritäten wie den fiktiven Benediktinermönch Basilius Valentinus oder Michael Sendivogius verwiesen. Vgl. hierzu S. 132-133 dieser Studie. Es

riechbares [?] mehr in dem Cap[...] Verhanden ist; (N[ota] B[ene] Welches gemeiniglich in der Siebenden Cohobation Vndt außZiehung geschicht; Wirdt also der Verborgene Sulphurische Salzgeist, oder dass TieffVerborgene golt der Philosophischen Heimligkeit, durch Vnsern andern Vndt doch Ersten Chalybem, Sendivogy[30], alß daurch Vnsern Magneten Extrahiret, in den Himmel deß Helms geführet, Vndt mit Ihm ganz volatilisch Vndt flüchtig gemacht: Dieser Etherische geist, ober daß rechte [...], dienet auch dero gestalt, bey iederer Cohobation Vnser alten Saturni[31], also Vndt der gestalt Zu, daß wan man bey der lezten Cohobationn, dieser feurigen Spiritum, durch ein kleines Retörtlein, ganz gelinde wieder davon abzeucht, entlichen die Vbrige materia, ober daß fixe solarische, Vndt doch flüssig Vndt flüchtige Sal metallorum, am boden deß gefeßes, Wie ein dick geflossen Wachs oder Öhl— der Wärme, in der Kälte aber Wie eine schöne dick weise gur oder butter aussiehet, Vndt diß ist der rechte Liquor, daß menstruum[32] oder Sal metallorum, der grüne[33] Vndt rothe[34] Löwe ohne sorgen, in Welchem, steckt die ganze Kunst verborgen, Ja die fruchtbahre

---

scheint möglich, dass Friedlieb eine ähnliche Vorstellung wie Hauptmann von diesem „Centralischen Sale Metallorum" hatte.

30 Auch Hauptmann nannte Michael Sendivogius oftmals als Autorität. – Von Alchemikern wurde der Begriff des „Chalybs" synonym zu demjenigen des „Magnes" verwendet. Der Magnet veranschaulichte hierbei – so etwa im „Novum Lumen Chymicum" des Michael Sendivogius – die „Sym- bzw. Antipathie der Körper bzw. [die] Scheidung des Reinen vom Unreinen". Vgl. Priesner/Figala (1998), S. 231-232. – Zur „separatio puri ab impuro" vgl. auch Kühlmann/Telle (2001), S. 284-285.

31 Als „Saturn" wurde von Alchemikern auch das „Blei" bezeichnet. Vgl. Schneider (1962), S. 47.

32 Unter einem „Menstruum" wurde von Alchemikern ein „Aufflöse- oder Scheide-Safft, [...] ieder fliessender oder harter Cörper verstanden". Vgl. Zedler, Bd. 20 (1739), Sp. 833-844.

33 „Grüner Löwe, ist ein Chymischer Terminus, und wird aus gepulverter Holtz-Kohlen und Stein, guten Salpeter und gemeinen Saltz und Oleo Vitriol per destill[ationem] Praepariret, und solviret das Gold." Vgl. Zedler, Bd. 11 (1735), Sp. 1113. – Nach Schneider (1962), S. 118, konnten mit dem Terminus „Leo viridis" verschiedene Stoffe bezeichnet werden, neben dem Antimon etwa auch der „Mercurius philosophorum".

34 „Leo rubeus, der rothe Löwe, ist bei den Alchymisten sehr bekannt, und wird mit Beyfügung des weissen Adlers der Stein der Weisen daraus bereitet. Der rothe Löwe ist der Sulphurische unverbrennliche, fixe und rothe Lilien-Safft, (i. e. Sol) unter im Digerir-Glase lieget, und Leo rubeus gennennet wird." Vgl. Zedler, Bd. 17 (1738), Sp. 190. – Nach Schneider (1962), S. 118, konnten mit dem Terminus „Leo rubeus" verschiedene Stoffe bezeichnet werden, so etwa der wiederum ebenfalls nur schwer fassbare „Sulphur philosophorum".

grüne, oder daß rechte Sal Vndt Vitriolum metallorum, darVon Hermes[35] sagt: visita Interiora terre, rectifi[cando invenies occultum lapidem].[36]

[Fol. 736ᵛ] Folget die Conjunctio vnsers Mänlichen vndt weiblichen Samens: Nemmet Vnsers weisen Vndt höchstrectificirten Weisen Liliensaffts oder deß weiblichen sahmens 3. Theile, sal, sive Aurum Philosophorum[37] 1. Theil, Thuetsie Zusammen in ein subtiel Steinern Mörselein, oder auff einen Harten porphirstein[38], mit einen guten harten Vndt rein geschlieffenen Leuffer[39], reibet Vndt mischet sie[40] sehr woll Vnter ein ander, Vndt lasset auch keine mühe Verdrießen, damit sie intime, Vndt aufs höchste mit ein ander VerEhelichet Vndt Vermischet werden; Alßdan Thut sie in Vnser Philosophisches glaß (:N[ota] B[ene] die materia, wan sie wollVereiniget ist, siehet alßdan auß, wie der allerschönsten Venetianische Silber Talckh:) Vndt nehmet woll in acht, daß drey Theile desselben Ledig Verbleiben, Vndt nur der Vierte Theil deß glaßes mit der materia angefüllet werde, Vndt dieß wegen der hefftign Dünste, winde vndt Nebel, so hernach dieser Zwej Drachen[41] mit einander in Ihrer putrefaction Vndt radicalen Vereinigung VerVrsachen.

---

35 Gemeint ist Hermes Trismegistus, eine „[m]ythische Göttergestalt, die auf ägyptische Tradition, den Gott Thot, zurückgeht. Wurde von den Alchemisten als Urheber der 'Tabula smaragdina' verehrt. Auf dieser Tafel, deren Wortlaut über die Araber im Mittelalter nach Europa kam, befanden sich etwa 15 geheimnisvolle Leitsätze, die später allen Alchemisten bekannt waren und die Grundlage für philosophische Spekulationen gegeben haben. Der Beginn des zweiten Satzes: 'Quod est inferius, est sicut quod est superius' wurde besonders häufig zitiert und bei symbolisch-bildlichen Darstellungen dem Hermes oft in den Mund gelegt." Vgl. Schneider (1962), S. 75. – Zu Hermes Trismegistus vgl. auch Jüttner (1989); Priesner/Figala (1998), S. 173-176; Kühlmann/Telle (2001), S. 171-172.

36 „Besuche das Innere der Erde und Du wirst durch die 'Reinigung' den geheimen Stein finden". – Ein unter Alchemikern gebräuchliches Akrostichon für „Vitriol", das dazu diente, die „Geheimnisse", die sich hinter diesem arkanen Stoff verbargen, zu verschleiern. Vgl. Zedler, Bd. 49 (1746), Sp. 122.

37 Martin Ruland d. J. (1612), S. 95, setzte das „Aurum Philosophorum" mit dem Blei gleich. Für Friedlieb hingegen scheinen an dieser Stelle „Aurum Philosophorum" und „Sal" identisch zu sein. Da dieses „Sal" mit dem „Liliensafft" in einem Mörser verrieben werden soll, handelt es sich um einen konkreten Stoff, dem allerdings auch die Eigenschaften einer Arkansubstanz innewohnen können. Vgl. zum „Sal" auch Telle (2009).

38 Ein „rother und iezuweilen mit weissen Flecken versehener Marmor von fürtrefflicher Härte und schönen Glantze." Vgl. Zedler, Bd. 28 (1741), Sp. 1565.

39 In den „Mahl-Mühlen der obere Mühl-Stein, welcher auf dem untern und unbeweglich liegenden Steine umläufft". L. c., Bd. 16 (1737), Sp. 209.

40 Das Wort „sie" wurde von Friedlieb nachträglich oberhalb der Zeile eingefügt.

41 Im 1658 erschienenen „Chymischen Kunstprojekt" hatte Hauptmann das Antimon als „des uhralten Berck-Trachens Kind" bezeichnet. Vgl. WV, Nr. 30a, S. 43. Es scheint somit nicht verwunderlich, dass Friedlieb, der hier eine ähnliche Terminologie wie Hauptmann benutzt, gerade den Dresdner Arztalchemiker zur Durchführung seines Prozesses empfahl.

Dan nimmet man den Vorbehaltenen Vndt abgezogenen Spiritum, Theilet solchen in Sieben gleiche Theile, Vndt gießet fein [...]hlich Vndt Subtiel 1. Theil deßen, auf Vnser in dem Philosoph[ischen] bette beieinander liegende Zwey Eheleuthe, sie domit in Ihren großen Durst, dehnen Ihnen Ihre hefftige Vermischung Vndt liebes VerEinigung VerVrsachet hat, Zu erquicken, Vndt wirdt gemeiniglich solches bey den Philosophis, die Inceratio[42] genennet, Vermachet daß glaß sehr woll mit einem guten Luto [?], Vndt sezet es in eine gelinde werme, damit es sich nach Vndt nach selbsten gar gelinde ein Coagulire, welches gemeiniglich, den dritten auch woll Vierten Tag geschicht, dan wirdt daß glaß eröffnet, Vndt der ander Theil deß Spiritus darauff gegossen Vndt woll Sigilliret, eingesezet Vndt alß Vor [Fol. 737^r] Lente[43] ein Coaguliret, Vndt dieses also biß Zum Siebenden mahle reiteriret[44] imbiret Vndt ein Coaguliret; daß also Vnser fixes Sal metallorum oder Viellmehr der Philosophische Sulphur Vndt wahre Tieff Verborgene güldische sahme der Weisen, Vndt welcher Appollo[45], mit seiner Schwester oder liebsten Ehegemahl der schönenn Diana[46] oder dem AußgePresten Weißen Liliensafft, dermaßen durch diesen Ihren aufgegoßenen Vndt ein Coagulirten Spiritum Vereiniget, VerKnüpffet Vndt Verbunden seint, daß solche hinfüro in alle Ewige Ewigkeit nicht mehr Natürlich oder Menschlicher Weise nach, (: Von Gottes Allmacht wirdt alhier nicht geredet, dann daher ist alles müglich Zue Thun, daß er will im Himmel auff Erden Vndt Vnter der Erden:) können getrennet, geschieden oder Von einander Separiret werden – Vndt muß man iezo Vnser Philosophisches gefäß, wan die lezte ein Coagulirung deß Spiritus geschehen, nach der Kunst, oben fein Subtiell Zu schmelzen auch auf daß Höchste Vndt beste Verwahret werden, damit do nichtes wan einiger Ritz [?][47] oder Mangel an der selben gespüret werde, Vndt hernach in der Arbeit, wan

---

42   „Inceratio, heisset eine Vermischung trockener Dinge mit einem Humore, welcher zur Consistenz eines warmen Wachses gebracht werden." Vgl. Zedler, Bd. 14 (1735), Sp. 615.

43   „langsam".

44   „wiederholt".

45   Weder bei Ruland (1612) noch bei Schneider (1962) oder Priesner/Figala (1998) finden sich Anmerkungen zur Bedeutung des „Apollo" in der Alchemie. Vermutlich ist dieser aber synonym mit „männlichem Sonnengold" zu verstehen: Isaac Newton etwa hatte behauptet, dass sich ein unsichtbares Samenzentrum in jedem sichtbaren Körper befinde, „das einem sublimierten Mercurius gleichgesetzt wird, der wiederum aus der Vereinigung von männlichem Sonnengold und weiblichem Mondsilber hervorgeht." Vgl. Priesner/Figala (1998), S. S. 255. – Zu Newton vgl. auch DSB, Bd. 10 (1981), S. 42-101.

46   Gleichbedeutend mit „Argentum", also dem Silber. Vgl. Schneider (1962), S. 108.

47   „Ritz" wäre in diesem Falle zu verstehen im Sinne eines „mangels". Vgl. Grimm, Bd. 14 (1893), Sp. 1079.

so angefangen, Vndt eingesezet ist, daß ganze wercks, Vndt alle Zeit, mühe Vndt Kosten Verlohren ginge; setze solches in Vnsern Philosophischen Offen, oder Balneum vaporosum siccum[48] auf einen dreyfuß, oben mit einem großen gläßernen Hudt bedeckt, der wollverlutiret sey, wie desselben abbildung, nebenst beinötigen faulen Heintzen, Vndt dem model deß Philosophischen glaßes ZuEnde dieses Processes hinten an, soll Vorgebildet Vndt abgerissen Werden, damit in allen auch den allergeringsten Handtgriffen nicht Verstossen oder geIrret werde, Vndt man sich desto Eigentlicher Vndt besser darnach richten könne.[49] Wan nun daß glaß wie iezt gedacht eingesezet, so gebe man Ihme in gottes Nahmen den Ersten Vndt gelindesten grad der werme, welches man alle-[Fol. 737ᵛ] Zeit, durch ein Loch im offen Vnter der Capellen[50] fühlen kann, so wirdt mann Innerhalb wenig Tagen, die materia schon sich nach einer Lieblichen grüne Zulencken, welche sich Vnter 10 Tagen nicht Verliehrn wirdt, Hernach aber werden sich diese beide Naturen, herummer weben wie ein dicker Nebel Vndt anfangen ganz dunckelgrün Vndt schwarz, wie ein dicker Meerschaum Vnter ein ander Zu werden, Auch schwere Vndt bleyhafftige blaue Wolcken, mit Vngestümmen Sturm Vndt Winden, Vntereinander auffsteigen; dan sehe man woll Vndt fleißig Zu, daß man mit bequemer Werme recht continuire, Vndt den gradum Ignis[51] gleich führe, so lange biß man siehet, dass die feuchtigkeiten sich Verlihren Vndt abnehmenn, welches innerhalb dreisig Tagen geschehen wirdt, Vndt Von der Zeit an, innerhalb 10 oder 12 Tagen, die ganzeErden Trocken, Vndt recht gleisent schwarz alß ein Pech sein wirdt, dan ist der Todt Vndt daß absterben deß compositi Verhanden, die Winde haben auffgehöret, Vndt begiebet sich alles Zu ruhe, Dieses ist die große Sonnen Vndt Monden Finsternüs, in welcher kein licht Vber der Erden scheinen wirdt, auf daß Meer Verschwinden,

---

48   Nach Zedler, Bd. 3 (1733), Sp. 241, wurden in Alchemie sowie Medizin zwei Arten von Bä-
     dern unterschieden: Zum einen das „Balneum Maris", das sich daran erkennen lasse, dass „ei-
     nige Stücke Metall. oder andere Dinge, in einem Kessel mit Wasser aufgelöset, oder destilliret
     werden." Die zweite Art des Bades war das „Balneum Vaporis", in dem „die Auflösung derer
     Metalle, oder anderer zu schmelzender Sachen, bloß durch den Dunst des kochenden Wassers
     geschieht." – Friedlieb scheint hier ein solches „Balneum Vaporis" zu meinen.
49   Diese Abbildung findet sich nicht im überlieferten Autographen.
50   Bei einer „Capelle" handelt es sich um ein „[k]leines Schälchen [...] zur Reinigung von Silber
     und Gold durch den Treibprozeß, oder eine als Sandbad dienende Schale". Vgl. Schneider
     (1962), S. 70.
51   In der Alchemie unterschied man in der Regel vier verschiedene Temperaturstufen oder Grade
     des Feuers: „1. Grad: lauwarm; 2. Grad: heiß, jedoch noch anfaßbar; 3. Grad: heiß, nicht mehr
     anfaßbar; 4. Grad: mit höchster Feuerkraft erzielt. Die Definitionen der einzelnen Autoren [wa-
     ren] allerdings nicht einheitlich." Vgl. Schneider (1962), S. 74; weiterhin auch Zedler, Bd. 9
     (1735), Sp. 743-744.

Vndt also Vnser Confusum Chaos darauß nach dem Willen deß Schöpffers, alle Wunder der Welt, Ihrer Ordnung nach Entspringen sollen, fertig werden[52]; Daß also nun mehro nach dem betrübten Winter Vndt schwarzen Saturno; der Lustige Früling[53], Vndt güttige Jupiter[54], nach einer Ziemblichen lichten grawe, alß in Welcher sich die schwarze farbe Verbirget, mit allerhandt Wunderlichen Vndt Menschlichen Sinn nur eingebildeten farben mit höchster Lust dieses hohe Werck vndt Wunder gottes Zieret, Vndt nach einander sehen lasset, Vndt Vber Fünff Wochen Guberniret[55], nach deßen absoluirten Regiment aber, in Welchem iezo der andere [Fol. 738ʳ] grad deß fewers ohne schew Verwahret werden muß, wirdt Zue Ende deß Fünfftn Monats, die Schneeweiße Luna[56] Ihr Regiment antreten, Vndt die materia Von graden Zur graden, anfangen Weißer Vndt Weißer zu werden, auch deß Tages Viel mahl Zerschmelzen Vndt wieder Zusammen lauffen, Vnter weillen wirdt sie scheinen alß lauter Fischaugen biß weillen auch Wie ein lauter silberner außgebuzter Baum mit seinen Ästlein Vndt Zweiglein, Vndt hat Menschliches auge woll nichts schöners iemalß gesehen, biß es Endtlichenn auff die allerhöchste Weise[57] kommen, also daß die ganze materia nicht anders alß Wie ein recht geschmolzenes feines silber außsiehet, Vndt also in der Vierten Wochen sich Endet, Allhir mag man nunmehr dem Allmechtign Vnsterbliches Lob Vndt Danck sagen, weillen es die Vollenkommmene Vndt – wahre Tinctur[58] Zum Wissen ist; Jedoch aber geringer Krafft, gegen die Zu rechnen, Welche sie durch nachfolgende Wiederholete Arbeit deß feuers Vberkommet? Folget also nach dem Regiment der Luna oder der Weißen Tinctur, Von 9. oder 10. Tag hernach daß Regiment deß schönen Planeten der

---

52   Friedlieb spricht hier also von der Rückführung des verwendeten Substanzgemisches in das „Chaos", seinen ungeordneten Ausgangszustand. Der Alchemiker kann dem Substanzgemisch anschließend die von ihm gewünschten Eigenschaften ein- oder aufprägen. Zu dieser „reductio in primam materiam" vgl. auch Anm. 207 im Kapitel „Von zwei 'Streithammeln' – Zu Hauptmanns Fehde mit Georg Detharding über Johannes Agricolas 'Aurum potabile'".

53   Friedlieb sieht den Wechsel der Jahreszeiten somit als Allegorie für den alchemischen Reifungsprozess.

54   Gleichbedeutend mit „Zinn". Vgl. Schneider (1962), S. 115.

55   „Lenkung" oder „Leitung".

56   Gleichbedeutend mit „Silber". Vgl. Schneider (1962), S. 119.

57   Das Wort „Weise" wurde von Friedlieb nachträglich oberhalb der Zeile eingefügt.

58   Unter der „Tinctura" verstand man eine „ätherische oder geistige Substanz, welche jedem damit durchdrungenen Stoffe ihre eigenen Eigenschaften verleiht. Deshalb soll die Goldtinktur die Fähigkeit haben, alle damit durchdrungenen Stoffe in Gold zu verwandeln resp. denselben die Eigenschaften des Goldes zu verleihen." Vgl. Schneider (1962), S. 91. Aufgrund der definitorischen Unschärfe scheint die Bedeutung dessen, was man – in diesem Falle Friedlieb – unter „Tinctur" verstand, jedoch schwierig zu fassen. Vgl. so etwa die Bemerkungen von Jüttner (1997) sowie Kühlmann/Telle (2001), S. 281-282.

Veneris,[59] Welche sich in einer Vberauß schönen Venerischen Vndt grünen gestalt presentiret, Vndt innerhalb 20. Tagen nicht gar Verschwindet, entlich aber gegen dem Ende deß 40sten Tags, sich in eine bleiche Purpurfarbe Verwandelt, Vndt Ihren liebsten Puhlen[60] dem Streitbbahren Marti[61], (welcher mit einem Ziemblichen gelbe daß Werck krönet,) gerne cediret[62] Vndt weichet; Wormit dem auch der dritte gradt deß fewers Woll obherviret [sic!] Vndt in acht muß genommen Werden, Damit Mars nach seiner feurigen Krafft, entlichen daß ganze Compositum könne innerhalb 40 Tagen[63] in eine Citrongelbe farbe Verwandeln, Vndt Entlichen Vndt Zum lezsten sich in den schein Vndt Strahlen der Edlen herannahenden Sonnen[64] Verbergen, Welche sich Erstlichen in einen hohenCitron, mit Vielfarbe Vmbher besprengeten Majestet, sich sehen leßet, Vndt in den [Fol. 738ᵛ] 10 oder 12 Tagh die königliche Dunckel Purpurfarbe anzeucht nach dem 26 Tag aber Ihre Strahlen dermaßen lieblichen von sich wirfft, dergleichen man sich kaum einbilden kann, Da man dan nicht sparen muß auch den Vierten grad deß feuers[65] Zu administiren sostarck man kann; darmit also dadurch auch drejen Tagen Vnser Hochgebohrenster König[66] Vndt Herscher aller dreyen reiche alß deß Animalischen, Vegetabilischen, Vndt Mineralischen[67], die Vollenkommeneste Krafft Vndt macht Vber alle seine brüder die auß diesem seinen Reich entspringen erlangen, Vndt in gestalt einer sehr hohen röthe, fast Wie schwarzbraun, oder daß gesundeste rothe blut eines Jungen Menschen, Vberkommen möge: Welches durch kein feuer mehr Verbrant werden kann, oder sich deßen befürchtet? Solches Nemet auß dem Philosophischen glaße, reibet Ihn ganz Subtiel, Vnd Thuet Ihn in ein glaßkolben, der einen flachen boden hat, gießet darauf deß Höchstrectificirten Spiritum vini, daß er einer handtquer

---

59 Nach Schneider (1962), S. 118, gleichbedeutend mit dem „Mercurius". Zum Begriff des „Mercurius" vgl. Telle (2003); weiterhin auch S. 60-61 dieser Studie.

60 „Liebhaber". Vgl. Grimm, Bd. 2 (1860), Sp. 498.

61 Gleichbedeutend mit „Eisen". Vgl. Schneider (1962), S. 120.

62 „Weichen", „Gehen".

63 Die Passage „innerhalb 40 Tagen" wurde von Friedlieb nachträglich oberhalb der Zeile eingefügt.

64 Gleichbedeutend mit „Gold". Vgl. Schneider (1962), S. 133. – Der Adept scheint nun in den Augen Friedliebs tatsächlich das „summum bonum" erreicht zu haben. Die folgenden Schritte dienen nun noch dazu, dieses zu reinigen, und – sofern gewünscht – zu vervielfältigen.

65 Friedlieb geht somit auch von vier Graden des Feuers aus. Vgl. Anm. 51 zu diesem Text.

66 Zum Gebrauch des Terminus „König" bei Alchemikern vgl. Anm. 10 zu diesem Text. – Da der König hier mit dem Superlativ „Hochgebohrenster" belegt ist, könnte das Gold gemeint sein. Vgl. Priesner/Figala (1998), S. 353.

67 Hier nimmt Friedlieb Bezug auf die drei Naturreiche, die „Animalia", „Vegetabilia" und „Mineralia". Der „König", vermutlich also das Gold, steht an der Spitze dieser Reiche.

darüber hingehe, Vndt rühret es mit einem Helffenbeinen[68] spatel Woll Vnter einander, Vntermacht Vndt Verkleibet es woll mit einen blinden – Helmb, Vndt sezet es in eine gar gelinde Wärme, so wirdt innerhalb Zweyen oder dreyen stunden der Spiritus vini, wie ein blut sich ferben, selben gieset man ab, in ein ander rein kolbenglaß, Vndt gieset wieder frischen Spiritum vini darauff, rüttelts wieder woll durch einander, Vndt sezet es wieder woll Vermachter hin in eine gelind Digerirende wärme, so wirdt es in weniger Zeit mehr Extrahiren, Vndt dieses muß also lange mit auffgießen, Verlutiren : Digeriren, Vndt abgießen continuiret Werden, so lange alß der Spiritus vini, etwaß Von der Tinctur extrahiren Will, so bleibt Entlich Von der Tinctur in residuo, oder in Fundo deß Kolbens dannach eine terra heterogenea oder damnata[69], bleichgelb beliegen, Welche [Fol. 739ʳ] kein Nuz, den fingirten Spiritum Vini aber, muß man allersambt wieder ganz rein Vndt Trucken, Von der Tinctur abziehen, dieselbe mitn glaß in einen Heißen sandt sezen, Vndt Vollents ganz trucken Vndt dürre machen: Welche man alßdan mit dem Helffenbeinen spatel heraußnehmen, Vndt in einen Helffenbeinen Püchslein, (:darrinnen es am besten Verwahret wirdt) einmachen Vndt Woll Verwahren soll; Wan man nun Denn Stein oder diese Verfertigte Tinctur[70] nur allein Wollte Zur Menschlichen gesundtheit, oder einigen Curiositäten in den Vegetabilien gebrauchen, so ist solcher ohne die nachfolgende Fermentatio deß goldes[71] schon mechtig Vndt krefftig genug, seine Vberauß große macht Vndt Thugent Zu erweißen, also daß man deßen nur einen einzigen gran in einenn gleslein Wein oder Spiritum vini dissolviren Vndt Von solchem ezliche wenige Tropffen dem Krancken nach Art der Kranckheit in einem bequemen Vndt darzu dienenden vesiculo administrire Vndt eingebe[72]:

---

68 „Helffenbein" als Synonym für „Elfenbein". Vgl. Zedler, Bd. 8 (1734), Sp. 788-789.

69 Bei einer „Terra mortua" oder „Terra damnata" handelt es sich um eine ausgelaugte Erde. Vgl. Zedler, Bd. 42 (1744), Sp. 1107. – Den „Bergsorten" ist somit nach Friedliebs Angabe nun alles, was man ihnen an wertvollem Inhalt entziehen kann, auch tatsächlich entzogen worden.

70 Die Begriffe des „Lapis Philosophorum" und der „Tinctur" werden hier also synonym verwendet.

71 Aufgrund der opaken Sprache ist es kaum nachvollziehbar, ob der „Lapis Philosophorum" von Friedlieb mit dem „Gold" gleichgesetzt wird, oder ob er dazu dient, das Gold herzustellen. Vgl. auch Anm. 58 zu diesem Text.

72 Friedlieb formuliert hier erstmals den Hauptzweck seines 'Prozesses'. Es geht darum, ein Allheilmittel herzustellen, das bei jeglicher Krankheit angewendet werden kann. Friedlieb scheint unter „Tinctur" somit trotz aller begrifflichen Unschärfe eine „heilende, verändernde Arznei(form) mit [...] Panacee-Charakter" zu verstehen. Vgl. hierzu Jüttner (1997). – Da hier auch von Gold die Rede ist und weiterhin von „Tropfen", die einem Patienten verabreicht werden sollen, könnte es gar Ziel des 'Prozesses' sein, ein „Aurum potabile" herzustellen. Vgl. hierzu das Kapitel „Von zwei 'Streithammeln' – Zu Hauptmanns Fehde mit Georg Detharding

Die warhafftige fermentatio aber cum Auro:
Geschicht folgender gestalt; Man nimbt deß aller reinesten Vndt feinesten goldes 4: Theile, leßet solches in einem saubern Tiegel Wollfließen, dann wirfft man 1. Theil obgedachter Tinctur, in Wachs Vermacht darauff, leßet es eine Viertelstunde woll fließen, dan geust mans auß in ein sauber geschier, so bekommet man ein brüchige materi wie ein glaß Von schöner Vndt hoher röthe; Welches wieder klein gerieben Vndt Wollbewahret werden soll, Will man nun tingiren[73], so nimbt man deß woll gereinigten Mercury vulgi 10. Theil, leßet ihn in einen Tiegell woll warm werden, biß er anfanget Zu rauchen, Vndt wirfft dan ein Theil ieztgedachter rothen Tinctur darauff, so wird es ein wenig darauff herumber lauffen, entlich aber wie ein bliez eingehent Vndt gleichsamb Wie einen kleinen Donnerknal Von sich geben, Vndt in klares Vnd feines golt gestehen; welches man in einen Einguß geußet Vndt [Fol. 739ᵛ] kalt werden leßet; Will man[74] aber Tincturam multipliciren[75] oder Vermehren, so nimmet einen Vnserer materiae crudae praeparatae 10: Theil, Vndt der Ersten Vnfermentirten Tinctur. 1. Theil, mischet solche sehr woll Vnter einander, Vndt procediret in allem, Wie Vorgedacht, so werden alle Vorbeschriebene Regimina[76] nach Ihrer Ordnung in Zweyen Monathen Vorüber gehen, Vndt dieses ist also die Warhafftige Fermentatio Vndt Multiplicatio, Welche man nach guten belieben allezeit wieder erhohlen Vndt reiteriren kann. damit die Tinctur auff Viell Tausent Vermehret werde :/:[77] Wehm nun Gott der Allerhöchste, Vndt geber aller guten Vndt Vollkommenen gaben einmahl segnet Vndt benedeyet, daß er dieses hohe werck Zue Ende führet Vndt auß arbeitet, dehme weiß ich nicht was derselbe sich auff dieser Welt, negst gott Vndt der Seligkeit mehr Wünschen könne, alß daß er Vor allem bösen betrug Vndt Verfolgung, gottloßer böser

---

über Johannes Agricolas 'Aurum potabile'".

73 „Tingiren, heißt bei den Philosophicis Hermeticis, den geringeren Metallen die Farbe und Güte des Goldes oder Silbers mittheilen, oder sie in diese verwandeln." Vgl. Zedler, Bd. 44 (1745), Sp. 368.

74 Das Wort „man" wurde von Friedlieb nachträglich oberhalb der Zeile eingefügt.

75 Eine „'Vermehrung', die eintreten soll, wenn unedle Metalle durch den [...] Lapis philosophorum [...] in edle umgewandelt werden". Vgl. Schneider (1962), S. 81.

76 „Regimen" bedeutete bei Alchemikern „die Regierung des Feuers auf gewisse Grade bei chymischer Arbeit." Vgl. Zedler, Bd. 30 (1741), Sp. 1821.

77 Friedliebs Anweisungen darüber, wie der Adept den Prozess durchzuführen habe, enden hier. Der Adept befinde sich, wenn er alles richtig befolgt hat, nun im Besitz des „summum bonum". Es folgen noch einige, vorrangig theologisch begründete Verhaltensregeln, um ihn vor Überheblichkeiten zu schützen.

Leuthe sich fleisigst hütte[78], Vndt seinen gott stetigs Von Herzen dauor dancke, mit Pracht aber Vndt Eitelkeit dieser Welt, die gemeine Lufft anhauchen, gehet gewisslich dehnen nicht Zu Herzen, so diese Kunst Wissen Vndt Verstehen, dan sie solche Viellmahle Verachten Vndt Verwerffen; Wer demnach mit diesem Talent Von dem Lieben gott begabet ist, selbigem stehet daß felt der Wollust offen; Wie sehr aber Wollust, Pracht Vndt Eitelkeit, bey dem lieben Gott Verhaßet seint, Vndt Wie sie deßen Vnnachbleibliche straff nach sich Ziehen, ist iedt wedern rechtschaffenen Christen auß gottes Wort bekannt, Es geben es auch die Teglichen Exempel; Welche billich den besiezer dieses hohen Schazes Zu einem gewißenhafften Vndt Seligen gebrauch anmahnen, Vndt Von alle waß dehme Zu wieder abhalten sollen: Dem Ienigen aber der diese hohe gabe mit gott[79] Vndt guten gewissen nuzet, Vndt anwendet, dehme kann kein mangel in einigerlej Wege befallen,

[Fol. 740[r80]] Ob Er Tausent Jahr lebete, Vndt Teglich Tausentmahl Tausent Menschen Ernehren Vndt Vnterhalten müste, weillen er nach wunsch seine tinctur Multipliciren Vndt Vermehren kan, so wohl an Dem gewicht, alß nach seiner Kraft Vndt Thugent, so daß er alle VnVollkommene dinge, so in der Welt den Metallen Zu Vergleichen, Vndt Ihrer Natur seint, wan er nur selber Will; in Warhafftiges gutes golt tingiren Vndt Verwandeln kann, Dem Allerhöchsten Gott: Vatter, Sohne vndt Heiligen Geiste, sey Vor solche seine grose Vnaußsprechliche Wolthaten, Ewiges Lob, Ehr, Preiß Vndt danck gesaget, Von nun an biß in alle EwigeEwigkeit, Amen. Amen :/:

Durchleuchtigster Churfurst[81], Gnedigster Herr, Herr,

Ich Wünsche meinen gnedigsten Patron Vndt Herren, nachmalß Von grundt meiner Seelen Vndt deß Herzens, von dem Lieben gnädigen Gott Vndt Vatter, Zu diesem Hohen Wercke, seiner Göttlichen vndt großen Wunder, Viell Tausentmahl Ewiges glück Heil vndt Segen, Daß dieselbe es Viell vndt lange Jahre Zu Gottes Lob, Churfurstlicher HohenEhre, Stolzen ruhe, vndt selbst gewünschten frieden

---

78 Hier wird also vor dem Missbrauch der „Kunst" gewarnt. Vgl. hierzu auch den Abschnitt „Hauptmann als Geheimniskrämer" im Kapitel „Von opaken Denkmixturen – Einleitendes zu Hauptmanns Werk".
79 Zum Wissen um die alchemische „Kunst" als Geschenk Gottes vgl. ebenfalls den Abschnitt „Hauptmann als Geheimniskrämer" im Kapitel „Von opaken Denkmixturen – Einleitendes zu Hauptmanns Werk".
80 In der unteren, linken Hälfte von Fol. 740[r] findet sich ein Siegel mit dem dazugehörigen Band.
81 Da Friedlieb seine Vorschriften vermutlich kurz vor Hauptmanns Bestallung verfasste, richtet er sich hier aller Wahrscheinlichkeit nach an Johann Georg II., der nach dem Tode von Kurfürst Johann Georg I. im Jahre 1656 dessen Nachfolge angetreten hatte.

vndt wollstande, Ihres Hohen Furstl[lichen] Churhauses mögen Selig Vndt frölich gebrauchen, Vndt solches wünschet nachmalß, der sich nebenst allen den seinigen Ihro Churf[urstlicher] Durchl[aucht] Gnedigsten Hulde vndt Gnade Von ganzen Herzen Vnterthenig gehorsambst Embfiehlet, Vndt Verbleibe Lebenslang Ihre Churf[urstlicher] Durchl[aucht]

meines gnedigsten Patrons vndt Herrn;

Vntertheniggehorsambster
Amadeus Friedlieb m[anu]p[ropio].

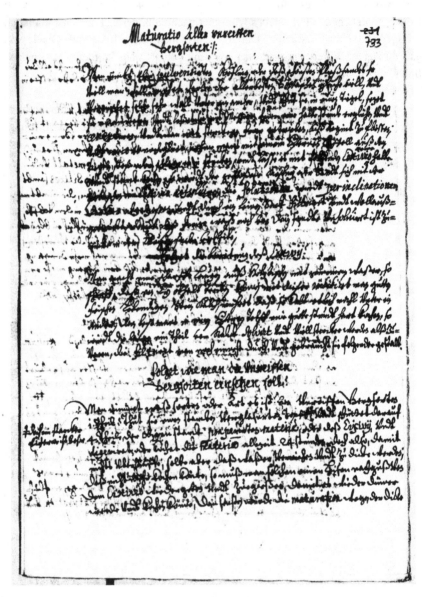

Abb. 13: Erstes Blatt der Beschreibung von Amadeus Friedliebs 'Prozess'.

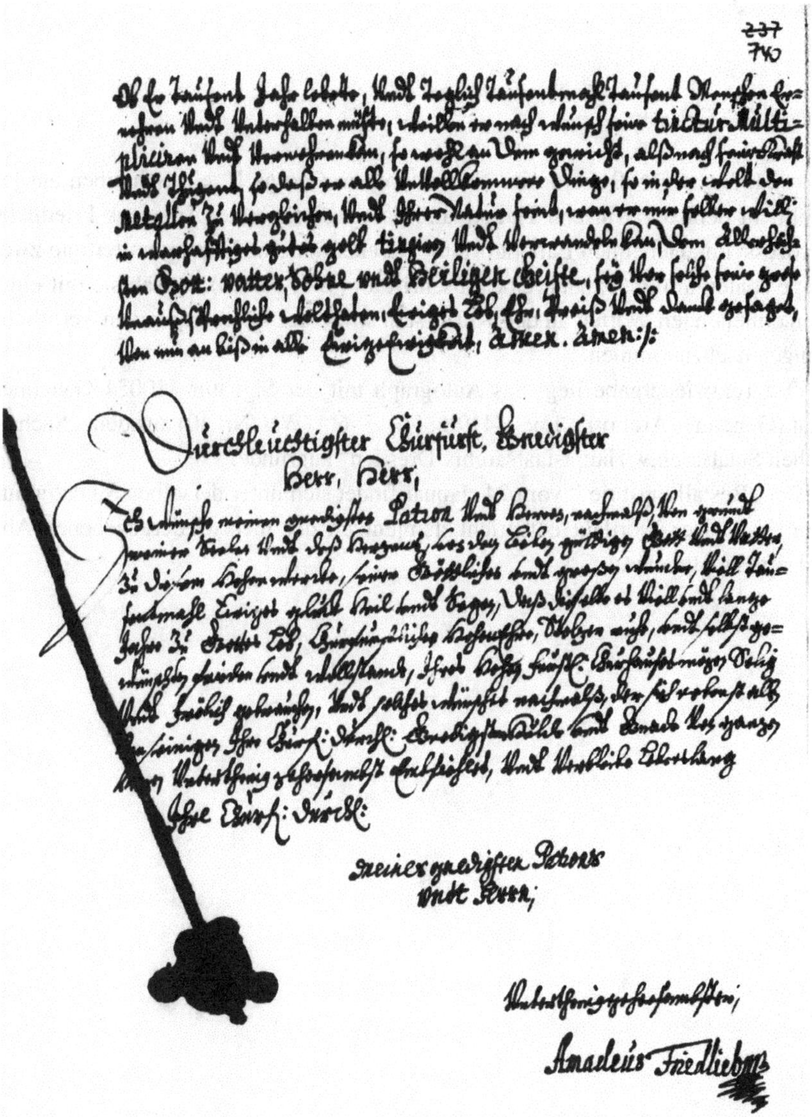

Abb. 14: *Letztes Blatt der Beschreibung von Amadeus Friedliebs 'Prozess'.*

HAUPTMANNS VERPFLICHTUNG ZUR DURCHFÜHRUNG VON AMADEUS FRIEDLIEBS
'PROZESS'

EINLEITENDES:

Am 24. Januar 1660 wurde im Namen Johann Georgs II. ein Schreiben ausgestellt, in dem der Kurfürst Hauptmann dazu verpflichtete, Amadeus Friedliebs
'Prozess' im „Geheimen Laboratorium" durchzuführen. Hauptmann fertigte zwei
Tage später, am 26. Januar, eine Abschrift an (WV, Nr. 30), versah sie mit einigen einleitenden Worten an den Kurfürsten sowie der Beteuerung, den Verpflichtungen nachzukommen.

Der Textwiedergabe liegt das Autograph mit der Signatur „10024 Geheimer
Rat (Geheimes Archiv) – Loc. 4419/6, Fol. 5^r-6^v" (WV, Nr. 40) aus dem „Sächsischen Staatsarchiv, Hauptstaatsarchiv Dresden" zugrunde.

Der „Bestallungsbrief" vom 24. Januar findet sich unter derselben Signatur auf
Fol. 7^r-9^v. Der Wortlaut entspricht demjenigen der hier wiedergegebenen Abschrift Hauptmanns.

TEXT:

[Fol. 5ʳ] Demnach der Durchlauchtigste Fürst Vndt Herr, Herr Johann George der Andere, Hertzog Zu Sachsen, Jülich, Clewe Vndt Berg, des Heyligen Römischen Reichs Ertzmarschall Vndt Churfürst, Landgrafe in Thüringen, Marggrafe Zu Meißen, auch Ober Vndt Nieder Lausitz, Burggrafe Zu Magdeburg, Grafe Zu der Marck Vndt Ravensberg, Herr Zum Ravenstein: Mihr endesbenanten, sonderbahre geheime labores Chymicos Zu Verrichten, anbefohlen, Vndt mihr darüber einen bestallungs Brieff in gnaden ausfertigen laßen, welcher Von Wortt Zu Wortt lautet wie hernach folget.[1]

Von GOTTES gnaden Wir Johann George der andere, Herzog Zu Sachsen, Jülich Clewe Vndt Berg, des Heyligen Römischen Reichs Ertzmarschall Vndt Churfürst, Langrafe in Thüringen, Marggrafe Zu Meißen, auch Ober Vndt Nieder Lausitz, Burggrafe Zu Magdeburg, Grafe Zu der Marck Vndt Ravensbergk, Herr Zum Ravenstein. Thun hiermit kund.

Demnach Vns der Edle, Vnser besonders lieber Vndt getrewer, Herr Amadeus Friedtlieb, sein Von dem Allerhöchsten ihme hochverliehenes pfundt[2], der wahren Philosophischen Kunst[3] Vndt Wißenschafft, mit hertzlichen trewen Vndt aufrichtigen Wohlmeinen, Vermittelst eines deutlichen Vndt ausführlichen beschriebenen Processus eröffnet Vndt mitgetheilet, Vndt Zu deßen elaborirung[4] Vns den Hochgelarten Vnsern lieben getrewen, Herrnn Augustum Hauptmannen der Arzeney Doctorem, als welchen Er albereit [Fol. 5ᵛ] durch Vnterschiedene, gegebene anleitung, Vndt gutte information, Zu diesen laboribus qualificiret gemacht, für ander fürgeschlagen.

Als haben wir Vnß in ansehung solcher recommendation, Vndt seiner D[oktor] Hauptmanns in chymicis sonst bekanten wißenschafft Vndt erfahrung, ihme solches geheime werck Vnter die hendt Zu geben entschloßen.

Bestallen demnach ermelten D[oktor] Augustum Hauptmann, Vndt nehmen in Vnsern Dienst, Vndt Zu elaborirung Vorgedachten Processus, biß Zu deßen endtschafft hiermit an, dergestalt daß Vnß er getrew, hold Vndt gewertig sey, Vnsere Ehre, hoheit nutz Vndt frommen nach seinen besten Vermögen fördern,

---

1   Hier enden die einleitenden Worte an den Kurfürsten. Es beginnt der Text der zwei Tage vor Hauptmanns Abschrift ausgestellten Bestallungsurkunde.

2   Hier wohl zu verstehen als „Gabe".

3   „Philosophia" stellte ein „übliches Synonym für 'Alchemia'", die „Kunst", dar. Vgl. Kühlmann/ Telle (2001), S. 460.

4   „Durchführung".

schimpf, schaden, gefahr Vndt nachtheil aber warnen, wenden Vndt fürkommen soll.

Insonderheit soll er schuldig sein, mehrgedachtes Herrnn Amadei Friedliebens aufgesatzten Process, Vndt gegebene Instruction allenthalben genawe folge Zuleisten, mit andechtigen gebeht, Vndt wachsamen fleiß die labores fürZunehmen, selbige alß fortZusetzen, Vndt nechst Göttlicher Verleihung ausZuführen, die ihme furkommende dubia Herrnn Friedtlieben durch schreiben ingesambt Zueröffnen, Vndt seinen darauf empfangenen Vnterricht in allen eigentlich nachZuleben, was nach Vndt nach in laboriren fürgehet, Vndt durch GOTTES gnade darinnen Von ihme Verrichtet wird Unß anhero trewlich Zu berichten, Vndt an den Wohlgebohrnen Vnsern geheimen Rath Vndt Cammerherrnn Herrnn Herrnn Heinrichen Freyherrnn Von Friesen[5], Vndt Vnsern Raht Vndt geheimen Cammer Secretarium, Gabriel Voigten[6], sich iedesmahls nach befundener nohtturfft entweder [Fol. 6ʳ] schriftlich oder mündlich Zu addressiren (: aus deren händen er auch seine besoldung Vndt andere specificirte aufwendung empfangen soll :) sonsten aber alles was ihme hierinnen anVertrawet, oder ins künfftige Von Uns noch anvertrawet werden möchte, niemanden, wer der auch sey, auser denen die mit offtgedachten Herrnn Friedlieben in gleicher Verbündtnis Vndt correspondentz sein, offenbahren, sonder biß in sein grab in bester Verschwiegenheit bey sich Zubehalten, Vndt im Vbrigen in dieser geheimen Verrichtung Vndt sonsten allenthalben sich alß beZeigen wie es einen aufrichtigen Vndt getrewen Diener wohl Zukömmet, eignet Vndt gebühret, Vndt wie er[7] es gegen GOTT Vndt Unß ieder Zeit mit einen gewißen Verantwortten könne, gestaldt er denn hierZu sich eydtlichen Verpflichtet Vndt Unß darüber einen sonderbahren Revers[8] ausgehändiget hatt.[9]

Hingegen, Vndt für solche seine getrewe Dienste, wollen wir ihme ~~ihme~~ über das, was was wir es wohl wegen seiner als aller deren seinigen an exemption[10],

---

5   Zu Heinrich von Friesen, seit 1650 kursächsischer Geheimrat und ab 1664 Geheimratsdirektor, vgl. ADB, Bd. 8 (1878), S. 87.

6   Zu Gabriel Voigt vgl. Anm. 118 im Kapitel „Zwischen Dresden, Leipzig, Montpellier, Wittenberg und Wolkenstein – Stationen eines Lebens".

7   Das Wort „er" wurde von Hauptmann nachträglich oberhalb der Zeile eingefügt.

8   Schriftliche Versicherung. Vgl. Zedler, Bd. 31 (1742), Sp. 904-905.

9   Hauptmann wird also eidesstattlich dazu verpflichtet, das „Schweigegebot" für Alchemiker zu befolgen. Zum „Schweigegebot" vgl. Kühlmann/Telle (2001), S. 417; weiterhin auch den Abschnitt „Hauptmann als Geheimniskrämer" im Kapitel „Von opaken Denkmixturen – Einleitendes zu Hauptmanns Werk".

10   Ein „PRIVILEGIUM EXEMPTIONIS, oder Privilegium Immunitatis, ist eine solche Freyheit oder Begnadigung, da iemand der ihm sonst obliegenden Pflicht oder Schuldigkeit entlediget

Vndt befreyung aller seiner Gütter, so er itzo besitzet oder künfftig erlangen Vndt besitzen möchte, in Vnsern, an H[err]n Friedlieben abgegebenen Versicherungs Brieff, bereits gnädigst Verwilliget, Jährlich Sechs-hundert Reichsthaler für sich, Vndt Einhunderdt Reichsthaler auf einen Fewerwärcke[11] nebenst nohtwendigen Verlag Zu materialien, gläsern, instrumenten Vndt kohlen, welche er quartaliter Zu specificiren hatt, mit Vnserer geheimen Einnahme gegen quittung reichen laßen, Vhrkundlich haben wir diesen bestallungs brief eigenhändig Vnterschrieben, Vndt Vnser Churfürstlich Secret[12] fürZutrücken befohlen.

[Fol. 6^{v13}] So geschehen Zu Dresden den 24. Monatstag January, nach Jesu Christi Vnsers einigen Erlösers Vndt Seeligmachers gebuhrt im SechsZehen huntert Vndt Sechsrigen Jahr.[14]

Als Verobligire gegen S[eine] Churf[ürstliche] Durchl[aucht] ich hiermit mich in aller Vnterthänigkeit, daß hochgedachter bestallung ich in allen puncten Vndt Clausulen Krafft meiner darauf abgelegten Eydespflicht gehorsamlichst nachleben, Vber die labores ein fleißiges Diarium[15] halten, was sich bey elaborirung des Processus nach Vndt nach ereigenet, darein mit allem fleiße aufZeichnen Vndt anmercken, Vndt dann hochgedachter S[einer] Curf[ürstlich] Durchl[aucht] selbieges nebenst dem ausgearbeiten, Vndt durch GOTTES seegen Zur Volkommenheit gebrachten wercke treulich Vbergeben, Vndt deroselben nichts darinnen Vorhalten will: Alles gantz trewlich Vndt so wahr mihr GOTT helffe!

Vhrkundlich habe ich diesen Revers eigenhändig geschrieben, Vndt Vnterschrieben, auch mit meinen gewöhnlichen Petzschafft[16] bekräfftiget, Vndt demselben wißentlich Von mihr gestellet.

So geschehen Zu Dresden den 26. January A[nn]o 1660.

Augustus Hauptmann Med[icinae] D[octor]. M[anu]P[roprio].

---

11 wird". Vgl. Zedler, Bd. 29 (1741), Bd., Sp. 610.
11 Brennmaterial. Vgl. Grimm, Bd. 3 (1862), Sp. 1607-1608.
12 Siegel. Vgl. Zedler, Bd. 36 (1743), Sp. 923.
13 In der unteren, rechten Hälfte von Fol. 6^v findet sich ein Siegel mit dem dazugehörigen Band.
14 Hier endet der Text der zwei Tage vor Hauptmanns Abschrift ausgestellten Bestallungsurkunde.
15 „Tagebuch".
16 Als „Petschaft" wurde das Instrument bezeichnet, „vermittelst dessen man einen Brief versiegelt." Vgl. Zedler, Bd. 27 (1741), Sp. 1149-1150.

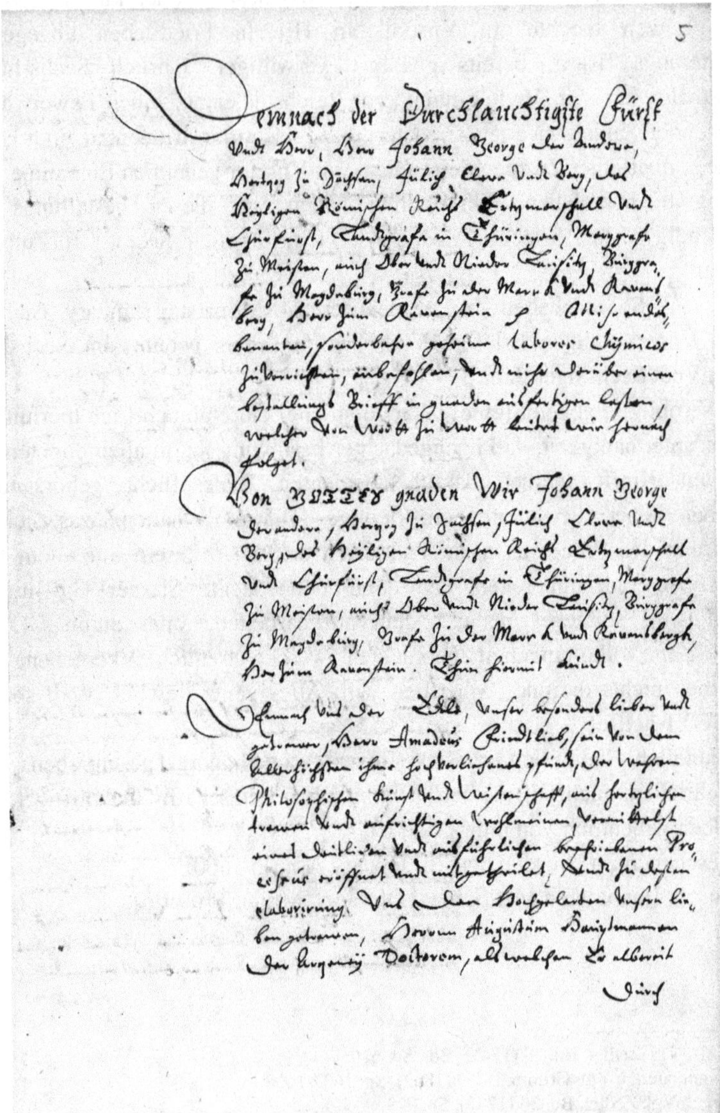

5

Demnach der Durchlauchtigste Fürst
Vndt Herr, Herr Johann George der Andere,
Hertzog zu Sachsen, Gülich, Cleve vndt Berg, des
Heyligen Römischen Reichs Ertzmarschall vndt
Churfürst, Landtgraffe in Thüringen, Marggraffe
zu Meißen, auch Ober vndt Nieder Lausitz, Burggrafe zu Magdeburg, Graffe zu der Marck vndt Ravensberg, Herr zum Ravenstein Mich endes
benanten, sonderbahre geheime labores Chymicos
zu verrichten, anbefohlen, vndt mich darüber einen
bestallungs Brieff in gnaden außfertigen lassen,
welcher von Wortt zu Wortt lautet wie hernach
folget.

Von Gottes gnaden Wir Johann George
der andere, Hertzog zu Sachsen, Gülich, Cleve vndt
Berg, des Heyligen Römischen Reichs Ertzmarschall
vndt Churfürst, Landtgraffe in Thüringen, Marggraffe
zu Meißen, auch Ober vndt Nieder Lausitz, Burggraffe
zu Magdeburg, Graffe zu der Marck vndt Ravensbergk,
Herr zum Ravenstein. Thun hiermit kundt.

Nachdem vnß der Edle, vnser besonders lieber vndt
getreuer, Herr Amadeus Friedlieb, sein von dem
allerhöchsten ihme hochverliehenes Pfundt, der wahren
Philosophischen Kunst vndt Wißenschafft, aus hertzlichen
treuen vndt aufrichtigen wohlmeinen, vermittelst
eines deutlichen vndt außführlichen beschriebenen Processus eröffnet vndt mitgetheilet, Vndt zu dessen
elaborirung Vns den Hochgelarten vnsern lieben getreuen, Herrn Augustum Hauptmannen
der Artzney Doctorem, als welchen Er albereit
durch

Abb. 15: *Vorderseite des ersten Blattes von Hauptmanns Verpflichtung zur Durchführung von Amadeus Friedliebs 'Prozess'.*

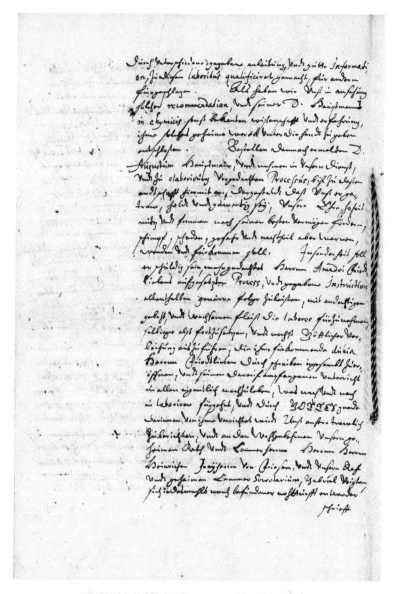

Abb. 16: *Rückseite des ersten Blattes von Hauptmanns*
Verpflichtung zur Durchführung von Amadeus Friedliebs 'Prozess'.

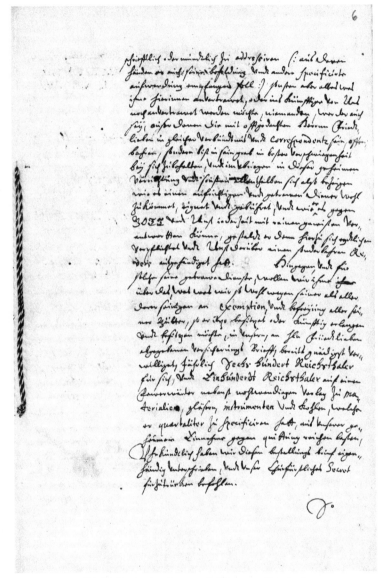

Abb. 17: Vorderseite des zweiten Blattes von Hauptmanns
Verpflichtung zur Durchführung von Amadeus Friedliebs 'Prozess'.

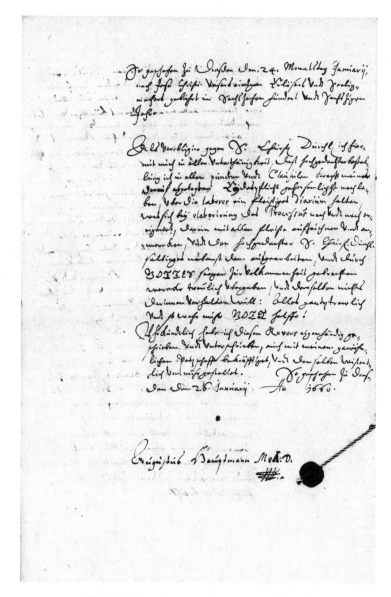

Abb. 18: Rückseite des zweiten Blattes von Hauptmanns
Verpflichtung zur Durchführung von Amadeus Friedliebs 'Prozess'.

423

ANHANG IV – COLLECTANEA CALUMNIARUM

Die „Collectanea Calumniarum" gibt einige der teilweise recht wüsten, doch oftmals auch kreativen Kalumnien wieder, die im Rahmen der Kontroverse über Johannes Agricolas „Aurum potabile" geäußert wurden.

Anonymus:
„[...] denn gewiß wenn ich einen beschriebe: Es were ein Apotheker zu Stettin/
der von solcher Statur vnnd proportion/ newlicher Zeit ihm hette lassen eine
famos Schrifft auffsetzen/ und für trefflicher Hertzens Frewde/ sich mit dem
süssen Weine/ ein wenig über Gebühr angefüllet/ mit denen sonst von Natur
überflüssig versorgten grossen Füssen gestrauchelt/ und in einen stinckenden
Rinnstein gefallen/ So würde man ja also fort/ und sonderlich seine Jungen
sagen/ O das ist gewiß unser Herr George Detharding".[1]

Detharding:
„Vnd da er hieraus eine Contrarietetem zu erhalten gemeynet ist/ muß er [i. e.
Hauptmann] gewisse/ alß er oder sein mithelffer/ dieses geschrieben/ die Nase
mit Torgawschen Bier Reichlich begossen/ oder sonsten die Balcken im Kopff
nicht beysammen gehabt haben".[2]

Detharding:
„Wahr ist es/ D[octor]n Auguste, [...] das Torgawsche Bier hat euch den Kopff
eingenommen/ oder ihr müsset ein Schwaches Gedächtnus/ und die Tincturam
Lunae lange nicht gebrauchet haben".[3]

Detharding:
„Nach gehaltenem großsprechen kommet er [...] aber eins mit dem Sawer-
kraut der super-Elementarischen Schwägerschafft auffgezogen".[4]

---

1 WV, Nr. 59, S. 40.
2 Detharding (1647), S. 102.
3 L. c., S. 103.
4 L. c., S. 93.

Detharding:

„Ob ich nun wohl des weisen Manns Exempel nach seine/ M. A. [...]
Calumnias, Convicia, Mendacia, Ronchos, Cavillationes plenas Veneni et
pestilentiae, auch nicht groß achte, [...] auch demselben ebener massen die
Latern/ wenn ich nicht besorgete/ es möchte sich Augustus auch aufhencken/
(welches ich ihme doch in Wahrheit nicht gönne/ denn Mordschade umb den
guten Kerl! wer wolte doch nach ihm denen fremden Leuten die Lunam Fixam
so schön färben/ und woher wolte D[octor] Agricola einen andern/ der so sein De
(warumb nicht Pro mein Herr) Auro ejus Putabili Apelogirete/
wiederbekommen?) konte vortragen/ und den Phantasten als keiner weitern
andwort würdig/ damit abweisen lassen".[5]

Hauptmann:

„[...] hat er [i. e. Detharding] aber seines theiles grosse Lust zum Strick/ so kan
ichs ihm nicht wehren/ er mag sich mit Latern oder Fackeln darzu leichten
lassen. [...] Wiewol ich vor meine Person [...] weder ihm/ noch iemands anders
einen solchen weg/ Ausgang oder Ende seines Lebens wündsche/ [...] so were es
auch wie er allda ferner auff mich ludiret, Brandschande umb einen dergleichen
Gesellen oder Apothecker/ wer wolte hernach der Chymicorum medicamenta
mineralia oder metallica probiren/ ob sie ichts oder nichts taugeten/ und die
Neotericis vor Schaden warnen".[6]

Ein Beiträger zum „Scriptum Illusivum":

„MOme quis Hauptmani tentavit rodere famam.
Quam studium ignavum, et lingua canina parit.
O quàm difficilè est Hauptmani invertere scripta;
Erroremq[ue] homini, Marte notare suo!
Hem bone! Num facilè est Mendacia mera probare,
Istorumq[ue] sciens experimenta loqui.
Vester ut hac loquitur? posthaec qui rodere pergent.
Hauptmanum. Urinà qvaeso, fricate suà
ARGI DELICIUM."[7]

---

5   Detharding (1647), S. 2.
6   WV, Nr. 12, S. 10-11.
7   Detharding (1647), Fol. A4^r.

Detharding:

„Sonsten verwundere ich mich zum höhesten/ wie es doch zugehen mag/ daß die Respublica Medica, nicht allbereit längest/ eine ansehnliche Legation an H[errn] Augustum Hauptmannum abgesandt/ (denn der Mensch ist gantz Scharffsinnig/ und Stecket so voller Künste/ wie die Kuh voller Moschaten/) und ihme commitiret/ daß er seinem sonderlichen Verstande nach/ den vierten theil derr Medicamentorum abschaffen/ und an deren Stat das Vitriolum, pro qvartae parte Medicinae zu introduciren/ sich nicht weigern möchte".[8]

Detharding:

„Mich dünckt/ der Ha. hat schon mehr/ als er tragen kan! Ists Glück/ so möchte sich noch wol in kurtzen ein Australis oder Meridionalis auffgeben/ der/ weil er was feuchter und hitziger complexion, den kalten erfrohrnen Borealem auffzulösen/ ihn mit einer scharffen Bruntz-Lauge den grindigen Kopff zuwaschen/ und dann ein Bruntz-Hütlein drauff zusetzen/ sich nicht säumete".[9]

Detharding:

„Es kan seyn/ weil unserm A. Ha. der Kopff von allem eingebildeten Goldverderben/ dermassen verrücket/ daß er eine schlechte diluitionem [sic!] [...] ein bezwingen/ oder destruction des Goldes nennet/ und mir daraus contradictiones beymässen wil/ wahrlich/ wo er solche meynung fovirt, hat er gewisse Caninchen/ oder einen Wurm im Kopfe!"[10]

Hauptmann:

„Gläube auch warlich nicht/ wann gleich der Satanas/ (GOTT behüte allezeit uns/) selbst euch euere Charteke dictiret hette/ daß er mehr und grössere scommata und sarcasmos würde haben herfür bringen können/ als ihr gethan. Aber wisset/ daß Arglistigkeit keine Klugheit/ und Boßheit keine Weißheit sey/ noch weniger einigen Streit zu schlichten noch richten vermögen."[11]

---

8   L. c., S. 113.
9   Detharding (1650), S. 75^{II}-76^{II}. [Hochgestellte, römische Ziffern machen die fehlerhaft-doppel-te Paginierung deutlich]. – Als „kalten erfrohrnen Borealem" bezeichnet Detharding hier den anonymen Verfasser des „Rectum Judicium". Vgl. die Bemerkungen zu WV, Nr. 59.
10   L. c., S. 54^{II}.
11   WV, Nr. 12, S. 13.

Detharding:

„Extremus ille, qvem occupat scabies, wie man sagt/ muß wohl gar ein idiot seyn/ und mag nie wissen warumb wir streiten/ dennoch wil er [i. e. Christian Lange d. J. in seinem Geleitwort zum 'Scriptum Collisivum'] unwürdig/ sich auch/ dem Altidocto Hauptmanno zu Ehren/ dabey mit einem Cnarmine [sic!] sehen lassen/ welches fast nicht anders klinget alß: Kalbskopff, Kuhschwantz, Katz, Kautz, Knopff, Knoerrige, Kraetz-Krantz. hätte besser gethan/ wan er Bruntz und Kohlen dafür zugetragen/ damit Hauptman dieselbe einsetzen/ destillirn/ und den proceß recht versuchen können."[12]

Hauptmann:

„Daher ich mich auch nicht zu beförchten/ ob heute/ oder morgen der Himmel/ mit seinem gantzen firmamente über einen hauffen gienge. [...] Vielmehr möget ihr [i. e. Detharding] bekümmert seyn/ daß so denn nicht etwan euer grosser Babilonischer Probirofen/ cùm alta atqve excelsa majori semper periculo sint obnoxia, am ersten möchte getroffen werden."[13]

Hauptmann:

„Denn wenn Herr Detharding endlich alles dieses herfür gebracht und hierein gestecket/ wird ja solches seinem Chymischen Probierofen [...] gewißlich entzogen werden/ oder da er es gerne darinnen hette/ [...] wird er dem Leser crambem bis coctam fürstellen müssen/ da doch niemand gerne auffgewärmete Speisen essen mag/ sondern unserm Appetit allezeit was neues unf frisches besser schmecket/ und wird auch gemeiniglich die Speise/ so allzulange im Schrancke stehen blieben/ schon hie und da betastet und gekostet worden/ endlich gar vergessen und weggeschüttet."[14]

---

12   Detharding (1647), S. 27.
13   WV, Nr. 8, S. 44.
14   WV, Nr. 59, S. 10.

LITERATUR

DRUCKE

ADB = Allgemeine Deutsche Biographie, hrsg. durch die Historische Commission bei der Bayerischen Akademie der Wissenschaften. 56 Bde. Leipzig 1875-1912.

Adelung, Johann Christian: Auszug aus dem grammatisch-kritischen Wörterbuche der Hochdeutschen Mundart. Bd 2. Leipzig 1796.

Agricola, Georgius: DE RE METALLICA LIBRI XII. Basel 1556.

Agricola, Georgius: BerckwerckBuch [...] erstlich[...] in Latein beschrieben, vnd in zwölff Bücher abgetheilt: Nachmals aber durch [...] Philippum Bechium, [...] zu gut verteutscht vnd an Tag geben. Frankfurt a. M. 1580. [abgekürzt: „Bergwerkbuch".]

Agricola, Georgius: De Natura eorum, quae effluunt ex terra, Libri quatuor. In: Derselbe: Schriften zur Geologie und Mineralogie. Wittenberg 1612, S. 165-329. [abgekürzt: „De Natura eorum, quae effluunt ex terra".]

Agricola, Johannes: Erster Theil [...] Commentariorum, Notarum, Observationum et Animadversionum in JOHANNIS POPPII Chymische Medicin. Leipzig 1638. [abgekürzt: „Kommentare zu Popps Chymischer Medizin".]

Agricola, Johannes: Ander Theil [...] Commentariorum, Notarum, Observationum et Animadversionum in JOHANNIS POPPII Chymische Medicin. Leipzig 1639. [Zweiter Teil der „Kommentare zu Popps Chymischer Medizin".]

Agricola, Johannes: CHIRURGIA PARVA. Nürnberg 1646.

Agricola, Johannes: Nothwendige Schutzschrift und Ehrenrettung wider die schmähliche und vom Teufel selber dictierte famos Schrift und Pasquil welche Georg Detharding ausgesynnet. Oelsse 1648. [abgekürzt: „Notwendige, abgezwungene Schutzschrift und Ehrenrettung".]

Agricola, Johannes: Deutlich-und wolgegründeter Anmerckungen über die Chymische Artzneyen, JOHANNIS POPPII Erst- und Anderer Theil. Nürnberg 1686.

Agricola, Johannes: Deutlich-und wolgegründeter Anmerckungen über die Chymische Artzneyen, JOHANNIS POPPII Dritter Theil. Nürnberg 1686a.

Agricola, Johann[es]: Chymische Medicin: Ein Kompendium der Bereitung und Anwendung alchemistischer Heilmittel. - Nach der Erstausgabe Leipzig 1638/39. – Herausgegeben, eingeleitet und mit einer biographischen Skizze versehen von Oliver Humberg. Elberfeld 2000.

Alberti, Michael: TENTAMEN LEXICI REALIS OBSERVATIONVM MEDICARVM. Halle 1727.

Albertini, Tamara: Marsilio Ficino. Das Problem der Vermittlung von Denken und Welt in einer Metaphysik der Einfachheit. München 1997 (Die Geistesgeschichte und ihre Methoden. Quellen und Forschungen. Bd. 20).

Albinus, Petrus: Meisznische Land vnd Bergk-Chronica. Dresden 1589. [„Meißnische Land- und Berg-Chronik".]

Albrecht, Michael: Eklektik. Eine Begriffsgeschichte mit Hinweisen auf die Philosophie- und Wissenschaftsgeschichte. Stuttgart – Bad Cannstatt 1994 (Quaestiones. Themen und Gestalten der Philosophie. Bd. 5).

Alvermann, Dirk: Greifswalder Universitätsreformen 1648-1815. In: Alvermann, Dirk, Nils Jörn und Jens E. Olesen (Hrsg.): Die Universität Greifswald in der Bildungslandschaft des Ostseeraums. Berlin 2007, S. 69-104 (Nordische Geschichte. Bd. 5).

Amelung von Tannenbaum, Heinrich Christian: Rechtmäßige RETORSION, wider D[octoris] Jani Abrahami â Gehema, ausgegebenen Equitis et Indigenae Poloni in dessen vertheydigten Reformirten Apothecker, wider Jhn enthaltene unverschuldete Lästerungen. Dresden 1690.

Amman, Paul: PARAENESIS AD DISCENTES, occupata circa INSTITUTIONEM MEDICARUM EMENDATIONEM. Leipzig und Rudolstadt 1673. [abgekürzt: „Paraenesis ad Discentes."]

Andreae, Johann Valentin: Chymische Hochzeit: Christiani Rosencreütz. Straßburg 1616.

Andry de Boisregard, Nicolas: DE LA GENERATION DES VERS DANS LE CORPS DE L'HOMME. Amsterdam 1750. [abgekürzt: „Génération des Vers."]

Angelstein, Karl: Handbuch der Chirurgie. Bd. 1. Erlangen 1851.

Arnald von Villanova: Opus aureum, übersetzt und herausgegeben von Johannes Hippodamus. Frankfurt am Main 1604.

Arndt, Hans Werner: Sache I. In: Ritter/Gründer, Bd. 8 (1992), Sp. 1094-1096.

Arndt, Hans Werner: Substanz; Substanz/Akzidenz III. In: Ritter/Gründer, Bd. 10 (1998), Sp. 521-532.

Aschoff, Ludwig und Paul Diepgen: Kurze Übersichtstabelle zur Geschichte der Medizin. München 1936.

Aulinger, Rosemarie et. al.: Empfehlungen zur Edition frühneuzeitlicher Texte. In: Berichte zur Wissenschaftsgeschichte 4 (1981), S. 167-178.

B. [als Anonymus] und Samuel Hahnemann: Antwort – Zusatz. In: Der Anzeiger. Ein Tagblatt zum Behuf der Justiz, der Polizey und aller bürgerlichen Gewerbe, wie auch zur freyen gegenseitigen Unterhaltung der Leser über gemeinnütze Gegenstände aller Art. Jahrgang 1792. Zweyter Band. Bey allen Posten und Zeitungs-Expeditionen in Deutschland zu haben, Sp. 188-191.

Bacon, Roger: OPUS MAJUS. Venedig 1750.

Baerensprung, Felix: Die Hautkrankheiten. Bd. 1. Erlangen 1859.

Barth, Ernst und Dietrich Zühlke (Leitung d. Autorenkollektivs): Zwischen Wolkenstein, Marienberg und Jöhstadt. Ergebnisse der heimatkundlichen Bestandsaufnahme in den Gebieten von Marienberg, Jöhstadt und Reitzenhain. Berlin 1985 (Werte unserer Heimat – Heimatkundliche Bestandsaufnahme in der Deutschen Demokratischen Republik. Bd. 41).

Bassermann-Jordan, Friedrich von: Geschichte des Weinbaus. 3 Bde. Frankfurt a. M. 1923.

Basilius Valentinus: TriumphWagen ANTIMONII. Leipzig 1604.

Basilius Valentinus: Chymische Schrifften. Teil 1. Hamburg 1677.

Bayer, Friedrich-Wilhelm: Anfänge mikroskopischer Forschung in der Medizin. (17. Jahrhundert.) In: Journal of Molecular Medicine 23 (1944), S. 31-33.

BBKL = Biographisch-Bibliographisches Kirchenlexikon, begründet und hrsg. von Friedrich Wilhelm Bautz. Fortgeführt von Traugott Bautz. 13 Bde. und 20 Ergänzungs-Bde. Hamm/Westf., Herzberg und Nordhausen 1975-2011.

Beck, Wolfgang: Michael Maiers Examen Fucorum Pseudo-Chymicorum: eine Schrift wider die falschen Alchemisten. Diss. TU München 1992.

Behr, Leonhard und Johann Centurio Macasius: DISSERTATIO INAUGURALIS DE GONORRHOEA. Leipzig 1662.

Belloni, Luigi: Athanasius Kircher: Seine Mikroskopie, die Animalcula und die Pestwürmer. In: Medizinhistorisches Journal 20 (1985), S. 58-65.

Benzing, Josef: Die deutschen Verleger des 16. und 17. Jahrhunderts. Eine Neubearbeitung. In: Archiv für Geschichte des Buchwesens 18 (1977), Sp. 1077-1322.

Berg, Frederik: Linnés Systema Morborum. Uppsala und Wiesbaden 1957 (= Upsala universitets årsskrift. 1957: 3).

Bergdolt, Klaus: Temperamentenlehre. In: LexMA, Bd. 8 (1997), Sp. 533-534.

Bergdolt, Klaus und Gundolf Keil: Humoralpathologie. In: LexMA, Bd. 5 (1991), Sp. 211-212.

Berges, Paul-Hermann: „Quid pro quo". Zur Geschichte der Arzneimittelsubstitution. Diss. rer. nat. Marburg 1975.

Bierling, Caspar Gottlieb: Von einem dreytätigen Fieber, welches sich, nachdem ein Wurm oberhalb des Gelenks des Schlüsselbeins und Schulterblats herausgezogen worden, gänzlich verlore. In: Der Römisch Kaiserlichen Akademie der Naturforscher auserlesene Medicinisch-Chirurgisch-Anatomisch-Chymisch- und Botanische Abhandlungen Zweyter Theil. Nürnberg 1756, S. 229-231.

Binz Nocco, Priska: Mineralwasser als Heilmittel. Medizinisch-pharmazeutische Aspekte im 19. und frühen 20. Jahrhundert unter besonderer Berücksichtigung des Kantons Tessin. Liebefeld und Bern 2008 (Veröffentlichungen der Schweizerischen Gesellschaft für Geschichte der Pharmazie. Bd. 29).

Bircher, Martin (Begr.): Deutsche Drucke des Barock 1600 – 1720 in der Herzog-August-Bibliothek Wolfenbüttel. 52 Bände. Nendeln und München 1977-2000.

Blasche, Siegfried: Qualität I. In: Ritter/Gründer, Bd. 7 (1989), Sp. 1748-1752.

Bloch, Iwan: Geschichte der Hautkrankheiten in der neueren Zeit. In: Neuburger, Max und Julius Pagel (Hrsg.): Handbuch der Geschichte der Medizin. Begründet durch Theodor Puschmann. Bd. 3. Jena 1905, S. 393-463.

Boehmer, Georg Rudolph: SYSTEMATISCH LITERAERISCHES HANDBUCH DER NATURGE-SCHICHTE OECONOMIE UND ANDERER DAMIT VERWANDTER WISSENSCHAFTEN UND KÜNSTE. Teil 3. Bd. 2. Leipzig 1787.

Boehmer, Georg Rudolph: SYSTEMATISCH LITERAERISCHES HANDBUCH DER NATURGE-SCHICHTE OECONOMIE UND ANDERER DAMIT VERWANDTER WISSENSCHAFTEN UND KÜNSTE. Teil 4. Bd. 2. Leipzig 1789.

Boerhaave, Hermann und Albrecht von Haller: METHODUS STUDII MEDICI. Bd. 2. Amsterdam 1751.

Bogsch, Walter: Der Marienberger Bergbau seit der zweiten Hälfte des 16. Jahrhunderts. Köln 1966 (Mitteldeutsche Forschungen. Bd. 45).

Bonastra Tolós, Joaquim: Ciencia, Sociedad y Planificación Territorial en la Institución del Lazareto. Diss. [?] Barcelona 2006.

Bonomo, Giovan Cosimo: OBSERVATIONES Circa humani corporis Teredinem à Cl[aro] JOH[anno] COSMO [sic!] BONOMO [...]. Ad Eoos [sic!] penes Hesperiosq[ue] famigeratissi-mum, Illustriss[imorum] Franciscorum Redum, Italico sermone Anno 1687. conscriptae, et Florentiae typis impressae, nunc verò Latinitate donatae à JOSEPHO LANZONO, Acad[emia] Cur[iae]. In: APPENDIX ANNUM DECIMUM DECURIAE II. EPHEMERIDUM MEDICO-PHYSICARUM NATURAE CURIOSORUM in Germania. Nürnberg 1692, S. 33-44.

Borel, Peter: OBSERVATIONVM MICROCOSPICARVM CENTVRIA. Den Haag 1656.

Bormann, Claus von et al.: Form und Materie (Stoff). In: Ritter/Gründer, Bd. 2 (1972), Sp. 977-1030.

Bornemann, G.: Hauptmanns „Neues chymisches Kunstproject und sehr wichtiges Bergbedenken". In: Glückauf – Zeitschrift des Erzgebirgsvereins e.V., Sitz Schneeberg, Erzgebirge 21 (1901), S. 178-181.

Bradford, Thomas Lindsley: The Life and Letters of Dr. Samuel Hahnemann. Neu Delhi 2004.

Breidbach, Olaf: Mikroskopie. In: Gerabek, Werner et al. (Hrsg.): Enzyklopädie Medizingeschichte. Berlin 2005, S. 989-990.

Brorson, Stig: The Seeds and the Worms. Ludwik Fleck and the early history of germ theories. In: Perspectives in Biology and Medicine 49 (2006), S. 64-76.

Brown, Dan: Diabolus. 7. Auflage. Köln 2010.

Buchner, Wilhelm: August Buchner, Professor der Poesie und Beredsamkeit zu Wittenberg, sein Leben und Wirken. Ein Beitrag zur Geschichte des deutschen Schriftlebens im siebzehnten Jahrhundert. Hannover 1863.

Buntebart, Johann: VINDICIAE pro NATURAE CONSTANTIA adversus AUGUSTUM HAUPT-MANNUM. Stettin 1650. [abgekürzt: „Vindiciae pro Naturae Constantia".]

Buntebart, Johann und Georg Kirsten: Disputationum Anatomicarum Prima Continens Theses et Quaestiones De Natura et Constitutione Anatomiae, deq[ue] Principiis corporis humani illustriores. Stettin 1649.

Buntz, Herwig: Artephius. In: LexMA, Bd. 1 (1980), Sp. 1057-1058.

Buonanni, Philipp: OBSERVATIONES CIRCA VIVENTIA, QVAE IN REBUS NON VIVENTIBVS REPERIVNTVR. Rom 1691. [abgekürzt: „Observationes Circa Viven ia".]

Burggrav, Johann Ernst: INTRODVCTIO IN VITALEM PHILOSOPHIAM. Frankfurt a. M. 1623.

Busch, Gabriel Christoph Benjamin: Versuch eines Handbuchs der Erfindungen. Bd. 5. Eisenach 1794.

Busch, Gabriel Christoph Benjamin: Handbuch der Erfindungen. Bd. 10. Eisenach 1817.

Butor, Michael: Die Alchemie und ihre Sprache. In: Derselbe: Die Alchemie und ihre Sprache. Essays zur Kunst und Literatur. Frankfurt a. M. 1990, S. 13-24.

Butzmann, Hans: Die Blankenburger Handschriften. Frankfurt a. M. 1966 (Kataloge der Herzog-August-Bibliothek Wolfenbüttel. Bd. 11).

Camerarius, Elias: SYSTEMA CAUTELARUM MEDICARUM. Frankfurt a. M. 1721.

Cappelli, Adriano: Dizionario di Abbreviature Latine ed Italiane. 6. Auflage. Mailand 1996.

Castro, Pietro de: FEBRIS MALIGNA PUNCTICULÁRIS Aphorismis delineata. Nürnberg 1652.

C. E. F.: Neue Sammlung merckwürdiger Geschichte von unterirrdischen Schätzen, Höhlen und Gängen. Breslau und Leipzig 1756. [abgekürzt: „Neue Sammlung von unterirdischen Schätzen, Höhlen und Gängen."]

Churfürstlich Sächsischer Hof-und Staats-Calender auf das Jahr 1780. Leipzig 1780.

Clarke, Desmond M.: Descartes. A Biography. New York 2006.

Colloff, Matthew J.: Dust Mites. Dordrecht 2009.

Conring, Hermann: Warhafftige RELATION und JUDICIUM [...] Herman[n] Conrings [...] Von Krafft und Tugenden [...] Heyl- und Gesundbrunnen zu Hornhausen. Helmstedt 1646. [abgekürzt: „Wahrhaftige Relation".]

Conring, Hermann und Theophil Matthäus: DISPUTATIO INAUGURALIS MEDICA DE PESTE. Helmstedt 1659. [abgekürzt: „De Peste."]

Cumston, Charles Greene: Some remarks on the history of the discovery of the acarus scabiei. British Journal of Dermatology 36 (1924), S. 13-18.

D'Amat, Roman: Nicolas Andry de Bois-Regard. In: Balteau, J., M. Barroux und M. Prevost (Hrsg.): Dictionnaire de Biographie Française. Bd. 2. Paris 1936, Sp. 1013-1015.

Dehn-Rotfelser, Ernst Abraham von: Ein schön Weinbaw-Buch. Leipzig 1629. [abgekürzt: „Weinbau-Buch".]

Descartes, René: PRINCIPIA PHILOSOPHIAE. Amsterdam 1644.

Dessauer, Friedrich: Weltfahrt der Erkenntnis. Leben und Werk Isaac Newtons. Zürich 1945.

Detharding, Georg: Kurtzer DISCURS vom AURO POTABILI, Was es sey, vnd was es vor Eygenschafften an sich haben muß, dadurch man das Falsche von dem Wahren vnterscheiden könnt. Darauß denn hell vnd klar zu sehen ist, daß das schwartzbraune, dicke, stinckende Oel, welches Johannes Hintzius vor Aurum potabile verkaufft, falsch vnd Betrug sey. Stettin 1642. [abgekürzt: „Kurzer Diskurs vom Aurum potabile".]

Detharding, Georg: SCRIPTUM ELISIVUM Oder Rechtmässige Andwort und Gegenbericht, darinnen die Nichtige, in der Natur, Vernunfft und Chymischen fudamenten ungegründete Apologia, welche H[err] AUGUSTUS HAVPTMAN DRESDENSIS, zu Erhaltung der von H[errn] D[octor] AGRICOLA in seinen Commentarijs über Poppium pag[ina] 27. beschriebenen, und aus dem AURO mit URIN und BRANTWEIN vermeinten Extrahirten Tincturae, Animae et c[etera] wieder den Discurs De Auro Potabili ohnlängst geschrieben, mit bestandt und darbietung Augen scheinlicher Demonstration, wiederlegt und annihiliret wird. Stettin 1645. [abgekürzt: „Scriptum Elisivum".]

Detharding, Georg: SCRIPTUM ILLUSIVUM Contra Hauptmannianum famosum scriptum Collisivum. Das ist: Vnumbgängliche beandwortung und wider-Rede, in welcher D[octoris] JOHANNIS AGRICOLAE Phantastische TINCTURA, ANIMA AURI, nach Chymischen Grunden Examiniret, verworffen, und was AUGUSTUS HAUPTMANN, Dresd[ensis] in dem Newgeschmiedeten Collisiv- oder Famos-Libell, dieselbe zu Behaupten, vorgewandt, refutiret und so viel nöhtig, beleget wird. Stettin 1647. [abgekürzt: „Scriptum Illusivum".]

Detharding, Georg: CHYMIScher PROBIER-OFEN. Stettin 1648.

Detharding, Georg: Nohtwendige Andwort und gegen-Bericht, auff die Ehrenrührige, lästerliche schmäh- und Lügen-Schrifft, mit welcher D[octor] Johannes Agricola [...] ihn [...] beleget hat. Stettin [ca. 1648]. [abgekürzt: „Notwendige Antwort und Gegenbericht".]

Detharding, Georg: Auri invicti invicta Veritas oder Des, nach D[octor] Johan[nis] Agricolae proceß durch Hirschhorns-scheiben wie calcinirten, auch durch Spiritum Urinae et vini seiner wahrhafftigen Tinctur oder Seelen niemals beraubeten Goldes Obsiegende Wahrheit, Augusti Hauptmanns SCRIPTO moro-SERIO, vel qvasi SERIO, juxtimq[ue] verbis invidiosis et otiosis, impudentibus et impotentibus Lucifugae cujusdam Anonymi, placidè opponirt. Stettin 1650. [abgekürzt: „Auri Invicti Invicta Veritas".]

Deutsches Literatur-Lexikon. Biographisch-Bibliographisches Handbuch, begründet von Wilhelm Kosch, fortgeführt von Carl Ludwig Land. 30 Bde. und 6 Ergänzungsbände. Zürich und München 1968-2010.

Diepgen, Paul: Geschichte der Medizin. 1. Band: Von den Anfängen der Medizin bis zur Mitte des 18. Jahrhunderts. Berlin 1949.

Dijksterhuis, Eduard Jan: Die Mechanisierung des Weltbildes. Berlin, Göttingen und Heidelberg 1956 (Reprint mit einem Geleitwort von Heinz Maier-Leibnitz. Berlin, Heidelberg und New York 1983).

Dilherr, Johann Michael: Christliche Feld-Welt- und Gartenbetrachtungen. Nürnberg 1647.

Donndorff, Johann August: Geschichte der Erfindungen in allen Theilen der Wissenschaften und Künste von der ältesten bis auf die gegenwärtige Zeit. Bd. 4. Quedlinburg und Leipzig 1817.

Donndorff, Johann August: Supplement zur Geschichte der Erfindungen in allen Theilen der Wissenschaften und Künste von der ältesten bis auf die gegenwärtige Zeit. Quedlinburg und Leipzig 1818.

Dreitzel, Horst: Zur Entwicklung und Eigenart der „eklektischen" Philosophie. In: Zeitschrift für historische Forschung 18 (1991), S. 281-343.

Drüll, Dagmar: Heidelberger Gelehrtenlexikon. Bd. 1: 1386-1651. Berlin, Heidelberg und New York 2002.

Dryander, Johannes: Vom Eymser Bade. Mainz 1535 [Reprint Marburg 1981 mit einem Vorwort von Irmgard Müller]. [„Vom Emser Bade".]

DSB = Gillispie, Charles Coulston (Hrsg.): Dictionary of Scientific Biography. 16 Bde. und Supplement. New York 1981.

Dünnhaupt, Gerhard: Personalbibliographien zu den Drucken des Barock. 2. erweiterte Auflage. 6 Bde. Stuttgart 1990-1993.

Dulieu, Louis: La Médicine à Montpellier. Bd. 3: L'Époque Classique. Teil 2. Avignon 1986.

Dunkel = Dunkel, Johann Gottlob Wilhelm: Historisch-kritische Nachrichten von verstorbenen Gelehrten und deren Schriften. 3 Bde. Dessau und Cöthen 1753-1760 (Reprint Hildesheim 1968). [abgekürzt: „Historisch-kritische Nachrichten".]

Eckart, Wolfgang U.: Grundlagen des medizinisch-wissenschaftlichen Erkennens bei Daniel Sennert (1572-1637) untersucht an seiner Schrift 'De chymicorum liber...', Wittenberg 1629. Diss. med. Münster/Westfalen 1977.

Eckart, Wolfgang U.: „Auctoritas" versus „Veritas" or: Classical authority and its role for the perception of truth in the work of Daniel Sennert (1572-1637). In: Clio Medica 18 (1983), S. 131-140.

Eckart, Wolfgang U.: Antiparacelsismus, okkulte Qualitäten und medizinisch-wissenschaftliches Erkennen im Werk Daniel Sennerts (1572-1637). In: Buck, August (Hrsg.): Die okkulten Wissenschaften in der Renaissance. Wiesbaden 1992 (Wolfenbütteler Abhandlungen zur Renaissanceforschung. Bd. 12), S. 139-157.

Eckart, Wolfgang U.: Die Renaissance des Atomismus. In: Holzhey, Helmut und Wilhelm Schmidt-Biggemann (Hrsg.): Grundriss der Geschichte der Philosophie: Die Philosophie des 17. Jahrhunderts. Bd. 4/2: Das Heilige Römische Reich Deutscher Nation. Nord- und Ostmitteleuropa. Basel 2001, S. 926-936.

Eckart, Wolfgang U.: Geschichte der Medizin. Fakten, Konzepte, Haltungen. 6. Auflage. Heidelberg 2009.

Eckart, Wolfgang U. und Christoph Gradmann (Hrsg.): Ärzte Lexikon. Von der Antike bis zur Gegenwart. 3. Auflage. Heidelberg 2006.

Eis, Gerhard: Gottfrieds Pelzbuch. Studien zur Reichweite und Dauer der Wirkung des mittelhochdeutschen Fachschrifttums. Brünn, München und Wien 1944 (Südosteuropäische Arbeiten. Bd. 38).

Eis, Gerhard: Von der Rede und dem Schweigen der Alchemisten. In: Derselbe: Vor und nach Paracelsus. Untersuchungen über Hohenheims Traditionsverbundenheit und Nachrichten über seine Anhänger. Stuttgart 1965 (Medizin in Geschichte und Kultur. Bd. 8), S. 51-73.

Engelhardt, Dietrich von (Hrsg.): Biographische Enzyklopädie deutschsprachiger Mediziner. Bd. 1. München 2002.

Enigk, Karl: Geschichte der Helminthologie im deutschsprachigen Raum. Stuttgart 1986.

Erler, Georg (Hrsg.): Die iüngere Matrikel der Universität Leipzig 1559-1809. Als Personen- und Ortsregister bearbeitet und durch Nachträge aus den Promotionslisten ergänzt. Bd. 2: Die Immatrikulationen vom Wintersemester 1634 bis zum Sommersemester 1709. Leipzig 1909.

Ersch/Gruber = Allgemeine Encyklopädie der Wissenschaften und Künste, begründet von Johann Samuel Ersch und Johann Gottfried Gruber. 167 Bde. Leipzig 1818-1889. [abgekürzt: „Enzyklopädie der Wissenschaften und Künste".]

Ettmüller, Michael: Observatio medica I. De Crinonibus seu comedonibus infantem. In: ACTA ERUDITORUM. Leipzig 1682, S. 316-317.

Ettmüller, Michael: Observatio medica II. De Sironibus. In: ACTA ERUDITORUM. Leipzig 1682a, S. 317-318.

Faber, Johann Matthaeus: ADDENDA Ad Decur[iam] II Ann[o] VIII. [Sic!] Parerga perfunctoria. In: MISCELLANEA CURIOSA SIVE EPHEMERIDUM MEDICO-PHYSICARUM GERMANICARUM ACADEMIAE IMPERIALIS LEOPOLDINAE NATURAE CURIOSORUM DECURIAE II. ANNUS NONUS. Nürnberg 1691, S. 455-466. [abgekürzt: „Miscellanea Curiosa".]

Fabre, Pierre Jean: PALLADIVM SPAGYRICVM. Toulouse 1624.

Fabre, Jean-Pierre: HYDROGRAPHVM SPAGYRICVM. Toulouse 1639.

Fabre, Pierre-Jean: PANCHYMICI SEV ANATOMIAE TOTIVS VNIVERSI [...] OPVS. 2 Bände. Toulouse 1646. [abgekürzt: „Panchymicus".]

Fabre, Pierre Jean: Chymische Schrifften. 2 Bde. Hamburg 1713.

Fabre, Pierre-Jean: L'alchimiste chrétien (Alchymista christianus). Traduction anonyme inédite du XVIIIᵉ siècle avec le fac-similé de l'édition latine originale. Introduction, édition et notes par Frank Greiner. Mailand und Paris 2001 (Textes et Travaux de Chrysopoeia. Bd. 7).

Fabricius, Jacob: ASSIDUA DEI DE HOMINE CURA [...] Das ist, Die Gnädige Vorsorge, so Gott der Herr stäts träget für die Menschen [...], erkläret [...] in einer Christlichen Leichenpredigt [...] Bey Volckreicher Leichenbegängnuß Des [...] GEORGII Dethardingens. Stettin [1650].

Fabricius, Jacob: ANTIDOTUM MARTIS, Das ist, Die wollbewerthe Geistliche Artzney wieder den Tod [...], erkläret, in einer Christlichen Leichpredigt [...] Bey Ansehnlicher Leichbegängnuß Der [...] DOROTHEAE Reisiges. Stettin [1650a].

Fabricius, Johann Andreas: Abriß einer allgemeinen Historie der Gelehrsamkeit. Bd. 3. Leipzig 1754.

Falck, Joseph: MUNDUS ASPECTABILIS PHILOSOPHICE CONSIDERATUS. Augsburg 1740. [abgekürzt: „Mundus Aspectabilis".]

Ferchl, Fritz: Chemisch-Pharmazeutisches Bio- und Bibliographikon. Mittenwald 1937.

Ferguson = Ferguson, John: Bibliotheca Chemica. A Catalogue of the Alchemical, Chemical and Pharmaceutical Books in the Collection of the Late James Young of Kelly and Durris. 2 Bde. Glasgow 1906.

Fetzer, Wolfgang: Johann Kunckel. Leben und Werk eines großen deutschen Glasmachers des 17. Jahrhunderts. Berlin 1977.

F[ischer], H[einrich] A[ugust]: Oeconomische Abhandlung von gründlich bessern und einträglichern Weinbergsbau, nebst angefügter Churfürstlich Sächsischer Weingebürgs-Ordnung de Anno 1588. Dresden und Leipzig 1765.

Flemming, Willi: Deutsche Kultur im Zeitalter des Barock. Potsdam 1937 (Handbuch der Kulturgeschichte, hrsg. von Heinz Kindermann. Erste Abteilung: Geschichte des deutschen Lebens).

Fletcher, John E.: Medical Man and Medicine in the Correspondence of Athanasius Kircher (1602-1680). In: Janus 56 (1969), S. 259-271.

Fletcher, John E.: A Brief Survey of the Unpublished Correspondence of Athanasius Kircher, S. J., (1602-1680). In Manuscripta 13 (1969a), S. 150-160.

Fletcher, John E.: Medizin. In: Stadt Rastatt (Hrsg.) unter Mitarbeit von Reinhard Dieterle et al.: Universale Bildung im Barock. Der Gelehrte Athanasius Kircher. Eine Ausstellung der Stadt Rastatt in Zusammenarbeit mit der Badischen Landesbibliothek Karlsruhe. Ausstellungskatalog. Rastatt und Karlsruhe 1981, S. 110-111.

Fludd, Robert: METEORUM INSALUBRIUM MYSTERIVM: Duabus Sectionibus divisum. Mainz 1682. [abgekürzt: „Meteorum Insalubrium Mysterium".]

Forsius, Arno: Syyhy eli scabies. [online veröffentlicht unter: http://www.saunalahti.fi/arnoldus/scabies.html; Abruf: 19. Januar 2011.]

Fournier, François: Gale. In: DICTIONAIRE DES SCIENCES MÉDICALES, PAR UNE SOCIÉTÉ DE MÉDECINS ET DE CHIRURGIENS. Bd. 17. Paris 1816, S. 177-253.

Fracastoro, Girolamo: DE SYMPATHIA ET ANTIPATHIA RERVM LIBER VNVS DE CONTAGIONE ET CONTAGIOSIS MORBIS ET CVRATIONE LIBRI III. Venedig 1546.

Franckenberg, Abraham von: Briefwechsel, eingeleitet und herausgegeben von Joachim Telle. Stuttgart-Bad Cannstatt 1995.

Frentzel, Johann: THEATRUM METRICUM, sistens VIROS Nobilitate, Amplitudine, Excellentiâ, rerumq[ue] naturalium Scientiâ et Experientâ Praeclarissimos, QVATUOR nimirum in Arte Medicâ DOCTORES, PROFESSORES AC PRACTICOS Celeberrimos, TOTIDEMqve ejusdem Artis ac Virtutis VIROS Clarissimos atqve Per-Eximios: cùm His proximè dicits ad summos, in Arte Medicâ, prensandos honores LICENTIA, in Illustri Academiâ Lipsiensi, suffragiis publicis, meritissimò tribueretur. Leipzig 1652. [abgekürzt: „Theatrum metricum".]

Friedlieb, Amadeus, David Rebentrost und Georg Keiling: COLLECTANEA CURIOSA DE BISMUTHO. Dresden und Leipzig 1718.

Friedman, Reuben: Biology of Acarus Scabiei. New York 1942.

Friedman, Reuben: The Story of Scabies. Bd. 1: The Prevalence (Civil and Military), Prevention and Treatment of Scabies, and the Biology of Acarus Scabiei, from the Earliest Times to the Beginning of World War II. New York 1947.

Friedrich, Christoph und Wolf-Dieter Müller-Jahncke: Von der Frühen Neuzeit bis zur Gegenwart. Eschborn 2005 (Geschichte der Pharmazie / R. Schmitz 2).

Frijhoff, Willem: Der Lebensweg der Studenten. In: Rüegg, Walter (Hrsg.): Geschichte der Universität in Europa. Band 2: Von der Reformation bis zur Französischen Revolution (1500-1800). München 1996, S. 287-334.

Fritz, Felix: Basilius Valentinus. In: Bugge, Günther (Hrsg.): Zosimos bis Schönbein. Berlin 1929, S. 125-141 (Das Buch der grossen Chemiker. Bd. 1).

Fuchsloch, Norman: „Kur"-Sachsen. Zur Geschichte der Bäder in Sachsen und ihrem Verhältnis zum Montanwesen. In: Ohlig, Christoph (Hrsg.): Wasserhistorische Forschungen. Schwerpunkt Montanbereich. In memoriam Dr.-Ing. Martin Schmidt. Siegburg 2003 (Schriften der Deutschen Wasserhistorischen Gesellschaft e. V. Bd. 3), S. 93-150.

Fürbeth, Frank: Zur Bedeutung des Bäderwesens im Mittelalter und der frühen Neuzeit. In: Dopsch, Heinz und Peter F. Kramml: Paracelsus in Salzburg. Salzburg 1994 (Vorträge bei den Internationalen Kongressen in Salzburg und Badgastein anläßlich des Paracelsus Jahres 1993), S. 463-487.

Fürbeth, Frank: Bibliographie der deutschen oder im deutschen Raum erschienenen Bäderschriften des 15. und 16. Jahrhunderts. In: Würzburger medizinhistorische Mitteilungen 13 (1995), S. 217-252.

Fürbeth, Frank: Heilquellen der deutschen Wissensliteratur des Spätmittelalters. Wiesbaden 2004 (Wissensliteratur im Mittelalter. Bd. 42).

Fürstenau, Johann Hermann: DESIDERATA MEDICA. Leipzig 1727.

Fürstenberg, Moritz H. F.: Die Krätzmilben der Menschen und Thiere. Leipzig 1861.

Galés, Jean C.: Essai sur la gale, son diagnostic, ses causes, et sur les conséquences médicales pratiques. Paris 1812.

Gantenbein, Urs Leo: Der Chemiater Angelus Sala 1576-1637. Ein Arzt in Selbstzeugnissen und Krankengeschichten. Diss. med. Zürich 1992 (Zürcher Medizingeschichtliche Abhandlungen Nr. 245).

Ganzenmüller, Wilhelm: Paracelsus und die Alchemie des Mittelalters. In: Angewandte Chemie 54 (1941), S. 427-431.

Gatzemeier, Matthias: Makrokosmos/Mikrokosmos. In: Ritter/Gründer, Bd. 5 (1980), Sp. 640-649.

Gautsch, Karl: Lebensbeschreibung des Dresdner Chronisten Anton Weck. In: Weber, Karl von (Hrsg.): Archiv für Sächsische Geschichte. Neue Folge. Bd. 1. Leipzig 1875. S. 349-368.

Gehema, Janusz Abraham: Der Reformirte Apotheker, fürstellende Ein Ohnmaaßgebliches Project, wie und welcher Gestalt die heutige Apotheken billich zu reformiren, und nach einer bey allen verständigen und gewissenhafften Medicis nunmehro angenommener rationalen medendi methodo einzurichten weren. Bremen 1689.

Gehema, Janusz Abraham: Vertheydigter Reformirter Apothecker, wider Anonymum Grobianum, oder den vermummeten Ninorigum Schadgehemium, Worinnen Einem jeden vernünfftigen Leser gezeiget wird, wie unbesonnen, tückisch, eigensinnig, rachgierig und tölpisch dieser Pasquillant, (der sich in andern Tractaten H. C. A. V. T. B. nennet) In seinen [...] Gedancken [...] über den von mir heraus-gegebenen Reformirten Apothecker sich erwiesen. Freistadt 1690.

Geier, Martin: Seelige Cur der willigen Patienten; aus den Worten der dritten Bitt: Dein Wille geschehe. bey Hochansehnlicher Leich-Bestattung Des Weiland WohlEhrenvesten, Groß-Achtbaren und Hochgelahrten H[errn] CHRISTIANI Langen. Leipzig [1662].

Geiges, Michael L. und Günter Burg: Bildhaftes in der Dermatologie. In: Jung, Ernst G. (Hrsg.): 30 Jahre Aktuelle Dermatologie. Ein Jubiläumsband. Stuttgart 2005, S. 39-51.

Genz, Henning: Die Entdeckung des Nichts. Leere und Fülle im Universum. München und Wien 1994.

Genz, Henning: Nichts als das Nichts. Die Physik des Vakuums. Weinheim 2004.

Georges = Georges, Karl Ernst: Ausführliches lateinisch-deutsches Handwörterbuch. 2 Bde. Hannover 1913-1918 (Reprint Darmstadt 1998).

Gerabek, Werner E., Bernhard D. Haage, Gundolf Keil und Wolfgang Wegner (Hrsg.): Enzyklopädie Medizingeschichte. Berlin 2005.

Gerlach, Dieter: Geschichte der Mikroskopie. Frankfurt a. M. 2009.

Gerlach, Walther: Das Vakuum in Geistesgeschichte, Naturwissenschaft und Technik. In: Physikalische Blätter 23 (1967), S. 97-106.

Gierl, Martin: Kompilation und die Produktion von Wissen im 18. Jahrhundert. In: Zedelmaier, Helmut und Martin Mulsow (Hrsg.): Die Praktiken der Gelehrsamkeit in der Frühen Neuzeit. Tübingen 2001 (Frühe Neuzeit. Bd. 64), S. 63-94.

Glauber, Johann Rudolph: DE AURI TINCTURA, Sive AURO POTABILI VERO. Amsterdam 1650. [abgekürzt: „De Auri Tinctura".]

Glauber, Johann Rudolph: Des Teutschlandts Wohlfahrt Erster Theil. Amsterdam 1656.

Glauber, Johann Rudolph: PHARMACOPOEAE SPAGYRICAE Siebender Theil. Darinnen außführlich tractiret wird, wie auß dem Vrin deß Menschen der Philosophorum secrete sal Armoniacum zu bereiten, vnd waß für Vnglaubliche Dinge darmit in Medicina vnd Alchimia außzurichten. Amsterdam 1667.

Glauber, Johann Rudolph: Continuatio Centuriarum Nemblich Die dritte, vierdte und fünffte CENTURIA. Amsterdam 1668.

Göbel, Johann: Beschreibung Der Zweyen Warmen Bäder, so [...] nahe bey [...] S[ankt] Annaberg vnd Wolckenstein gelegen sind. Daneben auch kürtzlich anderer fürnembsten vnd berümpter Warmen Bäder, so in Deudschland zu finden. Dresden 1576. [abgekürzt: „Beschreibung der zwei Bäder bei Annaberg und Wolkenstein".]

Goldammer, Kurt: Die Paracelsische Kosmologie und Materietheorie in ihrer wissenschaftsgeschichtlichen Stellung und Eigenart. In: Medizinhistorisches Journal 6 (1971), S. 5-35.

Goldammer, Kurt: Bemerkungen zur Struktur des Kosmos und der Materie bei Paracelsus. In: Eulner, Hans-Heinz et al. (Hrsg.): Medizingeschichte in unserer Zeit. Festgabe für Edith Heischkel-Artelt und Walter Artelt zum 65. Geburtstag. Stuttgart 1971a, S. 121-144.

Goldammer, Kurt: Fiat. In: Ritter/Gründer, Bd. 2 (1972), Sp. 945-946.

Goltz, Dietlinde: Naturmystik und Naturwissenschaft in der Medizin um 1600. In: Sudhoffs Archiv 60 (1976), S. 45-65.

Goltz, Dietlinde, Joachim Telle und Hans J. Vermeer: Der alchemistische Traktat „Von der Multipli-
kation" von Pseudo-Thomas von Aquin. Untersuchungen und Texte. Wiesbaden 1977 (Sudhoffs
Archiv. Beiheft 19).

Gotthard, Axel: Johann Georg I. (1611-1656). In: Kroll, Frank-Lothar Hrsg.): Die Herrscher Sachsens. Markgrafen, Kurfürsten, Könige (1089-1918). München 2004, S. 137-147.

Grant, Edward: Medieval and Seventeenth-Century Conceptions of an Infinite Void Space beyond the
Cosmos. In: ISIS 60 (1969), S. 39- 60.

Grasse, Johann und Johann Walch: Ein Philosophischer vnd Chemischer TRACTAT. Genannt: Der
kleine Baur [...] Sampt beygefügten Commentariis JOHANNIS WALCHII SCHORNDORF-
FENSIS. Straßburg 1656.

Green, Manfred S.: Epidemiology of Scabies. In: Epidemiologic Reviews 11 (1989), S. 126-150.

Greßhöner, Kristine: Die Angst vor dem eindringenden Wasser. Körperpflege in den Oberschichten
des ausgehenden 16. bis frühen 18. Jahrhunderts. Studienarbeit Universität Osnabrück 2004.
[Diese Arbeit wurde auch online veröffentlicht unter: http://www.hausarbeiten.de/faecher/vor-
schau/29653.html; Abruf: 18. Januar 2011.]

Grimm = Grimm, Jacob und Wilhelm: Deutsches Wörterbuch. 33 Bde. Leipzig 1854-1971 (Reprint
München 1984).

Grimm, Johann Friedrich Karl: Abhandlung von den Mineralwassern zu Ronneburg und derart diese
und andere eisenhaltige Brunnen wider langwierige Krankheiten zu gebrauchen. Altenburg 1770.

Groß, Reiner: Vom Dreißigjährigen Krieg zum Siebenjährigen Krieg – Dresden als Zentrum kursächsischer Herrschaftsausübung. In: Groß, Reiner und Uwe John (Hrsg.): Geschichte der Stadt Dresden. Band 2. Vom Ende des Dreißigjährigen Krieges bis zur Reichsgründung. Stuttgart 2006, S.
21-54.

Gühne, Dorit: Zeugnisse sepulkraler Kunst- und Kulturgeschichte der alten Dresdner Frauenkirche
und ihres Kirchhofs. In: Die Dresdner Frauenkirche 11 (2005), S. 197-206.

Günther, Britta und Nina Krüger: Warmbad. Die wärmste und älteste Heilquelle Sachsens. Marienberg 2000.

Guericke, Otto von: OTTONIS DE GUERICKE EXPERIMENTA Nova (ut vocantur) MAGDEBUR-
GICA DE VACUO SPATIO. Amsterdam 1672. [abgekürzt: „Experimenta Nova Magdeburgica".]

Guericke, Otto von: Neue (sogenannte) Magdeburger Versuche über den leeren Raum nebst Briefe,
Urkunden und anderen Zeugnissen seiner Lebens- und Schaffensgeschichte, übersetzt und hrsg.
von Hans Schimank unter Mitarbeit von Hans Gossen, Gregor Maurach und Fritz Krafft. Textband und Kommentarteil. Düsseldorf 1968.

Guericke, Otto von: Neue „Magdeburgische Versuche" über den leeren Raum, übersetzt und hrsg.
von Fritz Dannemann. Leipzig 2002 (Ostwalds Klassiker der exakten Wissenschaften. Bd. 59).

Guggenberger, Alois: Existenz, existentia II. In: Ritter/Gründer, Bd. 2 (1972), Sp. 856-860.

Gymnasiasti Colonienses: Lacrymae Super Obitum Praematurum Viri [...] D[octoris] M[edicinae] Johannis Buntbarti, Electoralis Synedrii Adsessoris [...] Summo cum totius Urbis desiderio 15. Iulii pie placideq[ue] demortui, Fusae a Gymnasiastis Coloniensibus, Ipso exequiarum die 26. Iulii. Cölln a. d. Spree 1647 [recte: 1674].

Hadot, Pierre: Existenz, existentia I. In: Ritter/Gründer, Bd. 2 (1972), Sp. 854-856.

Hafenreffer, Samuel: NOSODOCHIVM, IN QUO CUTIS, EISQVE ADHAERENTIUM PARTIUM, AFFECTUS OMNES, SINGULARI METHODO, ET COGNOSCENDI ET CURANDI, FIDELISSIME TRADUNTUR. Ulm 1660. [abgekürzt: „Nosodochium".]

Halfwassen, Jens: Seelenwagen. In: Ritter/Gründer, Bd. 9 (1995), Sp. 111-117.

Haller, Albrecht von: DISPUTATIONES AD MORBORUM HISTORIAM ET CURATIONES FACIENTES. Bd. 5. Lausanne 1758.

Haller, Albrecht von: BIBLIOTHECA ANATOMICA. Bd. 1. London 1774.

Halleux, Robert: La nature et la formation des métaux selon Agricola et ses contemporains. In: Revue d'Histoire des Sciences 27 (1974), S. 211-222.

Hantzsch, Adolf: Namenbuch der Straßen und Plätze Dresdens. Dresden 1905 (Mitteilungen des Vereins für Geschichte Dresdens. Heft 17 und 18).

Hantzsch, Viktor: Dresdner auf Universitäten vom 14. bis zum 17. Jahrhundert. Dresden 1906 (Mitteilungen des Vereins für Geschichte Dresdens. Heft 19).

Happel, Eberhard Werner: Deß Spanischen Quintana, Oder So genannter Europaeischen Geschicht-Romans auf das 1686. Jahr, Vierdter und Letzter Theil. Ulm 1686. [abgekürzt: „Der Spanische Quintana".]

Harr gewiß Trost von Gott [Pseudonym]: Mysterium Occultae Naturae. Hamburg 1657.

Hartmann, Johannes: PRAXIS CHYMIATRICA. Frankfurt 1634.

Hartmann, Stephan: Vacuum. In: Ritter/Gründer, Bd. 11 (2001), Sp. 527-530.

Hartprecht, Johann: Der Verlangete Dritte Anfang Der Mineralischen Dinge/ oder vom Philosophischen Saltz. Amsterdam 1656.

Hasche, Johann Christian: Diplomatische Geschichte Dresdens von seiner Entstehung bis auf unsere Tage. Erster Theil. Dresden 1816.

Hasche, Johann Christian: Diplomatische Geschichte Dresdens von seiner Entstehung bis auf unsere Tage. Vierter Theil. Dresden 1819.

Haymann, Christoph Johann Gottfried: Dresdens theils neuerlich verstorbne theils ietzt lebende Schriftsteller und Künstler wissenschaftlich classificirt nebst einem dreyfachen Register. Dresden 1809.

Hebra, Ferdinand: Handbuch der speciellen Pathologie und Therapie dritter Band. Acute Exantheme und Hautkrankheiten. Erlangen 1860 (Handbuch der speciellen Pathologie und Therapie. Bd. 3).

Hecht, Christian: Johann Georg II. (1656-1680). In: Kroll, Frank-Lothar (Hrsg.): Die Herrscher Sachsens. Markgrafen, Kurfürsten, Könige (1089-1918). München 2004, S. 148-159.

Heischkel, Edith: Der Badearzt in vergangenen Jahrhunderten. In: Therapie der Gegenwart 7 (1959), S. 345-350.

Helmont, Johann Baptista van: ORTVS MEDICINAE. Amsterdam 1652.

Helmont, Johann Baptista van: TUMULUS PESTIS. Sulzbach 1681.

Henckel, Johann Friedrich: PYRITOLOGIA, Oder: Kieß-Historie. Leipzig 1725. [abgekürzt: „Pyritologia".]

Henle, Jakob: Von den Miasmen und Kontagien und den miasmatisch-kontagiösen Krankheiten (1840). Mit einer Einleitung von Felix Marchand. Leipzig 1910 (Klassiker der Medizin, herausgegeben von Karl Sudhoff).

Herder = Herders Conversations-Lexikon. 5 Bde. Freiburg 1854-1857.

Hermann, Georg Samuel: BIBLIOTHECA RIVINIANA SIVE CATALOGVS LIBRORVM PHILOLOGICO-PHILOSOPHICO-HISTORICORVM, ITINERARIORVM, INPRIMIS AVTEM MEDICORVM, BOTANICORVM ET HISTORIAE NATVRALIS SCRIPTORVM et c[etera], RARIORVM, QVAM MAGNO STVDIO ET SVMPTV SIBI COMPARAVIT D[octor] AVG[ustus] QVIR[inus] RIVINUS. Leipzig 1727 (Reprint Amsterdam 1966). [abgekürzt: „Bibliotheca Riviniana".]

Heusinger von Waldegg, Johann Friedrich Christian Karl: Recherches de pathologie comparée. Bd. 1. Brüssel, Kassel, Paris, Petersburg und Wien 1847.

Heynemann, Abraham: Des Edlen Weinstocks an dem Elbstrohm Anbau, Vermehrung, und darzu erforderte Vier- und zwantzigerley Arbeiten. Meissen 1685. [abgekürzt: „Der edle Weinstock".]

Hillebrand, Werner (Bearbeiter): Die Matrikel der Universität Helmstedt. Bd. 2: 1636-1685. Hildesheim 1981 (Veröffentlichungen der Historischen Kommission für Niedersachsen und Bremen. Bd. 9. Abteilung 1).

Hirsch, August: Geschichte der medicinischen wissenschaften in Deutschland. München und Leipzig 1893 (= Geschichte der Wissenschaften in Deutschland. Neuere Zeit. Bd. 22).

Hirsch = Hirsch, August (Hrsg.): Biographisches Lexikon der hervorragenden Ärzte aller Zeiten und Völker. 5 Bde., 2. ergänzte Aufl., Berlin und Wien 1929-1934.

Hoeppli, Reinhard: Parasites and parasitic infections in early medicine and science. Singapur 1959.

Hof, Herbert u. Rüdiger Dörries: Medizinische Mikrobiologie. 4. Auflage. Stuttgart 2009.

Hoffmann, Carl August: Systematische Uebersicht und Darstellung der Resultate von zwey hunter zwey und vierzig chemischen Untersuchungen mineralischer Wasser, von Gesundbrunnen und Bädern in den Ländern des deutschen Staatenvereins und deren nächsten Begränzungen. Berlin 1815.

Hoffmann, Christian: Berg-Probe: Oder Reichsteinischer Göldner Esel. Jena 1674. [abgekürzt: „Reichensteinischer Goldner Esel".]

Hoffmann, Stephan: Vacuum. In: Ritter/Gründer, Bd. 11 (2001), Sp. 527-530.

Holzmann, Michael und Hanns Bohatta: Deutsches Anonymen-Lexikon. 7 Bde. Weimar 1902-1928.

Holzmann, Michael und Hanns Bohatta (Bearb.): Deutsches Pseudonymen-Lexikon. Wien und Leipzig 1906.

Hohnbaum, [N. N.]: Auszüge – Wilson Hautkrankheiten. In: Zeitschrift für die gesammte Medicin 27 (1844), 311-325.

Hooykaas, Reijer: Die Elementenlehre des Paracelsus. In: Janus 39 (1935), S. 175-187.

Hopf, Ludwig: Immunität und Immunisirung: eine medicinisch-historische Studie. Tübingen 1902.

Hoppe, Brigitte: Biologie. Wissenschaft von der belebten Materie von der Antike zur Neuzeit. Biologische Methodologie und Lehren von der stofflichen Zusammensetzung der Organismen. Wiesbaden 1976 (Sudhoffs Archiv. Beiheft 17).

Hornfisher, Daniel (Hrsg.): Der Triumphwagen des Wismuts. Bd. 1: Zwei kostbare Schriften in einem Band: Heinrich von Batsdorff: Neun und Siebenzig große und sonderbahre Wunder & Amadeus Friedlieb / David Rebentrost / Dr. Georg Keiling: Collectanea Curiosa de Bismutho. Iserlohn 2001.

Hübener, Wolfgang und Wolfgang Urban: Qualität II. In: Ritter/Gründer, Bd. 7 (1989), Sp. 1752-1766.

Hünermörder, Christian: Würmer. In: LexMA, Bd. 9 (1998), Sp. 372-373.

Humberg, Oliver: Neues Licht auf die Lebensgeschichte des Johann Thölde. In: Lenz, Hans-Georg (Hrsg.): Triumphwagen des Antimons. Basilius Valentinus - Kerckring - Kirchweger. Text - Kommentare – Studien. Elberfeld 2004, S. 353–374.

IEP = Peschke, Michael (Bearb.): Internationale Enzyklopädie der Pseudonyme. 16 Bände. München 2006-2009.

Iselin = Iselin, Jacob Christoph: Neu vermehrtes Historisch- und Geographisches Allgemeines Lexicon, in welchem das Leben und die Thaten der Patriarchen, Propheten, Apostel, Vätter der ersten Kirchen, Päpsten [...] zusammen gezogen [...] gereinigte und [...] vermehret. 3. Auflage. 6 Bde. Basel 1742-1744. [abgekürzt: „Historisch-geographisch-allgemeines Lexikon".]

Jacobsson, Johann Karl Gottfried: Technologisches Wörterbuch. Bd. 8. Berlin und Stettin 1795.

Jaeger, Cornelius Georg: Die Krätze. Nach den bisherigen aetiologischen und therapeutischen Forschungen und Leistungen dargestellt. Aachen 1854.

Jäger, Johann Heinrich: SPICILEGIVM DE PATHOLOGIA ANIMATA, PRAEMISSA TRACTATIONE DE GENERATIONE AEQVIVOCA. Göttingen 1775.

Jäger, Johann Ludolph: Memorabilia Bismuthi. Nürnberg 1782.

Jander, Gerhart und Ewald Blasius: Lehrbuch der analytischen und präparativen anorganischen Chemie. 16. überarbeitete Auflage. Stuttgart 2006.

Janier, Michel: Histoire du sarcopte de la gale. In: Histoire des sciences médicales 28 (1994), S. 365-379.

Jöcher = Jöcher, Christian Gottlieb (Hrsg.): Allgemeines Gelehrten-Lexikon. 4 Bde. Leipzig 1750-1751 (Reprint Hildesheim 1960-1961). [abgekürzt: „Gelehrten-Lexikon".]

Jördens, Johann Heinrich: Entomologie und Helminthologie des menschlichen Körpers, oder Beschreibung und Abbildung der Bewohner und Feinde desselben unter den Insekten und Würmern. Bd. 1. Hof 1801.

Johannes von Laaz: TRACTATVS SECVNDVS AVREVS DE LAPIDE PHILOsophorum. In: THEATRVM CHEMICVM [...] VOLVMEN QVARTUM. Straßburg 1613, S. 657-662.

Johann Georg II. von Sachsen: Von GOTTES Gnaden, Wir Johann Georg der Ander [...] thun kund und bekennen, mit diesem Unserm Brieffe gegen Männiglich: Nach dem Uns der ... Hr. Augustus Hauptmann der Artzney Doctor und Unser Ambtmann zum Wolckenstein Heinrich Schrey, zuerkennen gegeben, den Mangel der VICTUALIEN und anderer Notthurfft bey dem Warmen-Bade [...] beym Wolckenstein gelegen. Annaberg 1668.

Joly, Bernard: La Rationalité de L'Alchimie au XVIIᵉ Siècle [...] avec le texte latin, la traduction et le commentaire du Manuscriptum ad Federicum de Pierre-Jean Fabre. Paris 1992.

Jonston, Jan: NATVRAE CONSTANTIA: Seu DIATRIBE. Amsterdam 1634. [abgekürzt: „Naturae Constantia".]

Jüttner, Guido: Alchemie I-III. In: LexMA, Bd. 1 (1980), Sp. 329-335.

Jüttner, Guido: Aurum potabile. In: LexMA, Bd. 1 (1980a), Sp. 1246.

Jüttner, Guido: Hermes Trismegistos. In: LexMA, Bd. 4 (1989), Sp. 2171.

Jüttner, Guido: Materia prima. In: LexMA, Bd. 6 (1993), Sp. 380.

Jüttner, Guido: Tinctura. In: LexMA, Bd. 8 (1997), Sp. 795-796.

Jüttner, Guido: Transmutation. In: LexMA, Bd. 8 (1997a), Sp. 949-950.

Kahn, Didier: Alchimie et Paracelsisme en France à la fin de la Renaissance (1567-1625). Genf 2007 (Cahiers d'Humanisme et Renaissance. Bd. 80).

Kahnt, Helmut und Bernd Knorr: Alte Maße, Münzen und Gewichte. Mannheim, Wien und Zürich 1987.

Kauffeldt, Alfons: Otto von Guericke. Philosophisches über den leeren Raum. Berlin 1968.

Keil, Christoph Heinrich: Compendiöses doch vollkommenes Philosophisches Hand-Büchlein, Das ist: Philosophische Grundsätze zur UNIVERSAL-TINCTUR Auf Menschen und Metallen. Leipzig und Hof 1736. [abgekürzt: „Compendiöses Philosophisches Handbüchlein."]

Keil, Christoph Heinrich: Compendiöses Doch vollkommenes Medicinisch-Chymisches Handbüchlein. Augsburg 1756. [abgekürzt: „Compendiöses Medizinisch-Chymisches Handbüchlein".]

Keil, Gundolf: Miasma. In: LexMA, Bd. 6 (1993), Sp. 593

Keil, Gundolf: Qualitäten- und Gradelehre. In: LexMA, Bd. 7 (1995), Sp. 353-354.

Kempe, Michael: Eklektik, Mechanik und Hermetik. Die Revolution der Wissenschaften in Zürich um 1700. In: Seidel, Robert (Hrsg.): Die 'exakten' Wissenschaften zwischen Dilettantismus und Professionalität. Studien zur Herausbildung eines modernen Wissenschaftsbetriebs im Europa des 18. Jahrhunderts. Heidelberg 2001 (Cardanus. Jahrbuch für Wissenschaftsgeschichte. Bd. 2), S. 31-45.

Kestner, Christian Wilhelm: Medicinisches Gelehrten-Lexicon. Jena 1740. [„Medizinisches Gelehrten-Lexikon".]

Khunrath, Heinrich: Alchymisch philosophisches Bekenntnis vom universellen Chaos der naturgemäßen Alchymie [...]. Mit beygefügter Warnung und Vermahnung an alle wahren Alchymisten. Neue von den deutschen Sprachfehlern ohne Verletzung des Sinnes gesäuberte, und mit des Verfassers Anmerkungen versehene Auflage. Leipzig 1786.

Killy = Killy, Walther (Hrsg.): Literaturlexikon – Autoren und Werke des deutschsprachigen Kulturraumes. 1. Auflage. 15 Bde. Gütersloh und München 1988-1993. / 2. Auflage, hrsg. von Wilhelm Kühlmann. [bislang] 9 Bde. Berlin 2008-2010.

Kircher, Athanasius: ARS MAGNA LVCIS ET VMBRAE. Rom 1646.

Kircher, Athanasius: SCRVTINIVM PHYSICO-MEDICVM Contagiosae Luis, quae PESTIS dicitur. Rom 1658. [abgekürzt: „Scrutinium Physico-Medicum Pestis".]

Kircher, Athanasius: SCRUTINIUM PHYSICO-MEDICUM Contagiosae Luis, quae dicitur PESTIS [...] cum praefatione D[octoris] CHRISTIANI LANGII. Leipzig 1659. [abgekürzt: „Scrutinium Physico-Medicum Pestis".]

Kircher, Athanasius: Mundus subterraneus. 2 Bände. Amsterdam 1665.

Kircher, Athanasius: SCRUTINIUM PHYSICO-MEDICUM CONTAGIOSAE LUIS, quae dicitur PESTIS [...] Cum PRAEFATIONE D[octoris] CHRISTIANI LANGII. Leipzig 1671. [abgekürzt: „Scrutinium Physico-Medicum Pestis".]

Kircher, Athanasius: Natürliche und Medicinalische Durchgründung Der laidigen und ansteckenden Sucht, und so genanten Pestilentz. Augsburg 1680. [abgekürzt: „Natürliche Durchgründung der Pest".]

Kirschner, Stefan: Nicolaus Oresmes Kommentar zur Physik des Aristoteles: Kommentar mit Edition der Questionen zu Buch 3 und 4 der Aristotelischen Physik sowie von vier Quaestionen zu Buch 5. Stuttgart 1997 (Sudhoffs Archiv. Beihefte. Bd. 39).

Kirsten, Georg: ADVERSARIA, ET ANIMADVERSIONES, in JOHANNIS AGRICOLAE, D[octoris] ac Physici Breslaviensis Commentaria in Poppium, et Chirurgiam parvam. Stettin 1648. [abgekürzt: „Adversaria et Animadversiones".]

Kleinhans, Albert: Die parasitären Hautaffectionen. Nach Bazins Leçons théoriques et cliniques sur les affections parasitaires. Erlangen 1864.

Kluge, Friedrich: Etymologisches Wörterbuch der deutschen Sprache. 23. erweiterte Auflage. Bearb. von Elmar Seebold. Berlin und New York 1999.

Kluge, Ulrich: Sachsen nach dem Dreißigjährigen Krieg. Zwischen Krise und Modernisierung (1648-1700). In: Dresdner Geschichtsverein e. V. (Hrsg.): Johann Georg II. und sein Hof. Sachsen nach dem Dreißigjährigen Krieg. Dresden 1993 (Dresdner Hefte 33).

Knohll, Johann Paul: Klein Vinicultur-Büchlein. Dresden 1667.

Koch, Manfred: Geschichte und Entwicklung des bergmännischen Schrifttums. Goslar 1963 (Schriftenreihe Bergbau-Aufbereitung. Bd. 1).

Köhler, Friedrich Wilhelm: Historische Nachrichten von dem warmen Bade unter der churfürstlichen Bergstadt Wolkenstein. Schneeberg 1791. [abgekürzt: „Historische Nachrichten vom warmen Bade".]

Krafft, Fritz: EXPERIMENTA NOVA. Untersuchungen zur Geschichte eines wissenschaftlichen Buches. In: Schmauderer, Eberhard (Hrsg.): Buch und Wissenschaft. Beispiele aus der Geschichte der Medizin, Naturwissenschaft und Technik. Düsseldorf 1969 (Technikgeschichte in Einzeldarstellungen. Nr. 17), S. 103-129.

Krafft, Fritz: Horror vacui. In: Ritter/Gründer, Bd. 3 (1974), Sp. 1206-1212.

Krafft, Fritz: Otto von Guericke. In: Fassnacht, Kurt (Hrsg.): Die Großen der Weltgeschichte. Bd. 5: Calvin bis Huygens. Zürich 1974a, S. 798-827.

Krafft, Fritz: Otto von Guericke. Darmstadt 1978 (Erträge der Forschung. Bd. 87).

Krafft, Fritz: Bewegung. In: LexMA, Bd. 2 (1983), Sp. 24-28.

Krafft, Fritz: Die Schwere der Luft in der Diskussion des 17. Jahrhunderts: Otto von Guericke. In: Klever, Wim (Hrsg.): Die Schwere der Luft in der Diskussion des 17. Jahrhunderts. Wiesbaden 1997 (Wolfenbütteler Arbeiten zur Barockforschung. Bd. 29), S. 135-170.

Krafft, Fritz: Was die Welt zusammenhält. Das astronomisch-physikalische Weltbild Otto von Guerickes. In: Puhle, Matthias (Hrsg.): Die Welt im leeren Raum: Otto von Guericke 1602-1686; eine Ausstellung des Kulturhistorischen Museums in Verbindung mit der Otto-von-Guericke-Gesellschaft e.V. und dem Museum für Naturkunde anläßlich des 400. Geburtstags von Otto von Guericke. München und Berlin 2002 (Magedeburger Museumsschriften. Bd. 7), S. 90-107.

Krafft, Fritz: Das Zauberwort Chymiatria – und die Attraktivität der Marburger Medizin-Ausbildung, 1608-1620. Eine etwas andere Frequenzbetrachtung. In: Medizinhistorisches Journal 44 (2009), S. 130-178.

Kramm, Heinrich: Studien über die Oberschichten der mitteldeutschen Städte im 16. Jahrhundert: Sachsen, Thüringen, Anhalt. 2 Teilbde.. Köln und Wien 1981 (Mitteldeutsche Forschungen. Bd. 87).

Kratzenstein, Christian Gottlieb: Abhandlung von der Erzeugung der Würmer im menschlichen Cörper. Halle 1748.

Křížek, Vladimír: Kulturgeschichte des Heilbades. Stuttgart 1990.

Küchenmeister, Friedrich: Die in und an dem Körper des lebenden Menschen vorkommenden Parasiten. Ein Lehr- und Handbuch der Diagnose und Behandlung der thierischen und pflanzlichen Parasiten des Menschen. Erste Abtheilung. Leipzig 1855.

Küchler, Wolfgang: Warmbad, wärmste Heilquelle und ältestes Bad Sachsens. In: Erzgebirgische Heimatblätter 5 (1994), S. 18-21.

Kühlmann, Wilhelm: Nationalliteratur und Latinität: Zum Problem der Zweisprachigkeit in der frühneuzeitlichen Literaturbewegung Deutschlands. In: Garber, Klaus (Hrsg.): Nation und Literatur im Europa der Frühen Neuzeit. Akten des I. Internationalen Osnabrücker Kongresses zur Kulturgeschichte der Frühen Neuzeit. Tübingen 1989 (Frühe Neuzeit. Bd. 1), S. 164-206.

Kühlmann, Wilhelm: Der 'Hermetismus' als literarische Form. Grundzüge seiner Rezeption in Deutschland. In: Scientia Poetica. Jahrbuch für Geschichte der Literatur der Wissenschaften 3 (1999), S. 145-157.

Kühlmann, Wilhelm: Rätsel der Wörter. Zur Diskussion von 'Fachsprache' und Lexikographie im Umkreis der Paracelsisten des 16. Jahrhunderts. In: Ágel, Vilmos et al. (Hrsg.): Das Wort. Seine strukturelle und kulturelle Dimension. Festschrift für Oskar Reichmann zum 65. Geburtstag. Tübingen 2002, S. 245-262.

Kühlmann, Wilhelm: Anmerkungen zum Verhältnis von Natur und Kunst im Theoriezusammenhang des parcelsistischen Hermetismus. In: Leinkauf, Thomas (Hrsg.) unter Mitwirkung von Karin Hartbecke: Der Naturbegriff in der Frühen Neuzeit. Semantische Perspektiven zwischen 1500 und 1700. Tübingen 2005 (Frühe Neuzeit. Bd. 110), S. 87-108.

Kühlmann, Wilhelm und Joachim Telle (Hrsg.): Der Frühparacelsismus. Erster Teil. (Corpus Paracelsisticum. Bd. 1. Dokumente frühneuzeitlicher Naturphilosophie in Deutschland.) Tübingen 2001 (Frühe Neuzeit. Bd. 59).

Kühlmann, Wilhelm und Joachim Telle (Hrsg.): Der Frühparacelsismus. Zweiter Teil. (Corpus Paracelsisticum. Bd. 2. Dokumente frühneuzeitlicher Naturphilosophie in Deutschland.) Tübingen 2004 (Frühe Neuzeit. Bd. 89).

Kühne, Hartmut: „... ein rechter Wunder-Brunn Gottes". Ein Beitrag zur lutherischen Frömmigkeit im 16. und 17. Jahrhundert. In: Jahrbuch für Fränkische Landesforschung 68 (2008), S. 63-92.

Kuhnert, Lothar: Johann Kunckel. Ritter von Löwenstern. Die Erfindung der Nanotechnologie in Berlin. Ein Bericht. Berlin 2008.

Kurdzialek, Marian: Äther, Quintessenz. In: Ritter/Gründer, Bd. 1 (1971), Sp. 599-602.

Kurella, Ernst Gottfried: Beweis daß die Ausschläge nicht von Würmern entstehen, nebst einer kleinen Abhandlung von der Erzeugung derer Ausschläge. Berlin und Potsdam 1750.

Lairitz, Johann Georg: DE FONTIBUS SOTERIIS IN ILLUSTRI PRINCIPATU SUPERIORI BURGGRAVIATUS NORICI [...] HABITA PANEGYRICIS. [Hof] 1687. [abgekürzt: „De Fontibus Soteriis".]

Lange, Christian d. J.: OPERA OMNIA. Mit einem Vorwort von Georg Franck. Frankfurt a. M. 1688.

Lange, Christian d. J.: MISCELLANEA CURIOSA MEDICA. Annexa disputatione DE MORBILLIS, Quam Prodromum esse voluit NOVAE SUAE PATHOLOGIAE ANIMATAE Itemque de ELIXIR PROPRIETATIS, CALCULI HUMANI CURATIONE, GENUINO ACIDULAS EGRANAS Salubriter usurpandi modo Et THERMIS CAROLINIS TRACTATIBVS. Frankfurt a. M. 1688a.

Lange d. J., Christian und Johann Centurio Macasius: SPECIMEN PATHOLOGIAE ANIMATAE De MORBILLIS Loco Disputationis Ordinariae P[rofessor] P[ublicus] CHRISTIANUS LANGE [...] RESPONDENTE M. JOHANNE CENTURIONE MACASIO. Leipzig 1660.

Lange, Christian Johann: OPERA OMNIA MEDICA THEORETICO-PRACTICA. 3 Teile in einem Band mit einem Vorwort von Augustus Quirinus Rivinus. Leipzig 1704. [abgekürzt: „Opera Omnia Medica Theoretico-Practica".]

Langheinz, Dr. [N. N.]: Doch noch einige Worte über die Natur der Krätze, nach Hahnemann selbst. In: Neue Zeitschrift für Homoeopahtische Klinik 8 (1863), S. 129-130.

Lanquetin, Eugène: Notice sur la gale et sur l'animalcule qui la produit. Paris 1859.

Laue, Max: § 34 – Sachsen und Thüringen. In: Jahresberichte für Geschichtswissenschaft im Auftrage der Historischen Gesellschaft zu Berlin. Bd. 24 (1901). Berlin 1903, S. II, 218 - II, 254.

Lauer, Hans Hugo: Elemente. In: LexMA, Bd. 3 (1986), Sp. 1800-1802.

Lautner, Franz Xaver: Abhandlungen aus dem Gebiethe der Natur- und Heilkunde. Notizen aus der ältern Geschichte des Egerbrunnens. In: Medicinische Jahrbücher des kaiserlich-königlichen österreichischen Staates. Bd. 6. Teil 1. Wien 1820. S. 82-111.

Lazardzig, Jan: Die Maschine als Spektakel. Funktion und Admiration im Maschinendenken des 17. Jahrhunderts. In: Schramm, Helmar, Ludger Schwarte und Jan Lazardzig (Hrsg.): Instrumente in Kunst und Wissenschaft. Zur Architektonik kultureller Grenzen im 17. Jahrhundert. Berlin 2006 (Theatrum Scientiarum. Bd. 2), S. 167-193.

Lazardzig, Jan: „Masque der Possibilität". Experiment und Spektakel barocker Projektemacherei. In: Schramm, Helmar, Ludger Schwarte und Jan Lazardzig (Hrsg.): Spektakuläre Experimente. Praktiken der Evidenzproduktion im 17. Jahrhundert. Berlin und New York 2006a (Theatrum Scientiarum. Bd. 3), S. 176-212.

Lazardzig, Jan: Theatermaschine und Festungsbau. Paradoxien der Wissensproduktion im 17. Jahrhundert. Berlin 2007.

Lederer, Thomas: Der Kölner Kurfürst Herzog Ernst von Bayern (1554-1612) und sein Rat Johann Grasse (um 1560-1618) als Alchemiker der Frühen Neuzeit. Ein Beitrag zur Geschichte des Paracelsismus. Diss. rer. nat. Universität Heidelberg 1992.

Leeuwenhoek, Antoni van: ARCANA NATURAE. Delft 1695.

Lehmann, Christian: Historischer Schauplatz derer natürlichen Merckwürdigkeiten in dem Meißnischen Ober-Ertzgebirge. Leipzig 1699. [abgekürzt: „Historischer Schauplatz der Merkwürdigkeiten".]

Lehmann, Johann Gottlob: Abhandlung von den Metall-Müttern und der Erzeugung der Metalle aus der Naturlehre und Bergwissenschaft. Berlin 1753. [abgekürzt: „Abhandlung von den Metallmüttern".]

Leibniz, Gottfried Wilhelm: Allgemeiner politischer und historischer Briefwechsel, bearbeitet von Gerda Untermöhlen und Sabine Sellschopp. Bd. 13: August 1696 – April 1697. Berlin 1987.

Leinkauf, Thomas: Mundus combinatus. Studien zur Struktur der barocken Universalwissenschaft am Beispiel Athanasius Kirchers SJ (1602-1680). Berlin 1993.

Leinkauf, Thomas: Der Naturbegriff in der Frühen Neuzeit. Einleitung. In: Leinkauf, Thomas (Hrsg.) unter Mitwirkung von Karin Hartbecke: Der Naturbegriff in der Frühen Neuzeit. Semantische Perspektiven zwischen 1500 und 1700. Tübingen 2005 (Frühe Neuzeit. Bd. 110), S. 1-19.

Leinsle, Ulrich G.: Wie treibt man Cardano mit Scaliger aus? Die (Nicht-)Rezeption Cardanos an der Jesuitenuniversität Dillingen. In: Mulsow, Martin: Spätrenaissance-Philosophie in Deutschland 1570-1650. Entwürfe zwischen Humanismus und Konfessionalisierung, okkulten Traditionen und Schulmetaphysik. Tübingen 2009 (Frühe Neuzeit. Bd. 124), S. 253-277.

Lenz, Hans Gerhard: Johann Thoelde. Ein Paracelsist und „Chymicus" und seine Beziehungen zu Landgraf Moritz von Hessen-Kassel. Diss. phil. Marburg 1981.

Lenz, Rudolf et al. (Bearb.): Katalog ausgewählter Leichenpredigten und sonstiger Trauerschriften in der Sächsischen Landesbibliothek Dresden. Sigmaringen 1995 (= Marburger Personalschriften-Forschungen. Bd. 19,1).

Leven, Karl-Heinz: Die Geschichte der Infektionskrankheiten: von der Antike bis ins 20. Jahrhundert. Landsberg a. Lech 1997 (Fortschritte in der Präventiv- und Arbeitsmedizin. Bd. 6).

LexAW = Andresen, Carl et al. (Hrsg.): Lexikon der Alten Welt. Zürich und Stuttgart 1965 (dreibändiger Reprint der einbändigen Originalausgabe Augsburg 1994).

LexMA = Angermann, Norbert et al. (Hrsg.): Lexikon des Mittelalters. 10 Bde. München 1980-1999.

Libavius, Andreas: DE IVDICIO AQVARVM MINERALIVM, ET HORVM QVAE CVM illis inueniuntur. In: Derselbe: COMMENTATIONVM METALLICARVM LIBRI QVATUOR de NATVRA METALLORVM, MERCVRIO PHILOSOPHORVM, AZOTHO, ET LAPIDE SEV tinctura physicorum conficienda. Frankfurt a. M. 1597, S. 273-392. [abgekürzt: „De Iudicio Aquarum Mineralium".]

Lindau, Martin Bernhard: Geschichte der Haupt- und Residenzstadt Dresden von der frühesten bis auf die gegenwärtige Zeit. Bd. 1. Dresden 1859.

Linné, Carl von: Des Ritters Carl von Linné [...] vollständiges Natursystem [...] mit einer ausführlichen Erklärung ausgefertiget von Philipp Ludwig Statius Müller. Teil 5. Bd. 2. Nürnberg 1775. [abgekürzt: „Natursystem".]

Linné, Carl von und Johannes C. Nyander: EXANTHEMATA VIVA. Uppsala 1757.

Lipen, Martin: BIBLIOTHECA REALIS MEDICA, OMNIUM MATERIARUM, RERUM ET TITULORUM. Frankfurt a. M. 1679. [abgekürzt: „Bibliotheca Realis Medica".]

Liphimeus, Sabalathrus [Pseudonym]: Warnung Wider den Harn-Teuffel: Das ist: Gründlicher Bericht, von dem Vrin deß Menschen, vnnd sonderlich wider diejenigen, so vorgeben, daß sie alle vnnd jede Kranckheiten auß blosser anschawung der Vrin erkennen, vrtheilen vnd curiren wollen. Nürnberg 1626.

Lohmeier, Dieter und Anke-Marie Lohmeier: Jacob Schwieger. Lebenslauf, Gesellschaftskreis und Bücherbesitz eines Schäferdichters. In: Jahrbuch der deutschen Schillergesellschaft. 19 (1975), S. 98-137.

Lucius, Christian: Christi JEsu gnädige Antwort auf eines Gläubigen demüthiges Bitt-Wort, bey Christlicher, ansehnlicher und Volckreicher Beerdigung Des weiland Edlen, Wohl-Ehrevesten, Groß-Achtbaren und Hochgelahrten Herrn Augusti Hauptmanns, Der Chymie und Medicin weitberühmten Doctoris und Practici allhier, nunmehr Seeligen, Welcher d[ie] 21. Dec[embris] des nechstverflossenen 1674sten Jahres nach Mittage 1. Viertel auf 2. Uhr in Dreßden auf seinen Heiland und Erlöser eingeschlaffen, und hierauf d[ie] 1. Januar[is] 1675. in der Frauen-Kirchen [...] bestattet worden. Dresden [1675].

Ludwig, Karl-Heinz: Wasserkunst. In: LexMA, Bd. 8 (1997), Sp. 2076.

Ludwig, Karl-Heinz und Volker Schmidtchen: Metalle und Macht 1000-1600. Berlin 1992 (Propyläen Technikgeschichte. Bd. 2).

Lüdtke, Carl: Georg Detharding. In: Hein, Wolfgang-Hagen und Holm Dietmar Schwarz (Hrsg.): Deutsche Apotheker-Biographie. Ergänzungsband. Stuttgart 1986 (Veröffentlichungen der Internationalen Gesellschaft für Geschichte der Pharmazie e.V., Neue Folge. Bd. 55), S. 77-78.

Lumen naturale II. In: Ritter/Gründer, Bd. 5 (1980), Sp. 549-552.

Lumpe, Adolf: Elementum. In: Klauser, Theodor (Hrsg.): Reallexikon für Antike und Christentum. Sachwörterbuch zur Auseinandersetzung des Christentums mit der Antiken Welt. Bd. 4. Stuttgart 1959, Sp. 1073-1100.

Macasius, Paul: DE ACIDULARUM EGRANARUM USUALIUM Seu FONTICI CRYSTALLINI, Natura, viribus et administratione. Nürnberg 1613.

Madea, Burkhard und Reinhard Dettmeyer: Rechtsgrundlagen der Leichenschau. In: Madea, Burkhard: Die Ärztliche Leichenschau. Rechtsgrundlagen – Praktische Durchführung – Problemlösung. 2. Auflage. Heidelberg 2006, S. 17-63.

Madea, Burkhard und Reinhard Dettmeyer: Praktische Durchführung der ärztlichen Leichenschau – Aufgabenkomplexe. In: Madea, Burkhard: Die Ärztliche Leichenschau. Rechtsgrundlagen – Praktische Durchführung – Problemlösung. 2. Auflage. Heidelberg 2006, S. 69-124.

Maier, Michael: EXAMEN FVCORVM PSEVDO-CHYMICORVM. Frankfurt a. M. 1617.

Manninger, Vilmos: Der Entwicklungsgang der Antiseptik und Aseptik. Breslau 1904 (= Abhandlungen zur Geschichte der Medizin. Heft 12).

Marci, Johann Marcus: PHILOSOPHIA VETUS RESTITUTA. Prag 1662.

Martin, Alfred: Deutsches Badewesen in vergangenen Tagen nebst einem Beitrage zur Geschichte der deutschen Wasserheilkunde. Jena 1906.

Martin, Alfred: Die 6 res non naturales im deutschen Badewesen einschließlich der Klimatologie. In: 80 Jahre Münchener Medizinische Wochenschrift. München 1933, S. 5-9.

Martiny, Eduard: Naturgeschichte der für die Heilkunde wichtigen Thiere, mit besonderer Rücksicht auf Pharmacologie, Pathologie und Toxicologie. Darmstadt 1847.

Marxer, Norbert: Praxis statt Theorie! Leben und Werk des Nürnberger Arztes, Alchemikers und Fachschriftstellers Johann Hiskia Cardilucius (1630-1697). Heidelberg 2000 (Studien und Quellen zur Kulturgeschichte der frühen Neuzeit. Bd. 1).

Marxer, Norbert: Heilen mit Antimon. Von der Chemiatrie zur Chemotherapie. In: Pharmazeutische Zeitung 125 (2000a), S. 731-736.

Mathesius, Johannes: SAREPTA Oder Bergpostill Sampt der Joachimßthalischen kurtzen Chroniken. Nürnberg 1562. [abgekürzt: „Sarepta".]

Meier, Heinrich Lohalm: BIBLIOGRAPHIA Physico-Medica, Das ist: Historische Abhandlung Derer vornehmsten Physicalischen und Medicinischen Bücher. Lüneburg 1704. [abgekürzt: „Bibliographia Physico-Medica".]

Meinecke, Ulla: Apothekenbindung und Freiverkäuflichkeit von Arzneimitteln. Darstellung der historischen Entwicklung bis zur Kaiserlichen Verordnung von 1901 unter besonderer Berücksichtigung des Kurfürstentums Brandenburg und des Königreiches Preußen. Diss. rer. nat. Marburg a. d. Lahn 1972.

Meinel, Christoph: Early Seventeenth-Century Atomism. Theory, Epistemology, and the Insufficiency of Experiment. In: ISIS 79 (1988), S. 68-103.

Meinhardt, Matthias: Substanz – Akzidenz/Subsistenz. In: LexMA, Bd. 8 (1997), Sp. 274-276.

Meissner, Paul Traugott: Handbuch der allgemeinen und technischen Chemie. Zum Selbstunterricht, und zur Grundlage seiner ordentlichen und außerordentlichen Vorlesungen entworfen. Bd. 5. Abteilung 1: Chemie der näheren Bestandtheile organischer Reste (Azotfreye organische Substanzen). Wien 1827.

Melchior, Eberhard: HYDROLOGIA Brevis quidem, attamen fundamentalis, in tres partes divisa: Das ist: Ein kurtzes doch gründliches Wasser-Gespräch, Welches NEPTUNUS mit seiner betrübten Wasser-Göttin der HYDORRILLE, in beyseyn eines Medici und Philosophi gehalten. Frankfurt a. M. 1694. [abgekürzt: „Hydrologia Brevis."]

Melion, Joseph Vincent: Geschichte der Mineral-Quellen des österreichischen Kaiserthums. Prag 1847.

Melsen, Andreas G. M. van: Atomismus I. In: Ritter/Gründer, Bd. 1 (1971), Sp. 603-604.

Melsen, Andreas G. M. van: Atomtheorie. In: Ritter/Gründer, Bd. 1 (1971a), Sp. 606-611.

Mendelsohn, Everett I.: Philosophical Biology vs. Experimental Biology: Spontaneous Generation in the Seventeenth Century. In: XIIe Congrès d'Histoire des Sciences. Paris 1968. Actes Tome I B. Discours et Conférences Colloques. Discussion des Rapports. Paris 1971, S. 201-226.

Mesch, Walter: Plotins Deutung der platonischen Weltseele. Zur antiken Rezeptionsgeschichte von Timaios 35A. In: Leinkauf, Thomas und Carlos Steel (Hrsg.): Platons Timaios als Grundtext der Kosmologie in Spätantike, Mittelalter und Renaissance. Leuven 2005 (Ancient and medieval philosophy. Ser. 1, Bd. 34), S. 41-66.

Mettler, Cecilia Charlotte und Fred Albert Mettler: History of Medicine. Philadelphia 1947.

Metze, Georg: Christian Franz Paullini (1643-1712). Leben und Wirken. Diss. med. Halle-Wittenberg 1966.

Meusel, Georg: NACHTRAG zu der DRITTEN AUSGABE des GELEHRTEN TEUTSCHLANDS. Lemgo 1778.

Michaelis, Johannes: OPERA QVOTQVOT HABERI POTVERVNT OMNIA. Nürnberg 1698.

Michaelis, Johann Gottfried: Dreßdnische INSCRIPTIONES und EPITAPHIA, Welche Auf denen Monumentis derer in Gott ruhenden, so allhier in und außer der Kirche zu unser Lieben Frauen begraben liegen. Dresden 1714.

Michelsen, Peter: Laurence Sterne und der deutsche Roman des 18. Jahrhunderts. Göttingen 1962 (Palaestra – Untersuchungen aus der deutschen und englischen Philologie und Literaturgeschichte. Bd. 232).

Micraelius, Johann: MEMORIAE MATRONAE PIENTISSIMAE OMNIBUSQ[ue] VIRTUTIBUS EGREGIAM FEMINAM DECENTIBUS CONSPICUAE DOROTHEAE REISIGS. Stettin 1650.

Ministère de l'instruction publique et des beaux-arts (Hrsg.): Catalogue général des livres imprimés de la Bibliothèque Nationale: Auteurs. Bd. 69. Paris 1929.

Mörschel, Ulrike: Form/Materie I. In: LexMA, Bd. 4 (1989), Sp. 636-644.

Moffett, Thomas et al.: INSECTORVM SIVE Minimorum Animalium THEATRVM: Olim ab EDOARDO WOTTONO. CONRADO GESNERO. THOMAQVE PENNIO inchoatum: Tandem THO[mae] MOVFETI Londinâtis operâ sumptibusq[ue] maximis concinnatum, auctum, perfectum. London 1634. [abgekürzt: „Theatrum Insectorum".]

Molland, George: Roger Bacon's corpuscular tendencies (and some of Grosseteste's too). In: Lüthy, Christoph Herbert, John Emery Murdoch und William R. Newman: Late medieval and early modern corpuscular matter theories. Leiden, Boston und Köln 2001 (Medieval and early modern science. Bd. 1), S. 57-73.

Morhof, Daniel Georg: POLYHISTOR, LITERARIVS, PHILOSOPHICVS ET PRACTICVS CVM ACCESSIONIBVS VIRORVM CLARISSIMORVM IOHANNIS FRICKII ET JOHANNIS MOLLERI, FLENSBVRGENSIS. EDITIO QVARTA. TOMVS SECVNDVS ET TERTIVS. Lübeck 1747. [abgekürzt: „Polyhistor, Literarius, Philosophicus Et Practicus".]

M. S. S.: Zugabe zur Exulanten-Historie, D[octorem] Paul[um] Macasium zu Zwickau betr[effend]. In: ANALECTA SAXONICA Darinnen allerhand zur Sächsischen Historie behörige Urkunden, Privilegia, Geschlechts-Untersuchungen, ungedruckte Chronicken, Statuten, und Lebens-Beschreibungen Sächsischer Gelehrten mitgetheilet werden. Teil 1. Dresden 1765, S. 96-104.

Müller, Gottfried: THERMAE VOLCCENSTEINENSES, Historice, Physice, Moraliter ac Theologice descriptae. Dresden und Leipzig 1721. [abgekürzt: „Thermae Wolkensteinenses".]

Müller, Gottfried: Peregrinationem Sacram Ad Fontem B[eatae] Virigini quondam dicatum [...] Am Fest-Tage der Heimsuchung Mariä 1720. [...], Nebst unterschiedenen Anmerckungen, so zur Bade-Historie einen Beytrag thun. Dresden und Leipzig 1721a. [an: Müller (1721); Druckort und -jahr von dort.] [abgekürzt: „Badepredigt".]

Müller, Ingo Wilhelm: Iatromechanische Theorie und ärztliche Praxis im Vergleich zur galenistischen Medizin (Friedrich Hoffmann – Pieter van Foreest, Jan van Heurne). Stuttgart 1991 (Historische Forschungen. Bd. 17).

Müller, Johann Traugott: Einleitung in die Oekonomische und Physikalische Bücherkunde und die damit verbundenen Wissenschaften bis auf die neuesten Zeiten. Bd. 1. Leipzig 1780.

Müller, Reinhard: Friedrich August Weber. In: Deutsches Literatur-Lexikon (1968-2010), Bd. 28, Sp. 504-505.

Müller, Walter: Hornhausen 1646 – eine kulturgeschichtliche Darstellung vom Badeleben vergangener Tage. In: Zeitschrift für Heimatforschung 5 (1996), S. 95-108.

Müller-Jahncke, Wolf-Dieter: Zum Magie-Begriff in der Renaissance-Medizin und -Pharmazie. In: Schmitz, Rudolf und Gundolf Keil: Humanismus und Medizin. Weinheim 1984 (Mitteilung der Kommission für Humanismusforschung. Bd. 11), S. 99-116.

Müller-Jahncke, Wolf-Dieter: Astrologisch-magische Theorie und Praxis in der Heilkunde der frühen Neuzeit. Wiesbaden 1985 (Sudhoffs Archiv. Beiheft 25).

Müller-Jahncke, Wolf-Dieter: Georg am Wald (1554-1616). Arzt und Unternehmer. In: Telle, Joachim (Hrsg.): Analecta Paracelsica. Studien zum Nachleben Theophrast von Hohenheims im deutschen Kulturgebiet der frühen Neuzeit. Stuttgart 1994 (Heidelberger Studien zur Naturkunde der frühen Neuzeit. Bd. 4), S. 213-304.

Müller-Jahncke, Wolf-Dieter: Makrokosmos und Mikrokosmos bei Paracelsus. In: Zimmermann, Volker (Hrsg.): Paracelsus. Das Werk – Die Rezeption. Beiträge des Symposiums zum 500. Geburtstag von Theophrastus Bombastus von Hohenheim, genannt Paracelsus (1493-1541) an der Universität Basel am 3. und 4. Dezember 1993. Stuttgart 1995, S. 59-66.

Müller-Jahncke, Wolf-Dieter: Platon im Arzneibuch und der Heller am Tresen. Pharmazie im 16. Jahrhundert zwischen Humanismus, Stadtgesellschaft und Ökonomie. In: Berichte zur Wissenschaftsgeschichte 23 (2000), S. 1-15.

Müller-Jahncke, Wolf-Dieter und Ulrike Bofinger: Apotheker, Arzt und Fachschriftsteller: Jakob Theodor, genannt Tabernaemontanus (1522-1590), aus Bergzabern. In: Friedrich, Christoph, Sabine Bernschneider-Reif und Daniela Schierhorn (Hrsg.): Rosarium litterarum. Beiträge zur Pharmazie- und Wissenschaftsgeschichte. Festschrift für Peter Dilg zum 65. Geburtstag. Eschborn 2003, S. 219-250.

Müller-Jahncke, Wolf-Dieter und Christoph Friedrich: Geschichte der Arzneimitteltherapie. Stuttgart 1996.

Müller-Jahncke, Wolf-Dieter und Christoph Friedrich: Johannes Hartmann. Iatrochemiker im europäischen Kontext. In: Pharmazeutische Zeitung 154 (2009), Heft 51/52, S. 4946–4951.

Münchhausen, Otto von: Der Hausvater. Bd. 2. Hannover 1766.

Mulsow, Martin: Frühneuzeitliche Selbsterhaltung. Telesio und die Naturphilosophie der Renaissance. Tübingen 1998 (Frühe Neuzeit. Bd. 41).

NDB = Neue Deutsche Biographie, hrsg. durch die Historische Kommission bei der Bayerischen Akademie der Wissenschaften. 24 Bde. Berlin 1953-2010.

Neuburger, Max: Die Vorgeschichte der antitoxischen Therapie der acuten Infectionskrankheiten. Vortrag, gehalten auf der 73. Versammlung deutscher Naturforscher und Ärzte zu Hamburg. In erweiterter Form herausgegeben. Stuttgart 1901.

Neuburger, Max: Einleitung. In: Derselbe und Julius Pagel (Hrsg.): Handbuch der Geschichte der Medizin. Begründet durch Theodor Puschmann. Bd. 2. Jena 1903, S. 3-154.

Newman, William R. und Lawrence M. Principe: Alchemy tried in the fire. Starkey, Boyle, and the fate of Helmontian chymistry. Chicago und New York 2002.

N. N.: Eigentlicher Abriß Des Dorffes Hornhausen, Darinnen nun in die Zwantzig Heil-Brunnen entsprungen. S. l. 1646.

N. N.: Cupido der Scheren-Schleiffer Auff einer Zwickauischen von Herrn D[oktor] Christian Langen, Mit J[ungfer] Annen-Marien Macasien, gehaltenen Hochzeit vorgestellet von Einem fremden und bekandten Freunde. S. l. 1654.

N. N.: Curious Particulars discovered by the Microscope. In: The Edinburgh Magazine or Literary Miscellany 8 (1788), S. 341-347.

N. N.: Saxonia. Museum für Sächsische Vaterlandskunde. Bd. 2. Dresden 1836.

N. N.: Vollständige Bibliothek oder encyclopädisches Real-Lexicon der gesammten theoretischen und praktischen Homöopathie zum Gebrauch für Ärzte, Wundärzte, Studirende, Apotheker und alle gebildeten Richtärzte. Nach ihrem gegenwärtigen Standpunkte bearbeitet von einem Verein mehrerer Homöopathiker. Bd. 3. Leipzig 1837.

N. N.: Hahnemann and the Itch Insect. In: The British Journal of Homoeopathy 21 (1863), S. 670-672.

N. N.: Zeugen alter Zeit in Wolkenstein und Chronik vom Warmbad. Festschrift zur 750-Jahresfeier der Bergstadt Wolkenstein im Jahre 1952. Wolkenstein 1952.

N. N.: Ausstellungskatalog. In: Badische Landesbibliothek Karlsruhe (Hrsg.) unter Mitarbeit von Manfred Arndorfer et al.: Abraham a Sancta Clara. eine Ausstellung der Badischen Landesbibliothek und der Wiener Stadt- und Landesbibliothek. Karlsruhe 1982, S. 84-152.

Nobis, Heribert Maria: Frühneuzeitliche Verständnisweisen der Natur und ihr Wandel bis zum 18. Jahrhundert. In: Archiv für Begriffsgeschichte 11 (1967), S. 37-58.

Nobis, Heribert Maria: Archeus. In: Ritter/Gründer, Bd. 1 (1971), Sp. 500-502.

Oldenburg, Henry: The Correspondence of Henry Oldenburg, übersetzt und hrsg. von A. Rupert und Marie Boas Hall. Bd. 1: 1641-1661. Amsterdam 1965.

Olivier, Eugène: Bernard G[illes] Penot (Du Port), médecin et alchimiste (1519-1617). In: Chrysopoeia 5 (1992-1996), S. 571-668.

Osann, Emil: Physikalisch-medicinische Darstellung der bekannten Heilquellen der vorzüglichsten Länder Europa's. Bd. 2. Berlin 1832.

Oudemans, Antoine Corneille: Acarologisches aus Maulwurfsnestern (Fortsetzung). In: Archiv für Naturgeschichte 79 (1913). Abteilung A. Heft 10, S. 1-70.

Oudemans, Antoine Corneille: Kritisch historisch overzicht der acarologie. Bd. 1. 'S Gravenhage 1926.

Pagel, Walter: [Ohne Titel: Rezension über Neuburger, Max: Die Vorgeschichte der antitoxischen Therapie der acuten Infectionskrankheiten]. In: Janus: Archives internationales pour l'Histoire de la Médecine et la Géographie Médicale 7 (1902), S. 97.

Pagel, Walter: Paracelsus and the Neoplatonic and Gnostic Tradition. In: Ambix 8 (1960), S. 125-166.

Pagel, Walter: Das medizinische Weltbild des Paracelsus: seine Zusammenhänge mit Neuplatonismus und Gnosis. Wiesbaden 1962 (Kosmosophie. Forschungen und Texte zur Geschichte des Weltbildes der Naturphilosophie, der Mystik und des Spiritualismus vom Spätmittelalter bis zur Romantik. Bd. 1).

Pagel, Walter: Paracelsus – An Introduction to Philosophical Medicine in the Era of Renaissance. 2. Auflage. Basel et al. 1982.

Pagel, Walter und Marianne Winder: The Higher Elements and Prime Matter in Renaissance Naturalism and in Paracelsus. In: Ambix 21 (1974), S. 93-127.

Pagel, Walter und Marianne Winder: Die Konjunktion der himmlichen und irdischen Elemente in der Renaissancephilosophie und im echten Paracelsus. In: Domandl, Sepp (Hrsg.): Paracelsus. Werk und Wirkung. Festgabe für Kurt Goldammer zum 60. Geburtstag. Wien 1975, S. 187-204.

Panckoucke, Charles-Louis-Fleury (Hrsg.): Dictionaire des sciences médicales. Biographie médicale. Bd. 1. Paris 1820.

Panckoucke, Charles-Louis-Fleury (Hrsg.): Dictionnaire des sciences médicales: Biographie médicale. Bd. 2. Paris 1820.

Panzer, Wolfgang (Hrsg.): BIBLIOTHECAE THOMASIANAE. Bd. 2. Nürnberg 1765.

Paracelsus: Bücher vnd Schrifften, hrsg. von Johann Huser. 10 Teile. Basel 1589-1591.

Paredes Borja, Virgilio: Historia de la medicina en el Ecuador. Bd. 1. Quito 1963.

Paulinyi, Akos und Ulrich Troitzsch: Mechanisierung und Maschinisierung 1600-1840. Berlin 1991 (Propyläen Technikgeschichte. Bd. 3).

Paullini, Christian Franz: CYNOGRAPHIA CURIOSA, SEU CANIS DESCRIPTIO. Nürnberg 1685.

Paullini, Christian Franz: De ASINO Liber Historico-Physico-Medicus. Frankfurt a. M. 1695.

Paullini, Christian Franz: DISQVISITIO CURIOSA AN MORS NATURALIS PLERUMQUE SIT SUBSTANTIA VERMINOSA? Frankfurt und Leipzig 1703. [abgekürzt: „Disquisitio Curiosa".]

Paullini, Christian Franz: DE LUMBRICO TERRESTRI SCHEDISMA. Frankfurt und Leipzig 1703a.

Paullini, Christian Franz: K. F. Paullini's heilsame Dreck-Apotheke, wie nemlich mit Koth und Urin die meisten Krankheiten und Schäden glücklich geheilet werden. Nach der vollständigsten Auflage von 1714. Teil 1, hrsg. von Johann Scheible. Stuttgart 1847 (Der Schatzgräber in den literarischen und bildlichen Seltenheiten, Sonderbarkeiten etc., hauptsächlich des deutschen Mittelalters. Bd. 3). [abgekürzt: „Heilsame Dreckapotheke".]

Payne, Joseph Frank: Francis Anthony. In: Stephen, Leslie (Hrsg.): Dictionary of National Biography. Bd. 2. London 1885.

Peiper, Albrecht: Chronik der Kinderheilkunde. Leipzig 1951.

Penot, Bernard Gilles: QVAESTIONES ET RESPONSIONES PHIlosophicae. In: THEATRVM CHEMICVM. Bd. 2. Straßburg 1612, S. 146-150.

457

Pescheck, Christian Adolf: Die böhmischen Exulanten in Sachsen. Zur Beantwortung der von der fürstlich jablonowskischen Gesellschaft gestellten historischen Preisfrage: „Untersuchung der bis zur Mitte des 17. Jahrhunderts stattgefundenen Uebersiedlung aus Böhmen nach Sachsen und der Folgen, welche diese für Sachsens Cultur gehabt haben." Leipzig 1857.

Petritz, Gottfried und Christian Ephraim Lange: DISSERTATIO PHILOLOGICA De LUCIS SEU NEMORIBUS SACRIS. Leipzig 1670.

Philippe, Adrien und Hermann Ludwig: Geschichte der Apotheker bei den wichtigsten Völkern der Erde seit den ältesten Zeiten bis auf unsere Tage nebst einer Uebersicht des gegenwärtigen Zustandes der Pharmacie in Europa, Asien, Afrika und Amerika. Jena 1855.

Pierer = Pierer, Heinrich August (Bearb.): Pierer's Universal-Lexikon der Vergangenheit und Gegenwart oder neuestes encyclopädisches Wörterbuch der Wissenschafte, Künste und Gewerbe. 19 Bände und drei Nachträge. 4. Auflage. Altenburg 1857-1865.

Ploucquet, Wilhelm Gottfried: LITERATURA MEDICA DIGESTA SIVE REPERTORIUM MEDICINAE PRACTICAE, CHIRURGIAE ATQUE REI OBSTETRICIAE. Bd. 1. Tübingen 1808.

Ploucquet, Wilhelm Gottfried: LITERATURA MEDICA DIGESTA SIVE REPERTORIUM MEDICINAE PRACTICAE, CHIRURGIAE ATQUE REI OBSTETRICIAE. Bd. 3. Tübingen 1809.

Pörksen, Uwe: Der Übergang vom Gelehrtenlatein zur deutschen Wissenschaftssprache. Zur frühen Fachliteratur und Fremdsprache in den naturwissenschaftlichen und mathematischen Fächern (ca. 1500-1800). In: Zeitschrift für Literaturwissenschaft und Linguistik. 13: 51/52 (1983), S. 227-258.

Pörksen, Uwe: Wissenschaftssprache und Sprachkritik. Untersuchungen zu Geschichte und Gegenwart. Tübingen 1994 (Forum für Fachsprachen-Forschung. Bd. 22).

Poggendorff, Johann Christian: Biographisch-literarisches Handwörterbuch zur Geschichte der exacten Wissenschaften. Bd. 1. Leipzig 1863. [abgekürzt: „Biographisch-literarisches Handwörterbuch".]

Popp, Johannes: Chymische Medicin. Frankfurt a. M. 1617.

Pott, Johann Heinrich: Chymische Untersuchungen. Bd. 1: Postdam 1747. Bd. 2: Berlin und Potsdam 1751. Bd. 3: Berlin 1754.

Praetorius, Johannes: ANTHROPODEMVS PLVTONICUS. Das ist, Eine Neue Welt-beschreibung Von allerley Wunderbahren Menschen. Magdeburg 1666. [abgekürzt: „Anthropodemus Plutonicus".]

Priesner, Claus und Karin Figala (Hrsg.): Alchemie: Lexikon einer hermetischen Wissenschaft. München 1998.

Probst, Irmgard: Die Balneologie des 16. Jahrhunderts im Spiegel der deutschen Badeschriften. Münster 1971 (Münstersche Beiträge zur Geschichte und Theorie der Medizin. Bd. 4).

Pröhle, Heinrich Andreas: Chronik von Hornhausen. Mit besonderer Berücksichtigung der dortigen zur Zeit des dreißigjährigen Krieges berühmten Gesundbrunnen. Oschersleben 1850.

Proksch, Johann Karl: Die Geschichte der venerischen Krankheiten. Eine Studie. Zweiter Teil: Neuzeit. Bonn 1895.

Raabe, Mechthild: Leser und Lektüre im 18. Jahrhundert. Die Ausleihbücher der Herzog August Bibliothek Wolfenbüttel 1714-1799. Bd. 1: Die Leser und ihre Lektüre. München 1989.

Raabe, Mechthild: Leser und Lektüre im 18. Jahrhundert. Die Ausleihbücher der Herzog August Bibliothek Wolfenbüttel 1714-1799. Bd. 3: Alphabetisches Verzeichnis der entliehenen Bücher. München 1989a.

Rabl, Carl: Geschichte der Anatomie an der Universität Leipzig. Leipzig 1909.

Radlach, Otto: Der Aufenthalt des Comenius in Lüneburg im August 1647 und die Wiederaufnahme seines Briefwechsels mit Valentin Andreä. In: Monatshefte der Comenius-Gesellschaft 2 (1893), S. 57-72.

Raspail, François-Vincent: Naturgeschichte des Insekts der Krätzmilbe. Vergleichende Untersuchungen. Leipzig 1835.

Raspail, François-Vincent: Histoire naturelle de la santé et de la maladie: chez les végétaux et chez les animaux en général, et en particulier chez l'homme. Paris und Brüssel 1845.

Raspail, François-Vincent: Histoire naturelle de la santé et de la maladie: chez les végétaux et chez les animaux en général, et en particulier chez l'homme. Bd. 2. Paris und Brüssel 1860.

Rath, Gernot: Die Anfänge der Mineralquellenanalyse. In: Medizinische Monatsschrift 3 (1949), S. 539-541.

Rath, Gernot: Die Mineralquellenanalyse im 17. Jahrhundert. In: Sudhoffs Archiv 41 (1957), S. 1-9.

Recke, Johann Friedrich von und Karl Eduard Napiersky: Allgemeines Schriftsteller- und Gelehrten-Lexikon der Provinzen Livland, Esthland und Kurland. 4 Bde. Mitau 1827-1832 (Reprint Berlin 1966).

Redi, Francesco: De ANIMALCULIS VIVIS quae in corporibus ANIMALIUM VIVORUM reperiuntur, OBSERVATIONES, aus dem Italienischen ins Lateinische übersetzt von Petrus Coste. Amsterdam 1708. [abgekürzt: „De Animalculis Vivis."]

Reich, Eduard: Die Nahrungs- und Genussmittelkunde historisch, naturwissenschaftlich und hygienisch. Bd. 2. Abteilung 1. Göttingen 1860.

Reilly, Conor: Francis Line, Peripatetic (1595-1675). In: OSIRIS 14 (1962), S. 222-253.

Reinhart, Elias Sigismund: Auch ein kleiner Berg! Zur Wahren, Heiligen und Ewigen Seelen-Ruhe, In einem Gnädigen Gott, Bey [...] Leich-Begängnüß Des [...] Herrn Samuel Langen. Leipzig 1667 [erschienen 1668].

Remer, Julius August: Handbuch der neuern Geschichte von der Kirchenverbesserung bis auf den Aachener Kongreß im Jahre 1818. 1. Bd. 5. Auflage. Braunschweig 1824.

RESPONSA MEDICA De Probatione, facultate et usu ACIDULARUM AC FONTIUM SCHWAL-BACI. Frankfurt a. M. 1631.

Ricalens, Henry: Pierre-Jean Fabre, Médecin et Alchimiste de Castelnaudary (1588-1658) et son Traité de la Peste selon la Méthode des Médecins Spagyristes. In: Bulletin de la Société d'Etudes Scientifiques de l'Aude 103 (2003), S. 113-120.

Ritter, Bernhard: Ueber die Krätze, mit vergleichenden Versuchen ihrer Heilbarkeit durch verschiedene Mittel. In: Journal der Chirurgie und Augenheilkunde 27 (1838), S. 533-574.

Ritter/Gründer = Ritter, Joachim und Karlfried Gründer (Hrsg.): Historisches Wörterbuch der Philosophie. 13 Bde. Basel 1971-2007.

Rivinus, Augustus Quirinus: DISPUTATIO XXXVII. DE MORBIS ANIMATIS. In Ders.: DISSERTATIONES MEDICAE DIVERSIS TEMPORIBUS HABITAE NUNC VERO IN UNUM FASCICULUM COLLECTAE. Leipzig 1705, S. 668-698. [abgekürzt: „Disputatio De Morbis Animatis".]

Rivinus, Augustus Quirinus und J. E. Heimburger: DISSERTATIO PHYSIOLOGICA De BILE. Leipzig 1688.

Rivinus, Augustus Quirinus und Johann Jacob Schwiebe: DISSERTATIO INAUGURALIS DE PRVRITV EXANTHEMATVM AB ACARIS. Leipzig 1722. [abgekürzt: „De Pruritu Exanthematum Ab Acaris."]

Rolfinck, Werner: CHIMIA IN ARTIS FORMAM REDACTA, Sex Libri comprehensa. Frankfurt a. M. 1676.

Rosen, George: A History of Public Health. New York 1958.

Rosen von Rosenstein, Nils: Anweisung zur Kenntnis und Cur der Kinderkrankheiten aus dem Schwedischen übersetzt und mit Anmerkungen erläutert von Johann Andreas Murray. Göttingen und Gotha 1768.

Rosner, Edwin: Hohenheims Bergsuchtmonographie. Der Stand der Forschung. In: Medizinhistorisches Journal 16 (1981), S. 20-52.

Rosner, Edwin: Die Schrift des Paracelsus über die Erkrankungen im Bergbau und ihre Bedeutung in der Geschichte der Medizin. In: Dopsch, Heinz und Peter F. Kramml: Paracelsus in Salzburg. Salzburg 1994 (Vorträge bei den Internationalen Kongressen in Salzburg und Badgastein anläßlich des Paracelsus Jahres 1993), S. 445-460.

Roth, Fritz: Restlose Auswertungen von Leichenpredigten und Personalschriften für genealogische und kulturhistorische Zwecke. 10 Bde. Boppard am Rhein 1959-1980.

Rülein, Ulrich: Eyn wolgeordnet vnd nützlich buchlein, wie man Bergwerck suchen vnd finden sol. Augsburg 1534. [abgekürzt: „Nützlich Bergbüchlein".]

Ruland, Martin d. Ä.: Drey Bücher von Wasserbädern, Aderlassen, vnd Schrepffen. Basel [1579]. [„Drei Bücher von Wasserbädern, Aderlassen und Schröpfen".]

Ruland, Martin d. J.: LEXICON ALCHEMIAE SIVE DICTIONARIVM ALCHEMISTICVM. Frankfurt a. M. 1612 (Reprint: Hildesheim 1964). [abgekürzt: „Lexikon Alchemiae".]

Ryff, Walther Hermann: Newe heilsame vnnd nutzliche Baden fart. Würzburg 1549. [abgekürzt: „Neue Badefahrt".]

Sala, Angelus: CHRYSOLOGIA, SEV EXAMEN AURI CHYMICUM. Hamburg 1622.

Salchmann, Friedrich: Historischer Bericht Von den Hornhausischen Gesund-Brunnen. Halberstadt 1646. [abgekürzt: „Historischer Bericht von den Gesundbrunnen".]

Salchmann, Friedrich: CONTINUATIO PRIMA, Oder Erster Weiterer Bericht Von den Hornhausischen Sundbrunenn. Halberstadt 1647. [abgekürzt: „Continuatio Prima".]

Sallmann, Klaus: M. Terentius Varro und die Anfänge der Mikrobiologie. In: Gymnasium 83 (1976), S. 214-228.

Scaliger, Julius Caesar: EXOTERICARVM EXERCITATIONVM LIBER XV. De Subtilitate, AD HIERONYMVM CARDANVM. Frankfurt 1607. [abgekürzt: „Exotericae Exercitationes".]

Schadgehemius, Nonorigus [Pseudonym]: Auffrichtig eröffnete Gedancken, über den Reformirten Apothecker, Oder: Unpartheyischer Ausspruch, Ob das von Herrn Abraham â Gehema, Med[ici-nae] Doct[ore] so genante, ohnmaaßgeblich-fürgestellte Project, wie und welcher Gestalt die heutigen Apothecken zu reformiren; billig, thuelich, rathsam und nöthig sey? Freistadt 1690.

Schadgehemius, Nonorigus [Pseudonym]: (E)in- vor allemahl gethane Antwort auff den von D[octor] Abraham à Gehema, mit unbesonnenen, tölpischen, unverantwortlichen, groben Injurien, übel Vertheydigten Reformirten Apotheker. Freistadt 1690a.

Schiebold, Ernst: Otto von Guericke als Ingenieur und Physiker. In: Rektor und Senat der Technischen Hochschule Otto von Guericke Magdeburg (Hrsg.): Zehn Jahre Technische Hochschule Otto von Guericke. Festschrift : Magdeburg 1953-1963. Magdeburg 1963, S. 9-91.

Schiller, Friedrich: Kabale und Liebe: Ein bürgerliches Trauerspiel in fünf Aufzügen. Mannheim 1784.

Schirmer, David: Thränender Nachruff Uber den Unverwelcklichen Tugend-Ruhm Der [...] Frauen Anna Marien, Gebohrnen Macasiuszin. Dresden [ca. 1682].

Schmidt, Josef M.: Die Publikationen Samuel Hahnemanns. In: Sudhoffs Archiv 71 (1988), S. 14-36.

Schmidt, Josef M.: Bibliographie der Schriften Samuel Hahnemanns. Rauenberg 1989.

Schmidt-Biggemann, Wilhelm: Abraham von Franckenberg als christlicher Kabbalist. In: Bogner, Ralf et al. (Hrsg.): Realität als Herausforderung. Literatur in ihren konkreten historischen Kontexten. Festschrift für Wilhelm Kühlmann zum 65. Geburtstag. Berlin und New York 2011, S. 233-248.

Schmieder, G. A.: Ein Streifzug durch die Geschichte des Warmbades bei Wolkenstein. In: Wissenschaftliche Beilage der Leipziger Zeitung. Nr. 19/1898, S. 73-75.

Schmitt, Wolfram: Res non naturales. In: LexMA, Bd. 7 (1995), Sp. 751-752.

Schmitz, Rudolph: Das Verhältnis von Arzt und Apotheker in historischer und aktueller Sicht. In: Pharmazeutische Zeitung 109 (1964), S. 1911-1915.

Schmitz, Rudolph: Die Rollenverteilung in der Heilkunde zum Verhältnis von Pharmazie und Medizin. Festvortrag am 24. Mai 1979 in Regensburg anläßlich der 62. Fortbildungstagung für Ärzte. Regensburg 1979. [auch erschienen in: Schweizerische Ärztezeitung 60 (1979), S. 2147-2152.]

Schmitz, Rudolph: Materia medica. In: LexMA, Bd. 6 (1993), Sp. 378-380.

Schmitz, Rudolf unter Mitarbeit von Franz-Josef Kuhlen: Geschichte der Pharmazie. Bd. 1: Von den Anfängen bis zum Ausgang des Mittelalters. Eschborn 1998.

Schneider, Ditmar: Entdeckung der Leere. Die Entwicklung der Vakuumluftpumpe durch Otto von Guericke. In: Puhle, Matthias (Hrsg.): Die Welt im leeren Raum: Otto von Guericke 1602-1686; eine Ausstellung des Kulturhistorischen Museums in Verbindung mit der Otto-von-Guericke-Gesellschaft e.V. und dem Museum für Naturkunde anläßlich des 400. Geburtstags von Otto von Guericke. München und Berlin 2002 (Magedeburger Museumsschriften. Bd. 7), S. 76-83.

Schneider, Ditmar: Vakuumtechnik im Bergbau. In: Puhle, Matthias (Hrsg.): Die Welt im leeren Raum. Otto von Guericke 1602 – 1686. Eine Ausstellung des Kulturhistorischen Museums in Verbindung mit der Otto-von-Guericke-Gesellschaft e.V. und dem Museum für Naturkunde anläßlich des 400. Geburtstags von Otto von Guericke. München und Berlin 2002a (Magdeburger Museumsschriften. Nr. 7), S. 348.

Schneider, Wolfgang: Der Wandel des Arzneischatzes im 17. Jahrhundert und Paracelsus. In: Sudhoffs Archiv 45 (1961), S. 201-215.

Schneider, Wolfgang: Lexikon alchemistisch-pharmazeutischer Symbole. Weinheim 1962.

Schneider, Wolfgang: Paracelsus und die Apotheker. In: Derselbe: Mein Umgang mit Paracelsus und Paracelsisten. Beiträge zur Paracelsus-Forschung, besonders auf arzneimittelgeschichtlichem Gebiet. Frankfurt a. M. 1982, S. 41-48.

Schneider, Wolfgang: Paracelsus und das Antimon. In: Derselbe: Mein Umgang mit Paracelsus und Paracelsisten. Beiträge zur Paracelsus-Forschung besonders auf arzneimittelgeschichtlichem Gebiet. Frankfurt a. M. 1982a, S. 71-76.

Schneiders, Werner: Aufklärung und Vorurteilskritik. Studien zur Geschichte der Vorurteilstheorie. Stuttgart – Bad Cannstatt 1983 (Forschungen und Materialien zur deutschen Aufklärung. Abteilung II: Monographien. Bd. 2).

Schoene, Renate: Bibliographie zur Geschichte des Weines. Mannheim 1976.

Schönfeld, Walther: Zur Lehre vom Contagium animatum. In: Archives of Dermatological Research, 187 (1948), S. 142-164.

Schott, Kaspar: MECHANICA HYDRAULICO-PNEVMATICA. Frankfurt 1657.

Schott, Kaspar: TECHNICA CURIOSA, SIVE MIRABILIA ARTIS. Nürnberg 1664. [abgekürzt: „Technica Curiosa".]

Schramm, Carl Christian: Neues Europäisches Historisches Reise-LEXICON. Leipzig 1744.

Schrey, Caspar Heinrich: Neugefaster Uhralter Wolckensteinischer Warmer-Bahd- und Wasser-Schatz. Frankfurt a. d. Oder 1696. [abgekürzt: „Neugefaßter Wolkensteinischer Wasserschatz".]

Schrey, Caspar Heinrich: Neugefaßter Uhralter Wolckensteinischer Warmer-Bad- und Wasserschatz. Leipzig 1696a. [abgekürzt: „Neugefaßter Wolkensteinischer Wasserschatz".]

Schrey, Caspar Heinrich: ORTUS STERILITATIS ET ABORTUS è[x] Fascino in eiusdem ultionem. Leipzig 1696b. [An: Schrey (1696c) mit fortlaufender Paginierung.] [abgekürzt: „Ortus Sterilitatis et Abortus".]

Schrey, Caspar: Thermarum Contenta reiecta et retenta. Das ist, Des uhralten-neugefaßten Warmen-Bad- und Wasser-Schatzes [...] Neue Befestigung. Leipzig 1696c. [abgekürzt: „Thermarum Contenta".]

Schroeder, Felix von: Die Bürgermeister von Dresden 1549-1806. In: Mitteldeutsche Familienkunde 17 (1976). Bd. 5, S. 113-124.

Schrötter, Friedrich Freiherr von (Hrsg.): Wörterbuch der Münzkunde. Berlin und Leipzig 1930.

Schütz, Johann: TRACTATUS CURIOSUS DE MEDICINA, MEDICIS, MEDICASTRIS, MORBIS, MORBIDIS, MORIBUNDIS, MORTE IPSA ET MORTUIS. Magdeburg und Leipzig 1716.

Schütze, Ingo: Zur Ficino-Rezeption bei Paracelsus. In: Telle, Joachim (Hrsg.): Parerga Paracelsica. Paracelsus in Vergangenheit und Gegenwart. Stuttgart 1991 (Heidelberger Studien zur Naturkunde der frühen Neuzeit. Bd. 3), S. 39-44.

Schütze, Ingo: Die Naturphilosophie in Girolamo Cardanos De subtilitate. München 2000 (Humanistische Bildung. Reihe 1, Bd. 49).

Schultz, Johann Gottfried: Beitrag zur Ober-Lausitzschen Kirchengeschichte 1) Jacob Böhmen und 2) Herrnhut betreffend. In: Neumann, Johann Gotthelf (Hrsg.): Neues lausitzisches Magazin. Band 1. Görlitz 1821, S. 52-81.

Schumann, August: Vollständiges Staats- Post- und Zeitungs-Lexikon von Sachsen. Bd. 13. Zwickau 1826.

Schuster, Gottwald: THERMOLOGIA WOLCKENSTEINENSIS oder gründliche und practische Abhandlung vom Wolckensteiner Bade. Chemnitz 1747. [abgekürzt: „Thermologia Wolkensteinensis".]

Schuwirth, Theo: Eberhard Werner Happel (1647-1690). Ein Beitrag zur deutschen Literaturgeschichte des 17. Jahrhunderts. Marburg 1908.

Schweitzer, Johann Friedrich: Vitulus aureus. Amsterdam 1667.

Sebastian, Anton: A Dictionary of the History of Medicine. New York und London 1999.

Sebisch, Melchior d. J.: DISSERTATIONUM DE ACIDULIS SECTIONES DUAE. Straßburg [1627].

Sendivogius, Michael: TRACTATV(S) DE SVLPHURE. Köln 1616. [abgekürzt: „Tractatus de Sulphure".]

Sendivogius, Michael: Zwölff Tractätlein von dem Stein der Weisen. In: Roth-Scholtz, Friedrich (Hrsg.): MICHAELIS SENDIVOGII CHYMISCHE SCHRIFFTEN. Nürnberg 1718, S. 1-55.

Sennert, Daniel: DE CHYMICORUM Cum ARISTOTELICIS ET GALENICIS CONSENSU AC DISSENSU LIBER I. Wittenberg 1619.

Shippen, Katherine Binney und Charles Michael Daugherty: The bright design. New York 1949.

Sicul, Christoph Ernst: ANNALIVM LIPSIENSIVM MAXIME ACADEMICORVM SECTIO XVI Oder Des Leipziger Jahr-Buchs Zu dessen Dritten Bande Erste Fortsetzung [...]. Leipzig 1723.

Simon, Friedrich Alexander: Samuel Hahnemann. Pseudomessias medicus [...] der Verdünner oder kritische Ab- und Ausschwemmung des medicinischen Augiasstalles, Organon der Heilkunst, auch homöopathische Heilkunst genannt für Ärzte und gebildete Nichtärzte. Hamburg 1830.

Singer, Charles: The Development of The Doctrine of Contagium Vivum 1500-1750. A Preliminary Sketch. London 1913. [Privat gedruckt.]

Sleurs, Henricus Johannes: Het moerasgif en zyne hygieine. Leiden 1858.

Sommer, Fabian: DE INVENTIONE, DESCRIPTIONE, TEMPERIE, VIRIBVS, ET INPRIMIS VSV, THERmarum D[omini] CAROLI IIII. Imperatoris LIBELLVS. S. l. 1571.

Sommer, Georg Lorenz: Kaiser Franzensbad bei Eger und seine Umgebungen. Ein Handbuch für Curgäste. Eger 1842.

Sonck, Carl Eric: Några blad ur de veneriska sjukdomarnas historia. Helsingfors 1959 (Årsbok – Vuosikirja. XXXVII B No. 1. 1959, S. 1-30).

Speer, Andreas: Natura. In: LexMA, Bd. 6 (1993), Sp. 1040-1043.

Sprengel, Kurt: Versuch einer pragmatischen Geschichte der Arzneykunde. Teil 4. 3. Auflage. Halle 1827.

Stanislaw-Kemenah, Alexandra-Kathrin: Lebensbedingungen unter dem Einfluß des Dreißigjährigen Krieges. In: Blaschke, Karlheinz unter Mitwirkung von Uwe John (Hrsg.): Geschichte der Stadt Dresden. Bd. 1. Von den Anfängen bis zum Ende des Dreißigjährigen Krieges. Stuttgart 2005, S. 621-640.

Stanislaw-Kemenah, Alexandra-Kathrin: Die „Diplomatische Geschichte Dresdens" von Johann Christian Hasche. In: Gross, Reiner und Uwe John (Hrsg.): Geschichte der Stadt Dresden. Bd. 2: Vom Ende des Dreißigjährigen Krieges bis zur Reichsgründung. Stuttgart 2006, S. 348-350.

Stanislaw-Kemenah, Alexandra-Kathrin: Die Stadtbeschreibung von Anton Weck aus dem Jahre 1679. In: Gross, Reiner und Uwe John (Hrsg.): Geschichte der Stadt Dresden. Bd. 2: Vom Ende des Dreißigjährigen Krieges bis zur Reichsgründung. Stuttgart 2006a, S. 28-30.

Stanislaw-Kemenah, Alexandra-Kathrin: Spitäler in Dresden. Vom Wandel einer Institution (13. bis 16. Jahrhundert). Leipzig 2008 (Schriften zur sächsischen Geschichte und Volkskunde. Bd. 24).

Stausberg, Michael: Faszination Zarathustra. Zoroaster und die Europäische Religionsgeschichte der Frühen Neuzeit. Bd. 1. Berlin 1997 (Religionsgeschichtliche Versuche und Vorarbeiten. Bd. 42).

Steche, Richard: Beschreibende Darstellung der älteren Bau- und Kunstdenkmäler des Königreichs Sachsen. Teil 5: Amtshauptmannschaft Marienberg. Dresden 1885.

Stepf, Johann Heinrich: Gallerie aller juridischen Autoren von der ältesten bis auf die jetzige Zeit mit ihren vorzüglichen Schriften nach alphabetischer Ordnung. Erster Band: A bis B. Leipzig 1820.

Stepf, Johann Heinrich: Gallerie aller juridischen Autoren von der ältesten bis auf die jetzige Zeit mit ihren vorzüglichen Schriften und alphabetischer Ordnung aufgestellet. Band 3: F bis G. Leipzig 1822.

Steudel, Johannes: Geschichte der Bäder- und Klimaheilkunde. In: Amelung, Walther und Arrien Evers (Hrsg.): Handbuch der Bäder- und Klimaheilkunde. Stuttgart 1962, S. 1-18.

Sticker, Georg: Zur Parasitologie um das Jahr 1700. In: Archiv für Geschichte der Medizin 18 (1926), S. 72-92.

Stisser, Johannes Andreas: AQUARUM HORNHUSANARUM EXAMEN CHEMICO-PHYSICUM. Helmstedt 1689.

Stöckinger, Annelies und Joachim Telle: Die Alchemiebibliothek Alexander von Bernus in der Badischen Landesbibliothek Karlsruhe. Katalog der Drucke und Handschriften. Wiesbaden 1997.

Stolberg, Michael: Das Staunen vor der Schöpfung: „Tota substantia", „calidum innatum", „generatio spontanea" und atomistische Formenlehre bei Daniel Sennert. In: Gesnerus 50 (1993), S. 48-65.

Stolberg, Michael: Die Harnschau. Eine Kultur- und Alltagsgeschichte. Köln, Weimar und Wien 2009.

Stolle, Gottlieb: Anleitung Zur Historie der Medicinischen Gelahrtheit. In dreyen Theilen heraus gegeben. Jena 1731.

Strasser, Gerhard F.: Ein Polyhistor als Pathologe: Athanasius Kirchers 'Durchgründung der laidigen ansteckenden [...] Pestilentz'. In: Kröner, Peter et al. (Hrsg.): Ars medica – verlorene Einheit der Medizin. Stuttgart 1995, S. 56-64.

Strasser, Gerhard F.: Athanasius Kirchers Pestschrift von 1658 und seine Einstellung zur Lungenpest; in: Pneumologie 59 (2005). S. 213-217.

Strein, Jürgen: Die deutschsprachigen medizinischen Lehrdichtungen des Johannes Posthius. In: Daphnis 22 (1993), S. 473-485.

Suhling, Lothar: Aufschließen, Gewinnen und Fördern: Geschichte des Bergbaus. Reinbek 1983 (Kulturgeschichte der Naturwissenschaft und Technik).

Suhling, Lothar: Georgius Agricola und der Bergbau. Zur Rolle der Antike im montanistischen Werk des Humanisten. In: Buck, August und Klaus Heitmann (Hrsg.): Die Antike-Rezeption in den Wissenschaften während der Renaissance. Weinheim 1983a (Mitteilung der Kommission für Humanismusforschung. Bd. 10), S. 149-165.

Suhling, Lothar: „Philosophisches" in der frühneuzeitlichen Berg- und Hüttenkunde – Metallogenese und Transmutation aus der Sicht montanistischen Erfahrungswissens. In: Meinel, Christoph (Hrsg.): Die Alchemie in der europäischen Kultur- und Wissenschaftsgeschichte. Wolfenbüttel 1986 (Wolfenbütteler Forschungen. Bd. 32), S. 293-314.

Supplemente zu Jöcher (1784-1897) = Fortsetzungen und Ergänzungen zu Christian Gottliebs Jöchers allgemeinem Gelehrten-Lexikon: Bde. 1 und 2 hrsg. von Johann Christoph Adelung. Leipzig 1784-1787. Bde. 3 bis 6 hrsg. von Heinrich Wilhelm Rotermund. Delmenhorst und Bremen 1810-1819. Bd. 7 hrsg. von Otto Günther. Leipzig 1897 (Reprint Hildesheim 1960-1961).

Szydło, Zbigniew: Water Which Does not Wet Hands. The Alchemy of Michael Sendivogius. Warschau 1994.

Telle, Joachim: Wissenschaft und Öffentlichkeit im Spiegel der deutschen Arzneibuchliteratur. Zum deutsch-lateinischen Sprachenstreit in der Medizin des 16. und 17. Jahrhunderts. In: Medizinhistorisches Journal 14 (1979), S. 32-52.

Telle, Joachim: Die Schreibart des Paracelsus im Urteil deutscher Fachschriftsteller des 16. und 17. Jahrhunderts. In: Medizinhistorisches Journal 16 (1981), S. 78-100.

Telle, Joachim: Zur spätmittelalterlichen und frühneuzeitlichen Alchemia medica unter besonderer Berücksichtigung von Joachim Tanck. In: Schmitz, Rudolph und Gundolf Keil: Humanismus und Medizin. Weinheim 1984 (Mitteilung der Kommission für Humanismusforschung. Bd. 11), 139-157.

Telle, Joachim: Zum „Filius Sendivogii" Johann Hartprecht. In: Meinel, Christoph (Hrsg.): Die Alchemie in der europäischen Kultur- und Wissenschaftsgeschichte. Wiesbaden 1986 (Wolfenbütteler Forschungen. Bd. 32), S. 119-136.

Telle, Joachim: Arzneikunst und der „gemeine Mann". Zum deutsch-lateinischen Sprachenstreit in der frühneuzeitlichen Medizin. In: Derselbe (Hrsg.): Pharmazie und der gemeine Mann. Hausarznei und Apotheke in der frühen Neuzeit. Erläutert anhand deutscher Fachschriften der Herzog August Bibliothek Wolfenbüttel und pharmazeutischer Geräte des Deutschen Apotheken-Museums Heidelberg. Zweite verbesserte Auflage. Weinheim 1988, S. 43-50.

Telle, Joachim: Johannes von Laaz. In: LexMA, Bd. 5 (1991), Bd. 5, Sp. 1601.

Telle, Joachim: Paracelsus als Alchemiker. In: Dopsch, Heinz und Peter F. Kramml (Hrsg.): Paracelsus in Salzburg. Salzburg 1994 (Vorträge bei den Internationalen Kongressen in Salzburg und Badgastein anläßlich des Paracelsus Jahres 1993), S. 157-172.

Telle, Joachim: Fachschriftsteller als „Rhätersschreiber". Rätselreime aus deutschen Alchemica der frühen Neuzeit. In: Ágel, Vilmos et al. (Hrsg.): Das Wort. Seine strukturelle und kulturelle Dimension. Festschrift für Oskar Reichmann zum 65. Geburtstag. Tübingen 2002, S. 263-277.

Telle, Joachim: Der ‚Sermo Philosophicus'. Eine deutsche Lehrdichtung des 16. Jahrhunderts über den Mercurius Philosophorum. In: Friedrich, Christoph, Sabine Bernschneider-Reif und Daniela Schierhorn (Hrsg.): Rosarium litterarum. Beiträge zur Pharmazie- und Wissenschaftsgeschichte. Festschrift für Peter Dilg zum 65. Geburtstag. Eschborn 2003, S. 285-309.

Telle, Joachim: Von der Bescheidenheit des Alchemikers. Ein deutsches Spruchgedicht des 16. Jahrhunderts über die artifizielle Specieswanderung. In: Scientia Poetica 7 (2003a), S. 1-30.

Telle, Joachim: „Vom Salz". Eine deutsche Alchemikerdichtung der frühen Neuzeit über den Gewinn einer Universalmedizin. In: Friedrich, Christoph und Joachim Telle (Hrsg.): Pharmazie in Geschichte und Gegenwart. Festgabe für Wolf-Dieter Müller-Jahncke zum 65. Geburtstag. Stuttgart 2009, S. 457-484.

Theodor, Jakob: Neuw Wasserschatz. Frankfurt a. M. 1581. [„Neuer Wasserschatz".]

Thieme/Becker = Thieme, Ulrich und Felix Becker (Hrsg.): Allgemeines Lexikon der bildenden Künstler von der Antike bis zur Gegenwart. Begründet von Ulrich Thieme und Felix Becker. 37 Bände. Leipzig 1907-1950 (Reprint Leipzig 1999).

Thölde, Johann: HALIGRAPHIA. [Leipzig] 1603.

Thölde, Johann: HALIOGRAPHIA. [Leipzig] 1612 (Reprint Leipzig 1992 mit einem Nachwort von Hans-Henning Walter).

Thölde, Johann: HALIOGRAPHIA. [Eisleben?] 1622.

THREONIDAE Super insperatum qvidem, placidum tamen ac beatum ex hac vita in coelestem transitum FEMINAE [...] Dorotheae Reisigs. Stettin [1650].

Thurneisser, Leonhard und Johann Rudolph Saltzmann: Zehen Bücher Von kalten, Warmen, Minerischen vnd Mettalischen Wassern. Dem ein kurtz Bescheibung des Selbacher Brunnens oder Badts, Samt etlichen Fragen vom Saurbrunnen hinzugethan. Straßburg 1612. [abgekürzt: „Zehn Bücher von den Wassern".]

Timäus von Güldenklee, Balthasar: EPISTOLAE ET CONSILIA. Accessit et HORTOLINI TIMAEANI Topographia metrica, et INSCRIPTIONES. Leipzig 1677.

Toellner, Richard: Zum Begriff der Autorität in der Medizin der Renaissance. In: Schmitz, Rudolf und Gundolf Keil: Humanismus und Medizin. Weinheim 1984 (Mitteilung der Kommission für Humanismusforschung. Bd. 11), S. 159-179.

Toellner, Richard: Urzeugung. In: Ritter/Gründer, Bd. 11 (2001), Sp. 490-496.

Torrey, Harry Beal: Athanasius Kircher and the Progress of Medicine. In: OSIRIS 5 (1938), S. 359-378.

TRE = Krause, Gerhard und Gerhard Müller (Hrsg.): Theologische Realenzyklopädie. 36 Bde. und Registerbände. Berlin und New York 1977-2004.

Treichel, Fritz: Bemerkungen zum Lebenslauf des Glasmachers Johann Kunckel. In: Zeitschrift für Niederdeutsche Familienkunde 56 (1981), S. 37-44.

VD17 = Verzeichnis der im deutschen Sprachraum erschienenen Drucke des 17. Jahrhunderts, hrsg. von der Deutschen Forschungsgemeinschaft. Bibliographische Datenbank.

VerfLex = Ruh, Kurt et al. (Hrsg.): Die deutsche Literatur des Mittelalters. Verfasserlexikon, begründet von Wolfgang Stammler, fortgeführt von Karl Langosch. Zweite, völlig neu bearbeitete Auflage. 11 Bde. Berlin und New York 1978-2004.

Vierordt, Hermann: Die klinisch wichtigen Parasiten. In: Neuburger, Max und Julius Pagel (Hrsg.): Handbuch der Geschichte der Medizin. Begründet durch Theodor Puschmann. Bd. 2. Jena 1903, S. 648-665.

Vogel, Johann Jakob: Leipzigisches Geschicht-Buch Oder ANNALES, Das ist: Jahr- und Tage-Bücher Der Weltberühmten Königl[ichen] und Churfürstl[ichen] Sächsischen Kauff- und Handels-Stadt LEIPZIG. Leipzig 1756.

Volcy, Charles: Lo malo y lo feo de los microbios. Bogotà 2004.

Vollrath, Ernst: Essenz, essentia. In Ritter/Gründer, Bd. 2 (1972), Sp. 753-755.

Von der Materi vnd Prattick des Steins der Weisen. Mit: Vorred an den Kunstliebenden Leser. Deutsch und Latein. In: THEATRVM CHEMICVM. Bd. 4. Straßburg 1613, S. 284-292. [„Sermo Philosophicus".]

Votivus Adplausus Quo Nuptiale Gaudium Viri [...]Christiani Langens [...] Annae Mariae ... Pauli Macasii [...] Filiae [...] die XIII. Septembr. Anno 1654. Leipzig 1654.

Wagenbreth, Otfried und Eberhard Wächtler (Hrsg.): Bergbau im Erzgebirge. Technische Denkmale und Geschichte. Leipzig 1990.

Wagner, Georg und Johannes Rengel: MORS MORTUA Id est CONSIDERATIO MORTIS θετική και άντιτετική, Quae PRAESIDE M[agistro] GEORGIO VVAGNERO, RESPONDENTE JO-HANNE RENGELIO, Burgensi Saxone. Ventilationi publicae sistetur IN Auditorio Minori Horis Matutinis. D[ie] 31. Julij. Anno M. DC. LXI. Wittenberg 1661. [abgekürzt: „Mors Mortua".]

Wagner, Richard: Die Musikdramen. Vollständige Ausgabe. Mit einem Vorwort von Joachim Kaiser. 2. Auflage. München 1981.

Wald, Berthold: Substanz; Substanz/Akzidens II. In: Ritter/Gründer, Bd. 10 (1998), Sp. 507-521.

Waldschmidt, Wilhelm Ulrich sowie Tobias, Thomas, Michael, Joel und Dieter Hannemann: DISSERTATIO INAUGURALIS exhibens PATHOLOGIAE ANIMATAE SPECIMEN. Kiel 1697.

Walter, Hans-Henning: Die Alaunproduktion in Deutschland vom Mittelalter bis zum 19. Jahrhundert. In: Der Anschnitt – Zeitschrift für Kunst und Kultur im Bergbau 41 (1989), S. 2-18.

Watanabe-O'Kelly, Helen: Court Culture in Dresden. From Renaissance to Baroque. Basingstoke 2002.

Weber, Friedrich August: Leben, Thaten und Meinungen des D[octor] J. Pet[er] Menadie. Bd. 1. Halle 1777.

Weber, Friedrich Benedict: Handbuch der ökonomischen Literatur; oder Systematische Anleitung zur Kenntnis der deutschen ökonomischen Schriften. Bd. 1. Berlin 1803.

Weber, Philipp: THERMAE WISBADENSIS. Frankfurt a. M. 1636.

Weck, Anton: Der Chur-Fürstlichen Sächsischen weitberuffenen Residentz- und Haupt-Vestung Dresden Beschreib: und Vorstellung. Nürnberg 1680.

Wecker, Johann Jakob: ANTIDOTARIVM SPECIALE. Basel 1601.

Wedel, Georg Wolfgang: PATHOLOGIA MEDICA DOGMATICA. Jena 1692.

Weinart, Benjamin Gottfried: Topographische Geschichte der Stadt Dresden, und der um dieselbe herum liegenden Gegenden. Dresden 1777 (Reprint Leipzig 1976).

Weinhold, Rudolf: Die ethnographische Erforschung des Weinbaus zwischen Saale und Elbe. In: Acta Ethnographica Academiae Scientiarum Hungaricae 12 (1963), S. 411-417.

Weinhold, Rudolf: Winzerarbeit an Elbe, Saale und Unstrut. Eine historisch-ethnographische Untersuchung der Produktivkräfte des Weinbaus auf dem Gebiet der DDR. Berlin 1973 (= Veröffentlichungen zur Volkskunde und Kulturgeschichte. Bd. 55).

Weissenborn, Bernhard (Bearb.): Album Academiae Vitebergensis. Jüngere Reihe. Teile 1 (1602-1660). Textband. Magdeburg 1934 (Geschichtsquellen der Provinz Sachsen und des Freistaates Anhalt. Neue Reihe. Bd. 14).

Weller, Emil: Die maskierte Literatur der älteren und neueren Sprache. I. Index Pseudonymorum. Wörterbuch der Pseudonymen oder Verzeichnis aller Autoren, die sich falscher Namen bedienten. Leipzig 1856.

Welsch, Georg Hieronymus: Exercitatio altera De Vermiculis capillaribus infantium. An: Ders.: Exercitatio de vena Mediense. Augsburg 1674, S. 353-434.

Wesen I. In: Ritter/Gründer, Bd. 12 (2004), Sp. 621-626.

Wey, Karin und Ralph Jürgen Peters: Geschichte der Vakuumtechnik. In: Vakuum in Forschung und Praxis 14 (2002), S. 180-183.

Wichmann, Johann Ernst: Aetiologie der Krätze. Hannover 1786.

Wilsdorf, Helmut: Arbeit und Arbeitsgerät im sächsischen Erzbergbau des 16. Jahrhunderts. In: Fraenger, Wilhelm (Hrsg.): Deutsches Jahrbuch für Volkskunde 5 (1959), S. 255-300.

Wilsdorf, Helmut: Alchimi und Bergwerck. Zur Entdeckungsgeschichte einiger Elemente aus bergmännischen Produkten. In: Abhandlungen des staatlichen Museums für Mineralogie und Geologie zu Dresden. Bd. 11. Dresden 1966, S. 315-376.

Wilsdorf, Helmut: Kulturgeschichte des Bergbaus. Ein illustrierter Streifzug durch Zeiten und Kontinente. Essen 1987. [Entspricht: Wilsdorf, Helmut: Montanwesen. Eine Kulturgeschichte. Leipzig 1987 (Sammlung Kulturgeschichte).]

Wilson, Erasmus: Die Krankheiten der Haut. Leipzig 1850.

Winkle, Stefan: Johann Friedrich Struensee. Arzt, Aufklärer und Staatsmann. Beitrag zur Kultur-, Medizin- und Seuchengeschichte der Aufklärungszeit. 2. Auflage. Stuttgart 1989.

Winkle, Stefan: Über die Krätze als eine „Geschichte der Irrungen". In: Hamburger Ärzteblatt 5 (2004), S. 214-225.

Winkle, Stefan: Geißeln der Menschheit. Kulturgeschichte der Seuchen. 3. Auflage. Düsseldorf 2005.

Winslow, Charles-Edward Amory: The Conquest of Epidemic Disease. A Chapter in the History of Ideas. Princeton 1944.

Winter, Johann: COMMENTARIVS De Balneis, et aquis medicatis in tres Dialogos distinctus. Straßburg [1565.] [abgekürzt: „Commentarius de balneis".]

Wirdig, Sebastian: NOVA MEDICINA SPIRITUUM, CURIOSUM Scientia et Doctrina, deutsch von Christoph von Hellwig. Frankfurt a. M. und Leipzig 1707. [abgekürzt: „Nova Medicina Spirituum".]

Wollgast, Siegfried: Philosophie in Deutschland zwischen Reformation und Aufklärung, 1550-1650. Berlin 1993.

Wolzendorff, Gustav: Die heutigen Ansichten über Initial-Erscheinung und Prognose der Syphilis, verglichen mit denen des 18. Jahrhunderts. Eine historische Skizze. Schluss. In: Berliner Klinische Wochenschrift 12 (1875), S. 130-131.

Woodward, Joseph Janvier: The Medical and Surgical History of the War of the Rebellion. Part II. Volume I. Medical History. Being the Second Medical Volume. Washington 1879.

Wootton, David: Bad medicine: doctors doing harm since Hippocrates. New York 2006.

Wopper, Joseph und Paul Georg Herrmann: Exulanten in Wunsiedel (einschließlich Soldaten). In: Archiv für Geschichte von Oberfranken. Bd. 37. Heft 3. Bayreuth 1955, S. 17-41.

Zedler = Zedler, Johann Heinrich (Bearb.): Grosses vollständiges Universallexikon. 64 Bde. und Supplement. Leipzig und Halle 1732-1754 (Reprint Graz 1961-1982). [abgekürzt: „Universal-Lexikon".]

Zeidler, Christoph: Anton Weck – ein Chronist Dresdens. In: Der Kasemattengeist 5/1998, S. 6-11.

Zimmermann, Matthias: Wolckensteiner Bad SABBATH, das ist, Erklärung der Evangelien [...] Bey angestelter Bade Cur Der Durchlauchtigsten Hochgebornen Fürstin [...] Magdalenen Sibyllen, [...] Auff Gnädigsten Befehl Gehalten [...] den 20. Septembr[is] 1671. Freiberg 1671. [abgekürzt: „Wolkensteinischer Badesabbath".]

Zimmermann, Paul (Bearbeiter): Album Academiae Helmstadiensis. Bd. 1. Album Academiae Juliae. Abteilung 1: Studenten, Professoren etc. der Universität Helmstedt von 1574-1636. Voran geht ein Verzeichnis der Schüler und Lehrer des Pädagogium Illustre in Gandersheim 1572-74. Hannover 1926 (Veröffentlichungen der Historischen Kommission für Hannover, Oldenburg, Braunschweig, Schaumburg-Lippe und Bremen. Bd. 9).

Zückert, Johann Friedrich: Systematische Beschreibung aller Gesundbrunnen und Bäder Deutschlands. Berlin und Leipzig 1768.

ARCHIVALIEN

Dresden: Sächsisches Staatsarchiv – Hauptstaatsarchiv (HStA)

10024 Geheimer Rat (Geheimes Archiv) – Loc. 4416/6: Verschiedene alchymische Schriften 1583 ff..

10024 Geheimer Rat (Geheimes Archiv) – Loc. 4416/8: Alchymistische Schriften (wahrscheinlich von Reichenbach, 1640).

10024 Geheimer Rat (Geheimes Archiv) – Loc. 4419/5: Amadeus Friedlieb Director des Geheimen Laboratorii Rechnungen vber 1500 [Reichstaler] 1658 ff.

10024 Geheimer Rat (Geheimes Archiv) – Loc. 4419/6: Bestallungen in alchymistischen Sachen 1660 ff..

10024 Geheimer Rat (Geheimes Archiv) – Loc. 9925/7 – Das St[ädtchen Wolken-]stein und das Warme Bad daselbst betreffende. 1517 ff..

10079 Landesregierung – Privilegien XXIII.

Kollektion Schmid - Amt Wolkenstein – Vol. IV. No. 58.

10082 Obergerichtshof Leipzig – Loc. 12475 (2670.) – Hanß Meyer Raths verwanter Zu Wolckenstein Contra Heinrich Schreyen Ambtmann daselbst. Warmbad zu Wolkenstein betreffend. Anlage von Waßergräben bei Wolkenstein u. Fischwaßer betr. 1673 ff..

10082 Obergerichtshof Leipzig – Loc. 12475 (2672.) – Heinrich Schrey Contra Den Rath zu Wolkenstein das Bad betr. 1691.

10115 Sanitätskollegium – Loc. 11630.

Leipzig: Kirchliches Archiv

Traubuch der Thomaskirche 1665.

Rom: Archiv der Pontificia Università Gregoriana (PUG)

Fondo Gesuitico 557.

ABBILDUNGEN

Der Abdruck der Abbildungen erfolgt mit freundlicher Genehmigung der genannten Bibliotheken sowie des „Sächsischen Staatsarchivs, Hauptstaatsarchiv Dresden".

Umschlag:

Frontispiz zu Hauptmanns „Chymischem Kunstprojekt" (Leipzig 1658).

Vorlage/Reproduktion: SLUB Dresden/ Dresdner Digitalisierungszentrum (DDZ).

Signatur: Chem.1056.

S. 44:

Abb. 1: Titelblatt von Hauptmanns „Weinbau-Irrtümern" (Nürnberg 1642).

Vorlage/Reproduktion: BSB München/Münchener Digitalisierungszentrum (MDZ).

Signatur: Enc. 189; Beibd. 1.

S. 56:

Abb. 2: Hauptmanns Vorstellung von „prima materia".

Eigene Illustration, erstellt mit tatkräftigem Einsatz von Herrn Erich Nowaczinski (Heidelberg) bei der graphischen Umsetzung.

S. 74:

Abb. 3: Titelblatt von Hauptmanns „Scriptum Collisivum" (Leipzig 1646).

Vorlage/Reproduktion: SLUB Dresden/ Dresdner Digitalisierungszentrum (DDZ).

Signatur: Chem.673.

S. 94:

Abb. 4: Titelblatt von Hauptmanns „Scriptum Serium" (Leipzig 1649).

Vorlage/Reproduktion: SLUB Dresden/ Dresdner Digitalisierungszentrum (DDZ).

Signatur: Chem.674.

S. 116:

Abb. 5: Titelblatt von Hauptmanns „Wolkensteinischem Wasserschatz" (Leipzig 1657).

Vorlage/Reproduktion: ULB Sachsen-Anhalt.

Signatur: Pon Ye 4115.

S. 145:

Abb. 6: Titelblatt von Hauptmanns „Chymischem Kunstprojekt" (Leipzig 1658).
Vorlage/Reproduktion u. **Signatur** wie „Umschlag".

S. 158:

Abb. 7: Stark vereinfachter, schematischer Überblick über die Funktionsweisen der von Hauptmann vorgestellten „Instrumenta".
Eigene Illustration, erstellt mit tatkräftigem Einsatz von Herrn Erich Nowaczinski (Heidelberg) bei der graphischen Umsetzung.

S. 163:

Abb. 8: Frontispiz zu Hauptmanns „Chymischem Kunstprojekt" (Leipzig 1658).
Vorlage/Reproduktion u. **Signatur** wie „Umschlag".

S. 187:

Abb. 9: Die möglicherweise erste gedruckte Abbildung einer (vermeintlichen) Krätzmilbe, zu finden in Hauptmanns „Wolkensteinischem Wasserschatz" (Leipzig 1657), S. 200.
Vorlage/Reproduktion u. **Signatur** wie „Abb. 5".

S. 271:

Abb. 10: Hauptmanns Beitrag im zweiten Teil von Johannes Agricolas „Kommentaren zu Popps Chymischer Medizin" (Leipzig 1639).
Vorlage/Reproduktion: SLUB Dresden/ Dresdner Digitalisierungszentrum (DDZ).
Signatur: Chem.210-2.

S. 332:

Abb. 11: Titelblatt von Hauptmanns anonym veröffentlichten „Neunundsiebzig Wundern" (Leipzig und Gotha 1690).
Vorlage/Reproduktion: SLUB Dresden/ Dresdner Digitalisierungszentrum (DDZ).
Signatur: Chem.919.

S. 368:

Abb. 12: Entwurf eines möglichen Titelblattes des von Hauptmann versprochenen Traktates über die „viva mortis imago", wiedergegeben aus dem „Wolkensteinischen Wasserschatz" (Leipzig 1657), S. 179.
Vorlage/Reproduktion u. **Signatur** wie „Abb. 5".

S. 414-415:

Abb. 13-14: Erstes und letztes Blatt der Beschreibung von Amadeus Friedliebs 'Prozess'.

Vorlage/Reproduktion: Sächsisches Staatsarchiv, Hauptstaatsarchiv Dresden.

Signatur: 10024 Geheimer Rat (Geheimes Archiv) – Loc. 4416/8, Fol. 733^r u. 740^r.

S. 420-423:

Abb. 15-18: Hauptmanns Verpflichtung zur Durchführung von Amadeus Friedliebs 'Prozess'.

Vorlage/Reproduktion: Sächsisches Staatsarchiv, Hauptstaatsarchiv Dresden.

Signatur: 10024 Geheimer Rat (Geheimes Archiv) – Loc. 4419/6, Fol. 5^r-6^v.

INDEX NOMINUM

Nicht aufgenommen in den „Index Nominum" wurden in Literaturangaben (auch in den Anmerkungen) und in Bibelverweisen oder -texten erwähnte Namen wie auch solche von Sekundärliteraturverfassern des 20. und 21. Jahrhunderts. Keine Berücksichtigung fanden ferner in Werkkurztiteln jenseits der „Bibliographie raisonnée" genannte Namen wie auch die Namen Johannes Agricolas und Georg Dethardings in Verweisen auf das vierte Kapitel dieser Studie „Von zwei 'Streithammeln' – Zu Hauptmanns Fehde mit Georg Detharding über Johannes Agricolas 'Aurum potabile'". Namen als Begriffsbestandteile hingegen (so etwa „paracelsisch", „Paracelsismus" oder „Paracelsist") wurden unter dem Namensgeber (im Beispiel: „Paracelsus") vermerkt, Drucker und Verleger überdies auch dann erfasst, wenn etwa ihre „Erben" oder „Witwen" genannt sind. Die in der Literatur teils voneinander abweichenden Angaben der Geburts- und Sterbedaten antiker Personen wurden dem BBKL, dem DSB, Eckart/Gradmann (2006) und/oder dem LexAW entnommen.

Centaurus Buchtipp

Daniel Körner
**Die Wunderheiler der
Weimarer Republik**

*Protagonisten, Heilmethoden und Stellung
innerhalb des Gesundheitsbetriebs*

Neuere Medizin- und Wissenschaftsgeschichte
Bd. 29, 2012, 178 S., br.,
ISBN 978-3-86226-097-3
€ 23,80

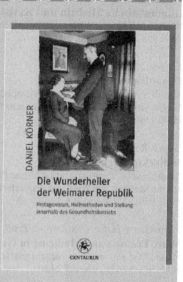

Außergewöhnliche Zeiten bringen außergewöhnliche Erscheinungen hervor. Der Gesundheitsmarkt der Weimarer Republik war von dem Machtkampf zwischen wissenschaftlicher Medizin und Laienheilkunde geprägt. In diesem Kontext gelang es einzelnen medizinischen Laien in der Wahrnehmung ihrer Patienten und der Öffentlichkeit zu Wunderheilern aufzusteigen. Mit ihren oftmals spektakulären Behandlungsmethoden zogen sie die Massen in ihren Bann. Tausende von Kranken begaben sich auf die Suche nach dem Heilwunder.

In diesem Buch wird neben einer allgemeinen Darstellung der Strukturen des "alternativen" Gesundheitsmarktes der Weimarer Republik eine Auswahl von Wunderheilern dieser Zeit, unter anderem unter Berücksichtigung der jeweiligen Behandlungsmethode, im Detail vorgestellt. Nicht weniger interessant als die Wunderheiler selbst ist darüber hinaus die Frage, wie die Vertreter der wissenschaftlichen Medizin auf die unliebsame Konkurrenz reagierten.

Für all jene, die an der Geschichte alternativmedizinischer Verfahren und an den Randbereichen der Medizin Interesse haben, wird das vorliegende Buch eine bereichernde Lektüre sein.

www.centaurus-verlag.de

Neuere Medizin- und Wissenschaftsgeschichte

Martin Roebel
Humanistische Medizin und Kryptocalvinismus
Neuere Medizin- und Wissenschaftsgeschichte, Bd. 31, 2012, ca. 300 S.,
ISBN 978-3-86226-138-3, € 27,80

Kathrin Sander
Organismus als Zellenstaat
Rudolf Virchows Körper-Staat-Metapher zwischen Medizin und Politik
Neuere Medizin- und Wissenschaftsgeschichte, Bd. 28, 2012, 166 S.,
ISBN 978-3-86226-098-0, € 23,80

Sophie Roggendorf
Indirekte Sterbehilfe
Medizinische, rechtliche und ethische Perspektiven
Neuere Medizin- und Wissenschaftsgeschichte, Bd. 27, 2011, 202 S.,
ISBN 978-3-86226-095-9, € 21,80

Hans-Georg Hofer, Cay-Rüdiger Prüll, Wolfgang U. Eckart (Hg.)
War, Trauma and Medicine in Germany and Central Europe (1914-1939)
Neuere Medizin- und Wissenschaftsgeschichte, Bd. 26, 2011, 180 S.,
ISBN 978-3-86226-076-8, € 24,80

Claudia Kotter
Entdeckungsgeschichte der frühkindlichen Reflexe
Unter Betrachtung der historischen Entwicklung der Reflexlehre
Neuere Medizin- und Wissenschaftsgeschichte, Bd. 25, 2011, 265 S.,
ISBN 978-3-86226-073-7, € 24,80

Claudia Bignion
Der Papst und der menschliche Körper
Vatikanische Verlautbarungen des 19. und 20. Jahrhunderts
Neuere Medizin- und Wissenschaftsgeschichte, Bd. 24, 2011, 306 S.,
ISBN 978-3-86226-064-5, € 24,80

Natalie Bachour
Oswaldus Crollius und Daniel Sennert im frühneuzeitlichen Istanbul
Studien zur Rezeption des Paracelsismus im Werk des osmanischen Arztes Şālih b. Naṣrullāh Ibn Sallūm al-Halabī
Neuere Medizin- und Wissenschaftsgeschichte, Bd. 23, 2011, 320 S.,
ISBN 978-3-86226-052-2, € 27,80

Gabriele Moser, Sigrid Stöckel, Joseph Kuhn (Hg.)
Die statistische Transformation der Erfahrung
Beiträge zur Geschichte des Evidenzdenkens in der Medizin
Neuere Medizin- und Wissenschaftsgeschichte, Bd. 22, 2012, 230 S.,
ISBN 978-3-86226-041-6, € 24,80

Informationen und weitere Titel unter **www.centaurus-verlag.de**

Printed in the United States
By Bookmasters